Rehabilitation und Prävention 31

Springer
Berlin
Heidelberg
New York
Barcelona
Budapest
Hong Kong
London
Mailand
Paris
Tokyo

Jochen Werle (Hrsg.)

Osteoporose und Bewegung

Ein integrativer Ansatz der Rehabilitation

Mit einem Geleitwort von H.W. Minne

Mit Beiträgen von:
P. Grimm G. Huber B. Kuhn G. Leidig H.W. Minne
C. Nimmrichter S. Nowitzki-Grimm H. Rieder E. Senn
W. Streicher J. Werle

Mit 246 Abbildungen und 15 Tabellen

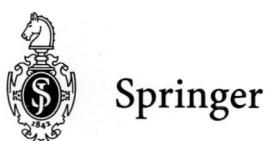 Springer

Jochen Werle

Sportpädagoge M.A.
Universität Heidelberg
Institut für Sport und Sportwissenschaft
Im Neuenheimer Feld 700
69120 Heidelberg

ISBN 3-540-57850-1 Springer-Verlag Berlin Heidelberg New York

Die Deutsche Bibliothek – CIP-Einheitsaufnahme
Osteoporose und Bewegung: ein integrativer Ansatz der Rehabilitation; mit 15 Tabellen /Jo-
chen Werle (Hrsg.) Mit einem Geleitw. von H. W. Minne. Mit Beitr. von: P. Grimm . . . –
Berlin; Heidelberg; New York; London; Paris; Tokyo; Hong Kong; Barcelona; Budapest:
Springer, 1995
    (Rehabilitation und Prävention; 31)
    ISBN 3-540-57850-1
NE : Werle, Jochen [Hrsg.]; Grimm, Peter; GT

Hersteller: Isolde Gundermann
Umschlaggestaltung: Konzept & Design, Ilvesheim
Satzarbeiten: RTS, Wiesenbach
SPIN: 10133562   21/3133-5 4 3 2 1 0 – Gedruckt auf säurefreiem Papier

Geleitwort

„Volkskrankheit", „Rollstuhl", „Schmerzen", „Witwenbuckel", „Hexe bei Hänsel und Gretel", „Elend", „Pflegeheim", „Invalidität". Mit diesen Begriffen sind viele der Aufklärungsschriften bestückt, mit denen die Mitglieder unserer Bevölkerung über das Thema Osteoporose informiert werden. So wie in der guten alten Zeit: Man muß nur kräftig drohen, dann werden sie schon alle mitmachen bei der Vorbeugung und Behandlung.

Es sollte sich langsam herumsprechen, daß diese Mechanismen der Bevölkerungsaufklärung nicht mehr funktionieren, eigentlich nie funktioniert haben. Drohungen führen nicht zu Wohlverhalten, sondern wecken allenfalls Opposition. Millionen Raucher beweisen dieses täglich neu.

Aber ist denn Osteoporose nicht eine Krankheit, die chronisch quälende Folgen haben muß? Das auch – zumindest kann sie es werden, wenn man ihr nicht aktiv begegnet.

Osteoporose ist aber weit mehr: Es ist ein Beispiel für eine Krankheit, der aktiv und mit Erfolg vorgebeugt werden kann und bei der auch im fortgeschrittenen Stadium Behandlungsmöglichkeiten zur Verfügung stehen wie etwa Medikamente, die den Stoffwechsel der Knochen positiv beeinflussen, Verluste an Knochensubstanz verhindern und den Knochenaufbau fördern. Dies trägt zur Minderung des Knochenbruchrisikos bei.

So erfreulich es ist, daß derartige Medikamente heute zur Verfügung stehen – dies darf uns nicht vergessen lassen, daß zur erfolgreichen Vorbeugung gegen Knochenbrüche bei alten Menschen und erhöhtes Knochenbruchrisiko bei an Osteoporose Erkrankten mehr gehört.

Knochenaufbau wird auch durch allgemeine Mobilität gefördert. Schmerzen, die durch Knochenbruch im Bereich der Wirbelsäule entstanden sind, werden durch spezifische krankengymnastische Übungen gelindert. Das Knochenbruchrisiko wird gesenkt, wenn Menschen seltener stürzen, weil sie „schritt- und trittfest" geworden sind. Wer weniger stolpert, weniger fällt und seltener hilflos stürzt, wird sich seltener die Knochen brechen.

Das vorliegende Buch ist dieser Seite der Krankheitsbehandlung bei den Osteoporosen gewidmet. Es wird die Osteoporose, ihre

Entstehung, ihre Diagnostik und ihre Behandlung mit Medikamenten dargestellt. Dieses Buch geht aber weit darüber hinaus und zeigt, welche Maßnahmen insgesamt zur Verfügung stehen, die die Situation von Patienten mit Osteoporose verbessern können.

Es wird hier aufgezeigt, wie die Betroffenen selbst dazu beitragen können, eine deutliche Verbesserung ihrer Lebensqualität zu erzielen. So kann wieder Selbständigkeit entstehen, wo Unselbständigkeit durch Krankheit drohte. Hier werden Bewegungsübungen präsentiert, die uns in knochenfreundliche Mobilität versetzen. Der Leser wird überrascht sein, wie viele Möglichkeiten den Betroffenen selbst gegeben sind.

Dieses Buch soll auch denjenigen Hilfestellung geben, die mit Patienten arbeiten. Sie sind Therapeuten im weiteren Sinne: speziell ausgebildete Krankengymnasten und Sportpädagogen. Sie finden hier Strategien und praktische Anleitungen, wie man der Osteoporosebedrohung aktiv begegnen kann. Sie werden bei Ihrer Arbeit sehr bald bestätigt bekommen, daß auch Erkrankte in fortgeschrittenen Stadien Lebensformen einüben können, die ihrer Lebensqualität zugute kommen. Sie werden erleben, daß Lebensfreude und Osteoporose kein dauerhafter Widerspruch sein müssen – sie können durchaus in ein und demselben Menschen vereinigt sein! Viel mehr werden sie beobachten, daß die Vermittlung von Lebensfreude ein wichtiges Therapeutikum bei der Behandlung der Patienten mit Osteoporose ist. Nutzen Sie das therapeutische Arsenal aus, das die Patienten in fröhliche Stimmung versetzt, sie lachen und mit Optimismus in die Zukunft schauen läßt!

Bad Pyrmont, im Januar 1995   Prof. Dr. Helmut W. Minne

Vorwort

Osteoporose - was nun?
Seit 1987 begegne ich dieser Frage, die sich nicht nur viele Patienten stellen, die von ihrem Arzt - und vielleicht zum ersten Mal überhaupt - von der Krankheit Osteoporose hören, und dann gleich in einem besonderen Zusammenhang: daß sie selbst nämlich davon betroffen sind.

Osteoporose - was tun?
Diese Frage stellten sich zur gleichen Zeit Mediziner, Psychologen, Krankengymnasten und Sportwissenschaftler, um der steigenden Nachfrage nach wissenschaftlich fundierten Therapiekonzepten zu entsprechen. Ihr Wissen bestand eher in einem Nichtwissen. Die Angst der Therapeuten, ihre Patienten zu überlasten und weitere Frakturen zu provozieren, bestimmten den Übungsalltag. Der Umgang mit den chronischen und subjektiv als sehr stark empfundenen, oft generalisierten Schmerzen war etwas Neues und Ungewohntes. Isometrische Übungen zur Kräftigung der Muskulatur und damit längerfristig zum Aufbau von Knochenmasse waren „das Allheilmittel" im Rahmen der Bewegungstherapie, zumal sie zumindest keine neuen Schmerzen verursachten und oft als schmerzlindernd empfunden wurden. Die Unsicherheit und Angst der Therapeuten zu dieser Zeit hat sich häufig auch auf die Patienten übertragen.

Osteoporose - na und?
Inzwischen hat sich viel getan. Die Medizin weiß sehr viel mehr – aber bei weitem noch nicht alles – über Risikofaktoren und Entstehungsgeschichte der Osteoporose; diagnostische Verfahren wurden weiterentwickelt, und Therapieempfehlungen können sehr viel differenzierter und individueller ausgesprochen werden. Auch die therapiedurchführenden Disziplinen, z.B. Psychologie, Krankengymnastik, Bewegungswissenschaften, Ergotherapie oder Ernährungswissenschaft, haben sich in dieser Hinsicht weiterentwickelt. Für Menschen mit einer Osteoporose kann zur Zeit sehr viel mehr getan werden als noch vor einigen Jahren.

Das vorliegende Buch ist ein - vielleicht nur vorläufiges - Ergebnis dieses Entwicklungs- und Lernprozesses. Es ist entstanden aus der Idee, Bewegungsfachkräfte in einer Fortbildung auf ihre therapeutische Arbeit mit Menschen mit einer Osteoporose vorzubereiten. Gerade die interdisziplinäre Gestaltung dieser Veranstaltungen hat zu einem intensiven Gedanken- und Wissensaustausch und zu einer Weiterentwicklung der Therapiekonzepte, insbesondere des „Bausteins Bewegung", geführt.

Allen Autoren und Referenten der „ersten Stunde" möchte ich für ihre Lernbereitschaft und ihr Engagement sehr herzlich danken. Ohne sie wäre dieses Buch sicherlich nicht zustandegekommen. Mein besonderer Dank gilt auch allen Mitgliedern der Selbsthilfegruppe Knochengesundheit für Osteoporosepatienten Mannheim e.V., die mich von Beginn an in meiner „Osteoporosekarriere" begleiteten und mir mit ihrer Bereitschaft, ihrer Freude und Motivation vielfältige Lernsituationen und Erfahrungen ermöglichten. Einige von ihnen waren auch bei den Fotoaufnahmen mit dabei. Besonders erwähnen möchte ich an dieser Stelle Frau Anneliese Fassmer und Frau Anne Neff, die in zahllosen Stunden meine „Fotomodels" waren. Auch den Fotografen Gerhard Schmitt, Walter Fogel und Claus Willemer möchte ich für ihre Bereitschaft, an diesem Buch mitzuwirken, danken. Mein Dank gilt nicht zuletzt dem Kuratorium Knochengesundheit und dem Springer-Verlag, die mich bei der Veröffentlichung maßgeblich gefördert und unterstützt haben.

Die Idee zu diesem Buch ist in einer Zeit entstanden, in der mein Bruder Peter nach langer schwerer Krankheit gestorben ist. Auch er hätte durch die fast einjährige Bettlägerigkeit eine Osteoporose entwickelt und hätte nun vielleicht mit den Folgen zu kämpfen. Ihm möchte ich dieses Buch widmen.

Heidelberg, im März 1995   Jochen Werle

Inhaltsverzeichnis

5   Bewegungswissenschaftliche Aspekte der Rehabilitation 179

Autoren

Grimm, Peter, Dr.
Praxis für Ernährungsberatung
Augsburgerstr. 605, 70329 Stuttgart

Huber, Gerhard, Dr.
Institut für Sport und Sportwissenschaft
Universtität Heidelberg
Im Neuenheimer Feld 700, 69120 Heidelberg

Kuhn, Bernhard
Diplompsychologe/Psychotherapeut
Bungstraße 36, 56112 Lahnstein

Leidig, Gudrun, Dr.
Abteilung Innere Medizin I
Endokrinologie und Stoffwechsel
Universität Heidelberg
Bergheimerstr. 58, 69115 Heidelberg

Minne, Helmut W., Prof. Dr.
Klinik „Der Fürstenhof"
Am Hylligen Born 7
31812 Bad Pyrmont

Nimmrichter, Christiane
Krankengymnastin
In der Neckarhelle 78, 69118 Heidelberg

Nowitzki-Grimm, Susanne, Dr.
Praxis für Ernährungsberatung
Augsburgerstr. 605, 70329 Stuttgart

Rieder, Hermann, Prof. Dr.
   Institut für Sport und Sportwissenschaft
   Universität Heidelberg
   Im Neuenheimer Feld 700, 69120 Heidelberg

Senn, Edward, Prof. Dr.
   Klinik und Poliklinik für Physikalische Medizin
   und Rehabilitation
   Ziemssenstr. 1, 80336 München

Streicher, Werner
   Staatsbad Pyrmont
   Heiligenangerstr. 6, 31812 Bad Pyrmont

Werle, Jochen
   Institut für Sport und Sportwissenschaft
   Universität Heidelberg
   Im Neuenheimer Feld 700, 69120 Heidelberg

1 Einführung

1.1 Osteoporose – eine Herausforderung für alle

Jochen Werle

1.1.1 Osteoporose – Krankheit im Blickpunkt der Öffentlichkeit

Die Osteoporose ist eine Krankheit mit wachsender medizinischer und sozio-ökonomischer Bedeutung. Sie steht damit zunehmend im Mittelpunkt des öffentlichen Interesses. Dies ist im wesentlichen auf folgende Aspekte zurückzuführen:
– die Häufigkeit der Erkrankung,
– ihren chronischen Verlauf mit einer zunehmenden Unselbständigkeit und Pflegebedürftigkeit im Alter,
– die hohen Belastungen für das Gesundheits- und Gemeinwesen.

Die Osteoporose ist auf dem besten Weg, als neue Volkskrankheit bezeichnet zu werden. Trotz der wissenschaftlichen Aufmerksamkeit liegen bisher für die Bundesrepublik Deutschland keine ausreichend gesicherten Zahlen zur Häufigkeit der Osteoporose und ihren finanziellen Auswirkungen vor. Nach Schätzungen liegt die Osteoporoseprävalenz bei Frauen ab dem 50. Lebensjahr bei ca. 15–20 %, d.h. knapp ein Fünftel aller Frauen nach den Wechseljahren ist osteoporosegefährdet. Die Inzidenz (= Zahl der Neuerkrankungen) steigt mit dem Alter an (Tabelle 1.1).

Für die Bundesrepublik Deutschland wird auf dieser Basis mit etwa 1,6 Mio. Betroffenen zwischen 50 und 70 Jahren sowie ca. 3,2 Mio. Betroffenen über 70 Jahren gerechnet.

Das Beschwerdebild der progredienten Wirbelsäulenosteoporose ist durch eine ausgeprägte chronifizierte Schmerzsymptomatik gekennzeichnet. Mit fortschreitender Verformung der Wirbelsäule ist eine Zunahme der Beschwerden festzustellen (Leidig 1992). Die Betroffenen berichten über vielfältige Funk-

Tabelle 1.1. Prävalenzraten (%) für 1987

	50–70 Jahre	über 70 Jahre
Frauen	19,6	58,8
Männer	3,1	19,6

tionseinschränkungen bei der allgemeinen häuslichen Selbstversorgung. Diese dauerhaften Beschwerden und Einschränkungen wirken sich ungünstig auf das individuelle subjektive Wohlbefinden und damit die gesamte Lebenssituation aus.

Noch einschneidender sind die Komplikationen und Folgen eines Oberschenkelhalsbruches für die Betroffenen. Die längere Immobilisation wirkt sich nicht nur ungünstig auf die Trophik des Knochengewebes aus, sondern führt – gerade bei den vorwiegend älteren Patienten – zu sekundären Krankheitsfolgen (Leidig 1992). Etwa 12–20 % der Betroffenen sind durch vorzeitigen Tod bedroht, 15–20 % sind dauerhaft pflegebedürftig. Diese Zahlen lassen ahnen, daß Schenkelhalsfrakturen für viele Betroffene einen langen Leidensweg einleiten, der zu einer dauerhaften Lebensumstellung und einer Minderung der Lebensqualität führt.

Die Folgekosten der Osteoporose für das Gesundheitssystem sind insgesamt kaum faßbar. Allein die unmittelbaren medizinischen Kosten der osteoporosebedingten Oberschenkelhalsbrüche (ca. 50000 im Jahr) betragen nach Berechnungen von Ringe (1989) etwa DM 600 Mio. Insgesamt werden die durch Osteoporose verursachten Gesamtkosten auf DM 5–10 Mrd. geschätzt (Meierjürgen 1992).

Diese auf den ersten Blick gravierenden Folgen sind erst in den letzten Jahren in den Blickpunkt der Öffentlichkeit gerückt. Die Osteoporose selbst ist eine schon lange bekannte Erscheinung des Alters. Bei genauerem Studium findet man darüber viele Hinweise in der Literatur (z.B. „Hänsel und Gretel" der Brüder Grimm) oder in der Malerei (z.B. „Die drei Frauen" von Wilhelm Leibl und „Die Eltern des Künstlers" von Philipp Otto Runge). Der Bedeutungswandel hin zu einer Erkrankung des Alters hat sich erst in den letzten 10–15 Jahren vollzogen und ist Ausdruck gesellschaftlicher Entwicklungen, die keineswegs abgeschlossen sind.

1.1.2 Demographische Perspektiven

Vor dem Hintergrund der zu erwartenden enormen demographischen Veränderungen, die durch die beiden Formeln „Die Bevölkerung altert" und „Selbst die Alten werden älter" (Häfner 1986) kurz und treffend charakterisiert sind, wird sich der Stellenwert der Osteoporose als Erkrankung des Alters weiter erhöhen. Die wichtigsten demographischen Kenngrößen dieser Entwicklung sind der Anstieg der mittleren Lebenserwartung bei Geburt und der Anstieg des Anteils alter Menschen an der Gesamtbevölkerung.

In der Bundesrepublik beispielsweise lag im Jahre 1880 die mittlere Lebenserwartung bei Geburt von Männern bei ca. 40 Jahren, von Frauen bei 44 Jahren (Proebsting 1984), im Jahre 1989 betrug sie für Männer bei Geburt rund 72

Jahre, bei Frauen über 78 Jahre (Wahl 1991). Die wichtigsten Gründe für das eindrucksvolle Anwachsen sind in erster Linie der Rückgang der Säuglingssterblichkeit, aber auch die Erhöhung des Lebensstandards der Gesamtbevölkerung, die enorme Verbesserung der Hygiene und die Fortschritte in der vorbeugenden und kurativen Medizin (Häfner 1986).

Das Ansteigen der mittleren individuellen Lebensdauer und die gleichzeitige Abnahme der Sterbeziffern hat zu einem raschen Altern der Bevölkerung geführt. Charakteristische Kennzeichen dieser Entwicklung sind der Anstieg des Anteils der Altenbevölkerung an der Gesamtbevölkerung, der Anstieg des Altersmedians und eine Verschiebung des Verhältnisses der nicht mehr erwerbstätigen Alten zur erwerbstätigen Bevölkerung.

In der Bundesrepublik Deutschland ist der Anteil der über 65jährigen in den vergangenen 100 Jahren von rund 5 % auf heute rund 15 % gestiegen. Im Jahre 2030 wird wahrscheinlich ca. ein Drittel der deutschen Bevölkerung über 60 Jahre alt sein (Wahl 1991). Wichtig ist in diesem Zusammenhang vor allem auch der Anstieg des Anteils der „alten Alten" über 75 Jahre. Für das Jahr 2030 rechnet man, daß etwa 30–35 % der über 65jährigen zu den „alten Alten" gerechnet werden können. Zur Zeit sind etwa 2,5 % der Gesamtbevölkerung 80 Jahre und älter.

„Über die Alten zu reden, heißt vor allem über alte Frauen zu reden" (Wahl 1991, S. 12). In diesem Zusammenhang wird auch von der „Feminisierung" des Alters gesprochen. Die unterschiedliche Lebenserwartung beider Geschlechter führt dazu, daß beispielsweise bei den über 65jährigen auf einen Mann etwa 2 Frauen und bei den über 80jährigen bereits 3 Frauen kommen.

1.1.3 Häufigkeit von Erkrankungen im Alter

Parallel mit dem Anstieg des Anteils alter Menschen an der Gesamtbevölkerung steigt die Häufigkeit von Erkrankungen, insbesondere von chronischen Leiden, stark an. Dies wird durch die Ergebnisse des Mikrozensus aus dem Jahr 1982 verdeutlicht, einer Befragung von 1 % zufällig ausgewählter Personen der gesamten deutschen Wohnbevölkerung. Es fand sich dabei eine recht eindeutige Korrelation zwischen dem chronologischen Alter und Krankheit. Etwa 35 % der über 65jährigen waren kurz vor der Befragung krank; der Anteil der chronischen Krankheiten, also jener Krankheiten, bei denen nach dem heutigen Stand der medizinischen Forschung zwar versucht werden kann, eine Verschlechterung zu verhindern („palliative" Therapie), die aber als nicht heilbar gelten (Wahl 1991), lag bei fast 90 %. Die häufigsten Erkrankungen im Alter sind nach dieser Mikrozensus-Befragung:
– Krankheiten des Kreislaufsystems (z.B. Hypertonie, Arteriosklerose),

- Krankheiten des aktiven und passiven Bewegungssystems (z.B. Arthritis, Osteoporose),
- Stoffwechselerkrankungen (z.B. Diabetes mellitus) und
- Krankheiten der Atmungsorgane (z.B. chronische Bronchitis).

Bei alten Menschen kommt es mit fortschreitendem Alter nicht nur zu einer absoluten Zunahme chronischer Leiden, sondern auch zu einer individuellen „Anhäufung", d.h. sie leiden gleichzeitig an mehreren Erkrankungen (Multimorbidität). Vor allem jenseits des 80. Lebensjahrs erreicht die Häufigkeit von Herz- und Gefäßleiden, von psychischen Störungen, von Beeinträchtigungen der Sinneswahrnehmung und der Fortbewegung sehr hohe Werte (Davies 1986).

Trotz möglicher medizinischer Fortschritte wird erwartet, daß Krankheit und Pflegebedürftigkeit weiter anwachsen (Wahl 1991). Für das Jahr 2030 wird angenommen, daß ca. 8–11 Mio. Menschen in der Bundesrepublik an Osteoporose leiden werden. Schätzungsweise 100000 Menschen – mehr als doppelt so viele wie zur Zeit – werden sich eine Oberschenkelhalsfraktur zuziehen. Bedingt durch diese Frakturen wird es dann etwa 20000 Pflegebedürftige mehr pro Jahr geben (Kunczik 1992).

1.1.4 Inanspruchnahme von Gesundheitsleistungen im Alter

Mit der zu erwartenden demographischen Veränderung der Altersstruktur und der damit verbundenen Zunahme altersspezifischer Erkrankungen steigen auch die Belastungen des Gesundheitswesens überproportional an. Beispielsweise stieg der Anteil der über 60jährigen an der Krankenhauspflege in der Bundesrepublik Deutschland von 37 % im Jahre 1970 auf über 45 % im Jahre 1983 an (Müller u. Norden 1984), obwohl sich ihr Anteil nur geringfügig von 19,4 % auf 19,8 % erhöhte. Für das Jahr 2000 wird mit einem weiteren Anstieg gerechnet; jeder 2. Krankenhauspatient wird dann wahrscheinlich 60 Jahre oder älter sein (Häfner 1984). Gleichzeitig steigt mit zunehmendem Alter auch die durchschnittliche Verweildauer stark an. Sie beträgt bei den über 65jährigen 21,2 Tage und liegt damit etwa 40 % über dem Durchschnitt von 14,2 Tagen. Der Anteil der über 60jährigen an den Konsultationen niedergelassener Ärzte wird auf etwa 40 % geschätzt. Auch hier ist ein weiterer Anstieg zu erwarten (Häfner 1984).

Im Mittelpunkt der aktuellen politischen Diskussion steht jedoch das Thema Pflege. Weniger die medizinische Akutversorgung als die längerfristige, teilweise lebenslange Versorgung älterer und kranker Menschen stellt sich als zunehmende gesellschaftspolitische Herausforderung dar. Wie sieht die Versorgungssituation älterer Menschen bei Krankheit und Behinderung aus?

Im Bereich der stationären Pflege stehen in der Bundesrepublik Deutschland für ca. 4,5 % der über 65jährigen Plätze in Wohnheimen, Altenheimen und Altenpflegeheimen zur Verfügung (Rückert 1980). Tatsächlich ist jedoch die Zahl derjenigen Alten, die sich im Laufe eines Jahrs im Heim befinden, größer, da es beispielsweise zu Kurzaufenthalten während eines Urlaubs der pflegenden Verwandten kommt. Ein weiterer Grund liegt in der relativ hohen Sterberate von alten Menschen in Heimen (Weyerer u. Häfner 1985). Kastenbaum u. Candy (1973) sprechen deshalb auch vom „4 %-Trugschluß" bei der Gleichsetzung des Platzangebots mit der Wahrscheinlichkeit einer Institutionalisierung im Alter.

Die Ergebnisse zeigen, daß jeder 5. Ältere die letzte Zeit seines Lebens in einem Heim verbringt. Die soziale Bedeutung der Heimversorgung ist somit um ein Mehrfaches größer als die Zahl der verfügbaren Heimplätze vermuten läßt (Bickel u. Jaeger 1986). Allerdings liegt das Eintrittsalter im Durchschnitt zur Zeit bei etwa 80 Jahren (Wahl 1991). Die auf das Alter zurückzuführende zunehmende Verschlechterung des Gesundheitszustands der Heimbewohner und ein deutlicher Anstieg psychischer Erkrankungen führt zu einer ungünstigen Lebensprognose im Rahmen der institutionalisierten Pflege.

Wie gestaltet sich die Situation außerhalb von Institutionen? Eine Befragung pflegebedürftiger alter Menschen über 65 Jahre führt zu folgenden Ergebnissen (Thiede 1988):
– über 80 % der Befragten werden von Angehörigen betreut;
– die Pflege wird zu 83 % von Frauen geleistet;
– bereits die Hälfte der pflegenden Angehörigen ist älter als 65 Jahre;
– etwa 50 % dieser pflegenden Angehörigen leiden selbst an Krankheiten und Beschwerden.

Krankheit und Pflegebedürftigkeit gehören zweifelsohne zu einer der entscheidenden zukünftigen gesellschaftlichen Herausforderungen. Dies ist v.a. zurückzuführen auf:
– eine weitere Zunahme der „alten Alten" in den kommenden Jahrzehnten,
– den Rückgang des familiären Pflegepersonals,
– Singularisierungstendenzen und
– die zunehmende Belastung der Pflegekräfte und Hilfspersonen (Wahl 1991).

Die Diskussion über die Pflegeversicherung wird vor dem Hintergrund dieser Bestandsaufnahme verständlich, löst aber nicht das eigentliche Problem. Sehr viel entscheidender wird es sein, die lineare Kausalität von „gewonnenen Jahren" und dem „Preis von (chronischer) Krankheit" zu durchbrechen (Wahl 1991).

1.1.5 Intervention – eine integrative Aufgabe

Für das weitere Verständnis erscheint es wichtig, von einem eher allgemeinen Verständnis von Intervention als dem „Insgesamt der Bemühungen, bei psychophysischem Wohlbefinden ein hohes Lebensalter zu erreichen" (Lehr 1979, S. 1), auszugehen. Intervention umfaßt die komplette Skala von geplanten und zielgerichteten Eingriffen zur Veränderung des Erlebens und Verhaltens von Personen. Diese Eingrenzung ist wichtig, da ansonsten alle möglichen Formen von Einflußnahmen, die das alltägliche Verhalten beeinflussen, als Intervention bezeichnet werden (Filipp 1987).

„Intervention bedeutet damit auch, daß die Planer, gleich, ob Wissenschaftler, Angehörige helfender Berufe oder pflegende Angehörige, das eher ungefährliche Terrain von Beschreibungen und Erklärungen verlassen und anfangen, die Welt tatsächlich zu verändern. Dies mag hochtrabend klingen, aber Intervention ist immer auch ein Eingriff in das Leben eines Menschen und bedarf damit immer auch einer ethischen Begründung. Wie komme ich eigentlich dazu, dieses Leben eines anderen Menschen zu verändern? Wer und was berechtigt mich hierzu?...Intervention bedeutet schließlich auch das Eingehen einer Verpflichtung: Es kann nicht angehen, kurz einmal etwas zu verändern, sondern Intervention setzt voraus, daß auch die langfristige Stabilität der anvisierten Veränderungen gesichert werden kann" (Wahl 1991, S. 156/157).

Damit sind auch die Rahmenbedingungen einer erfolgversprechenden Intervention vorgegeben:
- Die Berücksichtigung aller das psychophysische Wohlbefinden beeinflussenden Variablen,
- eine interdisziplinäre Sichtweise,
- eine langfristige Konzeption,
- eine sorgfältige Ist-Analyse, um Effekte und Risiken einer Intervention beschreiben zu können,
- die ethische Verantwortung der Therapeuten und
- eine Verknüpfung von Wissenschaft und Praxis.

Sinnvolle Interventionen können im Rahmen
- der Prävention,
- der Rehabilitation,
- der Optimierung von Funktionen oder
- dem Management von Krisensituationen
durchgeführt werden. Beim Krankheitsbild der Osteoporose können beispielsweise strukturelle somatische Adaptationen des Knochengewebes, die funktionellen Einschränkungen und die Beschwerdesymptomatik, das Verhalten und Erleben der Betroffenen, die soziale Umwelt oder die gesamtgesellschaftlichen Angebote im Blickpunkt des Interesses stehen. Häufig kommt es jedoch zu komplexen Interaktionen von Zielsetzungen und Wirkungszusammenhängen, die ein integratives Vorgehen erfordern.

Literatur

Bickel H, Jaeger J (1986) Die Inanspruchnahme von Heimen im Alter. Zeitschrift für Gerontologie 19: 30–39

Davies AM (1986) Epidemiological data on the health of the elderly. In: Häfner H, Moschel G, Sartorius N (Hrsg.) Mental health in the elderly – A review of the present state of research. Springer, Berlin

Filipp SH (1987) Intervention in der Gerontopsychologie. In: Oerter R, Montada L (Hrsg.) Entwicklungspsychologie, 2. Aufl. Psychologie Verlags-Union, München

Häfner H (1984) Psychische Gesundheit im Alter. Münchner Medizinische Wochenschrift 126: 752–757

Häfner H (1986) Psychische Gesundheit im Alter. Fischer, Stuttgart

Kastenbaum R, Candy SE (1973) The 4 % fallacy: A methodological and empirical critique of extended care facility population statistics. International Journal of Aging and human development 4: 15–21

Kunczik T (1992) Osteoporose – eine Herausforderung für die Zukunft. Mobiles Leben 4: 7–8

Lehr UM (Hrsg.) (1979) Interventionsgerontologie. Steinkopff, Darmstadt

Leidig G (1992) Osteoporose – Drohende Invalidität: Eingeschränkte Beweglichkeit – eingeschränkte Belastbarkeit. Mobiles Leben 1: 4–6

Meierjürgen R (1992) Prävention und Rehabilitation der Osteoporose aus der Sicht der gesetzlichen Krankenversorgung. Mobiles Leben 1: 14–18

Müller U, Norden G (1984) Patienten und Diagnosestrukturen in Akutkrankenhäusern. Das Krankenhaus 12: 519–526

Proebsting H (1984) Entwicklung und Sterblichkeit. Wirtschaft und Statistik 1: 13–24

Ringe JD (1989) Zur Epidemiologie der senilen Osteoporose: Zeitschrift für Geriatrie 1: 5–9

Rückert W (1980) Altern – Versorgung in Heimen. Mensch – Medizin – Gesellschaft 5: 163–170

Thiede R (1988) Die besondere Lage der älteren Pflegebedürftigen. Empirische Analysen und sozialpolitische Analysen auf der Basis aktuellen Datenmaterials. Sozialer Fortschritt 37: 250–255

Wahl HW (1991) „Das kann ich allein!" – Selbständigkeit im Alter: Chancen und Grenzen. Huber, Bern Göttingen

Weyerer S, Häfner H (1985) Der Einfluß sozialer Faktoren auf die Depressivität und das Wohlbefinden von Altenheimbewohnern. Unveröffentlichtes Manuskript, Mannheim

2 Osteoporose – medizinisches Grundlagenwissen

2.1 Osteoporose – Knochenphysiologie und Risikoprofil – Diagnostik – Prävention und Therapie aus ärztlicher Sicht

Helmut W. Minne und Gudrun Leidig

2.1.1 Einleitung

Osteoporose ist eine Stoffwechselkrankheit der Knochen. Sie verursacht Verlust von Knochensubstanz, Zerstörung von Knochenstrukturen und Verminderung der Knochenfestigkeit. Durch Osteoporose geschädigte Knochen sind gefährdet, bei mechanischen Belastungen zu brechen. Bei fortgeschrittener Osteoporose kann die mechanische Belastung der Knochen, die bei alltäglichen Verrichtungen auftritt, bereits zum Auslöser für einen Knochenbruch werden.

Bei einem Teil dieser Knochenbrüche gelingt es dem Organismus bei entsprechender medizinischer Betreuung, eine folgenlose Heilung zu bewerkstelligen. Bei einem Teil der Brüche ist jedoch ein folgenloses Ausheilen nicht möglich. Hierzu gehören die Brüche an der Wirbelsäule und ein Teil der Brüche in der Oberschenkelhalsregion.

Nach einem Bruch in diesen Knochen entstehen bleibende Knochenverformungen. Die Gelenke zwischen den Knochen geraten hierdurch in Fehlstellung und werden überlastet. Die Muskulatur mit ihren Sehnen wird vor erschwerte Arbeitsbedingungen gestellt und als Folge ebenfalls überlastet. Fehlstellungen von Gelenken und Fehl- bzw. Überlastungen der Muskulatur und Sehnen sind schmerzhaft bei körperlicher Belastung, jedoch auch in Ruhe. Patienten mit fortgeschrittener Osteoporose sind daher bedroht, an chronischen Schmerzen mit den Folgen eingeschränkter Beweglichkeit zu leiden.

2.1.2 Entstehung von Knochenschwund und Knochenbruch

Die Wissenschaft hat im Verlauf der vergangenen Jahrzehnte die Entstehungsgeschichte des Knochenschwunds auf vielfältige Weise untersucht. Als Ergebnis kennen wir heute viele der Ursachen, die zu Störungen des Knochenstoffwechsels mit ihren Krankheitsfolgen führen. Je nach diesen Ursachen unterteilt die Medizin die Osteoporosen in primäre und sekundäre Osteoporosen.

Bei den sekundären Osteoporosen kann beim einzelnen Patienten die Ursache festgestellt werden, die unmittelbar zu einer Knochenschädigung führte. Bei den primären Osteoporosen lassen sich die Ursachen im einzelnen zum Zeitpunkt der Krankheitsfeststellung nicht mehr sicher ausmachen. Man kennt jedoch bei diesen Krankheitsformen einige Risikofaktoren, die zu ihrer Entstehung beitragen können. Gemeinsam ist den primären und den sekundären Osteoporosen jedoch die Krankheitsfolge: Es kommt zu einem Verlust an knöcherner Substanz, der die Knochenarchitektur entscheidend schädigt. Gemeinsam ist beiden Krankheitsformen, daß derart geschädigte Knochen leichter brechen, wenn sie mechanisch belastet werden. Häufig sind es scheinbar banale Ereignisse, die beim Patienten mit Osteoporose den Knochenbruch verursachen: Stürze im Alltag oder besondere Anstrengungen durch Heben von Lasten.

Häufig wird jedoch der Knochen gerade durch scheinbar banale Sturzabläufe besonders schwer belastet. Ein häufig vorkommendes Ereignis ist z.B. der Sturz auf die Seite. Hierbei prallt der Knochen des großen Rollhügels des Oberschenkels, der unmittelbar unter der Haut tastbar ist, fast ungeschützt auf den Boden. Enorme Kräfte entstehen beim Aufprall auf den Boden, weil die Last des gesamten Körpergewichts ungedämpft in der Oberschenkelhalsregion wirksam wird. Dies begründet, wieso Menschen bei einem Sturz auf die Seite ein 10fach gesteigertes Risiko haben, einen Oberschenkelhalsbruch zu erleiden.

Somit sind es 2 voneinander unabhängige Vorgänge, die zum Knochenbruch führen können (Abb. 2.1):
– Der Verlust an Knochenfestigkeit durch Störung im Knochenstoffwechsel mit einer Verringerung der Knochenmasse und Veränderungen der Knochenstruktur sowie
– die Überlastung des geschwächten Knochens durch ungeschützten Sturz.

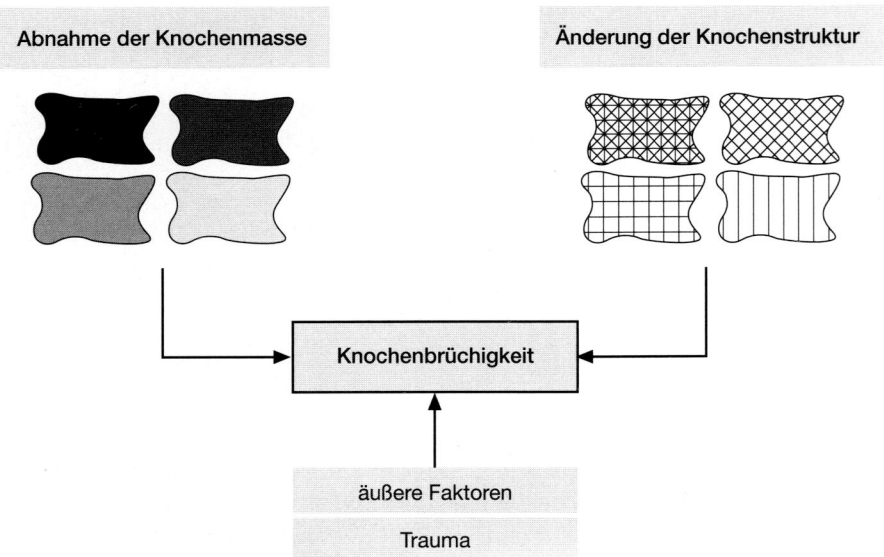

Abb. 2.1. Osteoporosefaktoren, die zu einem erhöhten Knochenbruchrisiko führen

Im folgenden werden diese Vorgänge im einzelnen erläutert. Einleitend soll jedoch zum besseren Verständnis dargestellt werden, welche biologischen Vorgänge unter normalen Bedingungen den Knochenbau beeinflussen können.

2.1.3 Biologie der Knochenbildung

Zunächst der Hinweis auf eine Sprachbesonderheit: Wir verwenden den Begriff Knochen in zweierlei Hinsicht:
- Knochen sind die Organe, aus denen unser Skelett besteht. Knochen haben eine bestimmte Form und stehen miteinander über Gelenke in beweglicher Verbindung.
- Knochen nennen wir auch die Substanz, aus denen diese Organe aufgebaut werden. Die Stoffe, aus denen die Knochen bestehen, werden im nächsten Abschnitt beschrieben.

Zusammensetzung der knöchernen Substanz

Die knöcherne Substanz besteht aus 2 verschiedenen Stoffen:
- zugfesten Fasern, die aus dem Kollagen aufgebaut sind und
- druckfesten Kalksalzen, die als wichtiges Element das Kalzium in Form von Hydroxylapatitkristallen enthalten.

Die Knochensubstanz besteht zu 95 % aus Kollagenfasern. Kollagen entspricht einem Eiweiß. Der Aufbau der Kollagenfasern und ihre Ausrichtung innerhalb des Knochens verleiht dem Knochen neben der Festigkeit eine gewisse Elastizität.
Nur ein sehr kleiner Teil der Knochensubstanz setzt sich aus Eiweißstoffen zusammen, die nicht in die Kollagengruppe gehören. Diesen Proteinen oder Eiweißstoffen wird eine wichtige Funktion innerhalb der Regulation des Knochenumbaus zugeschrieben. Im einzelnen werden diese Funktionen erst erforscht.

Bildung von Knochengewebe

Der Knochen ist kein ruhendes Organ, sondern es finden ständige Umbauvorgänge statt. Der Knochen lebt also. Die 3 Zellarten des Knochens, nämlich Osteoblasten, Osteoklasten und Osteozyten organisieren gemeinsam den Stoffwechsel der Knochen. In einem bestimmten Ablauf sorgen die Osteoblasten und Osteoklasten dafür, daß die vorhandene Knochensubstanz nach und nach abgebaut und durch neue Knochenmasse ersetzt wird. Normalerweise sind Knochenan- und -abbauvorgänge im Gleichgewicht. Durch einen ständigen Knochenumbau wird überalterte Knochenmasse beseitigt, und der Organismus kann sich so auch an geänderte Belastungen anpassen (Abb. 2.2).

Eine gewaltige Leistung erbringen die Knochen während des Heranwachsens. Bei der Geburt besteht das Skelett weitgehend aus knorpeliger Substanz. Das ist auch gut so, denn während des Geburtsakts selbst geht es eng zu, und der Körper des Geborenen muß verformbar sein, damit er, ohne sich oder die Mutter zu beschädigen, ans Licht der Erde kommen kann.

Nach der Geburt werden neue Bedürfnisse wirksam. Das Skelett muß Festigkeit gewinnen, um den Körper des jungen Organismus zu tragen und wichtige Organe wie das Gehirn und Rückenmark zu schützen. Knorpel wird jetzt durch Knochen ersetzt, die dem neuen Bedarf besser entsprechen können.

Während der ersten Lebensjahre müssen enorme Mengen an Knochen aufgebaut werden; bis zum Eintritt in die Reifezeit soll das Skelett fertig sein.

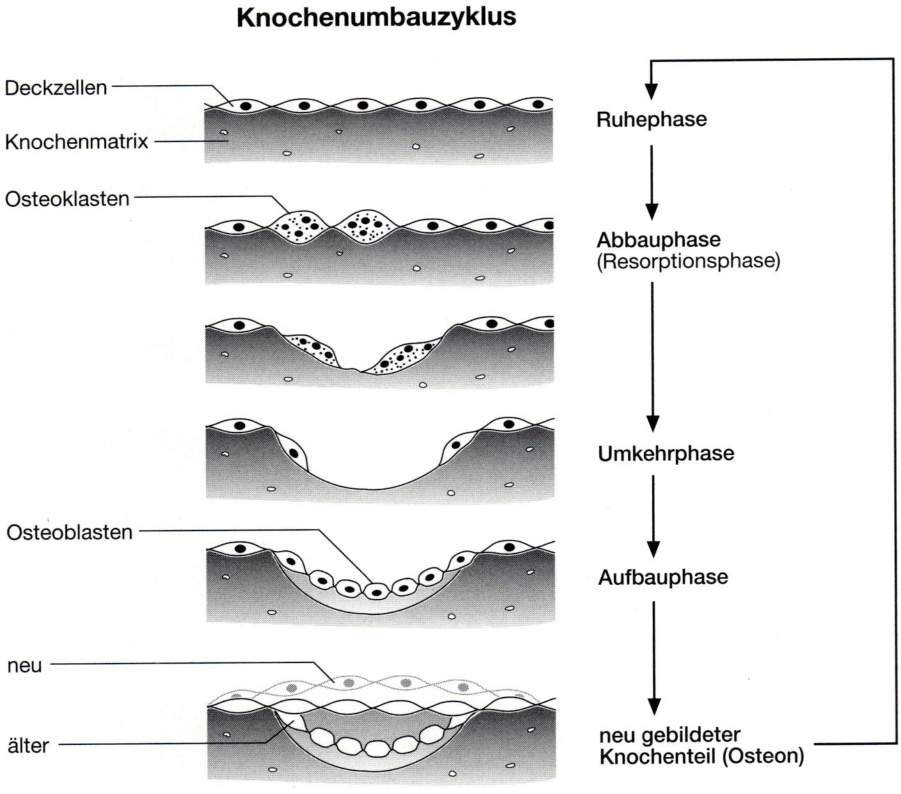

Knochenumbauzyklus

Abb. 2.2. „ Remodelling-Prozeß"

Nach der Pubertät, wenn der Organismus erwachsen geworden ist, muß die Knochenmasse nicht mehr vermehrt werden. Sie bleibt konstant, das Niveau der Spitzenknochenmasse (Aufbauphase, – „peak bone mass") ist erreicht. Trotzdem muß stets neue Knochensubstanz gebildet werden. Knochensubstanz altert nämlich, verliert an Festigkeit. Sie wird daher ständig ausgewechselt, neuer fester Knochen gegen alten, brüchig gewordenen Knochen. Die nach Abschluß des Wachstums (ca. bis zum 35. Lebensjahr) angesammelte Menge an Knochen bleibt gleich (Plateauphase – „steady state"), durch ständigen Substanzaustausch ist jedoch stetig Knochenneubildung nötig.

Mit zunehmendem Alter hält die Knochenneubildung jedoch nicht mehr Schritt mit dem Abbau an Knochensubstanz, die Knochenbilanz gerät aus dem Gleichgewicht. Bei unverändertem Knochensubstanzabbau führt ein gebremster Knochensubstanzaufbau zwangsläufig zu einer Verminderung der im Körper vorhandenen Gesamtmenge an Knochen. Jenseits des 40.–50. Lebensjahrs geht hierdurch etwa 0,5 % der ursprünglich aufgebauten Knochenmenge wieder verloren, es werden jedoch auch Menschen beobachtet, bei denen die Verlustraten höher sein können.

Steuerung der Knochenbildung – der Knochenstoffwechsel

Für das weitere Verständnis ist es notwendig, grundlegende Mechanismen des Knochenstoffwechsels kennenzulernen. Wesentliche Einflußfaktoren sind:
– die Genetik,
– die mechanische Belastung und körperliche Aktivität (s. Kap. 4.1),
– der Hormonstoffwechsel und
– die Ernährung (s. Kap. 6.1).

Der Stellenwert dieser Einflußfaktoren ist in den bereits dargestellten Phasen des Knochenstoffwechsels und im Hinblick auf die Veränderung der Knochenmasse im Laufe des Lebens unterschiedlich zu bewerten (Abb. 2.3).

Die Spitzenknochenmasse („peak bone mass") ist überwiegend genetisch festgelegt. Eine adäquate Kalziumzufuhr dient vor allem dazu, diese genetisch vorgegebene Spitzenknochenmasse überhaupt erreichen zu können. In der Phase des Gleichgewichts zwischen Knochenan- und -abbau („steady state") ist für den Erhalt der vorhandenen Knochenmasse vor allem die mechanische Belastung von Bedeutung. Die Kalziumversorgung spielt dagegen eine eher untergeordnete Rolle, falls nicht zusätzliche negative Einflüsse auf die Knochenbilanz wirksam werden. Mit zunehmendem Alter führen insbesondere strukturelle Veränderungen zu einer Verminderung der Gesamtmenge an Knochenmasse.

In der biologischen Systematik wird Knochengewebe dem Bindegewebe zugeordnet. Allen Bindegeweben ist gemeinsam, daß sie nach Verletzung repariert werden können. Ein Hautschnitt schließt sich unter Narbenbildung, Muskelverletzungen werden repariert. Auch Knochengewebe besitzt diese Fähigkeit

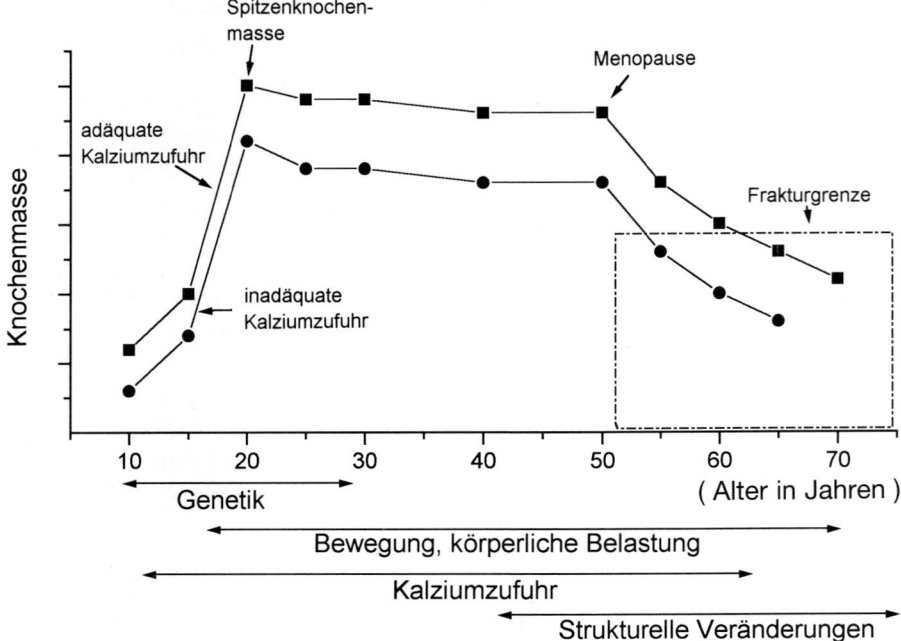

Abb. 2.3. Determinanten der Knochenmasse

zur Reparatur: Nach einem Knochenbruch setzen bei entsprechender Versorgung diese Reparaturmechanismen ein und führen zur Heilung.

Der Stoffwechsel der Bindegewebe, somit auch der Stoffwechsel der Knochen, folgt jedoch eigenen besonderen Regeln. Eine große Zahl von Faktoren, die zum Teil von Zellen des Bluts, des Knochenmarks, aber auch von Bindegewebszellen selbst gebildet werden, nehmen Einfluß auf den Knochenstoffwechsel. Während der vergangenen Jahre hat die Wissenschaft viele neue Einblicke in diese Regelmechanismen nehmen können. Unter den Substanzen, die den Knochenbau regulieren, finden wir solche, die Interleukine genannt werden, andere, wie der „Transforming-Großfaktor β", aber auch Gerinnungsfaktoren und Faktoren, die die Blutbildung steuern.

In ihrer Aktivität werden die Knochenzellen außerdem von Hormonen und Botenstoffen gesteuert, die in hormonbildenden Drüsen, jedoch auch im Knochenmark und in Bindegewebszellen gebildet werden können.

Kalzium – Schaltzentrale im Knochenstoffwechsel

Einer der Stoffe, aus denen die Knochen sind, ist von übergeordneter Bedeutung für den lebenden Organismus, das Element Kalzium, aus dem die druckfesten

Kalksalze des Knochens bestehen. Kalzium ist ein unedles Metall, das entweder als Kalksalz im Körper vorkommt oder in Körperflüssigkeiten gelöst als elektrisch geladenes Teilchen – als Kalziumion – vorliegt.

In der Form des elektrisch geladenen Teilchens ist Kalzium ein Stoffwechselschalter, der bei fast allen lebenswichtigen Stoffwechselvorgängen im Körper von höchster Bedeutung ist. Hierbei reichen sehr niedrige Kalziumkonzentrationen aus, um bestimmte Funktionen in Gang zu bringen. Kalziumionen finden wir im Blut und der Lymphe, im Gewebswasser. Zellmembranen benötigen Kalziumionen zu ihrer Funktion. Kalziumionen finden wir jedoch auch im Inneren nahezu aller Zellen der verschiedenen Organe. Hier steuern sie die Zellfunktion. Ein Leben ohne Kalziumionen ist nicht möglich, einen kalziumfreien lebenden Organismus gibt es nicht.

Der Kalziumbedarf einzelner Menschen kann erheblich schwanken. Ursachen für diese Schwankungen stellen zum einen genetische Faktoren in der Regulation des Kalziumstoffwechsels dar. So ist z.B. die Reaktion des Knochens auf gewisse regulierende Hormone (u.a. gilt dies für das Parathormon) individuell unterschiedlich. Weiterhin kann die Kalziumbilanz des Körpers durch verschiedene Faktoren beeinflußt werden (Abb. 2.4).

Kalzium wird mit der Nahrung aufgenommen und geht mit Stuhl, Urin und dem Schweiß wieder verloren. Verluste an Kalzium in den Körperflüssigkeiten dürfen jedoch nicht vorkommen. Bei gleichbleibenden Kalziumverlusten wird, wenn Kalzium mit der Nahrung nicht als Nachschub ausreichend zur Verfügung gestellt wird, der Knochen angegriffen, damit ein Kalziummangel in den Kör-

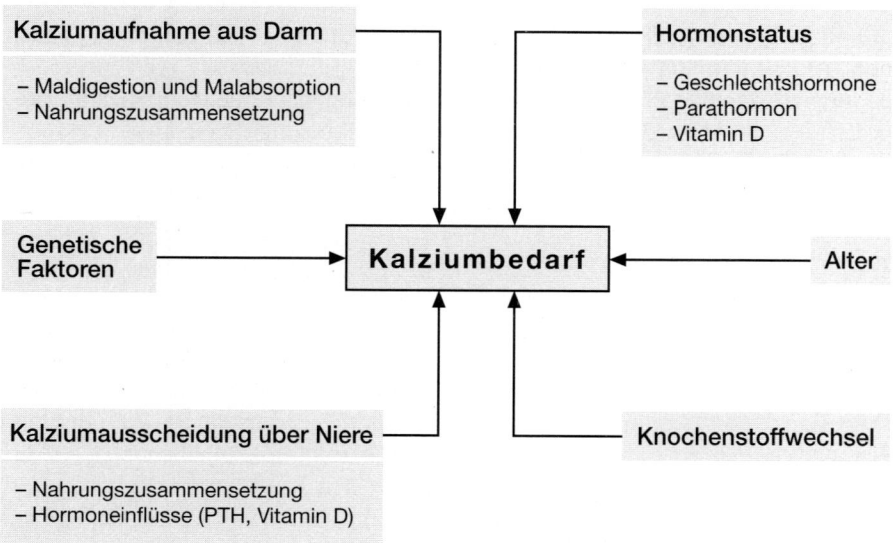

Abb. 2.4. Physiologische Regelmechanismen des Kalziumstoffwechsels

perflüssigkeiten und in den Körperzellen nicht vorkommt. Daher dient der Knochen im Kalziumstoffwechsel an erster Stelle als Reserveorgan, um den übrigen Kalziumstoffwechsel ausgeglichen zu halten. Kurzzeitiger Kalziummangel wird von den Knochen gut überstanden. Sie stellen ein großes Speichersystem dar, das mehr als 1 kg und damit über 99 % des für den Körper so wichtigen Kalziums enthält. Langdauernder Kalziummangel bedroht jedoch auch den größten Speicher. Daher ist mangelhafte Versorgung des Körpers mit Nahrungskalzium auf Dauer schädlich für die Knochen.

Der Organismus verfügt über eine Reihe von Regelmechanismen, mit denen das Gleichgewicht zwischen Knochenkalzium und dem Kalzium in den Körperflüssigkeiten fein ausbalanciert wird. Zu diesen Mechanismen gehören hauptsächlich das Hormon der Nebenschilddrüsen (= Parathormon), das Hormon der Schilddrüsen – C-Zellen (= Kalzitonin) und das Vitamin D-Hormon. Vitamin D gehört in die Gruppe der Hormone. Das aktive Vitamin D-Hormon bildet der Körper in den Nieren aus den mit der Nahrung zugeführten oder in der Haut selbst gebildeten Vitamin D-Vorstufen.

Vitamin D

Vitamin D-Hormon fördert die Kalziumaufnahme aus der Nahrung im Darm. Darmzellen bilden ein Eiweiß, das das Nahrungskalzium bindet und in den Organismus hineintransportiert. Mangelhafte Präsenz des Vitamin D-Hormons stört diesen Mechanismus, so daß eine Störung der Kalziumaufnahme aus den Nahrungsmitteln die Folge ist.

Das Vitamin D-Hormon steuert außerdem die Funktion der Knochenzellen selbst und sorgt dafür, daß neugebildete Knochensubstanz regelrecht mit Kalksalz durchtränkt, also verknöchert wird. Vitamin D-Mangel bewirkt also eine Störung des regelrechten Knochenaufbaus. Unverkalktes Knochengewebe bleibt weich, verbiegt sich unter Belastung.

Vitamin D ist jedoch auch wichtig für die Bildung der Knochen in der Jugend. Das Längenwachstum der Knochen, das die Voraussetzung für ein Größerwerden der Kinder ist, wird entscheidend durch Vitamin D und das Vitamin D-Hormon gesteuert.

Parathormon

Wenn der Kalziumausscheidung mit Stuhl, Urin und Schweiß eine ausreichende Kalziumzufuhr nicht gegenübersteht, werden die Nebenschilddrüsen des Körpers alarmiert. Sie bilden vermehrt Parathormon, das den Knochen dazu anhält, Kalzium für die Stoffwechselvorgänge des Körpers zur Verfügung zu stellen. Dies gelingt dem Parathormon hauptsächlich durch eine gesteigerte Aktivierung der Osteoklasten und einer damit verbundenen vermehrten knochenabbauenden Aktivität. Dadurch wird vermehrt Kalzium aus den Knochen freigesetzt.

Darüber hinausgehend nimmt Parathormon Einfluß auf die Kalziumausscheidung mit dem Urin. Parathormon versucht, die Kalziumverluste des Alltags zu vermindern und zu begrenzen. Es wird weniger Kalzium über den Urin ausgeschieden. Es gelingt jedoch nicht, die Kalziumausscheidung mit dem Urin bei einem Kalziummangel in der Nahrung auf Null zu blockieren.

Kalzitonin

Das Hormon Kalzitonin reguliert die Kalziumverwertung nach der Kalziumaufnahme. Es sorgt dafür, daß das mit der Nahrung dem Körper zugeführte Kalzium regelrecht genutzt wird. Kalzitonin bremst außerdem die Aktivität der knochenabbauenden Osteoklasten, ohne daß hierbei andere Zellen vermittelnd eingeschaltet werden müssen.

Sexualhormone – Östrogene und Testosteron

Von herausragender Bedeutung für die Steuerung des Knochen- und Kalziumstoffwechsels sind die Sexualhormone. Sie können den Knochenaufbau fördern, in ihrer Abwesenheit wird der Knochenabbau gesteigert.

Es gibt einen sehr plausiblen Grund, warum der Organismus Sexualhormone massiv auf den Knochenstoffwechsel Einfluß nehmen läßt. Hierdurch wird nämlich ein wichtiger Vorgang für die Fortpflanzung gesteuert.

Ein Säugling lebt in seiner ersten Lebensperiode von der Muttermilch. Mit der Muttermilch erhält das Baby täglich 1/2 g Kalzium, das für den Aufbau des jungen Organismus von besonders großer Bedeutung ist. Ein halbes Gramm pro Tag, d.h. aber, daß eine Frau während der Stillperiode bedeutend mehr an Kalzium verliert als unter üblichen Lebensbedingungen. Es läßt sich leicht errechnen: Im Rahmen von 10 Stillperioden à 3 Monaten (die in früheren Zeiten im Leben einer Frau durchaus normal an Zahl und Dauer waren), wird über die Muttermilch die fast gigantisch zu nennende Menge von 500 g Kalzium abtransportiert. Dies ist soviel Kalzium, wie in der Hälfte der Knochensubstanz einer Frau vorhanden ist. Besäße der weibliche Organismus keine besonderen Regelmechanismen, die hierauf eingestellt sind, so wäre Knochenbruch das unvermeidliche Resultat nach längerer oder wiederholter Stillperiode als Folge unvermeidbarer Kalzium- und damit verbundener Knochensubstanzverluste.

Die Biologie hat aber vorgesorgt. Während jeder der Stillperiode vorausgehenden Schwangerschaft kann Knochen aufgebaut werden und somit ein Kalziumreservoir angehäuft werden. Der Knochen stellt durch die bei einer Schwangerschaft im Körper vermehrt gebildeten Östrogene seinen Stoffwechsel um. Vereinfacht läßt sich dies so beschreiben:

Wenn im Körper der Frau die Östrogene ansteigen, weiß der Knochen, daß eine Stillperiode zu erwarten ist, also ein Kalziumreservoir angelegt werden muß. Nach Beendigung der Schwangerschaft fallen die erhöhten Produktionsraten an Östrogenen im weiblichen Körper sehr rasch wieder ab. Auch dies hat Signalwirkung für die Knochen. Ein Abfall des Sexualhormonspiegels im Blut ist das Signal für den Knochen, vermehrt Kalzium freizusetzen, das für die Muttermilch bereitgestellt werden kann. Hierdurch nehmen also Sexualhormone (neben den Östrogenen auch das Gestagen bei der Frau und das Testosteron beim Mann) maßgeblich Einfluß auf die Knochenbiologie.

2.1.4 Störungen des Knochenbaus

Schädlich ist es, wenn in der Jugend nicht soviel Knochensubstanz aufgebaut wird, wie der Organismus benötigt. Schädlich ist es auch, wenn im Alter der Abbau des Knochens beschleunigt wird. In beiden Fällen steht dem alten Menschen eine ausreichende Menge an Knochensubstanz nicht mehr zur Verfügung. Dies ist dann die Ursache dafür, daß die Knochenmasse erniedrigt ist, daß die Knochenstrukturen gestört werden und die Knochenfestigkeit vermindert ist (Abb. 2.5).

Es gibt eine Reihe von Ereignissen, die den Knochenaufbau behindern und den Knochenabbau fördern und somit zu einer verminderten Belastbarkeit beitragen können.

Ererbte Störungen

Störungen des Knochenstoffwechsels können ererbt werden. So zählt die Glasknochenkrankheit, die Osteogenesis imperfecta, zu den Krankheiten, bei denen durch angeborene Stoffwechselstörungen der knochenaufbauenden Osteoblasten die Knochenbildung erheblich behindert wird.

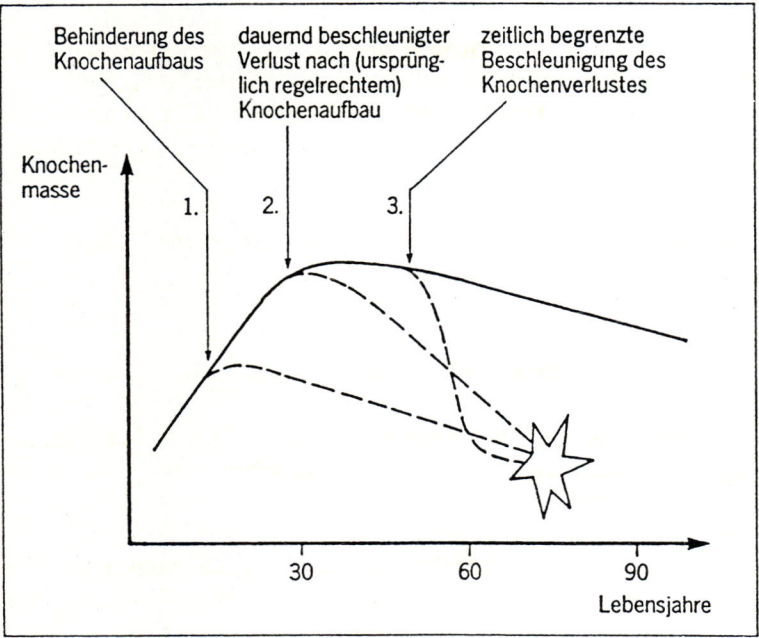

Abb. 2.5. Ursachen der Osteoporose (Aus Lauritzen u. Minne 1990)

Jedoch nicht nur Krankheit kann ererbt werden, sondern auch Besonderheiten der Stoffwechselfunktion, die erst im Laufe vieler Jahre wirksam werden und den Knochenaufbau empfindlich stören.

Unter den Bedingungen des Lebens der Urmenschen waren diese Erbfaktoren unbedeutend. Der Urmensch starb aus anderen Ursachen, bevor die Veränderungen oder Besonderheiten des Knochenstoffwechsels sich in Form gesteigerter Knochenbrüchigkeit auswirken konnten. Noch zu Römerzeiten betrug die mittlere Lebenserwartung 28 Jahre. Krankheiten, die erst jenseits des 60. Lebensjahrs wirksam werden, waren bei den alten Römern kein Problem. Erst in diesem Jahrhundert, seit die mittlere Lebenserwartung auf inzwischen 80 Jahren bei Frauen und über 70 Jahren bei Männern angestiegen ist, gewinnen diese Faktoren zunehmend an Bedeutung. Die Zahl der Menschen, bei denen hierdurch Knochenbrüchigkeit entstehen kann, hat enorm zugenommen. Wir alle zahlen den Preis für unser längeres Leben auch mit der Notwendigkeit, derartige ererbte Störungen an uns zu erleben.

In diese Gruppe der genetisch festgelegten Risiken für Erkrankungen des Knochens gehören die erst vor kurzem entdeckten Unterschiede in der Regulation des Vitamin D-Stoffwechsels, die wahrscheinlich zu einem erhöhten Osteoporoserisiko beitragen können.

Erworbene Störungen des Knochenbaus als Folge von Krankheiten

Es gibt aber auch andere Krankheiten, Stoffwechselveränderungen und Medikamentennebenwirkungen, die den Knochenstoffwechsel beeinträchtigen. Zu den Krankheiten zählen solche des Knochenmarks, weil die Zellen des Knochenmarks unmittelbar den Knochenstoffwechsel beeinflussen können. Weiterhin gehören hierzu aber auch Krankheiten des Magen- und Darmtrakts, wenn sie zu Störungen der Kalzium- und Vitamin D-Aufnahme aus der Nahrung beitragen. Knochen werden geschädigt, weil die für den Knochenbau so wichtigen Faktoren Kalzium und Vitamin D fehlen.

Aber auch Krankheiten, die zu Reaktionen des Bindegewebes führen, vermögen dem Knochen Nachteile zuzufügen. Hierzu gehören entzündliche Krankheiten, wie sie bei Patienten mit rheumatischen Gelenkfunktionsstörungen, aber auch bei chronischen Entzündungen anderer Art vorkommen können.

Weiterhin kann es durch Fehlfunktion der hormonproduzierenden Drüsen zu einer Störung des Knochenstoffwechsels bis hin zur Entwicklung einer Osteoporose kommen. Hierzu gehören die Nebenschilddrüsen, die das Parathormon bilden. Störungen im Vitamin D-Stoffwechsel (auf der Ebene einer Leber-, Nieren- oder Darmerkrankung) können Knochenkrankheiten zur Folge haben. Durch eine Überproduktion von Kortison in der Nebenniere kann es zur Entwicklung einer Osteoporose kommen. Eine Unterfunktion der Fortpflanzungsorgane, Eierstöcke und Hoden, die die Hormone Östrogen, Gestagen bzw. das Testosteron bilden, führt durch Ausfall der Sexualhormone zu einem gesteigerten Knochenabbau.

Bei einem Teil dieser Drüsen ist es nachteilig, wenn sie zuviel an Hormonen produzieren. Bei anderen ist es störend, wenn sie die Bildung der Hormone einstellen.

Knochenstoffwechsel – beeinträchtigende Medikamente

Bei der Behandlung ernster Krankheiten sind Medikamente von großer Bedeutung, die teilweise nach dem Funktionsprinzip körpereigener Faktoren entwickelt wurden. Beispielhaft seien hier die Kortikoide genannt, die dem Körperhormon Kortison ähneln. Die Behandlung mit Kortikoiden ist z.B. lebenswichtig für Menschen, bei denen eine Organverpflanzung, z.B. Nieren- oder Lebertransplantation, erforderlich war. Die Verhinderung der Abstoßung des neuen Organs wird nur möglich, wenn Medikamente, u.a. Kortikoide eingesetzt werden.

Ein weiteres Beispiel ist das Heparin, das ins Gerinnungssystem eingreift. Heparin und heparinähnlich wirkende Substanzen sind wichtig für Menschen, bei denen das Blut verdünnt werden soll, um eine Gefäßverstopfung (Thrombose) oder die Bildung von kreislaufstörenden Blutpfropfen (Embolien) zu verhindern. Nach Ersatz einer Herzklappe ist beispielsweise eine Behandlung mit blutverdünnenden Substanzen erforderlich.

Eine langdauernde Behandlung mit Kortikoiden oder auch mit Heparin kann nachteilige Wirkungen für den Knochenstoffwechsel haben und zur Entstehung einer Osteoporose als zwar unerwünschte, jedoch in der Regel nicht vermeidbare Nebenwirkung führen.

Die bis hierher aufgezählten Osteoporosen, die als Folge einer anderen Grunderkrankung oder Behandlung mit Medikamenten auftreten, werden als sekundäre Osteoporosen bezeichnet. Sie treten sekundär zu Störungen oder Veränderungen auf, die beim einzelnen Patienten eindeutig diagnostiziert werden können.

Die überwiegende Zahl der Patienten mit Osteoporose leidet jedoch nicht an derartigen krankheitsverursachenden Veränderungen. Bei ihnen können die Störungen, die zum Knochensubstanzverlust führten, in der Regel zum Zeitpunkt der Feststellung der Osteoporose nicht mehr im einzelnen bestimmt werden. Wir kennen jedoch Risikofaktoren, die bei ihnen die Osteoporose mit hoher Wahrscheinlichkeit mit in ihrer Entstehung begünstigen.

Die drei großen Knochenmängel als Risikofaktoren für Osteoporose

Drei Risikofaktoren sind es, die von allergrößter Bedeutung bei der Entstehung der Osteoporose sind:

- der Mangel an Sexualhormon, wie er bei der Frau in mittlerem Lebensalter die Wechseljahre auslöst;
- ein Mangel bei der Ernährung, d.h. wenn die Ernährung unausgewogen ist, und dauerhaft nur unzureichende Mengen an Kalzium und Vitamin D enthält;
- Bewegungsmangel, der zu einer dauerhaften mechanischen Unterbelastung der Knochen führt.

Mangel an Sexualhormon

Jedes Mal, wenn in einem weiblichen Körper eine Verminderung der Bildung an Sexualhormonen auftritt, ist dies ein Signal für den Knochen, Kalzium bereitzustellen. Unter den Bedingungen des jugendlichen Lebens dient es der Bildung der Muttermilch, die für den Säugling so wichtig ist.

Knochen haben die Fähigkeit, das Signal des Sexualhormonmangels zu erkennen. Bedauerlicherweise behalten die Knochen diese Fähigkeit über das Alter der Frauen hinaus, in dem sie Kinder gebären und stillen. In heute mittlerem Lebensalter von 50 Jahren stellen bei Frauen die Eierstöcke ihre Funktion der Hormonproduktion ein. Östrogene werden nicht mehr gebildet. Es kommt zu einem deutlichen Östrogen- und Gestagenmangel.

Vergleichbar wie nach Abschluß einer Schwangerschaft nimmt der Knochen dieses Signal des Hormonmangels auf und setzt vermehrt Kalzium frei, die Knochensubstanz wird vermindert. Dies erklärt, wieso bei Frauen mit Eintritt in die Wechseljahre das Risiko besteht, beschleunigt Knochensubstanz zu verlieren. Bei etwa einem Drittel der Frauen wird dies zur Ursache für die Entstehung einer Osteoporose.

Ernährungsmängel

Vitamin D können wir in der Haut unter der Einwirkung des Sonnenlichts bilden. In unseren Regionen, in denen die Sonne nicht immer scheint, beziehen wir Vitamin D alternativ mit unserer Nahrung. Fische und Fischfette enthalten Vitamin D. Wer erinnert sich nicht an den Lebertran der Kindertage, mit dessen Hilfe in vergangenen Zeiten die Vitamin D-Versorgung des Kleinkinds sichergestellt wurde. Die Vitamin D-Versorgung in der deutschen Bevölkerung ist schlecht, insbesondere bei älteren Menschen, die die Wohnungen seltener verlassen. Fisch und Fischprodukte stehen nicht in der gewünschten Häufigkeit auf der Speisekarte. Besonders bei Menschen, die in Altenheimen leben, bei Menschen, die allein für sich sorgen müssen, ist Vitamin D Mangelware. Dadurch wird das Risiko gesteigert, Knochenschäden zu erleiden. Mangelhaft ist auch die Versorgung mit dem Knochenbaustein Kalzium. Die Mehrzahl der übrigen Bausteine stehen in ausreichender Menge zur Verfügung. Kollagen z.B. in Form von Gelatine ist in einer Vielzahl von Nahrungsmitteln enthalten und wird praktisch nie zur Mangelware. Phosphor konsumieren wir eher im Überfluß.

Kalzium finden wir in Milch und Milchprodukten. Kalzium gibt es auch in größeren Mengen in bestimmten Mineralwässern. Obwohl Kalzium in vielen Lebensmitteln vorkommt, wird es zu wenig aufgenommen. Nicht nur ältere

Menschen sind mangelversorgt, Bundesbürger jeder Altersgruppe erhalten nicht die Kalziummengen mit den täglichen Mahlzeiten, die ihr Organismus für den Knochenaufbau und Substanzerhalt benötigt (s. Kap. 6.1).

Bewegungsmangel

Mangelhafte Belastung unserer Knochen läßt die Fähigkeit, Knochen aufzubauen einschlafen. Bewegungsmangel bzw. eine nicht ausreichende mechanische Knochenbelastung sind Gründe, die z.B. bei Astronauten in der Schwerelosigkeit zu Knochensubstanzverlusten beitragen. Bewegungsmangel, der bei Krankheiten, die zu langdauernder Bettruhe zwingen, die Regel ist, schadet dem Skelett. Die Wirkmechanismen, die zu einem Knochenabbau bei fehlender Beanspruchung führen, sind sehr komplex (s. Kap. 4.1). Bewegungsmangel führt direkt zu einer Abnahme der Muskelkraft, einer Einschränkung der Mobilität und Beweglichkeit und insgesamt zu einer Verminderung der körperlichen Leistungs-, aber auch Regenerationsfähigkeit.

2.1.5 Stürze und Knochenbruch

Was führt nicht alles zum Sturz! Während der Kindes- und Jugendzeit kann der Bewegungsdrang, die Abenteuerlust, das Ausschwärmen in die Umgebung zu Knochenbruch führen. Der Armbruch beim Jugendlichen, der Knochenbruch des Unfallfahrers, das sind Folgen mechanischer Überlastung unserer Knochen, mechanischer Belastung, die auch festes Material an die Grenzen der Haltbarkeit bringt.

Mit zunehmendem Alter ändert sich das Risiko für derartige Überbelastungen. Die 20jährigen pflegen nicht mehr von Bäumen zu fallen, die 30- bis 40jährigen sind seltener mit bedrohlichen Motorradfahrten beschäftigt, der Absturz beim Bergsteigen, beim Fallschirmspringen, all das verliert an Bedeutung für den Menschen gesetzteren Lebensalters, dessen Hobbies in aller Regel gemächlicherer Natur sind. Im höheren Lebensalter stürzt man dagegen wieder häufiger. Im Alter verlieren wir einen Teil der Fähigkeiten, mit denen bei alltäglichen Belastungen Stürze verhindert werden. Mit zunehmendem Alter verlieren wir an Reaktionsfähigkeiten, mit denen eintretende Stürze abgefedert werden. Die Judorolle, jenes Abrollen, das Sturzenergien neutralisiert, ist nicht mehr Sache des alten Menschen. Daher ist die mechanische Belastung für den Knochen beim Sturz alter Menschen häufig gesteigert. Zudem haben dann die Knochen in der Regel auch ihre Festigkeit wegen des Substanzverlustes eingebüßt.

Der hilflose Sturz bei durch Osteoporose vorgeschädigten Knochen ist eine häufige Ursache für Knochenbrüche mit zunehmendem Alter. Es ist nicht nur die Häufigkeit von Stürzen, die Knochenbruch bedrohlich werden läßt. Es ist darüber hinaus die Hilflosigkeit beim Sturz.

Damit werden alle Vorgänge im Leben, die das Sturzrisiko steigern und die Hilflosigkeit beim Sturz zunehmen lassen, zu Risikofaktoren für die Knochenbrüche der alten Menschen:

1. „ Innere Risikofaktoren"
   - Herz-/Kreislauferkrankungen
     - Hypertonie
     - Hypotonie
     - Rhythmusstörungen
     - Herzinsuffizienz
     - Atemnot
   - Zerebrale Durchblutungsstörungen mit plötzlicher, kurzer Ohnmacht oder Schwindel
   - Sehstörungen
   - Hörstörungen
   - Gelenkerkrankungen/Gehstörungen
   - Abnahme des Reaktionsvermögens

2. „ Äußere Risikofaktoren"
   - auf die Person bezogen
     - Schuhwerk
     - Kleidung
     - fehlende Gehstützen
     - ungenügende Sehhilfen
   - Sturzgefahr innerhalb der Wohnung
     - Treppenabsätze
     - Teppiche
     - glatte Fußböden
     - Stolpergefahr durch „vollgestellte" Wohnung
   - Sturzgefahr außerhalb der Wohnung
     - Glatteis
     - Gehsteig, Absätze
     - unebene Wege

Kreislaufstörungen, das „Schwarzwerden" vor den Augen, der Ohnmachtsanfall bei Herzrhythmusänderungen, der Blutdruckabfall beim Hochdruckpatienten, das wird zum Anlaß hilfloser Stürze. Das Stolpern über Hindernisse in der Wohnung, die unbeachteten Telefonkabel, der aufgerollte Teppichrand, der glatte Fliesenfußboden im Badezimmer, das läßt fallen. Die Sehstörung, die falsche Brille, besonders die Bifokalbrille, die beim Herabsteigen der Treppen den Blick durch den Teil lenkt, der für das Lesen geschliffen ist, all dies steigert das Knochenbruchrisiko durch unerwartetes Stürzen.

Mangelndes körperliches Training führt dazu, daß Reflexe abgeschwächt sind, mit denen wir in der Jugend, solange wir beweglich sind, Folgen von Stürzen, heftiges Aufprallen auf den Boden verhindern können.

Wer rastet, der rostet.

Wie wahr! Reflexe, die nicht geübt werden, stehen nicht mehr zu Verfügung, wenn sie beim Sturz gebraucht werden. Somit wird verlorengehende Beweglichkeit zum Risikofaktor für osteoporosebedingte Knochenbrüche.

2.1.6 Folgen der Osteoporose

In der Regel – und das war bei der Osteoporoseentstehung in der Vergangenheit besonders tückisch – merken wir nicht, wenn Knochensubstanz verlorengeht. Man spürt nicht, wie nach und nach der Knochen abgebaut wird. Wir haben keinen Sinn dafür, der uns darauf aufmerksam machen könnte, daß Knochenfestigkeit verlorengeht.

Wir wissen nicht, ob gesteigerter Knochenabbau zur Beschwerlichkeit beitragen kann, bevor Knochenbrüche aufgetreten sind. Es ist theoretisch vorstellbar, daß sich die Druckverhältnisse innerhalb vorgeschädigter Knochen verändern können, so daß Schmerz im Bereich der Knocheninnenhaut vermittelt wird. Wir wissen jedoch, daß einer der Risikofaktoren der Osteoporoseentstehung selbst Beschwerlichkeit verursachen kann: der relative Vitamin D-Mangel. Vitamin D-Mangel beeinträchtigt nämlich nicht nur den Knochenbau, sondern auch die Funktion der Muskulatur. Menschen, denen Vitamin D nicht in ausreichender Menge zur Verfügung steht, erleiden eine Schwächung der Muskulatur und eine Störung der Koordination der Muskelbewegungen. Unbestimmbare Beschwerden können, davon muß man wohl ausgehen, im Bereich der Muskulatur als Folge derartiger mangelhafter Versorgung mit Vitamin D auftreten.

In Einzelfällen können bei gesteigertem Knochenabbau im Zusammenhang mit Erkrankungen des blutbildenden Systems (Knochenmark, Plasmocytomerkrankung) bereits generalisierte Knochen- oder Rückenschmerzen bestehen, bevor es zu nachweisbaren Brüchen im Röntgenbild kommt.

Das Röntgenbild zeigt die typischen Veränderungen, die bei Patienten mit Osteoporose Beschwerden verursachen: die Folgen von Knochenbrüchen. Das Risiko, einen Knochenbruch zu erleiden, ist bei Patienten mit Osteoporose um ein vielfaches gegenüber der Normalbevölkerung gesteigert. Sind erste Knochenbrüche im Zusammenhang mit einer Osteoporose aufgetreten, so steigert dies das Risiko weiterer Knochenbrüche um ein Vielfaches.

Röntgenologisch lassen sich im Bereich der Röhrenknochen und der Wirbelsäule die Folgen der Osteoporose darstellen (Abb. 2.6 + 2.7).

Knochenbruch im Bereich der Wirbelsäule erzeugt Wirbelkörperverformung und zerstört die Architektur der Wirbelsäule (Abb. 2.8).

Patienten mit Wirbelsäulenosteoporose verlieren Körpergröße; Größenverluste um bis zu 20 cm und mehr werden beobachtet. Die Wirbelsäule krümmt sich, ein Buckel entsteht. Respektlos wird von zynischen Mitmenschen das

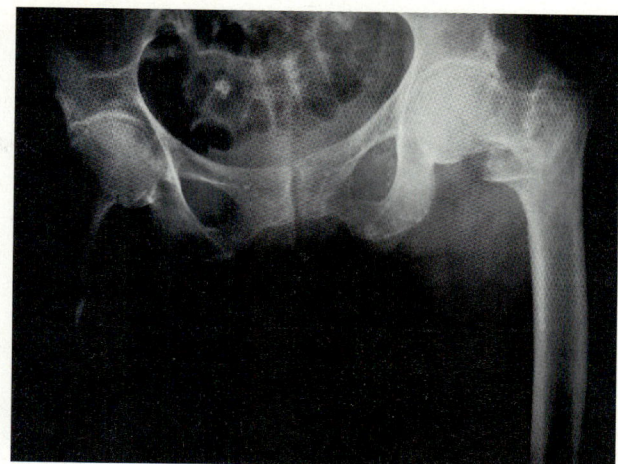

Abb. 2.6. Oberschenkelhalsbruch, dargestellt im
Röntgenbild

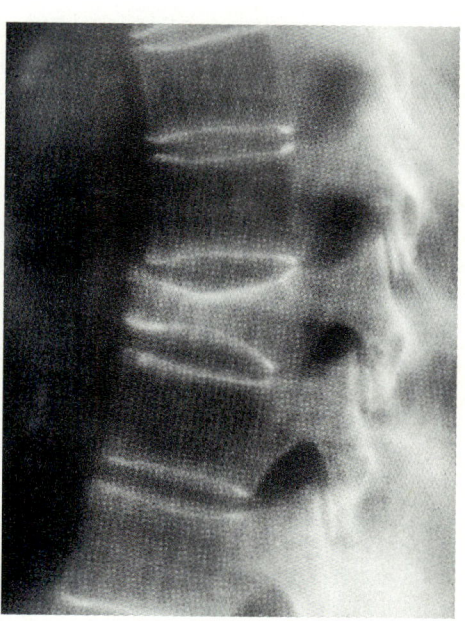

Abb. 2.7. Impressionsfraktur eines Wirbelkörpers, dargestellt im Röntgenbild

entstehende Bild als „Witwenbuckel" bezeichnet, unabhängig davon, daß auch
Männer dieses Symptom ausbilden können. Das Zusammenrutschen der Wirbelsäule führt dazu, daß die Rippen sich dem Becken nähern, gelegentlich kommt
es zu unmittelbarem reibendem und schmerzhaftem Kontakt. Die Gelenke der
Wirbelsäule, die Muskulatur des Rumpfes und die Sehnen geraten in Fehlfunktion und werden überlastet. Es entsteht eine chronische Schmerzsymptomatik
(s. Kap. 3.2), die Patienten beschreiben auch, daß sie sich im Bereich des

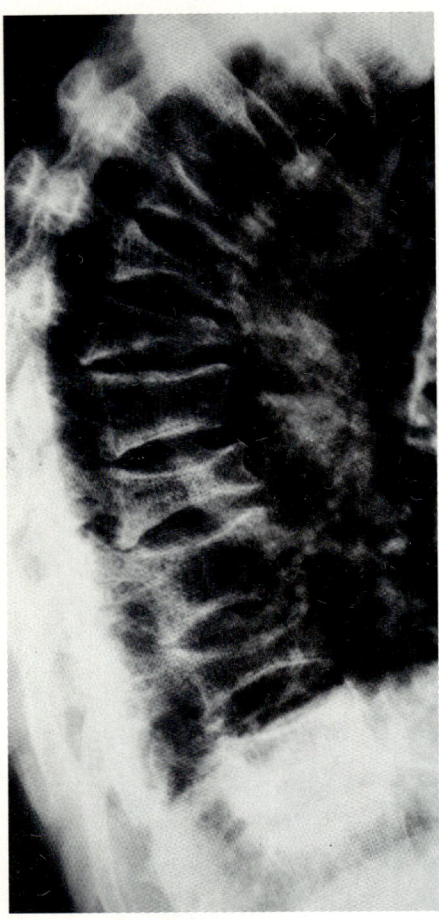

Abb. 2.8. Wirbelsäulendegeneration als Folge mehrerer Impressionsfrakturen (Fisch-, Keil- und Plattwirbelbildung)

Bewegungsapparats müde fühlen. Die Leistungsfähigkeit (z. B. die Lungen-funktion) geht verloren, geringe Anstrengungen erzeugen bereits Schmerzen (Abb. 2.9).

Patienten mit fortschreitender Wirbelsäulenosteoporose haben Schwierigkeiten, sich selbst zu versorgen. Das Einkaufen fällt schwer, weil Taschen nicht mehr getragen werden können. Das morgendliche Ankleiden bereitet Probleme, weil die damit verbundenen Bewegungen schmerzen. Das Kochen der Mahlzeiten macht Schwierigkeiten, weil die Arbeit in der Küche nicht mehr durchgeführt werden kann. Aufräumarbeiten in der Wohnung, Hobbies, Spaziergänge, all dieses wird durch Schmerz und Beschwerden bedroht.

Bei jüngeren Patienten mit Osteoporose treten Beschwerden im Berufsalltag auf, kann sogar der Berufsalltag selbst zum Knochenbruchrisiko werden. Berufe, bei denen das Heben von Lasten alltäglich ist, können nicht mehr ausgeübt werden. Berufe, bei denen der Körper anderweitig mechanisch belastet wird,

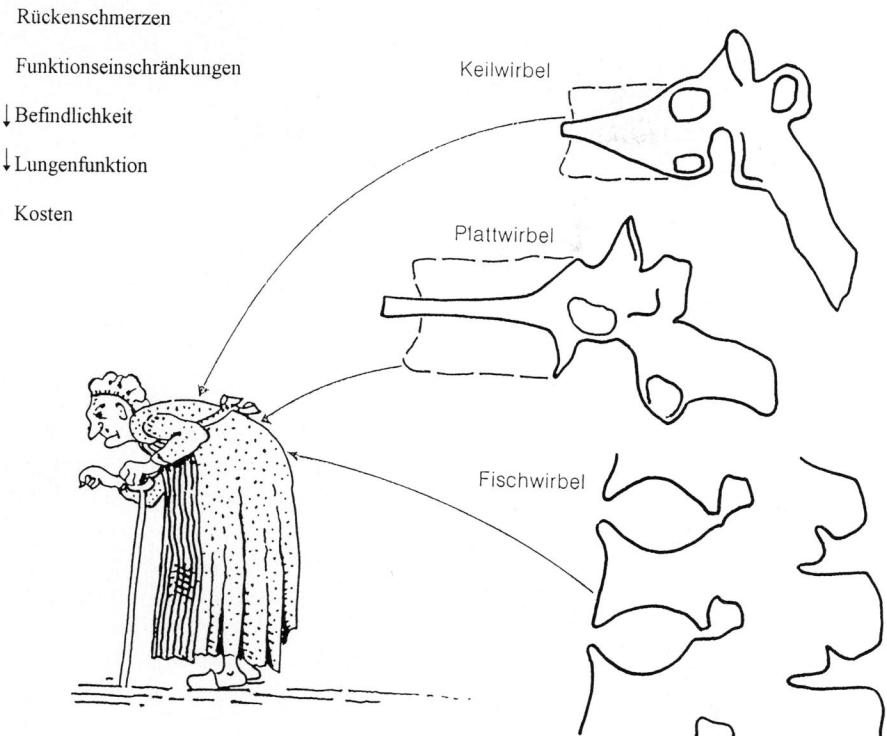

Rückenschmerzen

Funktionseinschränkungen   Keilwirbel

↓ Befindlichkeit

↓ Lungenfunktion

Kosten

Plattwirbel

Fischwirbel

Abb. 2.9. Folgen einer Wirbelsäulenosteoporose

bereiten Schwierigkeiten. Lastwagenfahrer sind hiervon ebenso betroffen wie Angestellte, die in einer Bank die Kasse verwalten oder Arbeiter in einem Kraftwerk, die vor den Steuerarmaturen sitzen müssen, ohne sich ausgleichend bewegen zu können.

Bewegungsnot und Behinderungen im Alltag können auch Folge von Brüchen im Oberschenkelhalsbereich sein (Abb. 2.10).

Auch nach erfolgreicher Behandlung bleiben häufig Bewegungseinschränkungen oder Schmerzhaftigkeit bei der Bewegung übrig. Viele der Betroffenen, man rechnet mit ca. 50 %, benötigen Gehhilfen, wie Unterarmgehstützen oder zumindest Spazierstöcke. Ein Drittel der alten Menschen mit Oberschenkelhalsbruch werden versorgungspflichtig invalide, bedürfen der dauernden Betreuung durch Pflegepersonal.

Bedrohlich wird bei diesen Patienten auch die Notwendigkeit, nach Versorgung des Bruches durch operative Maßnahmen die Heilung der Bruchfolgen zu versuchen. Operationen müssen sofort durchgeführt werden, eine vorbereitende Unterstützung des Organismus der häufig alten Patienten ist nicht mehr möglich. Dies erklärt, wieso die Sterblichkeit bei diesen Menschen im Vergleich zu einer vergleichbaren gesunden Altersgruppe um 15–25 % zunimmt.

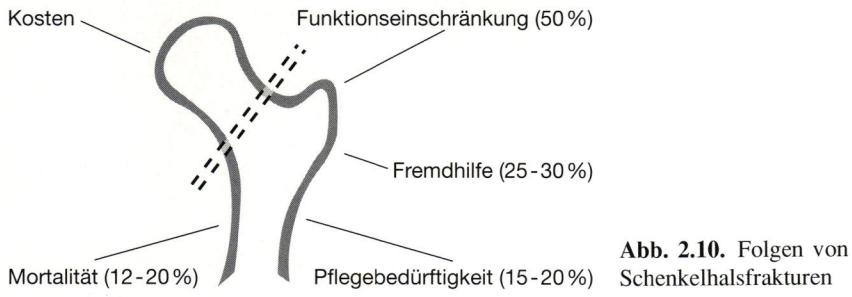

Kosten

Funktionseinschränkung (50 %)

Fremdhilfe (25 - 30 %)

Abb. 2.10. Folgen von Schenkelhalsfrakturen

Mortalität (12 - 20 %)

Pflegebedürftigkeit (15 - 20 %)

Leicht sei dagegen, so wird gesagt, das Schicksal derer, bei denen Osteoporose zum Armbruch führt. Vergessen wir aber nicht: Auch wenn der Armbruch insgesamt leichter zu reparieren ist und Folgeschäden seltener übrigbleiben, ist es doch ein schmerzliches Ereignis, das medizinische Maßnahmen erfordert und langwierige Therapie notwendig machen kann.

Osteoporose kann zur tückischen Krankheit werden. Nicht nur, weil sie chronische Beschwerden verursacht, sondern auch, weil sie im Vergleich zu anderen Krankheiten weniger Aufmerksamkeit durch die Verantwortlichen im Gesundheitswesen erhält. Wir haben gesehen, daß Sterben im Zusammenhang mit der Osteoporose die Ausnahme ist. Krankheiten werden jedoch nach wie vor sehr häufig danach bewertet, wie lebensbedrohlich sie sind. Krankheiten, die das Schreckgespenst des Todes nicht an die Wand zeichnen, werden unterbewertet. Herzinfarktrisiko und Krebsangst, das imponiert in den Ministerien, weil Sterbezahlen erschrecken können. Osteoporose – wenn man nicht daran stirbt, wem soll das schon imponieren?

Dies darf nicht so bleiben. Täuscht doch die fehlende Todesgefahr über einige entscheidende Punkte hinweg: Das Leben in der Abhängigkeit von Pflegediensten, das Dasein mit dauernder Behinderung bei den Banalitäten des Alltags wie der Bekleidung und dem Einkaufen, der dauerhafte Schmerz, der nach Schenkelhalsbruch folgt, das sind Erfahrungen, die die Lebensqualität begrenzen. Osteoporose kann eine Gefahr für die Lebensqualität im Alter sein. Dies darf nicht unbeachtet hingenommen werden, auch nicht von den zuständigen Ministerien. Kosten entstehen nicht allein durch das Sterben bei tödlichen Krankheiten, Kosten entstehen in hohem Maße durch die Pflegebedürftigkeit, die dem Sterben jahrelang vorausgehen kann. Allein im Zusammenhang mit der Behandlung der Patienten mit Oberschenkelhalsbruch werden pro Jahr Kosten in Höhe von DM 1 Mrd. veranschlagt. Kosten, die durch die Versorgung der Menschen mit Wirbelsäulenosteoporose in fortgeschrittenem Stadium entstehen, wurden bisher nicht berechnet, sie können nur erahnt werden. Hierdurch wird Osteoporose auch zur Krankheit, die die Wirtschaftsbilanzen der Krankenkassen empfindlich stören kann. Der Vorbeugung und Behandlung müssen unsere Verwaltungen in Sachen Gesundheit mehr Aufmerksamkeit schenken als in der

Vergangenheit, wenn sie nicht riskieren wollen, daß diese Kosten empfindliche Lücken in die Bilanzen der Zukunft reißen.

2.1.7 Diagnostik

Früher wurde Osteoporose festgestellt, wenn sie zu ersten Knochenbrüchen geführt hatte. Es standen in der Medizin keine technischen Verfahren zur Verfügung, mit denen Substanzverluste im Bereich der Knochen frühzeitig festgestellt werden konnten.

Inzwischen sind Techniken entwickelt worden, die es erlauben, die Knochensubstanz ohne großen Aufwand zu bestimmen. Knochendichteanalysen stehen zur Verfügung. Dies erlaubt die Feststellung von Störungen im Knochenbau lange bevor der erste Knochenbruch entsteht.

Wir dürfen jedoch nicht vergessen: Eine Krankheitsdiagnose ist mehr als nur ein einzelner Meßwert. Wir dürfen nicht erwarten, daß eine Knochendichteanalyse allein ausreicht, wenn es um die Feststellung einer Osteoporose geht. Die Feststellung eines niedrigen Knochenmineralgehalts gleicht im Hinblick auf ihre Wertigkeit eher der Feststellung eines erhöhten Blutdrucks. Erhöhter Blutdruck und erniedrigter Knochenmineralgehalt sind Risikofaktoren für Ereignisse, die im späteren Leben drohen, Schlaganfall auf der einen Seite, Knochenbruch auf der anderen Seite. So wie ein Arzt nach Feststellung erhöhten Blutdrucks nicht automatisch mit der Therapie beginnen kann, so wenig wird ein Arzt nach Feststellung erniedrigten Knochenmineralgehalts automatisch den Rezeptblock zücken.

Eine Reihe weiterer diagnostischer Verfahren werden eingesetzt, um zu überprüfen, welche Ursache beim einzelnen Patienten mit größter Wahrscheinlichkeit zum Knochenschwund beigetragen hat. Eine derartige differentialdiagnostische Abklärung dient u.a. dazu, die erforderliche Behandlung so gezielt wie möglich festzulegen.

Zum diagnostischen Arsenal gehören neben Laboruntersuchungen auch Röntgenuntersuchungen, mit denen überprüft werden kann, ob im Zusammenhang mit dem Verlust an Knochensubstanz bereits erste Skelettverformungen aufgetreten sind. Die Röntgenuntersuchungen unterstützen den Arzt aber auch bei der differentialdiagnostischen Abklärung und erlauben eine Erfassung des Schweregrades der Wirbeleinbrüche (Abb. 2.11).

Die Laboruntersuchungen dienen hauptsächlich dazu, andere Erkrankungen, die zu Veränderungen im Knochenstoffwechsel führen können, auszuschließen. Hierzu gehören insbesondere auch Erkrankungen des blutbildenen Systems, die ähnliche Beschwerden wie eine Osteoporose verursachen können.

Bei einzelnen Patienten dient zur vollständigen Abklärung der Krankheitsursache und Abschätzung der einzuschlagenden Behandlungswege auch eine

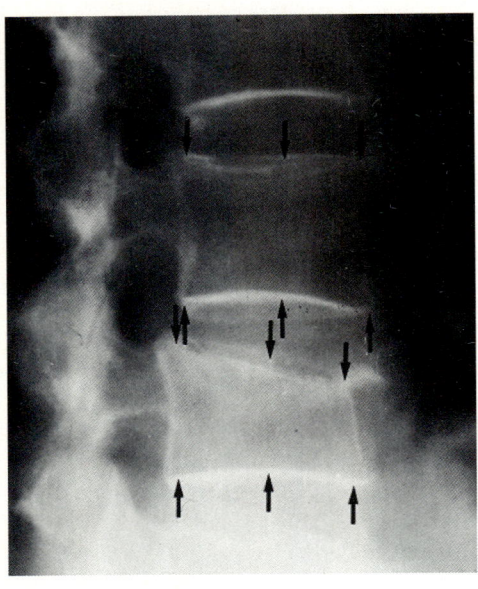

Abb. 2.11. Morphometrische Bestimmung des Ausmaßes der Wirbelsäulenverformung durch Wirbelhöhenmessung am seitlichen Röntgenbild. Ein Maß hierfür ist der SDI („Spine deformity Index")

feingewebliche Untersuchung. Knochenproben können heute ohne großen Aufwand in örtlicher Betäubung entnommen werden und erlauben Fachleuten präzise Aussagen zur Knochenbiologie.

Kontrolluntersuchungen müssen den Patienten mit eingetretener Krankheit immer wieder zugemutet werden; sie werden aber in der Regel nicht allzu engmaschig notwendig sein. Nur bei einem kleinen Anteil der Patienten kann es, bedingt durch eine zusätzliche Grundkrankheit, zu häufigeren Untersuchungen kommen. Üblicherweise sind Kontrolluntersuchungen in Abständen von 6–12 Monaten völlig ausreichend. Kontrollen des Knochenmineralgehalts werden bei einem großen Teil der Betroffenen in weit größeren Zeitabständen für wünschenswert erachtet. Untersuchungsabstände von 2 oder mehreren Jahren sind häufig ausreichend.

2.1.8 Vorsorgemaßnahmen

Wer bis hierher aufmerksam gelesen hat, hat es eigentlich, ohne weiterzulesen, bereits selbst in der Hand, der Entstehung einer Osteoporose vorzubeugen. Bei der überwiegenden Mehrzahl der Bedrohungen, die hier für den Knochen in Erscheinung traten, können wirksame Mittel eingesetzt werden, um ihnen erfolgreich zu begegnen. Bei der Mehrzahl der Störungen, die unser Skelett gefährden, sind vorbeugende Maßnahmen ohne dramatische Änderungen mit einer vergnüglichen Lebensform vereinbar. Die Vorbeugung der Osteoporose ist keine belastende Sache.

Wir haben die Risikofaktoren kennengelernt, die für die Mehrzahl der Patienten mit Osteoporose als krankheitsverursachend Bedeutung hatten. Diese Risikofaktoren können ausgeschaltet werden.

Ausgleich von Sexualhormonmangel

Wenn bei Männern oder Frauen Krankheiten zur Ursache für Sexualhormonmangel wurden oder wenn bei Frauen der Ausfall der Eierstockfunktion den die Wechseljahre auslösenden Mangel an Sexualhormonen bewirkte, so stehen Mittel zur Verfügung, um den Hormonmangel auszugleichen. Dies gilt für alle 3 Hormone, die Östrogene, das Gestagen und das Testosteron.

Es ist in der heutigen Zeit nicht mehr einzusehen, wieso Menschen, denen ein Sexualhormonmangel nachweisbaren Schaden zufügt, auf eine sexualhormonzuführende Behandlung verzichten sollen. Sexualhormonmangel ist dabei nicht nur am Knochen nachteilig wirksam. Sexualhormonmangel verursacht eine Vielzahl von Symptomen, die bei Frauen und Männern in gleicher Weise auftreten können: Hitzewallungen, Antriebsarmut, Schlafstörungen in der Nacht, Beeinflussung der allgemeinen Sexualität, Neigung zu depressiver Verstimmung mit Neigung zum Weinen. Das sind nur einige der Symptome, mit denen ein Mangel an Sexualhormonen bei Männern und bei Frauen häufig erkennbar in Erscheinung tritt.

Der Östrogen- und Gestagenmangel wirkt sich bei Frauen auch eindrucksvoll auf die Haut aus: Hauttrockenheit und ein Verlust an Hautdicke sind bei Mangelzuständen zu beklagen. Störungen im Bereich der harnausleitenden Organe können auftreten und teilweise Ursache für die sehr belastende Harninkontinenz (= Einschränkung der Fähigkeit, unwillkürlichen Harnverlust zu verhindern) werden.

Die Behandlung mit Sexualhormon ist bei Sexualhormonmangel in vielerlei Hinsicht vorteilhaft. Beschleunigter Knochenverlust wird vermieden, die oben genannten Symptome können zum Schwinden gebracht werden. Bei Frauen wirkt sich die östrogenersetzende Behandlung darüber hinausgehend positiv für das Herz-Kreislauf-System aus. Der mit dem Eintritt in die Wechseljahre beobachtete Anstieg des Herzinfarktrisikos wird wieder abgesenkt.

Bei Männern wird das Sexualhormon Testosteron als Injektion oder als Tablette verabfolgt. Bei Frauen stehen für die Behandlung Östrogene und Gestagene zur Verfügung, die entweder den natürlichen Hormonen weitgehend nachgebildet wurden oder sogar als naturidentisch anzusprechen sind. Naturidentisch sind Substanzen, die den unter natürlichen Bedingungen vom Organismus selbst gebildeten Substanzen völlig gleichen. Bei der Frau wird empfohlen, Östrogene und Gestagen immer im ausgewogenen Verhältnis miteinander zu verordnen, um den ursprünglich natürlichen Lebensbedingungen möglichst nahezukommen.

Immer wieder wird besorgt die Frage nach Nebenwirkungen der Hormoner-satzbehandlung gestellt, insbesondere ob durch Behandlung mit Sexualhormo-nen bei den Frauen in den Wechseljahren ein Krebs ausgelöst werden könne. Der Eintritt in die Wechseljahre sei doch ein natürlicher Prozeß, die Korrektur der Natur könne doch strafbar und nachteilig sein. Nun vermag uns das Argu-ment mit der Natürlichkeit der Wechseljahre nicht einzuleuchten. Nicht alles, was natürlich ist, wirkt sich gut für uns aus. Auch eine Lungenentzündung ist etwas Natürliches, da von natürlichen Bakterien verursacht. Eine Lungentuber-kulose ist genauso natürlich, da von natürlichen Tuberkelbazillen verursacht. Natürlich ist es auch, daß wir mit dem Alter sehschwach werden und gelegentlich Hörverluste erleiden. Die Herzleistung nimmt ab, als Folge von natürlichen Prozessen des Alterns. Gelenke vermögen natürlich zu verschleißen und Be-schwerden zu verursachen. Jede Krankheit ist Folge von Prozessen, die letztlich auf irgendeinen natürlichen Ursprung zurückgeführt werden können.

Die Vorstellung, eine Lungenentzündung, eine Tuberkulose, eine Herzschwä-che, eine Sehstörung bzw. den Hörverlust ohne Therapie zu lassen, weil sie doch natürliche Prozesse seien, ist uns inzwischen einsehbar absurd geworden. Nur bei den Wechseljahren der Frauen, da wird immer wieder die Stirn gerunzelt und das Argument der Unnatürlichkeit der Behandlung herangezogen, so als ob die Unnatürlichkeit der Therapie des Sexualhormonmangels frevelhaft sei im Vergleich zur Unnatürlichkeit der Therapie eines Herzklappenfehlers, einer Tuberkulose oder einer Sehstörung.

Damit aber hier kein Mißverständnis auftritt: Einer „Zwangsöstrogenisie-rung", wie sie gelegentlich an anderer Stelle gefordert wurde, soll hier keines-wegs das Wort geredet werden. Niemand soll und darf zu Maßnahmen bei der medizinischen Betreuung gezwungen werden. Es ist nicht die Aufgabe der Me-dizin, Zwänge auszuüben. Es ist auch nicht die Aufgabe, Frauen bei der Frage, ob sie eine sexualhormonersetzende Behandlung für sich wünschen oder nicht, zu entmündigen. Hier gibt es kein Muß! Hier gilt es nur, in fairer Weise und mit Sachkenntnis zu informieren, um den Betroffenen die Möglichkeit einzu-räumen, sich aufgrund sachlicher und fairer Information richtig für sich selbst entscheiden zu können.

Faire und sachliche Aufklärung also, nicht das Argumentieren mit scheinbaren Natürlichkeiten oder Unnatürlichkeiten, ist das Motiv für den vielleicht heftig wirkenden Ausfall gegen „Naturapostel", die für sich zwar die Therapie der Lungenentzündung natürlich einfordern, jedoch für die Frau die Möglichkeit einer sexualhormonersetzenden Behandlung in Abrede zu stellen versuchen.

Gibt es denn keine Nebenwirkungen?

Es gibt deren viele, wenn man den Beipackzetteln der Präparate glaubt. Durch das Lesen der Beipackzettel der Präparate wird jedoch häufig unnötige Angst erzeugt. Was steht dort nicht alles aufgeführt!

Zahleiche Untersuchungen haben jedoch inzwischen gezeigt, daß es lediglich 2 Kontraindikationen bei der Sexualhormon ersetzenden Therapie zu nennen gilt. Diese Medikamente werden nicht verschrieben, wenn ein bösartiger Tumor vorliegt, der unter der Wirkung von Sexualhormonen in seinem Wachstum gefördert werden könnte. Hierzu können ein Teil der Brustkrebse gerechnet werden und einzelne Tumoren der Gebärmutter. Hier gilt jedoch das in der Vergangenheit Empfohlene nicht mehr mit der Strenge früherer Jahre. Es hat sich nämlich gezeigt, daß selbst bei diesen Patientinnen eine derartige Therapie denkbar sein kann, ohne daß ihnen ein Nachteil daraus erwächst.

Bei floriden (aktiven) Venenentzündungen mit Thrombose- und Embolierisiko werden Sexualhormone nicht empfohlen. Auch hier ist die Aussage durch Beobachtungen aus der Vergangenheit diktiert. Auch hier kann denkbar sein, daß sich die Empfehlungen in der Zukunft ändern werden.

Herzkrankheiten und Herzinfarkte sind keine Kontraindikation, ganz im Gegenteil; es zeigt sich, daß Patientinnen mit Krankheiten der Herzkranzgefäße durch eine östrogenersetzende Behandlung Vorteile erzielen können und daß Frauen, bei denen eine derartige Behandlung durchgeführt wird, einen Herzinfarkt länger überleben als solche, die diese Hormone nicht einnehmen.

Allgemeine Richtlinien zur Therapie sollten nicht ausgesprochen werden. Die Behandlung ist eine Maßnahme, die auf Einzelindividuen – und nicht auf die Gesamtheit der Frauen – zugeschnitten werden sollte. Die Behandlung muß individuell angepaßt und mit jeder betroffenen Frau im einzelnen abgesprochen werden. Östrogene und Gestagene werden in aller Regel kombiniert verordnet. Lediglich bei Frauen, bei denen die Gebärmutter in der Vergangenheit entfernt wurde, ist eine Östrogentherapie ohne Gestagene denkbar.

Und was ist mit dem Brustkrebs ? Besteht hier nicht doch ein Risiko?

Es kann nicht ausgeschlossen werden, daß Tumorzellen, die bereits vorhanden, jedoch weit davon entfernt sind, feststellbar zu sein, durch eine Sexualhormon ersetzende Therapie Anstöße zum Wachstum erhalten. Groß angelegte Untersuchungen konnten jedoch Folgen, die hierdurch entstehen müßten, nämlich gehäuftes Auftreten von Brustkrebsen, nicht zeigen. Vorübergehend bestanden Ängste, weil eine in Skandinavien durchgeführte Studie derartiges zu beweisen schien. Jedoch zeigte sich bald, daß diese Studie Mängel aufwies, die so gravierend sind, daß die Ergebnisse der Untersuchung nicht verallgemeinert werden können.

Es gibt aber Krebsarten, die bei Frauen mit einer Sexualhormonbehandlung in der Häufigkeit abnehmen. Hierzu gehören Tumoren der Gebärmutter, möglicherweise auch bösartige Geschwülste des Enddarms.

Die Vorteile, die eine Hormonbehandlung bringt, betreffen nicht nur das Skelettsystem. Eine Vielzahl von Hormonfunktionen vermögen den Allgemeinzustand der Betroffenen so deutlich zu verbessern, daß sich dies sogar in eine Lebensverlängerung übersetzen läßt.

Ernährung

Kalzium und Vitamin D sollte die Nahrung enthalten, um vorzeitige Verluste in den Knochen zu verhindern. Vitamin D ist in Fisch und Fischfetten reichlich enthalten. Dies ist der Grund, warum Vitamin D-Mangel in skandinavischen Ländern, in denen die Sonne unregelmäßiger scheint als bei uns, so selten ist. Und wenn der Fisch und seine Fette nicht schmecken? Lebertran? Nein, das muß nicht sein. Das natürliche Vitamin D wird in Tabletten ebenso natürlich aufgenommen wie im Fischöl. Wir wissen auch alle, daß dies völlig ungefährlich ist: Geben wir doch den Säuglingen im Rahmen der segensreichen Vitamin D-Prophylaxe seit Jahren Vitamin D auf diesem Wege, um die kindliche Rachitis zu verhindern.

Ausreichende Versorgung mit Vitamin D verhindert Knochenbrüche. Dies ist erst jüngst durch einige große Untersuchungen bestätigt worden (Chapuy 1992). Bei einigen Tausend Bewohnern von Altersheimen wurde untersucht, ob eine zusätzliche Vitamin D-Versorgung das Knochenbruchrisiko begrenzt. Die Studie ergab, daß die Gabe von Vitamin D das Knochenbruchrisiko einschränkt, insbesondere auch das Risiko von Schenkelhalsbrüchen: Gut mit Vitamin D versorgte alte Menschen haben sich seltener die Knochen gebrochen als Menschen mit schlechter Vitamin D-Versorgung.

Für unsere Krankenkassen sei es einmal besonders herausgestellt: Dies kostet nicht nur Geld, es läßt auch Geld einsparen, nämlich dadurch, daß Kosten für Knochenbruchreparaturen in geringerem Ausmaß nötig werden. Die Studie (Chapuy 1992) hat es vorgerechnet: Die Kosten für die zusätzliche Vitamin D- (und Kalzium-) Versorgung waren niedriger als die Kosten, die durch Reparatur der Oberschenkelhalsbrüche entstanden wären, die ohne Vitamin D-Versorgung auftreten.

Ein Gramm Kalzium sollte unsere Nahrung im Mittel pro Tag enthalten. Unter unzureichenden Alltagsbedingungen sind es 0,4–0,5 g. Täglich bleibt eine Versorgungslücke. Ein Glas Milch, ein Becher Joghurt, kombiniert mit einigen Scheiben Emmentaler oder anderem Käse, das reicht, um diese Versorgungslücke zu schließen (s. Kap. 6.1).

Und was raten wir denjenigen, die Milch und Milchprodukte nun partout nicht mögen? Es gibt auch Mineralwässer, die stolze 0,4 g Kalzium pro Liter enthalten, einzelne Heilwässer sogar 0,6 g/l. Wenn alte Menschen also zur Umsetzung der Empfehlung, täglich 1–1,5 l zu trinken, Gebrauch von kalziumreichen Mineralwässern machen, leisten sie einen positiven Beitrag zur Kalziumversorgung ihres Körpers. Auf jeder Flasche findet man die Menge an Kalzium aufgedruckt, die 1 l des jeweiligen Mineralwassers enthält.

Zur Verfügung stehen auch Kalziumpräparate, mit denen erfolgreich Kalzium supplimentiert werden kann. Das Kalzium dieser Präparate nützt dem Organismus in gleicher Weise wie das in Milch und Milchprodukten oder das Kalzium in Mineralwässern. Es gibt, auch wenn Fanatiker der Ernährungskunde dieses gelegentlich behaupten mögen, kein gutes und kein schlechtes Kalzium.

Mobilisierung

Wir wünschen uns eine neue Mobilität für die Bevölkerung. Nicht uniform, denn so individuell verschieden wie die Menschen sind, so individuell verschieden können die Mobilitäten aussehen – Hauptsache sie werden regelmäßig ausgeübt. Dem einen dient der tägliche Spaziergang, dem anderen bestimmte sportliche Aktivitäten.

Natürlich funktioniert das mit der Mobilitätsempfehlung nur dann, wenn Mobilität Spaß und Freude bereitet. „Zwanghaftes Volksmobilisieren" – wo bleibt denn da die Lebensfreude! Sportliches Vergnügen, das muß eben Vergnügen bereiten, um angewandt zu werden.

2.1.9 Behandlung der eingetretenen Osteoporose

Nur ein Teil der Bevölkerung macht Gebrauch von den Möglichkeiten, der Osteoporose vorzubeugen. Für die Mehrzahl der heute durch die Folgen einer Osteoporose unmittelbar Bedrohten kommen die modernen Möglichkeiten der Vorbeugung zu spät. Bei ihnen ist der Knochenmineralgehalt bereits kritisch erniedrigt, besteht ein deutlich angehobenes Frakturrisiko oder sind erste Knochenbrüche bereits eingetreten. Die therapeutischen Möglichkeiten lassen sich grundsätzlich 2 wesentlichen Rehabilitationszielen zuordnen (Abb. 2.12).

Therapieziele

1. **Verbesserung der Knochenstabilität**

   $\longrightarrow$ | **Verhinderung von Frakturen** |

2. **Beeinflussung der subjektiven Beschwerden**
    - Schmerzen
    - Bewegungs- und Funktionseinschränkungen
    - Befindlichkeit

Abb. 2.12. Übergeordnete Ziele in der Therapie der Osteoporose

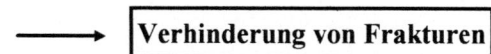

$\longrightarrow$ | **Lebensqualität** |

Medikamentöse Therapie

Es stehen Medikamente zur Verfügung, die auch den vorgeschädigten Knochen zu gesteigerter Knochenaufbauleistung anregen können. Die Tatsache, daß ein Knochen kritisch an Substanz verlor, heißt nämlich keineswegs, daß dieser Knochen nicht mehr in der Lage ist, Knochensubstanz wieder aufzubauen. Die hierfür eingesetzten Medikamente sind in z.T. umfangreichen wissenschaftlichen Untersuchungen auf ihre Wirksamkeit überprüft. Ihre Wirksamkeit gilt als wissenschaftlich belegt.

Zwei Möglichkeiten zur positiven Beeinflussung des Knochenstoffwechsels stehen grundsätzlich zur Verfügung:
– Verhinderung des Knochenabbaus durch Osteoklasten, durch Einsatz von Medikamenten, die die Osteoklastenaktivität bremsen können;
– Förderung der Knochenneubildung durch Anregung der Osteoblasten zur gesteigerten Knochenaufbauleistung.

Bei beiden therapeutischen Verfahren wird erneuter Aufbau von Knochensubstanz beobachtet, der zur Steigerung der Knochenstabilität führt. Es läßt sich zeigen, daß eine derartige Zunahme der Knochenfestigkeit das Knochenbruchrisiko senkt.
  Wünschenswert wäre es, wenn beim einzelnen Patienten vorhergesagt werden könnte, durch welche Medikamentenkombination oder durch welches Präparat die größtmögliche Wirkung zu erwarten wäre. Laboruntersuchungen, die eine derartige Vorhersage ermöglichen, wurden in der Vergangenheit entwickelt und werden zur Zeit weiterentwickelt. Bisher haben diese Untersuchungen noch keine ausreichende Sicherheit in der praktischen Anwendung. Doch es ist schon jetzt zu vermuten, daß in wenigen Jahren durch derartige Verfahren die Therapie optimiert werden kann.

Knochenaufbaufördernde Medikamente
Die Salze des an sich flüchtigen Elementes Fluor führen zu vermehrter Bildung knochenaufbauender Osteoblasten und deren Leistungssteigerung. Daher hat die Therapie mit Fluoriden schon seit Jahren Eingang in die Behandlung der Osteoporose geführt. Fluoridsalze werden in der Regel über einen Zeitraum von etwa 3 Jahren verordnet.
  Sie erzeugen gelegentlich Nebenwirkungen in Folge von Schwellungen und Schmerzen im Bereich der Gelenke, insbesondere der Sprunggelenke. Beschwerden im Magen-Darm-Trakt können die Folge der Behandlung sein. Beim Auftreten von Nebenwirkungen wird die Therapie in der Regel für einige Wochen unterbrochen, um dann erneut einen Versuch zu starten.
  Der durch Fluoride erzeugte Knochensubstanzzuwachs senkt das Knochenbruchrisiko. Diese Aussage wurde in der Vergangenheit wiederholt angezweifelt. Zweifel nährten sich insbesondere aus den Ergebnissen amerikanischer Studien,

die an der Mayo-Clinic und dem Henry-Ford-Hospital durchgeführt worden waren. Es hat sich jedoch gezeigt, daß die negativen Ergebnisse dieser Studien durch falsch gewählte Dosierung und unzureichende Beobachtung der Patienten verursacht waren. Inzwischen haben die Forscher der Mayo-Clinic die Ergebnisse ihrer ersten Untersuchungen zurückgenommen und in Abweichung von ihren ursprünglichen Aussagen festgestellt, daß eine Behandlung mit fluoridhaltigen Medikamenten, wie in Europa immer wieder herausgestellt, zur Senkung des Knochenbruchrisikos im Bereich der Wirbelsäule beizutragen vermag. Umfangreiche Untersuchungen in den letzten Jahren haben erneut bewiesen, daß die Fluoride bei der Therapie der Wirbelsäulenosteoporose von großem Wert sind (Pak et al. 1994).

Knochenaufbaufördernde Medikamente sind auch die sog. Anabolika, die in beklagenswerter Weise durch Mißbrauch in der Sportlerwelt in den jüngsten Jahren in Mißkredit geraten sind. Anabolika fördern den Aufbau der Muskulatur, steigern dadurch die Kraft der Patienten und wirken beschwerdelindernd.

Knochenabbauhemmende Medikamente

Das Hormon Kalzitonin bremst unmittelbar die Leistungsfähigkeit knochenabbauender Osteoklasten. Es wird in Form von Injektionen verabfolgt. Knochenzuwachsraten unter der Therapie werden dokumentiert, weil bei gebremster Aktivität der Osteoklasten die Leistungsfähigkeit der knochenaufbauenden Osteoblasten ungebremst weitergeht. Nebenwirkungen können auch bei der Behandlung mit Kalzitonin auftreten. Einzelne Patienten beklagen in Begleitung mit der Injektionsbehandlung Übelkeit, Wärmegefühl im Bereich der Haut, Kreislaufinstabilität. Positiv wird bei der Behandlung mit Kalzitonin herausgestellt, daß das Hormon, unabhängig von seiner Wirkung auf den Knochen, die Beschwerden bei Patienten mit Osteoporose zu lindern vermag.

Auch die Bisphosphonate wirken hemmend auf den Knochenabbau. Sie wurden in der Vergangenheit bereits erfolgreich bei anderen Stoffwechselkrankheiten der Knochen eingesetzt. Erst wenige Jahre alt sind die Ergebnisse umfangreicher Untersuchungen, mit deren Hilfe gezeigt werden konnte, daß Bisphosphonatbehandlung zur Förderung des Knochenaufbaus führt. Bisphosphonate vermögen, einzelne Studien haben dies gezeigt, das Risiko von Knochenbrüchen bei den behandelten Patienten zu senken. Diese Präparate sind zur Zeit vom Bundesgesundheitsamt für die Therapie der Osteoporose noch nicht zugelassen. Daher ist die Behandlung mit Bisphosphonaten noch nicht verbreitet.

Gesteigerten Knochenabbau durch gesteigerte Knochenstoffwechselaktivität vermögen Sexualhormon ersetzende Behandlungsmaßnahmen zu blockieren. Daher gehört die sexualhormonersetzende Therapie zu den Standardverfahren, die bei Frauen zur Therapie der Osteoporose eingesetzt werden. Im Hinblick auf die Nebenwirkungen gilt das im vorangegangenen Kapitel bereits Gesagte.

Ergänzende Maßnahmen

Kalzium und Vitamin D gehört zu den Medikamenten, die bereits seit vielen Jahren routinemäßig als Basistherapeutika der Osteoporose eingesetzt werden.

Die Behandlung mit Kalzium unterstützt die Therapie mit den bereits vorgestellten Medikamenten. Insbesondere bei Therapie mit Fluoriden wird eine Kombination mit Kalzium gefordert, da dies die Wirksamkeit und Verträglichkeit der Fluoride unterstützen kann. Eine Vitamin D-Behandlung ist ebenfalls in vielfältigen Untersuchungen auf seine Wirksamkeit bei Patienten mit Osteoporose überprüft worden. Hier wie auch bei den anderen Medikamenten liegen die Ergebnisse sog. Therapiestudien umfangreichen Ausmaßes vor, die den Einsatz dieses Therapeutikums rechtfertigen.

Rehabilitation von Patienten mit Osteoporose

Patienten, bei denen im Zusammenhang mit einer Osteoporose dauernde Beschwerden und eine Einschränkung der Leistungsfähigkeit erzeugt wurden, bedürfen gezielter Rehabilitationsmaßnahmen. Hier gibt es umfangreiche Erfahrungen. Eine systematische Rehabilitationsbehandlung wird zur Therapie der Osteoporose angeboten.

Mit der Behandlung soll die Remobilisierung der Patienten mit 2 Zielen erreicht werden:
– die Steigerung der Mobilität ist Folge einer Kräftigung der Muskulatur. Die Kräftigung der Muskulatur führt unmittelbar zur Förderung des Knochenaufbaus (s. Kap. 4.1). Mobilisation dient somit in gleicher Weise wie die oben aufgeführten Medikamente dem Zuwachs an Knochensubstanz.
– Die Mobilisation dehnt nicht nur den durch Krankheit begrenzten Aktionskreis der betroffenen Patienten aus, sondern fördert auch ihre Gang- und Standsicherheit. Dies wiederum steigert die Reaktionsfähigkeit bei unbedachtem Stolpern und Stürzen, senkt hierdurch das Risiko gehäuften Fallens und das Risiko eines unangemessen heftigen Aufpralls auf den Boden bei eintretenden Stürzen.

Mobilisation wird gefördert durch ein spezifisches Bewegungstraining, durch den Einsatz von Übungen, die der Gang- und Standsicherheit dienen (s. Kap. 5.2).

Problematisch ist, daß bei Patienten die im Zusammenhang mit der Osteoporose auftretenden Beschwerden und der Schmerz ein Hindernis bei der Behandlung werden können (s. Kap. 4.1). Insbesondere Patienten mit fortgeschrittener Osteoporose haben an sich beobachtet, daß die Begrenzung der Mobilität ein geeignetes Mittel zur Schmerzbegrenzung ist. Sie haben verständlicherweise Hemmungen, beweglichkeitsfördernde Übungen durchzuführen. Voraussetzung für eine mobilisierende Therapie ist daher der Einsatz von Maßnahmen, die der Schmerzlinderung dienen.

Schmerztherapie

Wenn neu auftretende Schmerzen zum Hindernis für eine Mobilisierung der Patienten werden, dann wird erfolgreiche Schmerztherapie zur Voraussetzung für eine mobilisierende Behandlung.

Sehr häufig haben Patienten auch mit fortgeschrittener Osteoporose Hemmungen, von den Möglichkeiten der schmerzlindernden Medikamente Gebrauch zu machen. Sie fürchten die Entstehung einer Abhängigkeit von Medikamenten. Diese Patienten sollten ermuntert werden, eine systematische medikamentöse Schmerztherapie zu akzeptieren. Die Nebenwirkungen der Schmerztherapeutika sind überschaubar und begrenzt. Wir müssen unseren Patienten deutlich machen, daß die Nebenwirkungen untherapierter Schmerzen für das Allgemeinbefinden weitaus schlimmer sind als die Nebenwirkungen, die von einer systematischen Schmerztherapie zu erwarten sind.

Vorteilhaft ist, daß die zur Therapie des Knochenabbaus eingesetzten Kalzitonine ihrerseits unabhängig von ihrer Skelettwirkung schmerzlindernde Wirkungen entfalten.

In zunehmendem Maße werden inzwischen physikalisch-balneologische Maßnahmen zur Schmerzlinderung eingesetzt (s. Kap. 4.2). Bewährt haben sich Wärmeanwendungen im Form von lokalen Moorpackungen, entspannende Solebäder, in besonderem Maße auch spezifische krankengymnastische Maßnahmen, z.B. die isometrischen Muskelübungen. Der systematische Einsatz dieser Verfahren wird durch Schmerzlinderung belohnt. Es ist dringend anzuraten, daß Patienten einen Teil der krankengymnastischen Übungen (s. Kap. 4.3) erlernen, um sie regelmäßig in häuslicher Umgebung durchzuführen.

Besonders vorteilhaft ist es, wenn Patienten in Gruppen gemeinsam Krankengymnastik und Bewegungsübungen durchführen. Die von der Krankheit Betroffenen erleben am Beispiel der jeweils anderen die Möglichkeiten der Therapie und werden zur Fortsetzung der Behandlungsmaßnahmen angeregt (s. Kap. 5.1).

Die Ergotherapie ist eine relativ junge Disziplin; sie wird entwickelt und eingesetzt, um behinderten Patienten die Fähigkeit zu vermitteln, in häuslicher Umgebung oder am Arbeitsplatz trotz ihrer Behinderung leistungsfähig zu bleiben, Schmerzfreiheit trotz körperlicher Anstrengungen zu ermöglichen. Osteoporosepatienten trainieren Bewegungsabläufe, die im Alltag Schmerz bei körperlicher Belastung nicht entstehen lassen und hierdurch zur Rückgewinnung verlorengegangener Selbstständigkeit beitragen. Das Training schließt Treppensteigen ebenso ein wie die Bewegungsübungen auf verschiedenen Fußböden und Arbeiten in häuslicher Umgebung. Das praktische Training in der Küche dient dabei nicht nur dem Erlernen von Rezepten für knochenfreundliche Mahlzeiten, sondern auch dem Erlernen, wie man eine Küche einrichtet, in der auch mit geschädigtem Rücken ohne zunehmende Schmerzentwicklung häusliche Arbeit verrichtet werden kann. Dies ist besonders für die älteren Patienten von Bedeutung, bei denen ein Verlust an Selbstständigkeit immer dann droht, wenn die im Alltag für die Selbstversorgung wichtigen Tätigkeiten durch die Folgen einer Osteoporose erschwert werden.

2.1.10 Lebensqualität trotz Osteoporose

Kann man auch mit fortgeschrittener Osteoporose Freude am Leben haben? Man kann! Viele Patienten demonstrieren es tagtäglich. Auch Patienten mit Osteoporose unternehmen Reisen in alle Welt, beteiligen sich am aktiven Leben.

Aber was sind die Voraussetzungen, um derartiges noch zu wollen und zu tun?

Totale Schmerzbefreiung kann die Voraussetzung dafür nicht sein, denn totale Schmerzbefreiung darf man schlechterdings nicht versprechen. Viele Patienten lassen sich jedoch durch Schmerz und Beschwerlichkeit nicht daran hindern, Unternehmungen zu planen und durchzuführen, die ausschließlich der eigenen Lebensfreude dienen. Auch hier sind einzelne Spitzenleistungen schon dokumentiert worden:

Mit 79 Jahren machte sich Frau B. auf, von Islamabad in Pakistan mit dem Bus über die Seidenstraße nach China zu fahren. Die inzwischen 86jährige berichtet mit besonderem Vergnügen darüber, daß ihr anfangs niemand in der Reisegesellschaft zutrauen wollte, diese Reise erfolgreich zum Abschluß zu bringen, und daß sie, allen Unkenrufen zum Trotz, sich das Vergnügen der Reise bis zum Schluß gönnen konnte. Frau B. hat sich durch die Osteoporose das Heft ihrer Reisefreude nie aus der Hand nehmen lassen. Sie erleidet zwar immer wieder z.T. heftige Beschwerden, führt täglich krankengymnastische Übungen zur Schmerzlinderung durch und sucht mit Regelmäßigkeit, wann immer dies möglich ist, ein Hallenbad zum Schwimmen auf. Frau B. lehnt es jedoch kategorisch ab, sich ihren Anspruch auf Lebensfreude durch das Vorhandensein von Krankheit nehmen zu lassen. Ein Foto, das sie von den Bergen des Himalaya machte, hängt in meinem Arbeitszimmer und dient als Beweis dafür, was alles trotz Osteoporose noch durchführbar ist.

Ein 2. Foto wird gerade aufgehängt. Im Vordergrund Frau T., zusammen mit ihrem Gehwagen, den sie benutzt, um trotz ihrer Beschwerden, die die Osteoporose täglich verursacht, mobil zu bleiben. Im Hintergrund diesmal nicht die Berge des Himalaya, sondern die tiefen Taleinschnitte des Grand Canyon in den USA. Verschmitzt lachend meint Frau T. nämlich, daß eine Osteoporose nun viel könne, aber niemals ihr die Lust am Reisen nehmen. Die Freude über das Erlebte überstiege, so betont sie immer wieder, das mögliche Leid, das im Zusammenhang mit Beschwerden empfunden wird.

Lebensfreude, ein Geheimrezept?

Es klingt, als hätten diese beiden Patientinnen ein Geheimrezept, um sich Lebensfreude zu bewahren. Es beginnen jedoch inzwischen auch Wissenschafter, die Geheimnisse dieser Verhaltensweisen zu lüften. Einiges weiß man schon darüber, wie derart eingeschränkte Patienten zur Förderung ihrer Lebensqualität beitragen. Der israelische Forscher Antonovsky hat viele Menschen seines Lands untersucht und beschreibt, daß die hierbei besonders Erfolgreichen drei Eigenschaften aufweisen:

- Sie können mit ihrer Krankheit umgehen, weil sie über die Entstehung und den Umgang mit den Krankheitserscheinungen bestens informiert sind. Sie werden aktive Manager in eigener Sache, werden zum eigenen Auftraggeber, wenn es um die Therapie der Osteoporose geht. Sie warten nicht darauf, daß andere ihnen sagen, daß etwas zu geschehen habe und was zu geschehen habe. Sie bestimmen selbst, daß etwas geschieht und wie es geschieht.
- Passives Hinnehmen von Krankheit ist nicht ihre Sache, aktives Ankämpfen gegen Symptome, soweit dies möglich ist, das versuchen sie allemal. Sie arbeiten aber nicht nur aktiv an der Behebung von Symptomen, sondern planen auch aktiv ihren Alltag, ihr tägliches Handeln, die Verwirklichung ihrer Wünsche.
- Viele, die unter Krankheit leiden, sehen alle Zukunftsperspektiven durch die Folgen der Krankheiten zugeschüttet. Antonovsky hat gefunden, daß die besonders erfolgreich mit ihren Krankheiten Umgehenden sich ihre Zukunft nicht verbauen lassen, sondern stets ihre eigene Zukunft im Visier haben, wenn sie aktiv handelnd eingreifen. Positives Denken in eine positive Zukunft, das führt zur Steigerung der Befähigungen, eine Zukunft mit Lebensfreude zu erleben.

2.1.11 Kuratorium Knochengesundheit, Selbsthilfegruppen

Besonders gut sind die Patienten dran, die alle Maßnahmen, die sie für sich selbst ergreifen müssen, gemeinsam mit anderen in einer Selbsthilfegruppe betreiben können. Inzwischen sind bundesweit mehr als 400 Selbsthilfegruppen wöchentlich mehrfach am Arbeiten. Diese Gruppen bieten Wassergymnastik und Trockengymnastik an, führen die häufig ursprünglich durch Krankheitsfolgen vereinsamten Patienten wieder zusammen, dienen nicht nur der unmittelbaren Gesundheitsförderung, sondern auch dem Erlebnis neuer gesellschaftlicher Ereignisse, planen Ausflüge, Museumsbesuche, Theater und Konzertabende.

Für viele Menschen mit der Krankheit Osteoporose ist es daher in vielerlei Hinsicht vorteilhaft, wenn sich an ihrem Wohnort bereits eine Selbsthilfegruppe

Osteoporose befindet. Man möchte jeden, in dessen Umgebung eine derartige Gruppe noch nicht existiert, dazu ermuntern, eine solche Gruppe zu gründen. Es gibt vielfältige Unterstützung bei der Gründung derartiger Gruppen. Inzwischen haben auch die Krankenkassen erkannt, daß Patienten, die eine derartige Unterstützung erfahren, besser dran sind, als die, die sich in Einsamkeit mit der Osteoporose auseinandersetzen müssen. Vielfältige Unterstützung bei der Gründung von Gruppen, jedoch auch bei der alltäglichen Arbeit, gibt das Kuratorium Knochengesundheit e.V., das sich seit mehr als 5 Jahren engagiert Aufklärung zum Thema Osteoporose zur Aufgabe gemacht hat.

Das Kuratorium führt jährlich eine Aktionswoche Osteoporose durch, die mit Veranstaltungen in Großstädten Deutschlands eröffnet wird. Das Kuratorium hat einen Patientenratgeber veröffentlicht, ist der Herausgeber der 4mal jährlich erscheinenden Zeitschrift „ Mobiles Leben", organisiert Fortbildungsveranstaltungen nicht nur für Laien, sondern auch für Ärzte. Das Kuratorium steht Vertretern der Gesundheitsadministration zur Information zur Verfügung und versucht, für die Patienten mit drohender oder eingetretener Osteoporose eine Lobby zu schaffen.

Die Selbsthilfegruppen und das Kuratorium Knochengesundheit sind ein Beispiel dafür, daß es nicht immer damit getan ist, darauf zu warten, daß andere die Wiedererlangung der Gesundheit organisieren. Selbsthilfegruppen und das Kuratorium sind der Beweis dafür, daß vieles für unser Wohlbefinden aus Privatinitiative erweckt und durch privates Engagement ermöglicht wird.

Literatur

Antonovsky A (1979) Health, stress and coping. Josey Bass, San Francisco
Chapuy MC, Arlot ME, Dubouef F, Brun J, Crouzet B, Arnaud S, Delmas PD, Meunier PJ (1992) Vitamin D_3 and Calcium to prevent hip fractures in elderly women. N Engl J Med 327: 1637–1642
Lauritzen C, Minne HW (1990) Osteoporose – Wenn Knochen schwinden. Trias, Stuttgart
Pak CY, Sakhaee K, Piziak V, Peterson RD, Breslau NA, Boyd P, Poindexter JR, Herzog J, Heard-Sakhaee A, Haynes S, Adams-Huet B, Reisch JS (1994) Slow-release sodium fluoride in the management of postmenopausal osteoporosis. Ann Intern Med 120: 625–632

3 Psychosomatische Aspekte der Osteoporose

3.1 Osteoporose – chronische Erkrankung und Bewältigung

Jochen Werle

3.1.1 Osteoporose – ein komplexes Krankheitsgeschehen

Die manifeste Osteoporose kann in ihrem progredienten Verlauf zu einer fortschreitenden Wirbelsäulendegeneration mit einer umfassenden, schwerwiegenden Veränderung der Gesamtstatik und einer oft diffusen Beschwerdesymptomatik führen (s. Kap. 4.1). Bei Oberschenkelhalsfrakturen sind es, gerade im höheren Älter, sekundäre Krankheitsfolgen, die häufig zu einem Verlust der Selbständigkeit (s. Kap. 2) führen und eine Änderung des bisherigen Lebensstils erforderlich machen. In beiden Fällen kann die klinisch manifeste Osteoporose in ihrem Verlauf als chronische Erkrankung bezeichnet werden.

Für chronische Erkrankungen ist charakteristisch, daß eine echte Heilung nicht möglich ist. Sie verlaufen langfristig, begleiten den Betroffenen meist bis zum Tod und sind in ihrem Fortschreiten unvorhersagbar mit phasischem oder progredientem Verlauf. Das Krankheitsbild der Osteoporose ist gekennzeichnet durch eine „schleichende" pathologische Abnahme der Knochenmasse und plötzliche Frakturen. In einzelnen Fällen können mehrere Wirbelkörperfrakturen in kurzer Zeit auftreten. Da der Verlust an Knochenmasse subjektiv nicht wahrgenommen wird, kommt es zur Diagnosestellung in den meisten Fällen eher zufällig, zu einem Zeitpunkt, wenn akute oder schon chronifizierte Schmerzen eine detaillierte ärztliche Klärung erfordern.

Nach heutigen Vorstellungen sind chronische Erkrankungen multikausal bedingt und äußern sich in häufig wechselnden, z.T. auch schwer wahrnehmbaren Symptomen (Schüßler 1993). Diese multifaktorielle Betrachtungsweise erfordert einen integrativen Ansatz in der Rehabilitation. Die Rolle und Bedeutung sozialer, psychologischer, physiologischer und genetischer Faktoren ist bei der Aufrechterhaltung von Gesundheit sowie dem Beginn und dem Verlauf einer Erkrankung zu berücksichtigen. Aus dieser psychosomatischen Sicht ist daher nicht nur der chronisch Kranke mit seinen erkrankten Organen und Funktionen zu beurteilen. Vielmehr sind auch die Wirkung von Erkrankung und Leiden auf den Patienten, sein familiäres und soziales Umfeld sowie evtl. seine berufliche Existenz in Betracht zu ziehen (Schüßler 1993).

3.1.2 Osteoporose – Wechselwirkung körperlicher und psychischer Symptome

Die Wechselwirkung körperlicher und psychischer Symptome wird in der Medizin als Psychosomatik bezeichnet. Häufig wird der Begriff „Psychosomatik" jedoch nur im Zusammenhang mit Krankheit genannt (Lieb u. von Pein 1990):
- Körperliche Probleme führen zu seelischen Störungen.
- Bestimmte körperliche Erkrankungen sind seelisch bedingt. Der Körper ist zwar krankhaft verändert, bringt aber nur die „eigentliche" seelische Krankheit zum Ausdruck.

Die Interaktion von körperlichen und psychischen Symptomen einer Erkrankung führt zu individuellen Ausprägungen objektivierbarer Krankheitszustände. Beim Krankheitsbild der Osteoporose kann von der Frakturrate beispielsweise nicht unbedingt auf das subjektive Beschwerdebild der Betroffenen geschlossen werden. Die wenigen wissenschaftlichen Studien (Leidig et al. 1990; Ettinger et al. 1992) ergeben kein einheitliches Bild. Als Ergebnis kommen beide Studien unabhängig voneinander jedoch zu dem Schluß, daß in der Tat zwischen den feststellbaren Frakturraten und dem Ausmaß der Beschwerden nur eine mäßige Relation besteht. Eine Korrelation läßt sich jedoch finden, wenn anstelle der Frakturzahl als Parameter die frakturbedingte Wirbelsäulenverformung („Spine Deformity Index") in die Berechnungen eingeführt wird. Allerdings kann das Beschwerdebild nur in begrenztem Maße durch die Wirbelsäulenverformung vorhergesagt werden. Demnach sind weitere beschwerdeverstärkende Variablen zu berücksichtigen.

Von anderen chronischen Erkrankungen ist bekannt, daß v.a. Persönlichkeitsfaktoren und psychosoziale Aspekte bei der Krankheitsentstehung und dem -verlauf eine Rolle spielen. Frauen mit metastasierendem Mammakarzinom hatten eine doppelte Überlebenszeit, wenn in der Rehabilitation psychologische Interventionen (s. Kap. 6.2) eingesetzt wurden. Die Erwartung, daß Krebskranke eine geringere Lebensqualität haben als Gesunde, kann nicht gestützt werden (De Haes u. Von Knippenberg 1985). Trotz teilweise erheblicher funktioneller Beschwerden schätzen Menschen nach Tumoroperationen ihre Lebenszufriedenheit höher ein als eine gesunde Vergleichsstichprobe (Sellschopp 1989) – Beweis für eine gelungene Rehabilitation. Für das Krankheitsbild der Osteoporose fehlen bisher entsprechende Untersuchungen in dieser Richtung, lassen aber ähnliche Tendenzen vermuten.

In der Wissenschaft wird in diesem Zusammenhang als Erklärungsmodell häufig das Konzept der Somatisierung zitiert. „Somatisierung ist zu bezeichnen als eine Neigung, Belastungen und Symptome körperlich zu empfinden und mitzuteilen; gleichzeitig werden Symptome einer körperlichen Krankheit zugeschrieben, die nicht objektivierbar ist. Für diese Beschwerden wird medizinische Hilfe gesucht, die bei gekonnter Gesprächsführung bisher unerkannte und/oder geleugnete psychosoziale Probleme nachweist" (Schüffel 1991).

Depression und Angst führen am häufigsten zur Somatisierung. Chronischer Schmerz, hier ist vor allem der Rückenschmerz zu nennen, wird zu 30–50 % durch Depression ausgelöst. Immer geht es bei Depression um Angst, um nicht bewältigte und/oder drohende Verluste, die nicht kompensierbar sind. Ist von Osteoporose die Rede, so ist auch von der 2. Lebenshälfte die Rede, in der es zu nachhaltigen Änderungen des Lebensstils kommt: Kinder verlassen das Elternhaus, die Menopause setzt ein, Partnerschaften werden Zerreißproben ausgesetzt, Pensionierungen erfolgen; der Partner stirbt, der verwitwete Teil ist der Einsamkeit ausgesetzt. Dies trifft in besonderer Weise Frauen. Diese Trauer- und Verlustreaktionen sind ausnahmslos mit körperlichen Reaktionen verbunden (Schüffel 1991).

Wissenschaftliche Untersuchungen belegen jedoch, daß psychische Probleme nie einseitig körperliche Erkrankungen auslösen (Lieb u. von Pein 1990). Auf der anderen Seite können chronische Rückenschmerzen nicht ausschließlich auf die durch Osteoporose verursachte Wirbelsäulendegeneration zurückgeführt werden. In einem integrativen Therapieansatz sind beide Aspekte zu berücksichtigen.

Ein neueres Verständnis von Psychosomatik geht davon aus, daß die Wechselwirkung von körperlichen und seelischen Symptomen immer, also nicht nur bei Krankheit auftritt. „Zusammengefaßt drückt das Wort psychosomatisch aus, daß jedes Gefühl zu körperlichen Reaktionen und jede Körperreaktion zu Gefühlen führt. Und nur in dieser Wechselwirkung ist gesundes menschliches Leben möglich...Wird körperliches Leid nur von der belastenden, schmerzhaften und störenden Seite her gesehen, so verstellt sich der Blick für die positive Bedeutung, die solche Reaktionen für die jeweilige Person haben können" (Lieb u. von Pein 1990, S. 34/35). Beispielsweise können körperliche Reaktionen auch individuelle Bedürfnisse ausdrücken, z.B. Wunsch nach sozialer Integrität, Aufmerksamkeit und Hilflosigkeit. Die praktische Erfahrung zeigt, daß bei 40–60 % aller Patienten, die zu ihrem Hausarzt gehen, keine organische Erkrankung im engeren Sinne festgestellt werden kann. Man spricht in diesem Zusammenhang auch von funktionellen Störungen, weil der Betroffene sich in seinem Gesamtbefinden sehr beeinträchtigt fühlt und die betroffenen Körpersysteme und Organe in ihrer Funktion gestört sind. Prinzipiell können sich psychische Belastungen bei jeder Organfunktion auswirken (Lieb u. von Pein 1990).

Empirische Untersuchungen zeigen, daß Menschen mit einer bestimmten Diathese, d.h. einer Empfänglichkeit für bestimmte Krankheiten (z.B. durch Disposition, Trauma, Lernen) bei Belastungen eine charakteristische Reaktionsstereotypie zeigen (z.B. Spasmen und Ischämien in der Rückenmuskulatur), die in geradezu klassischer Weise den Schmerz-Inaktivitäts-Zyklus (Abb. 3.1) einleitet.

Der Schmerz-Inaktivitäts-Zyklus beschreibt in geradezu klassischer Weise ein typisches Risikoprofil zur Ausprägung einer Osteoporose. Inaktivität kann längerfristig, was bei chronischen Rückenbeschwerden ohne weiteres zu erwar-

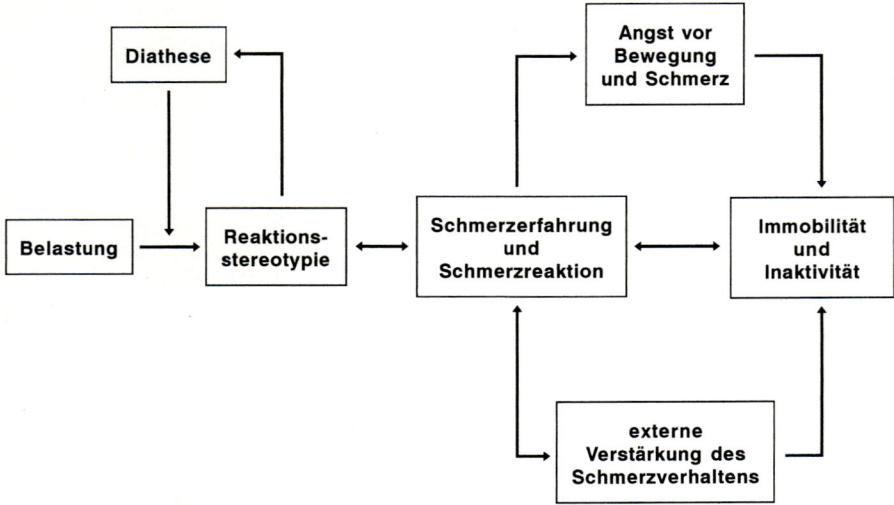

Abb. 3.1. Schmerz-Inaktivitäts-Zyklus – Bestandteil eines Diathesestreßmodells chronischer Rückenschmerzen. (Nach Flor et al. 1987)

ten ist, zu einer Atrophie der Muskulatur und damit auch zu einem Verlust an Knochenmasse führen. Gleichzeitig kann der Schmerz direkt reflektorisch dystroph wirken (s. Kap. 4.1).

Das Diathesestreßmodell chronischer Rückenschmerzen (Flor et al. 1987) verdeutlicht, daß bei der Entstehung der Osteoporose Faktoren wie eine bestimmte Diathese sowie die individuelle Bewertung und Bewältigung von Belastungen zu berücksichtigen sind. Die Osteoporose kann in diesem psychosomatischen Verständnis als Folge funktioneller Störungen psychischer Genese verstanden werden. Die Komplexität und Individualität einer chronischen Erkrankung, z.B. der Osteoporose, erfordert einen integrativen Ansatz, wenn die Rehabilitation gelingen soll.

3.1.3 Krankheitsbewältigung – eine Hauptaufgabe der Rehabilitation

Chronische Erkrankungen setzen die Betroffenen vielfältigen Belastungen und Herausforderungen aus. Die Belastungen umfassen z. B.
– die Verletzung der körperlichen Integrität und des Wohlbefindens,
– die Bedrohung der eigenen Zukunfts- und Lebenspläne,
– den Verlust des seelischen Gleichgewichts sowie

– die Gefährdung bisheriger sozialer und beruflicher Aktivitäten (Schüßler 1993).

Bewältigungsforschung – ein aktuelles Themenfeld

Die Bewältigungsforschung entwickelte sich in den letzten Jahren zu einem differenzierten und weit gespannten Forschungsfeld. „Coping" oder Bewältigung sind fast schon zu Modebegriffen geworden, die in vielen Veröffentlichungen unterschiedlichster Disziplinen zu finden sind. Das Coping-Konzept, das im wesentlichen auf Arbeiten von Lazarus (1966) beruht, wird für alle nur möglichen Belastungen und Lebensbereiche angewendet.

Der Coping-Begriff

Coping kann annähernd übersetzt werden mit „sich messen mit" bzw. „mit etwas fertig werden" und ist sinngemäß gleichzusetzen mit Krankheitsbewältigung. Im wissenschaftlichen Sprachgebrauch wird Coping definiert als „Bemühen, bereits bestehende oder zu erwartende Belastungen durch die Krankheit innerpsychisch (emotional, kognitiv) oder durch zielgerichtetes Handeln zu reduzieren, auszugleichen oder zu verarbeiten" (Heim 1988). Die Krankheitsbewältigung kann daher eher handlungsbezogen (problemlösendes Handeln, z.B. Teilnahme an Bewegungsaktivitäten und anderen Therapien, Bemühen um soziale Unterstützung in einer Selbsthilfegruppe, aber auch soziale Abkapselung), eher kognitionsbezogen (z.B. Verleugnung, Bagatellisierung, Ablenkung, Selbstmitleid, positives Denken, Hoffnung, Humor) oder eher emotionsbezogen (z.B. Angst, Aggression, Trauer) auftreten. Der Anpassungsprozeß, der durch die Krankheit notwendig ist, entspricht dem Verarbeiten.

Bewältigungsziele

Ziel des Bewältigungsvorgangs kann es sein,
– die Situation zu verändern (bei chronischen Erkrankungen nur bedingt möglich) – bei der Osteoporose im Sinne einer Stabilisierung der Knochendichte,
– die Bedeutung der Belastung zu verändern (z.B. durch Relativieren und Minimieren) oder
– unangenehme Gefühle und Beschwerden, die durch die Erkrankung hervorgerufen werden, zu kontrollieren (s. Kap. 3.2).

Dabei ist zu berücksichtigen, daß die Ziele des Bewältigungsvorgangs je nach Betrachtungsstandpunkt verschieden sind (Nöldner 1986):

- Bewältigungsziele aus Patientensicht
  - Wiedergewinnen der Körperintegrität,
  - Wiedergewinnen von Wohlbefinden nach Schmerz,
  - Wiederherstellen des emotionalen Gleichgewichts,
  - Ermittlung von möglichen Zukunftsperspektiven,
  - günstige Anpassung an ungewohnte situative Bedingungen,
  - Erhalten einer situationsgemäß optimalen Lebensqualität.

- Bewältigungsziele aus der Sicht des Umfelds
  - Aufrechterhalten oder Wiedergewinnen der familiären Rolle,
  - Wiedergewinnung der Beziehungsfähigkeit in der Partnerschaft,
  - Aufrechterhalten oder geeignete Umstellung der beruflichen Tätigkeit,
  - Sicherung der finanziellen und sozialen Ressourcen,
  - Pflege der sozialen und freundschaftlichen Beziehungen.

- Bewältigungsziele aus ärztlich-medizinischer Sicht
  - optimale Compliance im diagnostischen und therapeutischen Prozeß,
  - Anpassung an die sozialen Regeln der Behandlungsinstitution,
  - aktive Kooperation im Genesungs- und Rehabilitationsprozeß.

Bewältigungskonzepte

Ein Blick auf die derzeitigen Forschungsaktivitäten im Rahmen des Belastungs-Bewältigungs-Paradigmas verdeutlicht die Vielfalt und Heterogenität der Konzeptionalisierung von Bewältigung (Brüderl 1988). Ein allgemein formuliertes Modell der Bewältigung ist das transaktionelle Coping-Modell von Lazarus u. Folkman (1984). Es hebt die Wechselwirkung von Situation und Person hervor. Jeder Bewältigungsversuch verändert die vorliegende Belastungssituation; gleichzeitig ziehen sich verändernde Situationen auch unterschiedliche Bewältigungsformen nach sich. Daher kann nicht von einer linearen Ursache-Wirkungs-Abfolge ausgegangen werden. Coping besitzt einen prozeßorientierten Charakter (Abb. 3.2).

Der Erfolg eines Bewältigungsprozesses wird durch drei wesentliche Schritte bestimmt. Zunächst ist es entscheidend, wie das eingetretene Ereignis subjektiv bewertet wird („primary appraisal"). Eine deutsche Längsschnittstudie über das Altern hat gezeigt, daß subjektive Bewertungen von gesundheitlichen Veränderungen für das alltägliche Leben und Verhalten von älteren Menschen sehr viel bedeutsamer sind als objektive Funktionsverluste oder Diagnosen (Lehr 1987). Führt die subjektive Einschätzung des Ereignisses (z.B. der Diagnose Osteoporose) zu einem Gefühl der Bedrohung, beginnt eine Kette weiterer Abläufe. Im 2. Schritt wird die Person versuchen, mit dieser Bedrohung umzugehen. Dafür ist es notwendig, die eigenen zur Verfügung stehenden Bewältigungsmöglichkeiten zu beurteilen und über Bewältigungsmaßnahmen zu ent-

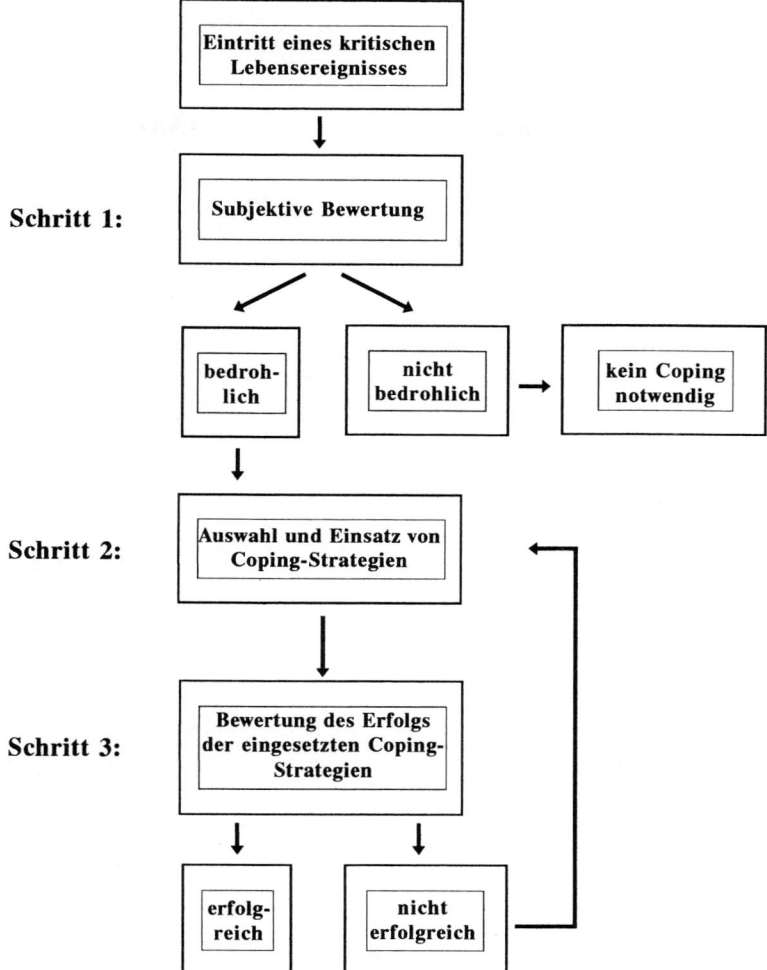

Abb. 3.2. Schritte des Bewältigungsprozesses. (Aus Wahl 1991)

scheiden („secondary appraisal"). Der 3. wichtige Schritt im Verlaufe des Bewältigungsprozesses ist die „Evaluation", die Erfolgsbewertung („reappraisal"). Führen bestimmte Bewältigungsformen nicht zu einem Erfolg, so beginnt der Coping-Prozeß von neuem (Abb. 3.2). In Extremfällen (z.B. bei Körperbehinderungen) kann das gesamte Leben zu einem einzigen Bewältigungsprozeß werden. Schwere chronische Krankheiten im Alter bergen wohl immer diese Gefahr in sich (Wahl 1991).

Bewältigungsmuster und Bewältigungsstile

Die erlebte subjektive Bedeutung und Bewertung der Krankheit („primary appraisal") beeinflußt den Bewältigungsprozeß maßgeblich. Bei chronischen Erkrankungen sind verschiedenste Einstellungen zur Krankheit zu finden (Tabelle 3.1).

Diese trennende Unterscheidung soll nicht vernachlässigen, daß eine Krankheit für die betroffene Person durchaus mehrere Bedeutungen haben kann bzw. sich die Krankheitssicht im Verlauf der Krankheit wandelt.

Neben dieser grundlegenden Sichtweise von Krankheit ist die Einschätzung, ob und wie das Krankheitsgeschehen durch die eigene Person oder durch andere kontrolliert werden kann (Kontrollattribution, Kontrollüberzeugung), für die eingesetzten Bewältigungsstrategien bedeutsam („secondary appraisal"). Wenn die Betroffenen gute Möglichkeiten sehen, Einfluß und Kontrolle über den Verlauf der eigenen Erkrankung zu erreichen, so erhöht sich die Chance einer positiven Krankheitsbewältigung. Dabei kann sich die Kontrollierbarkeit in unterschiedlicher Weise zeigen, z.B.:
- in der Modifikation von Einstellungen,
- in der Modifikation von Lebensgewohnheiten oder
- im Einhalten der ärztlichen bzw. therapeutischen Anweisungen (Compliance).

Empirisch – durch eine Analyse von Evaluationsstudien bestimmter chronischer Erkrankungen – lassen sich geeignete und ungeeignete Bewältigungsmuster differenzieren (Heim 1988). Bei alten Menschen können 4 unterschiedliche Formen

Tabelle 3.1. Bedeutung der Erkrankung und mögliche Bewältigungsstile. (Nach Lipowski 1970)

Erkrankungskonzept	Emotionale Antwort	Bewältigung
Krankheit als Herausforderung	Adäquate Trauerreaktion	Adäquate, flexible Bewältigung
Krankheit als Bedrohung	Wut, Angst	Kampf, Kapitulation, Abwehr gegen Angst
Krankheit als Verlust	Depression	Rückzug
Krankheit als Schwäche	Scham	Verleugnung, Überanpassung
Krankheit als Gewinn	Anklammern, neurotische Symptome	Klagen, in der Krankheit verharren
Krankheit als Strafe	Scham, Schuldgefühle, Depression, Angst, Wut	Passive Hinnahme

der Bewältigung von chronischen Erkrankungen beobachtet werden (Kruse 1986):

- ein leistungsbezogener, auf Veränderung in der Umwelt zielender Reaktionsstil,
- ein akzeptierender, auf innere Veränderung zielender Reaktionsstil,
- ein resignativer, geringes inneres Engagement aufweisender Reaktionsstil und
- ein von Enttäuschung und Verbitterung bestimmter Reaktionsstil.

Auf den ersten Blick erscheinen die beiden ersten Bewältigungsstile eher günstig, während die beiden letzten eine eher ungünstige Prognose erwarten lassen. Allerdings ist bei solchen Einordnungen auch Vorsicht geboten. Denn die Auseinandersetzung mit chronischen Krankheiten im Alter muß stets als Prozeß gesehen werden. Die heute gewählte Bewältigungsstrategie kann sich u.U. bereits morgen anders darstellen. Dies hängt mit vielen Faktoren zusammen, beispielsweise mit dem weiteren Verlauf der Erkrankung bzw. der damit verbundenen Behinderungen, mit dem Erfolg der bisherigen Bewältigungsversuche, aber auch mit den Reaktionen der sozialen Umwelt (Wahl 1991).

Zeitliche Dynamik von Bewältigung

Die Rehabilitation von chronischen Erkrankungen ist ein langfristiger Prozeß. Nach der akuten Phase des Krankheitsgeschehens mit ihren typischen seelischen Begleitphänomenen folgt in der Regel eine meist langwierige rehabilitative Phase, die aus psychologischer Perspektive auch als „mit der Krankheit leben lernen" umschrieben werden kann. Dieser Prozeß dauert im Durchschnitt einige Monate bis zu einem Jahr und kann sich bei chronischen Krankheitsverläufen, z.B. einer schleichenden Wirbelkörperdegeneration bei Osteoporose, über einen weit längeren Zeitraum erstrecken bzw. ständig neu beginnen. Für den Rehabilitationsprozeß ist eine Abfolge typischer Erlebnis- und Verhaltensmuster zu beobachten (Abb. 3.3).

Wenn ein Patient erfährt, daß er an einer chronischen Erkrankung leidet, ist eine der häufigsten und normalen Reaktionen: „Das kann doch nicht wahr sein!" Diese anfängliche Verleugnung der Realität kann aber im Normalfall nicht aufrechterhalten werden, da weitere Untersuchungen für die Richtigkeit der Diagnose sprechen und zur wachsenden Erkenntnis führen, daß die Diagnose stimmt. Die Folge ist seelischer Schmerz; eine Erkrankung bedeutet nämlich eine empfindliche Kränkung für das Selbstwertgefühl, Angst vor den Krankheitsfolgen, Wut und Auflehnung („Warum gerade ich?"). Auch Verwöhnungsansprüche sind nicht selten („Jetzt möchte ich auf nichts mehr verzichten!"). Diese Abwehrstrategien dienen in erster Linie dazu, das Gefühl der Trauer zu verdrängen. Wichtig für eine erfolgreiche Krankheitsbewältigung ist allerdings, daß die Gefühle von Trauer überhaupt und immer wieder zugelassen werden können, ohne in eine pathologische Depression abzuleiten. Erst die sich dann

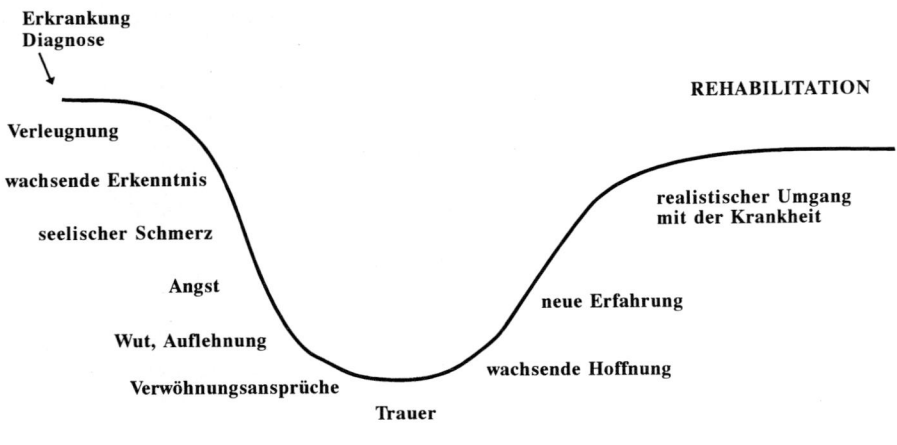

Abb. 3.3. Psychische Verarbeitung einer schweren oder chronischen Krankeit (normaler Verlauf). (Nach Egger 1986)

einstellende Erfahrung, daß trotz der veränderten körperlichen Situation das Leben nicht zu Ende ist und eine Reihe von Möglichkeiten weiterhin offen bleiben, führt in der Folge zum Aufbau neuer Hoffnungen und Erfahrungen. Ein realistischer Umgang mit der Erkrankung stellt sich erst im Laufe der Zeit ein (Egger 1986).

Individualität von Bewältigungsprozessen

Viele Menschen tun sich nach einem einschneidenden Krankheitsereignis mit bleibenden Folgen schwer bei der Erarbeitung eines realistischen Umgangs mit dieser Erkrankung, insbesondere beim Aufbau eines Lebensstils mit Sinn und positiver Zukunftsperspektive (Egger 1986). Eine starke Bedeutung gewinnt dabei die Persönlichkeitsstruktur des einzelnen und seine Erfahrungen mit bisherigen Lebenssituationen. Nach Pearlin u. Schooler (1978) sind es folgende Variablen, die den Coping-Prozeß bestimmen:

- *Soziale Ressourcen*, d. h. interpersonale Netzwerke, in denen Personen involviert sind und die eine entscheidende Unterstützung in Krisensituationen bieten können, z.B. die Familie, Freunde, Nachbarn, Gemeinschaften;

- *psychologische Ressourcen*, d.h. Persönlichkeitseigenschaften, auf die sich Betroffene stützen, wenn sie Belastungen standhalten wollen, z.B. die Selbstachtung, Kontrollattributionen, Kontrollüberzeugungen;

- *spezifische Bewältigungsreaktionen*, d.h. Verhaltensweisen, Denkweisen und Wahrnehmungen, die Betroffene tatsächlich anwenden, wenn sie vor Lebensproblemen stehen.

Die individuelle „Ressourcenkapazität", vor allem aber die Kompetenz der Betroffenen entscheidet über den Erfolg bzw. Mißerfolg von Bewältigungsprozessen und führt in vielen Fällen eher zu pathologischen Krankheitsverläufen.

3.1.4 Rehabilitation als psychosomatischer Prozeß

Ein vorrangiges Ziel der Rehabilitation ist es, den Krankheitsprozeß positiv zu beeinflussen. Dies gilt insbesondere für pathologische Verläufe der Krankheitsverarbeitung. Aus pädagogisch-psychologischer Sicht ist es wichtig, therapeutische Anstöße zu geben, die ein Durchschreiten der durch die Verleugnung, Angst, Verwöhnung und Trauer charakterisierenden Phasen des Bewältigungsprozesses ermöglichen. Grundsätzlich können 4 Phasen einer erfolgreichen Therapie differenziert werden (Lieb u. von Pein 1990):

- *Verstehen:* Im Mittelpunkt dieser 1. Phase steht die, manchmal schmerzhafte Auseinandersetzung mit der Erkrankung und ihren Folgen. Wichtig für den Patienten ist es, daß er in seinen Beschwerden ernstgenommen wird als Voraussetzung für jedes weitere Verstehen und auch Handeln.

- *Stärken:* Betroffene und Therapeuten verkennen oft in ihrem Bemühen, Krankheiten zu identifizieren, eine psychosomatische Grundwahrheit: Wer ein Problem nur dadurch lösen will, daß er ständig nach Defiziten sucht, um sie dann auszugleichen, der verstärkt die Symptomatik. Bestätigt doch schon die Suche an sich dem Betroffenen, daß er krank ist. Er bleibt in seiner Krankenrolle! „Stärken heißt, die vorhandenen Fähigkeiten einer Person – auch die im Symptom verborgenen – zu sehen und zu würdigen" (Lieb u. von Pein 1990, S. 197).

- *Entscheiden:* Jede Entscheidung drückt die Fähigkeit des Betroffenen aus, eine eigene Wahl zu treffen und danach zu handeln. Nicht alle Entscheidungen müssen bewußt getroffen werden, aber ohne Entscheidung ändert sich in einem Rehabilitationsprozeß wenig. Dabei ist jedoch zu berücksichtigen, daß es manchmal noch nicht an der Zeit für Veränderungen ist. Dann keine Entscheidung, zu der man auch steht, und die oft unnützen Versuche beenden, mit Gewalt etwas zu ändern wollen (Lieb u. von Pein 1990).

- *Verändern:* Eigentlich gibt es so viele Veränderungsprozesse, wie es Menschen gibt. Grundsätzlich sind zwei Faktoren beim Verändern erwähnenswert: „Nicht alle Veränderungen sind vorher zu planen und alle Veränderungen brauchen ihre Zeit!" (Lieb u. von Pein 1990, S. 200). Viele Betroffene schrecken jedoch vor Veränderungen zurück, da sie oft nicht wissen, was herauskommen wird. Ein anderer Weg, sich Veränderungen schwerzumachen, ist der Vorsatz, eine Handlung zu versuchen, statt sie zu tun. Wer sich vornimmt, etwas zu versuchen, schafft damit oft schon die Voraussetzung für einen Mißerfolg. Weiß man nämlich, um welchen Schritt es geht, kann man sich auch vornehmen, es zu tun (Lieb u. von Pein 1990).

In wenigen Fällen ist für diesen Prozeß eine psychotherapeutische Betreuung erforderlich. Der überwiegende Teil der Patienten braucht jedoch „keine Therapie, sondern verständnisvolle Begleitung im Gespräch" (Egger 1986).

Das Ausmaß der gelungenen oder mißlungenen Krankheitsbewältigung hat letztendlich Auswirkungen auf die physiologischen Reaktionen, die psychische Befindlichkeit und die Veränderung des Krankheits- und Gesundheitsverhaltens. Das Gelingen der Krankheitsbewältigung, d.h. das Gewinnen eines neuen Lebensgleichgewichts, ist gleichbedeutend mit dem Erhalt der für den konkreten Fall noch bestmöglichen Lebensqualität, umgekehrt führt das Mißlingen der Bewältigung zu entsprechenden Lebenseinschränkungen (Beutel 1988, Bullinger u. Pöppel 1988; Heim 1988).

Damit stellt sich in der Rehabilitation die Aufgabe, in dem diagnostischen Prozeß zur Beurteilung der Osteoporose nicht ausschließlich medizinische Parameter, sondern die Krankheitsbewältigung miteinzubeziehen. Dies bedeutet gleichzeitig, daß die vielfältigen Beziehungen zwischen Krankheitsbewältigung, Erkrankung, Persönlichkeitsmerkmalen, Erkrankungskonzepten und sozialer Unterstützung nicht vernachlässigt werden dürfen (Schüßler 1993). Hier liegt auch die Chance für den Erfolg integrativer Ansätze in der Rehabilitation.

Literatur

Beutel M (1988) Bewältigungsprozesse bei chronischen Erkrankungen. Edition Medizin VCH, Weinheim

Brüderl L (Hrsg.) (1988) Theorien und Methoden der Bewältigungsforschung. Juventa, Weinheim

Bullinger M, Pöppel E (1988) Lebensqualität in der Medizin: Schlagwort oder Forschungsansatz. Deutsches Ärzteblatt 85: 679–680

De Haes J, Von Knippenberg F (1985) The quality of life of cancer patients. Social Science Medicine 20: 809–817

Egger J (1986) Psychologische Gesichtspunkte der Rehabilitation. Prävention 2: 35–40

Ettinger JE, Block R, Smith SR, Cummings ST, Harris HK, Genant HK (1992) Contribution of vertebral deformities to chronic back pain and disability. J Bone Mineral Research 7: 449–455

Flor H, Birbaumer N, Turk DC (1987) Ein Diathese-Stress-Modell chronischer Rücken-schmerzen: Empirische Überprüfung und therapeutische Implikation. In: Gerber WD, Miltner W, Mayer K (Hrsg.) Verhaltensmedizin: Ergebnisse und Perspektiven interdiszi-plinärer Forschung. Edition Medizin VCH, Weinheim

Heim E (1988) Coping und Adaptivität: Gibt es geeignetes oder ungeeignetes Coping. Psy-chother. med. Psychol. 38: 8–18

Kruse A (1986) Strukturen des Erlebens und Verhaltens bei chronischer Erkrankung im Alter. Dissertation, Universität Bonn

Lazarus RS (1966) Psychological stress and the coping process. Mc Graw-Hill, New York

Lazarus RS, Folkman S (1984) Stress, appraisal and coping. Springer, New York

Lehr UM (1987) Subjektiver und objektiver Gesundheitszustand im Lichte von Längs-schnittstudien. In: Lehr UM, Thomae H (Hrsg.) Formen seelischen Alterns. Ergebnisse der Bonner Gerontologischen Längsschnittstudie. Enke, Stuttgart

Leidig G, Minne HW, Sauer P, Wüster C, Wüster J, Raue F, Ziegler R (1990) A study of complaints and their relation to vertebral destruction in patients with osteoporosis. Bone and Mineral 8: 217–229

Lieb H, von Pein A (1990) Der kranke Gesunde. Trias, Stuttgart

Lipowski ZJ (1970) Physical illness, the individual and the coping process. Psychiat. Med. 1: 91–102

Nöldner W (1986) Gesundheitspsychologie – Grundlagen und Forschungskonzepte. In: Rü-diger W, Nöldner W (Hrsg.) Gesundheitspsychologie – Konzepte und empirische Beiträge. Roderer, Regensburg

Pearlin LI, Schooler C (1978) The structure of coping. J Health Soc Behav 19: 2–21

Schüffel W (1991) Osteoporose – Beschwerdeverarbeitung/Psychologische Folgen – Le-bensgeschichte, die durch Mark und Bein geht. Mobiles Leben 3: 42–48

Schüßler G (1993) Bewältigung chronischer Krankheiten. Vandenhoeck u. Ruprecht, Göt-tingen

Sellschopp A (1989) Die gegenwärtige Lage der Psychoonkologie. In: Verres R, Hasenbring M (Hrsg.) Psychosoziale Onkologie. Springer, Berlin Heidelberg

Wahl HW (1991) „Das kann ich allein!" – Selbständigkeit im Alter: Chancen und Grenzen. Huber, Bern Göttingen

3.2 Schmerz und Schmerzbewältigung

Gerhard Huber

Zum Thema „Schmerzen" fallen jedem Menschen vielfältige Beispiele ein, die in der Regel durch persönliche Erfahrungen von sehr heftigen, jedoch vorübergehenden Schmerzerlebnissen geprägt sind (z. B. Zahnschmerzen, Ohrenschmerzen, Verletzungen). Solche Schmerzwahrnehmungen lassen sich fast immer durch einen bestimmten, den Schmerz erzeugenden krankhaften Ablauf erklären. Deshalb werden sie zwar häufig mit Schmerzmitteln bekämpft, sie spielen jedoch im Verlauf der Therapie eine eher untergeordnete Rolle, da im Mittelpunkt die ursächliche und kausale Therapie stehen muß. Hier zeigt sich, daß der Schmerz für den Menschen durchaus nicht nur negative Bedeutung hat, sondern innerhalb des menschlichen Körpers die oft lebensrettende Funktion eines Frühwarnsystems übernimmt. Ohne eine funktionierende Schmerzwahrnehmung würde eine Blinddarmentzündung tödlich enden, Zähne würden im Munde zerfallen, das Wachstum von Tumoren würde erst viel zu spät bemerkt werden und ließe sich nicht mehr beeinflussen.

In der Literatur finden sich Falldarstellungen über Patienten, bei denen das Schmerzsystem vollständig ausgefallen war. So beschreibt Sternbach (1963) den Fall einer jungen Frau, die seit Geburt ohne jegliche Schmerzwahrnehmung war und im Alter von 29 Jahren starb. Obwohl es in ihrem kurzen Leben zu zahlreichen dramatischen Zwischenfällen kam (u. a. häufige Verbrennungen und eine abgebissene Zunge), starb sie letztendlich an unfunktionellen Belastungen des Bewegungsapparats. Dadurch wurden die Gelenke zu stark beansprucht, und es kam zu einer generalisierten Gelenkentzündung, die nicht mehr behandelbar war und so zur Todesursache wurde. Dieses Beispiel demonstriert u.a. auch die große Bedeutung der Körperwahrnehmung gerade für die funktionell richtige Haltung und Bewegung des Osteoporosepatienten.

Etwas anders verhält es sich bei sog. chronischen Schmerzen, d.h. Schmerzen, die länger als ein halbes Jahr andauern und deshalb im Laufe der Zeit einen eigenen Krankheitswert entwickeln. Deshalb muß hier die Schmerzbekämpfung mehr Bedeutung bekommen und im Zentrum der Therapie stehen. Die International Association for the Study of Pain (1979) formuliert auch eine Definition, die die verschiedenen Aspekte des akuten und chronischen Schmerzes umfaßt:

„Schmerz ist ein unangenehmes Sinnes- und Gefühlserlebnis, das mit aktueller oder potentieller Gewebsschädigung verknüpft ist oder mit Begriffen einer solchen Schädigung beschrieben wird" (IASP 1979).

Erwähnenswert ist hier die Tatsache, daß der eigentlich schmerzauslösende Faktor nicht mehr so deutlich im Vordergrund steht und die vom Betroffenen wahrgenommenen Schmerzen in den Mittelpunkt gerückt sind.

So muß auch bei der Osteoporose, die von langanhaltenden, also auch chronischen Schmerzen begleitet wird, den möglichen Mechanismen der Schmerzentstehung und den potentiellen Schmerzbewältigungsstrategien eine große Bedeutung zugemessen werden. Um im Zusammenhang mit chronischen Schmerzen geeignete Behandlungskonzepte einzuleiten, sollten folgende Kriterien erfüllt sein:

- Die Schmerzen sollten über eine Zeitdauer von mehr als 6 Monaten existieren.
- Die herkömmlichen Behandlungsmöglichkeiten der Schmerzen sollten bereits ausprobiert worden sein.
- Der Betroffene muß in seiner gesamten Persönlichkeit durch die Schmerzen beeinträchtigt sein.
- Chronische Schmerzen beeinflussen in der Regel auch größere Areale des Körpers und lassen keine isolierte Betrachtung zu.

Es wird deutlich, daß auch der osteoporosespezifische Schmerz als multidimensionales Verhaltensmuster (Abb. 3.4) betrachtet werden muß, innerhalb dessen die psychosoziale Situation des einzelnen die Wahrnehmung und Verarbeitung der Schmerzen deutlich beeinflußt.

3.2.1 Schmerzphysiologie

Lange Zeit beruhten Überlegungen zum Schmerz auf der Annahme einer mechanistisch funktionierenden Leitung, die einem einfachen Reiz-Reaktions-Muster genügt (Abb. 3.5).

Abgesehen von mittelalterlichen religiösen und mythischen Vorstellungen zum Schmerz war diese Annahme einer relativ simplen Verbindung zwischen dem Ort der Schmerzwahrnehmung und dem Steuerungsorgan Gehirn zentraler

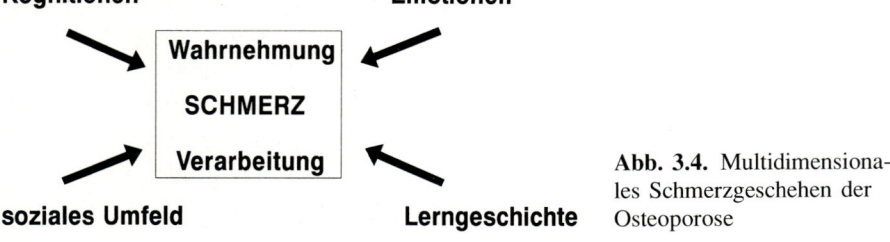

Abb. 3.4. Multidimensionales Schmerzgeschehen der Osteoporose

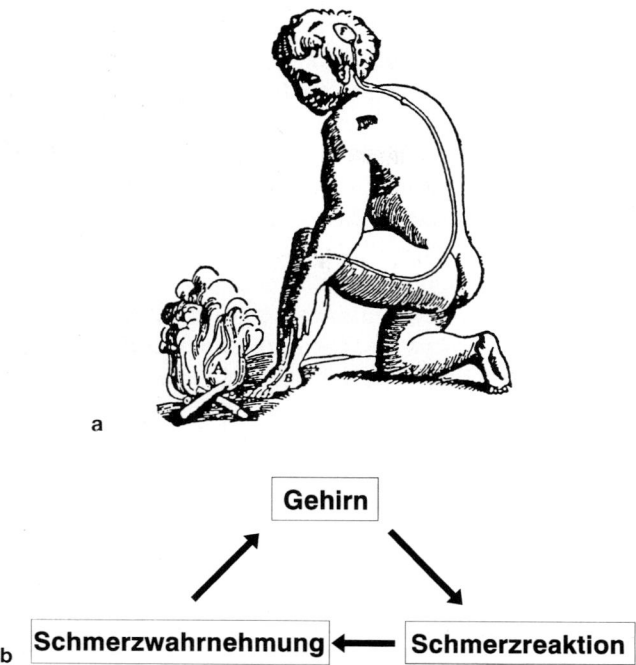

Abb. 3.5a,b. Schmerz als einfaches Reiz-Reaktions-Muster. (**a** aus Rehfisch et al. 1989)

Bestandteil aller bis in die Neuzeit formulierten Erklärungsmodelle zu diesem Thema.

Melzack und Wall präsentierten 1965 erstmals ein Modell, welches neben diesen rein physiologischen Aspekten auch weiterreichende u. a. psychologische Momente miteinbezog: die sog. „Gate-Control-Theorie". Dieser Ansatz ging davon aus, daß ankommende Schmerzreize auf der Ebene des Rückenmarks quasi ein Eingangstor zu passieren haben, welches durch absteigende Innervation mehr oder weniger weit geöffnet werden kann. Als vereinfachtes Bild bietet sich der Vergleich mit der Fernbedienung eines Garagentors an. Der Schmerz kann durch ein geöffnetes Tor eindringen; über die Öffnung entscheiden die steuernden Prozesse im Großhirn. Normalerweise ist das Tor geschlossen, und es besteht Schmerzfreiheit. Mit Eintritt einer Verletzung bzw. Erkrankung beginnt der Kampf zwischen den einzelnen Faktoren, die Pforte zu öffnen oder zu schließen. Die wahrgenommene Schmerzstärke hängt davon ab, wie weit das Tor geöffnet ist.

Die Schmerzsignale werden vom Ort des Krankheitsgeschehens ausgehend durch kurze Neurofibrillen übertragen und sind für das Öffnen des Tors verantwortlich. Längere Fasern können durch Massage, gezielte Bewegungsübungen und andere Therapien stimuliert werden, das Tor wieder zu schließen und so das Schmerzausmaß zu verringern.

Wenn die kürzeren Neurofibrillen über die längeren gesiegt haben, bleibt das Tor offen. Eine T-Zelle wird daraufhin angeregt und Schmerzsignale über den Hirnstamm zum Zentrum des Gehirns und dann zur Großhirnrinde geschickt. Erst dort können sie bewußt wahrgenommen werden, falls sie nicht vorher an einer dieser Stellen blockiert worden sind.

Ein weiterer Faktor zur Schmerzdämpfung ist die Aktivierung des Wecksystems, einem Zentrum im Hirnstamm. Ankommende Signale können somit gestoppt werden, bevor sie die Großhirnrinde erreicht haben.

Werden die Schmerzsignale von der Großhirnrinde wahrgenommen, dann kommt es auch auf der motorischen Ebene zu entsprechenden Reaktionsmustern. Beispielsweise wird die Tonuslage im betroffenen Bereich zum Schutz angehoben, so daß von Patienten schmerzhafte Verspannungen und Bewegungseinschränkungen wahrgenommen werden:

Auf den verschiedenen Ebenen der Schmerzleitung und -wahrnehmung sind Faktoren wirksam, die das Tor öffnen bzw. schließen (Rehfisch et al. 1989):

– Verstärkende Faktoren:
Sorgen, Unruhe, Angst, Depression, Einsamkeit, Inaktivität, Schlaflosigkeit, Erinnerung an Schmerzen, Belastungen, Streß.

– Verringernde Faktoren:
Medikamente, Ablenkung, Entspannung, Aktivität, Hypnose, Schlaf, Zuwendung, Freude, Ausgeglichenheit, Hoffnung.

In einem erweiterten Modell, welches Melzack (1973) vorstellte, lassen sich die erwähnten kognitiven, sozialen und emotionalen Faktoren, die den Steuerungsprozeß entscheidend beeinflussen, entsprechend integrieren (Abb. 3.6). Auf diese Art und Weise liefert das Modell nicht nur die Grundlage für eine kombinierte Psychologie und Physiologie der Schmerzwahrnehmung und Schmerzverarbeitung, sondern sie liefert uns auch die Basis für einen bewegungsorientierten Zugang zum chronischen Schmerz.

In diesem Zusammenhang wird der Schmerz als Ausdruck von dysfunktionalen körperlichen und psychischen Regulationsprozessen betrachtet. Auch die

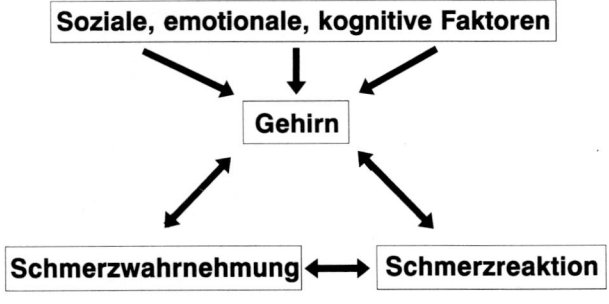

Abb. 3.6. Komplexes Schmerzmodell

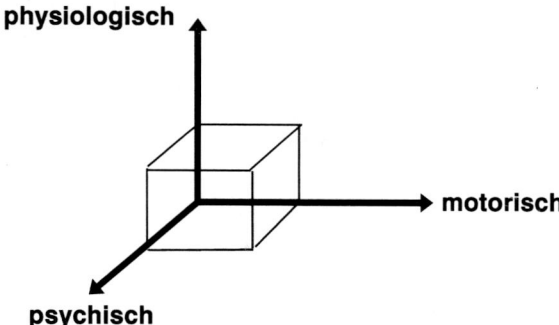

Abb. 3.7. Dimensionen des Schmerzes

Tatsache, daß der chronische Schmerz durch bestimmte Formen der psychosozialen Interaktion stabilisiert werden kann, läßt sich mit diesem Regelsystem erklären. Häufig erhalten die betroffenen Menschen im Verlauf ihres Leidens Zuwendung vor allem wegen ihrer Schmerzen. Auf diese Art und Weise stabilisiert sich der Schmerz, und es entstehen bestimmte Formen der sozialen Beziehung (Schmerzspiele). Dies ist ein Beispiel dafür, wie die soziale Interaktion einen steuernden Einfluß auf die Wahrnehmung und Bewertung von Schmerzen haben kann.

In der Schmerzforschung besteht weiterhin Einigkeit darüber, daß Schmerz immer eine psychologische (diese äußert sich in der subjektiven Reaktion auf den Schmerz), eine physiologische (z. B. durch die Schmerzerregung im ZNS) und eine motorische (z. B. reaktives Zurückziehen oder muskuläre Verspannungszustände) Dimension aufweist (Birbaumer 1986). Deshalb sollten Ansätze zur Schmerzbewältigung immer diese Aspekte berücksichtigen, d.h. eine ganzheitliche Sicht des Schmerzes zugrundelegen (Abb. 3.7).

Für den Bewegungstherapeuten ist es unbedingt notwendig, die verschiedenen Prozesse der Schmerzverarbeitung und der Schmerzwahrnehmung für den Bereich der Osteoporose kennenzulernen und diese Kenntnisse in die bewegungstherapeutische Arbeit zu integrieren.

3.2.2 Der osteoporosespezifische Schmerz

Ein Blick auf die Entstehungsmechanismen der Osteoporose macht deutlich, daß Schmerzen weniger durch die eigentliche Krankheit hervorgerufen werden als durch Folgeerscheinungen wie z. B. Wirbeleinbrüche. Der spezifische pathologische Prozeß der Osteoporose verläuft stumm, d. h. schmerzlos. Trotzdem stellen Schmerzen ein zentrales Problem für die betroffenen Menschen dar. Die geäußerten Schmerzen manifestieren sich zum überwiegenden Teil im Rückenbereich und sind oft auch der Anstoß dazu, sich wegen zunächst noch diffuser

Rückenschmerzen in ärztliche Behandlung zu begeben. So kommt es zu einem akuten Schmerz, wenn Wirbeleinbrüche eintreten. Die sehr schmerzempfindliche Knochenhaut sorgt hier für einen zwar vorübergehenden, aber heftigen Schmerz. Für die im weiteren Verlauf auftretenden chronischen Schmerzen sind die Folgen des Wirbeleinbruchs verantwortlich zu machen. An diesem Beispiel kann geradezu klassisch die Entstehung des sog. Schmerz-Spannungs-Zyklus (Abb. 3.8) aufgezeigt werden.

Die osteoporotisch bedingten Einbrüche an den Wirbelkörpern verändern die biomechanisch ausgewogenen Kräfte, die normalerweise die mehr oder weniger aufrechte Haltung der Wirbelsäule sichern. Es kommt zu ungleichen Belastungen des Muskelapparats, welcher einerseits mit einer Atrophie der weniger beanspruchten Bereiche, andererseits mit Verspannungen anderer Muskelregionen reagiert. Diese muskulären Verspannungen, die sich über die gesamte Muskelkette ausbreiten können, führen wiederum zu Schmerzen, die in der Folge den Spannungszustand der Muskulatur weiter erhöhen. Es ist zu vermuten, daß die Muskelkontraktion eine dauerhafte Reizung schmerzsensibler Nervenfasern auslöst, die für eine Generalisierung der Muskelverspannung verantwortlich ist. Verschiedene andere Faktoren können die Tonuserhöhung der Muskulatur verstärken (Geissner1988):
– psychische Faktoren,
– physikalische Einflüsse (z. B. Kälte, Zugluft),
– internistische Erkrankungen,
– isometrische Muskelarbeit.

Insbesondere der letzte Punkt liefert einen Hinweis, das isometrische Übungsgut, welches gerade für den Osteoporosepatienten empfohlen wird, zu überdenken.

Häufig ist dieser Zustand bei betroffenen Patienten schon weit fortgeschritten, da ihnen keine geeigneten Bewältigungsstrategien an die Hand gegeben werden.

Durch die Veränderung der muskulären Rumpfstatik werden im weiteren Verlauf Schonhaltungen hervorgerufen, die durch einseitige Bewegungsmuster

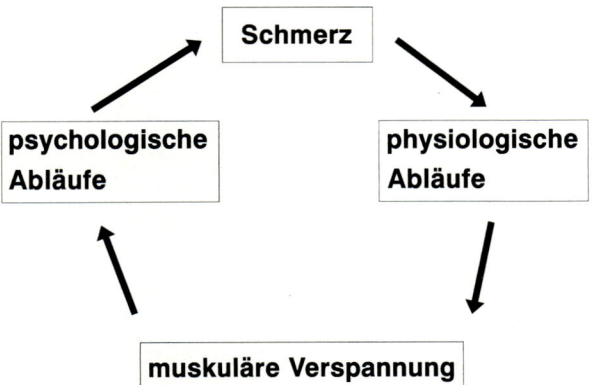

Abb. 3.8. Schmerz-Spannungs-Zyklus

den Spannungszustand der Muskulatur wiederum schmerzhaft in die Höhe treiben. Wenn wir uns als Beispiel die Wirbelsäule als Schiffsmast (Abb. 3.9)
vorstellen, so wird verständlich, daß störende Veränderungen in diesem emp-
findlichen Gleichgewicht massive Folgen haben.

Die durch die Wirbeleinbrüche entstehende veränderte Statik führt nicht nur
zu muskulären Verspannungsschmerzen, sondern wirkt sich auch sehr schmerzhaft auf den Bandapparat und die kleinen Zwischenwirbelgelenke an der Wirbelsäule aus.

In weiterer Folge haben diese Schmerzzustände einen sehr starken Einfluß
auf die verschiedenen Formen von Alltagsaktivitäten. Leidig (1991) stellte fest,
daß Alltagsaktivitäten wie Bücken, Heben und Tragen starke Einschränkungen
für die betroffenen Patienten mit sich bringen.

In diesem Zusammenhang gewinnt der Schmerz auch eine eindeutige psychische und soziale Dimension. Die entstehende Abhängigkeit von Fremdhilfe
führt zu Resignation und einem stark eingeschränkten Selbstwertgefühl. Auch
ist diese eingeschränkte Mobilität in direktem Zusammenhang mit dem Auf-
suchen von sozialen Kontakten zu sehen. Es wird verständlich, daß gerade der
Osteoporoseschmerz nicht nur aus körperlicher Sicht betrachtet werden muß,
sondern sehr starke psychosoziale Beeinträchtigungen nach sich zieht.

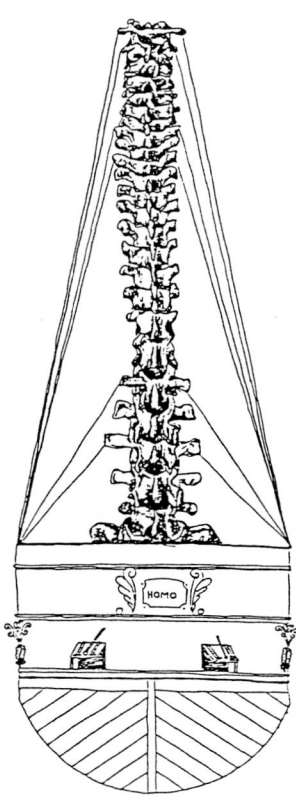

Abb. 3.9. Die Wirbelsäule in einem labilen
Gleichgewicht muskulärer Strukturen

Auch für den Osteoporoseschmerz ist aus psychologischer Sicht häufig der Aspekt bedeutsam, daß betroffene Patienten vorwiegend wegen ihrer Schmerzen und weniger wegen des zugrundeliegenden Leidens Aufmerksamkeit und Zuwendung von ihrer Umgebung bekommen. Schmerz ist viel leichter von der Umwelt nachvollziehbar als der schleichende Prozeß der Osteoporose. Der Schmerz bekommt somit eine eigenständige Funktion für den Patienten, die auch in der bewegungsorientierten Behandlung berücksichtigt werden soll.

3.2.3 Möglichkeiten der Schmerzbeeinflussung

Bevor wir uns den spezifischen Chancen, die sich für eine Schmerzbewältigung mit Hilfe von Bewegung ergeben, zuwenden, sollen kurz verschiedene Möglichkeiten und Grenzen der Schmerzbehandlung angesprochen werden. Die Wirksamkeit therapeutischer Interventionen bei akuten und chronischen Osteoporoseschmerzen ist differenziert und individuell zu sehen (Dambacher et al. 1989). Die Auswahl der jeweils geeigneten Intervention wird durch die individuelle ärztliche Diagnose bestimmt. Für Osteoporosepatienten ergeben sich einige typische Schmerzlokalisationen (Abb. 3.10).

Für die Behandlung akuter Schmerzen stehen eine Reihe unterschiedlicher therapeutischer Möglichkeiten zur Verfügung:
- Immobilisation und Bettruhe zu Beginn akuter Beschwerden,
- Medikamente zur Beeinflussung von Schmerzen,
- physikalische Maßnahmen (s. Kap. 4.2),
- Akupunktur,
- bestimmte krankengymnastische Techniken (s. Kap. 4.3).

Schon wegen der Häufigkeit ist hier an erster Stelle sicherlich die medikamentöse Beeinflussung der Schmerzen zu nennen. Sie kann sich im Falle chronischer Krankheiten oft zu einer analgetischen Dauermedikation entwickeln und zahlreiche negative Folgen nach sich ziehen. Neben der bestehenden Suchtgefahr erhöht sich vor allem die spezifische Sensibilität für bestimmte Schmerzwahrnehmungen. Die körpereigenen Möglichkeiten der Schmerzbekämpfung funktionieren in immer geringerem Ausmaß, da die medikamentöse Schmerzbeeinflussung ihre Aufgabe übernommen hat.

Für Schmerzzustände, die sich im Verlauf der Erkrankung chronifizieren – zwar organischer Genese, jedoch ohne entsprechende kausale Behandlungsmethoden – können nur ganzheitliche Schmerzbewältigungsstrategien in Frage kommen. Dies gilt auch für die Osteoporose. Ausgangspunkt für ein solches Vorgehen könnte zunächst ein ausführliches Schmerzprotokoll sein, welches der Patient in Form einer Selbstbeobachtung anfertigt (s. Kap. 6.2). Auf der Basis eines solchen Schmerzprotokolls können vielschichtige psychologische

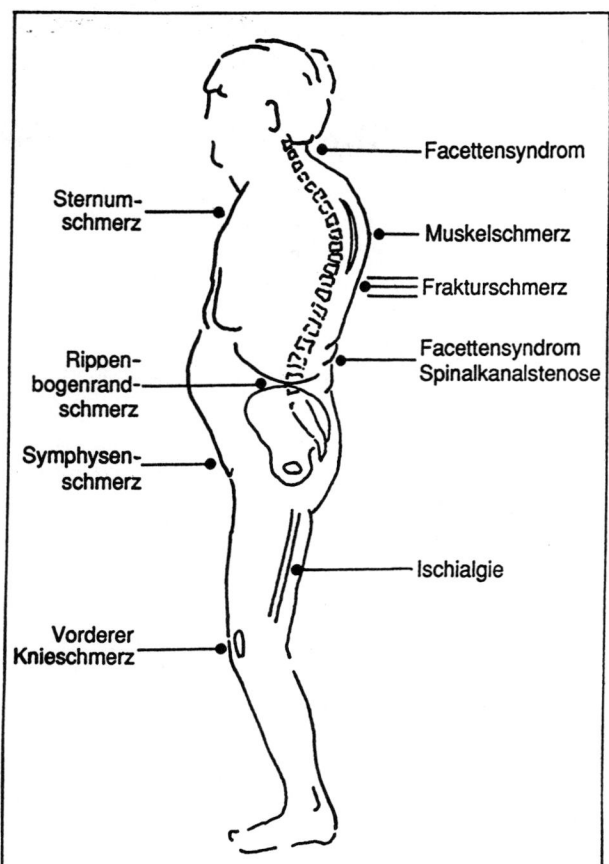

Sternum-
schmerz

Facettensyndrom

Muskelschmerz

Frakturschmerz

Facettensyndrom
Spinalkanalstenose

Rippen-
bogenrand-
schmerz

Symphysen-
schmerz

Ischialgie

Vorderer
Knieschmerz

Abb. 3.10. Differenzierte
Schmerzlokalisation bei
Osteoporose. (Aus Krämer
1991)

und pädagogische Schmerzbehandlungen durchgeführt werden. Zu diesem integrativen Behandlungskonzept gehören u. a. folgende Methoden: Biofeedback, Entspannungstraining, bewegungs- und sporttherapeutische Maßnahmen, Meditation, verhaltenstherapeutische Methoden, kognitive Trainingsverfahren. Die Betreuung von Osteoporosegruppen erfordert zumindest die Kenntnis der Möglichkeiten und Grenzen dieser Ansätze.

3.2.4 Schmerzbewältigung in Bewegungsprogrammen

Ebenso wie sich das Schmerzgeschehen auf verschiedenen Ebenen abspielt, läßt sich auch eine Schmerzbeeinflussung über verschiedene Ebenen erreichen. Dabei werden die guten Möglichkeiten, die Bewegungsprogramme für die

Schmerzbewältigung bieten, speziell von der interdisziplinär orientierten Schmerzforschung betont (Birbaumer 1986). Dies ist vor allem damit zu begründen, daß der Faktor Bewegung auf allen 3 Ebenen der Schmerzwahrnehmung und Schmerzverarbeitung (der psychologischen, der physiologischen und der motorischen) angreift und somit eine sehr hohe Wirksamkeit entfalten kann. Darüber hinaus bietet sich durch sportliche Bewegungsprogramme die Möglichkeit, drei entscheidende Aspekte der Schmerzbewältigung anzusprechen:
– Bewegung als Ablenkung vom Schmerz,
– Bewegung als entspannende Beeinflussung des Schmerzes,
– Bewegung als gegensteuernde Aktivität.

Dabei muß jedoch ergänzt werden, daß sich diese Effekte nicht automatisch einstellen, sondern in einem gezielten methodisch-didaktischen Vorgehen, welches sich an den besonderen Voraussetzungen der Osteoporose orientiert und sich in drei Gesamtbehandlungsstrategien integriert, erarbeitet werden müssen. Nach Fordyce (1981) haben Strategien des Schmerzmanagements u. a. die Zielvorgaben:
– das Aktivitätsniveau der Betroffenen zu erhöhen,
– „gesundes“ Verhalten mit dem besonderen Schwerpunkt sozialer Interaktion aufzubauen,
– eine Veränderung der Verstärkungsreaktionen der Umwelt herbeizuführen.

In einer Untersuchung zur Rolle des Sports innerhalb der Behandlung von depressiven Erkrankungen wurden auf der Grundlage klinisch-psychologischer Depressionsmodelle fast identische Zielvorgaben entwickelt und in ein spezifisches Programm umgesetzt, dessen Wirksamkeit gezeigt werden konnte (Huber 1990). Zur Aktivitätserhöhung muß in Bewegungsprogrammen vor allem die allmähliche und stufenweise Steigerung der Aktivitätsrate angestrebt werden. Bewegungsprogramme können durch ein differenziertes Anforderungsniveau und durch die Tatsache, daß viele der Aktivitäten von den Teilnehmern als angenehm erlebt werden, zur Aktivitätssteigerung beitragen. Dies gilt insbesondere auch für die Erhöhung der sozialen Interaktion.
Im weiteren ist anzunehmen, daß die schmerzregulierende Wirkung von Bewegungsprogrammen auch auf die folgenden Aspekte zurückgeführt werden können (Birbaumer 1986):
– Abnahme des Vermeidungs- und Schonungsverhaltens,
– Vergrößerung des sozialen Wirkungsfelds,
– Ablenkung vom Schmerzreiz,
– Normalisierung des Schlafs,
– Schließung des spinalen, für die Schmerzwahrnehmung wichtigen Tors („gate control“) durch direkte Reizung der afferenten Nervenfasern (über die Muskelspindelaktivierung).

Für die praxisorientierte Umsetzung können folgende Schwerpunkte genannt werden:

Vermittlung von positiven Körpererfahrungen

Durch seine chronischen Schmerzen erlebt der Patient eine Dominanz von negativen, unangenehmen Körpersignalen. Innerhalb des Bewegungsprogramms wirken alle Übungen schmerzreduzierend, die die positive Wahrnehmung des Körpers ermöglichen (z. B. wohltuende Müdigkeit, Wechsel von Anspannung und Entspannung, angenehme Schwere).

Entspannungsverfahren

Die Zuwendung zum eigenen Körper scheint auf den ersten Blick eine schmerzverstärkende Wirkung zu haben. Dies gilt v. a. für Verfahren, in denen der Patient „Freiraum" hat, sich auf die Schmerzen zu konzentrieren, z. B. beim autogenen Training. Die progressive Muskelentspannung nach Jacobsen als sehr körpernahes und „aktives Entspannen" erweist sich gerade hinsichtlich der schmerzreduzierenden Spannungsbeeinflussung als sehr hilfreich.

Spielformen zur Verbesserung der sozialen Interaktion

Spielformen beeinflussen nicht nur die nonverbalen Verhaltensweisen wie Mimik, Gestik und Blickkontakt, sondern können auch ein Klima der sozialen Unterstützung und der Integration schaffen (Huber 1990).

Sporttherapeutische Elemente zur erhöhten Wahrnehmung der Selbstwirksamkeit

Ein zentrales Problem in der Bewältigung chronischer Krankheiten ist die wachsende Hilflosigkeit des betroffenen Patienten gegenüber der Krankheit und deren Folgen. Die geringer werdenden Möglichkeiten über die Krankheit und damit über die eigene Person bestimmen zu können, führen oft zu der für chronische Krankheiten typischen Lethargie und Depression. Sportliche Bewegungsprogramme beeinflussen mittelfristig das Selbstkonzept der Teilnehmer und tragen so zu einer verbesserten Wahrnehmung der Selbstwirksamkeit bei. Dies ist vor allem dann effektiv, wenn Menschen im höheren Alter noch motorische Leistungsverbesserungen bei sich selbst feststellen.

Für die Betreuung von Osteoporosegruppen ist es wichtig, daß den Bewegungsfachkräften qualifizierte, spezifische Kenntnisse in bezug auf die Schmerzen der Osteoporosepatienten vermittelt werden, damit in der Gruppe schmerzreduzierende Elemente eingesetzt werden können.

Literatur

Basler HD, Franz C, Kröner-Herwig B, Rehfisch HP (Hrsg) (1990) Psychologische Schmerztherapie. Springer, Berlin, Heidelberg

Birbaumer N (1986). Schmerz. In: Miltner W, Birbaumer N, Gerber W (Hrsg.) Verhaltensmedizin. Springer, Berlin, Heidelberg

Dambacher MA, Maurer H, Olah AJ, Rüegsegger P (1989) Die aktuelle medikamentöse
Behandlung der Osteoporose. In: Zeitschrift für Geriatrie 2: 48–54

Fordyce WE, McMahon R, Rainwater G, Jackin S, Questal K, Murphy T, DeLateur BJ
(1981). Pain complaint: Exercise performance relationship in chronic pain. Pain 10: 311–
321

Geissner E (1988) Schmerzerleben, Schmerzbewältigung und psychische Beeinträchtigung.
Roderer, Regensburg

Huber G (1990) Sport und Depression. Harri Deutsch, Frankfurt/Main

Krämer J (1991) Osteoporose. Diagnostik, Therapie und Prophylaxe. Wissenschaftliche Ver-
lagsgesellschaft, Stuttgart

Leidig G (1991) Osteoporoseschmerz: Was ist das, was kann man tun? In: Mobiles Leben
3/2: 7

Melzack R (1973) The Puzzle of Pain. Penguin Books, Middlesex

Melzack R, Wall PD (1965) Pain Mechanismus. A New Theory. Science 150: 971–979

Rehfisch HP, Basler HD, Seemann H (1989) Psychologische Schmerzbehandlung bei Rheuma. Springer, Berlin, Heidelberg

Schmidt RF (1983) Medizinische Biologie des Menschen. Piper, München

Schmidt RF, Struppler A (1982) Der Schmerz. Piper, München

Sternbach RA (1963) Congenital insensitivity: A critique. Psychological Bulletin 60/3: 252–
264

4 Physikalische Therapie der Osteoporose

4.1 Grundlagen

Edward Senn

Auch wenn die einzelnen physikalischen Therapiemaßnahmen eine lange Tradition haben und der Volks- oder Hausmedizin gefühlsmäßig sehr nahe stehen, so wird gerade in der heutigen Zeit zunehmend klarer, daß die vielen Therapieverfahren auf naturwissenschaftlichen, biologischen Grundgesetzen beruhen. Die Kenntnis der wichtigsten dieser biologisch-physikalischen Gesetzmäßigkeiten verleiht dem früher eher allgemein gehaltenen therapeutischen Vorgehen eine neue Spezifität, d.h. eine Befundbezogenheit der verschiedenen Verfahren.

Die bei der Osteoporose anzuwendenden physikalischen Therapieelemente sind in ihrer Zusammensetzung einmalig und unverkennbar auf diese Knochenerkrankung zugeschnitten. Die Durchführung von allgemeinen und damit unspezifischen Bewegungsübungen – selbst wenn sie von sportlichem Charakter sind – oder einer Allerwelts-Balneologie gehört der Vergangenheit an.

Ihrem Wesen nach beinhaltet die Physikalische Therapie der Osteoporose alle funktionellen, biomechanisch wirksamen bzw. auf der Beantwortung von Belastungen beruhenden Einwirkungsmöglichkeiten auf das Knochengewebe. Die dosierte, gezielte und aufbauende Auseinandersetzung des betroffenen Abschnittes des Bewegungsapparats samt Skelett wirkt letztlich im adaptativen, differenzierenden und regenerierenden Sinne auf Struktur bzw. Architektur der Knochen ein.

4.1.1 Das Nebeneinander von Pharmakotherapie und Physikalischer Therapie

Physikalische Therapiemaßnahmen stellen nur in den seltensten Fällen eine Alternative zur Pharmakotherapie dar. Die Physikalische Therapie besitzt unabhängig von der medikamentösen ihre eigenen, festen, naturwissenschaftlich begründeten Indikationen. Je nach Krankheits- bzw. Befundbild steht sie je nach Stellenwert höher, neben oder unter der Pharmakotherapie. Im Falle der Osteoporose steht sie ohne jede Einschränkung auf der gleichen Bedeutungsebene wie die Pharmakotherapie; sie ist auch ohne letztere unabhängig wirksam.

Die Physikalische Therapie gehört ihrem Wesen nach nicht zu den alternativen Therapiemethoden. Die Pharmaka wirken primär stets im gesamten Körper und in allgemeiner Form entweder im anregenden oder dämpfenden Sinne. Sie vermögen beispielsweise den Knochenaufbau allgemein zu fördern oder den Abbau zu hemmen. Aber auch die physikalische Belastung des Gesamtkörpers vermag etwas Adäquates; darüber hinaus vermögen die physikalischen Faktoren topographisch gezielt die Differenzierung der Gewebe in Gang zu setzen, um deren funktionell-mechanische Belastbarkeit örtlich und gerichtet zu verbessern. Solche spezifischen, d.h. funktions- und belastungsbezogenen Therapieeffekte sind der Pharmakotherapie nicht eigen. Da die Osteoporose mit einer Minderung der Belastbarkeit speziell gefährdeter Knochen gegenüber speziellen Belastungen einhergeht, drängt sich der Einsatz physikalischer Therapie- und Trainingsmaßnahmen geradezu als logisch und evident auf.

4.1.2 Die „physikalischen" Grundgesetze

Im Gegensatz zu den toten Materialien der Maschinen oder Instrumente, die einer immerwährenden Abnutzung durch Gebrauch bzw. ihre Funktion unterliegen, ist es bei lebenden Geweben und Organen gerade der regelmäßige Gebrauch und die adäquate Belastung, die zu einer unaufhörlichen Selbstregeneration führen. Diese Gesetzmäßigkeit ist innerhalb der Strukturen des Bewegungsapparats und des Herz-Kreislauf-Systems besonders eindrücklich nachweisbar. Den erwähnten Zusammenhang zwischen Funktionsbelastung und Materialerneuerung kann man als „physikalisch" im ursprünglichsten Sinn des Worts bezeichnen.

Die direkte mechanische Empfindlichkeit oder der Piezotropismus

Bestimmte Gewebe und Organe, wie z.B. der Knochen, zeigen eine direkte mechanische Empfindlichkeit. Mechanische Kräfte wie Zug, Druck, Pulsationen oder Verbiegespannungen lösen biologische Umbau-, Wachstums- oder Regenerationsprozesse aus, welche eine Veränderung der äußeren Form sowie der inneren mechanisch-architektonischen Struktur nach sich ziehen. Die ständige Erneuerung der Bausubstanz der Gewebe durch miteinander gekoppelte Ab- und Aufbauvorgänge ermöglichen, auf veränderte Belastungsverhältnisse zu reagieren. Somit ist eine Adaptation der Strukturen und Organe an erhöhte oder qualitativ veränderte Belastungsformen möglich.

Diese mechanisch auslösbaren Umformungsvorgänge durch Ab- und Neuaufbau sind stets gerichtete Prozesse, d.h. die Strukturadaptationen sind gegen die (neue) Belastung gerichtet. Man kann deshalb auch von einem physikalisch-mechanischen Tropismus sprechen. Wie der Hauptstamm eines Baums der Gravitation entgegenwächst, so baut sich ein Knochen gegen eine fortgesetzte Druck- und Zugeinwirkung auf. Solche gerichteten, vektoriellen Umbau- bzw. Wachstumsvorgänge können weder hormonell noch biochemisch gesteuert werden.

Über die Kopplungsmechanismen, d.h. über den Zusammenhang zwischen der einwirkenden mechanischen Belastung und der über entsprechend empfindliche „Rezeptoren" auslösbaren Strukturadaptation, ist nach wie vor nichts Konkretes bekannt; es bestehen nur Hypothesen, die nicht einmal durch Hinweise zu untermauern sind.

Seit Galileo Galilei (1638) ist der Zusammenhang zwischen Knochenmasse, -form sowie -architektur und der Größe sowie Art der Belastung durch Körpergewicht, Sport und Arbeit immer wieder gezeigt worden, ohne daß dieser allgemeine Tropismus hätte näher aufgeklärt werden können. Wolff (1892) formulierte als erster das sog. „Gesetz der Transformation der Knochen". Es besagt, daß ein Knochen, der einer veränderten Inanspruchnahme ausgesetzt wird, sowohl seine innere Struktur als auch seine äußere Form „gesetzmäßig" verändert, d.h. adaptiert. Diesem „Gesetz" ist auch heute nichts hinzuzufügen. Es ist die Basis und gleichzeitig die Begründung für die grundsätzliche Wirksamkeit physikalischer Therapiemaßnahmen auf das Knochengewebe.

Trophische Faktoren der Gewebe

Alle Gewebe des Bewegungsapparats, d.h. Knochen, Knorpel, Muskeln oder Sehnen, bedürfen der ständigen Einwirkung durch ganz bestimmte, jeweils eigene trophische Faktoren, damit ihre Masse, Gestalt und innere Strukturausdifferenzierung erhalten bleiben.

Die Skelettmuskeln beispielsweise bedürfen der anatomisch intakten Innervation, normaler nervöser Informationen aus den dazugehörigen Gelenken, einer normalen zerebralen und spinalen Sensomotorik, der regelmäßigen Dehnung und einer fortgesetzten Kontraktionsauslösung. Diese trophischen Muskelfaktoren sind im übrigen recht spezifischer Art; sie sind leider nicht Teil des allgemeinen medizinischen Wissens. Was für die Skelettmuskulatur gilt, ist analog auch für das Knochengewebe gültig. In der Hauptsache geht es darum, die spezifischen trophischen Faktoren des Knochengewebes in einer unverwechselbar eigenen Form physikalischer Körperbelastung gezielt und dosiert zur Anwendung zu bringen.

Dreiecksbeziehung zwischen Form, Funktion und Schmerz

Roux (1858–1924) hat über das Transformationsgesetz von Wolff hinausgehend ganz allgemein die Beziehungen zwischen der Form bzw. Gestalt verschiedenster

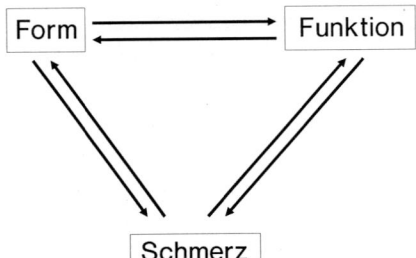

Abb. 4.1. Dreiecksbeziehung von
Form, Funktion und Schmerz

Strukturen und Gewebe und der spezifischen Funktion formuliert: Die Gestalt ermöglicht und begrenzt die Funktion; die Funktion ihrerseits wirkt formend, strukturierend, gewebsdifferenzierend. Die Einflußnahme der regelmäßig ausgeübten Funktion auf die Trophik kann sowohl über trophische Reflexe, d.h. über das Nervensystem, als auch unmittelbar mechanisch erfolgen (Abb. 4.1).

Der Schmerz, der aufgrund eines Irritationsherdes (Entzündung, Überlastungsreaktion, Instabilität, pathologische Funktionen, Verletzung) entsteht, stört die Beziehung zwischen Form und Funktion nachhaltig und mit einer unerbittlichen Konsequenz. Ausgehend vom Schmerz gibt es sowohl zur Form als auch Trophik sowie zur Funktion unmittelbare Beziehungen. Der Schmerz beeinträchtigt systematisch, vollständig unwillkürlich und einschneidend die Muskelfunktionen, so daß sich sowohl die Verteilung des Muskeltonus als auch die Steuerung und Regelung der Gelenksfunktionen im negativen Sinne verändern. Diese algogene, d.h. schmerzbedingte Funktionsstörung läßt ihrerseits die Trophik schlechter werden.

Der Schmerz vermag aber auch auf direkt nervös-reflektorischem Weg die Gewebstrophik negativ zu beeinflussen: die Algodystrophie. In diesen Fällen muß die Berücksichtigung des Schmerzbilds vor dem Prinzip des Trainings stehen. Ein schmerzhaftes Gelenk läßt sich nicht trainieren. Nicht ganz einfach zu verstehen und zu berücksichtigen ist die Tatsache, daß die Schmerzempfindung nicht immer mit der erwünschten Aufdringlichkeit dominiert, so daß das Auftreten einer Algodystrophie zu Beginn oft gar nicht erkannt wird. Auch bei der Osteoporose kann die Funktion erst dann als Therapiemittel eingesetzt werden, wenn die trophik- und funktionsbedingten Schmerzen erfolgreich behandelt wurden.

Involution und Degeneration

Im Gegensatz zu alters- und immobilisationsbedingten Involutionsvorgängen, bei welchen definitionsgemäß ein Substanzverlust und damit eine Organverkleinerung resultiert, gehen Degenerationsprozesse mit Organvergrößerungen bzw. -vergröberungen und mit pathologisch vermehrtem Substanz- bzw. Materialzuwachs einher (Sklerosierungen). Bei degenerativen Vorgängen innerhalb des Bewegungsapparats, z.B. Arthrosen, überlastungsbedingten Tendinosen oder Tendoperiostosen, dominieren die schnellen Aufbau- über die Abbauvorgänge. Der insgesamt zu schnelle Umbau macht eine physikalisch-funktionelle Aus-differenzierung des zuviel geschaffenen Materials unmöglich, so daß die mechanische Belastbarkeit deutlich reduziert bleibt.

Bei Involutionsvorgängen wie bei der Osteoporose gilt es daher, gleichzeitig alle trophischen Faktoren zu aktivieren, bei den Degenerationsprozessen dagegen, Funktionsbelastungen unter deutlicher Gewichtsentlastung zur möglichst effektiven Anregung der Strukturierungsprozesse einzusetzen.

Zeitliche Rhythmik der Regenerationsvorgänge

Jede funktionelle Strukturbelastung löst einen Regenerations- oder Umbauschub aus. Eine solche Beziehung zwischen ursächlicher Inanspruchnahme und zeitlich nachfolgender Gewebsregeneration ist evident und sinnvoll. Eine Vielzahl von Untersuchungen hat gezeigt, daß die Bereitschaft zur Regeneration zeitlichen Schwankungen unterworfen ist. Während eines 24-h-Tags sind ganz besonders die Tiefschlafphasen mit effizienten Regenerationsprozessen verbunden. Jede Art der Körperbelastung fördert sinnvollerweise die Länge der Tiefschlafphasen; der beste zeitliche Zusammenhang ist nachweisbar, wenn die Belastung am späteren Nachmittag stattfindet. Es gibt aber auch im Ablauf der Woche Schwankungen der Effektivität bzw. der Bereitschaft zu Regenerationsprozessen.

4.1.3 Die Einsatzgebiete der Physikalischen Therapie

Die verschiedenen Methoden des Gesamtbereichs der Physikalischen Therapie – krankengymnastische Techniken sowie verschiedene sog. passive Maßnahmen – übernehmen großteils unersetzbare Aufgaben sowohl innerhalb der kurativen Therapie als auch der Rehabilitation und Prophylaxe.

Auf dem Gebiet der eigentlichen Therapie sind physikalische Möglichkeiten bedeutungsmäßig neben die Pharmakotherapie zu stellen, wobei ihre unersetzbaren Leistungen bei der Bekämpfung chronischer Schmerzen und Beschwerden noch längst nicht in allen Fällen erkannt und in Anspruch genommen werden. Auf der Ebene der physikalischen Wirkprinzipien läßt sich die eigentliche kurative Therapie noch schlechter als auf dem medikamentösen Gebiet von der Rehabilitation trennen. Aus der breiten Überlappung dieser beiden Einsatzgebiete gründet sich zwangsläufig die Einheit der medizinischen Fachgebiete: Physikalische Medizin und Rehabilitation.

Die Rehabilitation als Idee und Auftrag strebt die individuell beste und stets ehrenhafte Eingliederung des Betroffenen in die Gesellschaft, in den Alltag und in jedem Fall in eine Beschäftigung an. Die Rehabilitation ist selbstverständlich aus medizinischer Sicht keine Anschlußphase an die klinische Behandlung, wobei sie sich dazu paradoxerweise noch durch ihre besondere Kostengünstigkeit auszeichnen sollte. An der Rehabilitation, d.h. an der Zielvorstellung der Rückkehr in den alten oder einen neuen Alltag, beteiligen sich vom ersten Tag der Erkrankung bzw. des Unfallereignisses an alle medizinischen Fachgebiete. Eine besondere Schwierigkeit bietet zur Zeit noch die Einsicht und die zeitliche Bestimmung des Übergangs von einer vorwiegend fachgebundenen in eine umfassende, übergeordnete Rehabilitation, die von einem Arzt für Physikalische Medizin und Rehabilitation zu leiten ist.

Je komplexer und multidisziplinärer eine Rehabilitation wird, desto bedeutsamer wird der funktionelle und damit auch neuropsychologische Aspekt. Schwere, langwierige, mit chronischen Beschwerden und Funktionsdefiziten einhergehende Rehabilitationsfälle bedürfen des zentralen, vielfältigen und äußerst kompetenten Einsatzes aller zur Verfügung stehenden physikalischen Therapiemaßnahmen.

Es hat sich bewährt, die Arbeitsfelder bzw. die anzustrebenden Ziele der Rehabilitationsbemühungen drei, teilweise voneinander unabhängigen Ebenen zuzuordnen. Für das Beispiel der Osteoporose sind dies:
- der Struktur- bzw. Organschaden („impairment"), d.h. die Dichteverminderung des Knochens, die Wirbelkörperverformungen sowie weitere Frakturen und die Wirbelsäulenverkrümmungen;
- die Funktionsstörungen („disabilities"), d.h. die Schmerzhaftigkeit, die Fehlhaltung, die Haltungsinsuffizienz und die eingeschränkte Belastbarkeit in Beruf bzw. im Haushalt;
- die psychosozialen Konsequenzen („handicaps"), d.h. die schmerz- und behinderungsbedingte Depression, die verarmende Kontaktpflege oder die Wandlung der Rolle innerhalb der Familie, im Freundeskreis oder unter den Arbeitskollegen.

Da keine linear-kausale Beziehung zwischen Körperschaden über die Funktionsbeeinträchtigung zur psychosozialen Veränderung besteht – was der Mediziner gerne der Einfachheit halber annimmt – muß im Rahmen der Rehabilitation auf allen Ebenen gleichzeitig und unabhängig eingestiegen und interveniert werden. Auch bei ausbleibender Knochendichtezunahme kann die Belastbarkeit der Haltung verbessert, ja sogar die Frakturhäufigkeit gesenkt werden; selbst ohne Funktionsverbesserungen kann die drohende Isolation z. T. wenigstens verhindert werden.

Die Rehabilitation beinhaltet definitionsgemäß stets die beiden in Frage kommenden Arten der Prophylaxe, sobald eine Organschwäche oder ein -schaden festgestellt wurde: die *Sekundärprophylaxe*, welche die erstmalige oder die erneute Entwicklung einer eigentlichen, klinisch manifesten Erkrankung aus einem vorliegenden Komplex aus Risikofaktoren und Gewebeschwächen zu verhindern versucht, und die *Tertiärprophylaxe*, welche die Folgebeeinträchtigungen und -beschwerden zu verhüten trachtet. Bei der Osteoporose bzw. der sog. Osteopenie muß es einerseits darum gehen, erstmalige oder weitere Frakturen und Umformungen von Wirbelkörpern (Sekundärprophylaxe) zu vermeiden, andererseits müssen Überlastungsschäden, die sich aus der Fehlhaltung und aus der Fehlform der Wirbelsäule entwickeln (Tertiärprophylaxe), verhindert werden.

4.1.4 Die Unterscheidung zwischen Krankengymnastik und Bewegungstherapie

Den Begriff der Bewegungstherapie kann man als Oberbegriff für alle Arten von Therapieverfahren verwenden, bei welchen das Element der Körperbewegung in irgendeiner Form vorhanden ist. Man kann ihn aber auch in einem engeren, speziellen Sinn verwenden und gegenüber der Krankengymnastik abgrenzen.

Die Grundlage jeder *krankengymnastischen Arbeit* ist die analytische Eingrenzung und Erfassung der Bewegungsstörung bzw. -schwäche, der ursächlich verantwortlichen Struktur und des verantwortlichen Krankheitsprozesses. Das Ergebnis der Analyse erlaubt die exakte Wahl einer bestimmten krankengymnastischen Technik oder einer Kombination mehrerer verschiedenartiger Methoden, um ganz konsequent problem- und strukturorientiert arbeiten zu können. Eine solche analytische und problemorientierte Arbeitsweise ist nur möglich, wenn neben der Kenntnis der zahlreichen Techniken auch ein Grundwissen über die funktionellen Auswirkungen der häufigsten krankhaften Zustände vorhanden ist. Der Osteoporosekranke wird häufig eine individuelle Zusammensetzung mehrerer Probleme gleichzeitig bieten, die das Erstellen spezifischer Therapiepläne, wenn nicht -konzepte, verlangt. Neben der eigentlichen Osteoporose müssen häufig noch andere Begleiterkrankungen oder auch nur die Besonderheiten des vorgerückten Alters berücksichtigt werden.

Beim Entscheidungsprozeß für die anzuwendende krankengymnastische Technik wird nicht nur die Lokalisation des Krankheitsprozesses und die befallene Struktur – Knorpel, Knochen, Gelenkkapsel oder Muskulatur – berücksichtigt, sondern auch klar zwischen verschiedenen, körpereigenen Prozessen unterschieden, die durch eine bestimmte Technik angeregt, provoziert und in Gang gesetzt werden sollen. Das Erlernen von Haltungen und Bewegungselementen ist zu unterscheiden vom sensorischen Aktivieren von Muskeln bzw. Muskelketten, ferner vom eigentlichen Üben, d.h. dem Automatisieren erlernter Handlungskomponenten, von dem eigentlichen Trainieren, das häufig eine Strukturadaption bezweckt, und schließlich vom kunstgerechten Einsatz und Umgang mit Hilfsmitteln wie beispielsweise Orthesen. Je genauer man analysiert, entscheidet und spezifisch arbeitet, desto schneller und sicherer wird sich das krankengymnastische Problem lösen lassen.

Die *Bewegungstherapie* im engeren, speziellen Sinn zeichnet sich durch ihre primär ganzheitliche, integrative und persönlichkeitsbezogene Betrachtungs- und Vorgehensweise aus. Es geht weniger um krankhafte Befunde als um die Stärkung der Gesundheit und ihrer Kräfte insgesamt. Die Betonung der Gemeinsamkeiten unter vielen Betroffenen erlaubt die Arbeit in Gruppen, wobei die für die Prophylaxe entscheidenden Elemente der Freude und des Erlebens zum Tragen kommen sollen.

Bei der Behandlung der Osteoporosekranken müssen nebeneinander – vielleicht auch nacheinander – sowohl die Krankengymnastik als auch die häufig sportlich orientierte Bewegungstherapie im primär ganzheitlichen Sinne zum Einsatz kommen. Sowohl die Krankengymnasten als auch die Sporttherapeuten, die sich normalerweise nur auf ihren Teil beschränken, bedürfen der Einsicht in die komplementär notwendige Therapie- bzw. Prophylaxemöglichkeit.

4.1.5 Positive trophische Faktoren des Knochengewebes

Das Knochengewebe wird zeitlebens in großem Ausmaß ab- und wieder neu aufgebaut, d.h. umgebaut. Während der Wachstumsphase ist die Bilanz stark positiv, mit Beginn des 3. und vor allem im 4. Lebensjahrzehnt leicht, aber stetig zunehmend negativ. Dieser allen Zellen und Gewebe eigene Umbau bezieht sich beim Knochengewebe nicht nur auf den Ersatz von Struktureiweißen der verschiedenen Zellbestandteile, sondern auch auf ganze Knochenbälkchen, die bereits mit bloßem Auge als Knochengerüst sichtbar sind. Der Um- und besonders der Neuaufbau ist kein vorprogrammierter, unabhängiger Prozeß, sondern wird zu einem großen Teil von ganz bestimmten fördernden Faktoren bzw. Einwirkungsgrößen, von den sog. trophischen Faktoren, beeinflußt. Für eine erfolgreiche, physikalische Osteoporosetherapie und -prophylaxe ist es wichtig zu erkennen, daß die Beachtung irgendwelcher Rahmenbedingungen der Lebensführung, z.B. häufige körperliche Aktivität, für die Erhaltung bzw. Erneuerung des Knochengewebes nicht ausreicht. Vielmehr ist eine Reihe spezifischer Faktoren für den örtlichen und quantitativen, besonders aber für den qualitativ verschiedenartigen Wiederaufbau des Knochengewebes bzw. für die Erneuerung des Bälkchenwerkes verantwortlich. Der bewußte Einsatz dieser Faktoren muß ein Osteoporoseprogramm sichtbar und spürbar prägen, wenn die aktiven physikalischen Bemühungen nicht in einer „Allerwelts-Bewegungstherapie" untergehen sollen.

Die folgenden 4 trophischen Faktoren lassen sich auf einer exakt-wissenschaftlichen Ebene nicht immer ganz voneinander trennen und sind in ihrem Wesen wie auch in ihrer Wirkungsweise verschieden gut aufgeklärt. In der praktischen Durchführung der Physikalischen Therapie und Prophylaxe geht die Anwendung des einen Prinzips oft mit einer Mitbeteiligung eines oder mehrerer anderer Prinzipien einher.

Gravitation bzw. Achsenbelastung

Wie der Hauptstamm eines Baums selbst auf einer abschüssigen Halde dem fallenden Lot entgegenwächst, so entwickeln sich auch Dichte und Architektur des Bälkchenfachwerks *entgegen der Richtung der Gravitation*, d.h. der Schwere des Körpers. Die Knochen des Achsenskeletts von schweren Menschen, von Lastenträgern und von Gewichthebern sind kräftiger und stabiler als diejenigen von leichten Menschen, die sich sportlich kaum mit der Schwerkraft aktiv auseinandersetzen.

Die Aufhebung der Schwere im Weltall, beim Aufenthalt im Wasser oder auch nur bei Bettlägerigkeit geht mit dem sofortigen Einsetzen von Kalzium- und damit von Knochenverlusten einher. Schwerelosigkeit führt in relativ kurzer Zeit – innerhalb von Wochen – zu einer klinisch erkennbaren Osteoporose. Sie ist zum größten Teil reversibel.

Beim Verlust der tragenden knöchernen Strukturen durch Krankheit oder Unfall versucht der Körper sogar, außerhalb des ursprünglichen Skelettes, d.h. in den Weichteilen, neue knöcherne Brücken zu bilden, um das Körpergewicht erneut tragen zu können. Im gesamten Stütz- und Bewegungsapparat besteht offenbar die schlummernde Potenz, durch Knochenbildung alle Arten von Achsenbelastungen aufzufangen.

Innervation des Knochengewebes bzw. Rolle der trophischen Verbindung zum zentralen Nervensystem

Verschiedene Beispiele aus der Klinik weisen auch auf eine gewebserhaltende Funktion einer *regelrechten nervösen Versorgung der Organe bzw. Gewebsstrukturen* hin. Die andauernde Denervation des quergestreiften – nicht aber des glatten – Muskels führt zu seiner langsamen, aber unaufhaltsamen Degeneration. Auch die fortgesetzte künstliche Funktionsauslösung des betroffenen Muskels durch entsprechende elektrische Reizung vermag auf längere Sicht überhaupt nichts an der grundsätzlich katabolen Stoffwechsellage des denervierten Muskels zu ändern. Es geht dabei nicht nur um eine Versorgung des Muskelgewebes mit efferenten Nervenfasern, welche Träger und Vermittler der spezifischen Funktion sind, sondern um die grundlegende Nervenfaserverbindung bzw. deren Beeinträchtigung oder Störung zwischen Gewebe und Zentralnervensystem. Auch Gewebe wie das Knochengewebe, oder Organe wie das Gelenk, die nur über eine sensible Innervation verfügen, reagieren bei Ausfall oder Störung dieser nervösen Versorgung mit Dystrophieentwicklungen.

Das eindrücklichste Beispiel stellt der *Morbus Sudeck* dar, dessen Dystrophie vor keiner Art von Gewebe haltmacht und mit Sicherheit nervös vermittelt bzw. unterhalten wird.

Abramson u. Delagi (1961) haben den Kalziumverlust als Maß für die Entwicklung einer Osteoporose bei Personen bzw. Patienten miteinander verglichen, die aus verschiedenen Gründen vollständig immobilisiert wurden. Die geringste Osteoporoseentwicklung zeigen gesund immobilisierte Versuchspersonen; einen bereits beschleunigten Knochenabbau weisen Patienten mit einer Fraktur auf, weil der Knochenbruch offenbar einen Irritationsherd für die Provokation einer pathologischen afferenten Nervenfaseraktivität darstellt. Der größte Kalziumverlust kann jedoch beim Eintritt einer schlaffen Parese beobachtet werden, auch wenn diese nur ein Bein betrifft. Der Funktionsausfall des peripheren Nervensystems führt demzufolge über die Immobilisierung und auch über die frakturschmerzbedingte Ruhigstellung hinaus zu einem zusätzlichen dystrophen Einfluß auf das Knochengewebe. Über die dystrophiewirksamen, vermittelnden Prozesse zwischen den innervierenden Nervenfasern und der Gesunderhaltung des Knochengewebes ist leider noch wenig bekannt. Es gibt Hinweise darauf, daß die normal oder pathologisch gesteuerte Hämodynamik, die verschieden schnellen efferenten und afferenten Anteile des Axoplasmastroms aller Nervenfasern oder aber die sympathischen Nervenfasern direkt oder indirekt eine vermittelnde Funktion zwischen Nervensystem und Strukturgewebe übernehmen. Bis heute ist jedoch nur das eine sicher: Die bereits im letzten Jahrhundert so häufig gesuchten trophischen Nervenfasern hat man nie gefunden; die ganz gewöhnlichen animalen übernehmen offenbar diese Funktion.

Lokaler Muskelfaktor

Bei isoliert örtlicher Betrachtung existiert ein immer wieder gefundener *Zusammenhang zwischen Muskel- und Knochenmasse*. Die Muskelmasse ist dabei nicht das wirksame Agens, sondern vielmehr das Ergebnis einer vorangegangenen und noch andauernden Muskeltätigkeit. Bei genügend langem und ausgedehntem sportlichem Einsatz eines Armes, z.B. beim Tennisspielen, werden die Armknochen nicht nur dichter, sondern auch länger und im Querschnitt breiter. Die proximalen Femoraenden sind beispielsweise bei leistungsmäßig vergleichbaren Laufsportlern deutlich dichter als bei Schwimmern.

Die tätige Muskulatur übt offenbar über die sich in der Knochenrinde verankernden Sehnen einen positiven trophischen Einfluß auf das dazugehörige Knochengewebe aus. Damit ist die Grundlage für ein ganz lokales „Knochentraining" gelegt.

Aerober Ausdauertrainingszustand

Eine ganze Reihe von Studien zeigt die statistische Abhängigkeit der Knochendichte gefährdeter Stellen des gewichttragenden Skelettes von der Höhe der *aeroben Ganzkörperleistungskapazität*, die man etwas ungenau auch als *Fitneß* bezeichnen kann. Diese Beziehung wird bei Frauen nach Eintritt der Menopause besonders deutlich, so daß andere trophische Faktoren sogar in den Hintergrund treten.

Hinter diesem Trainingszustand steht als wirksames Prinzip die regelmäßige ganzkörperliche Ausdauerbeanspruchung, um den Fitneßlevel zu erarbeiten bzw. erhalten zu können. Ganzkörperausdauerbelastungen gehen stets mit aktuellen hormonellen Umstellungen und bei richtiger zeitlicher Lage mit einer Verlängerung der Tiefschlafphasen einher. Sowohl die hormonellen Reaktionen als auch die nachfolgende Veränderung des Schlafmusters dienen der Regeneration als Antwort auf die Beanspruchung des Körpers und seiner Organe. Folgen Regenerationsphasen in regelmäßigen Abschnitten aufeinander, so führen sie zu einem Überwiegen des Materialaufbaus gegenüber des -abbaus. Davon profitieren alle Gewebe des Bewegungsapparats, insbesondere aber die Muskulatur und noch mehr die Knochen. Dieser allgemeine positive trophische Einfluß beschränkt sich nicht nur auf die unmittelbar beanspruchten Skelettanteile, sondern erstreckt sich auf das Skelett als ganzes. Dieses allgemeine, hormonell vermittelte, trophisch wirksame Prinzip ergänzt das direkt mechanische der lokalen Muskeltätigkeit.

Ein vorwiegend sekundärprophylaktisch wirksames Gruppentraining hat diese 4 trophisch wirksamen Faktoren in einer wohldosierten und ansprechenden Art zu berücksichtigen: Die häufige, biomechanisch richtige Achsenbelastung durch die Gravitation, die häufige und regelmäßige Muskelaktivierung um die besonders gefährdeten Skelettregionen herum – Rückenstrecker, Gesäß und Oberschenkel sowie Unterarm – und die Förderung des Ausdauertrainingslevels des Gesamtkörpers. Auf das Nervensystem kann nach heutigem Wissen lediglich im verhütenden Sinne Einfluß genommen werden, indem besondere Schmerzzustände und Irritationen strikt vermieden bzw. konsequent behandelt werden.

4.1.6 Negative trophische Knochengewebefaktoren

Neben der selbstverständlichen Vermeidung der Bettlägerigkeit, der Muskelschwäche und -atrophie im Bereich der frakturgefährdeten Gebiete und des Absinkens des Fitneßlevels existieren noch besonders zu beachtende negative Faktoren.

Hebelbelastung durch Kyphosierung der Wirbelsäule

Auf Dauer vermögen die einzelnen Wirbelkörper die Last des Rumpfes nur dann schadlos zu tragen, wenn diese ausgewogen um die Mittelachse der Wirbelsäule herum verteilt wird. Jedes Halten von Körperteilen außerhalb des zentralen Lots, das mehr oder weniger durch die Mitte der aufrechten Wirbelsäule verläuft, belastet nach dem Hebelgesetz die Wirbelsäulenabschnitte und damit auch die Wirbelkörper um ein Vielfaches des ursprünglichen, achsennahen Gewichts (Abb. 4.2).

Die Wirbelkörper reagieren mit einer Umformung: Sie werden keilförmig und fixieren damit die vorherrschende insuffiziente Rundrückenhaltung. Diese allmähliche knöcherne Fixierung des osteoporotischen Rundrückens, dessen Entwicklung sich selbst verstärkt, kann eigentlich nur zu Beginn erfolgreich aufgehalten werden, wenn ganz einseitig und konsequent auch im täglichen Leben die Aufrichtung der Wirbelsäule praktiziert wird. Es darf niemals, auch nicht im Liegen, aktiv in die Kyphose hineingearbeitet werden, und die Kyphosehaltung muß sowohl im Sitzen wie im Stehen ganz konsequent vermieden werden.

Schmerz- und Irritationszustände

Schmerzzustände, die dumpf, tief und brennend im Verlaufe von Belastungen, besonders aber im Nachhinein, bösartigerweise erst nachts, auftreten, wirken auf nervösem Weg auf alle umliegenden Gewebe und damit auch auf den Knochen dystroph. Der Pathomechanismus ähnelt dem des *Morbus Sudeck*: Ein Irritationsherd, zumeist in Form einer überlastungsbedingten produktiven Entzündung, löst reflexdystroph wirksame Störungen der Aktivität des Nervensy-

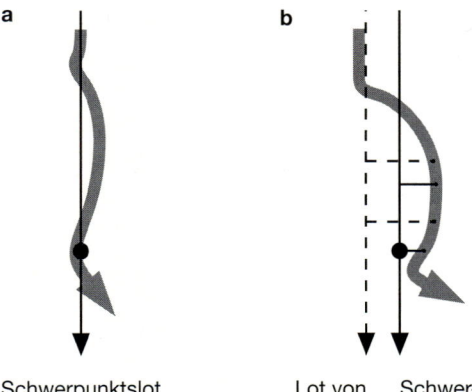

a

Schwerpunktslot

b

Lot von kranialen Teillasten   Schwerpunktslot

Abb. 4.2 a,b. Belastung der Wirbelsäule (**a**) bei aufrechter Haltung und (**b**) bei Kyphosierung der Wirbelsäule

stems aus. Durch Sensibilisierungsvorgänge der Schmerzrezeptoren und Mitaktivierung des sympathischen Nervensystems vermögen sich solche Algodystrophien selbst zu unterhalten; die pathogenetischen Prozesse werden bis zu einem gewissen Grad autonom (Abb. 4.3).

Solche Schmerzzustände verlangen nach einer genauen Abklärung und einer ernsthaften, kombiniert medikamentös-physikalischen Einzeltherapie.

Beim Vorliegen einer Osteoporose muß zwischen spezifischen Schmerzarten bzw. -ursachen unterschieden werden, auch wenn sich im Einzelfall das Schmerzbild häufig aus mehreren Komponenten zusammensetzt.

Osteogener Schmerz

Ursächlich verantwortlich sind Wirbelkörperfrakturen bzw. -einbrüche, aber auch nur Mikrofrakturen oder schnelle Umbauvorgänge. Unsicher bleibt die Rolle des Periosts bei der Schmerzgenese. Der Schmerz wird in der Tiefe als dumpf drückend – wie eine Faust – empfunden, und er strahlt manchmal bevorzugt reifenförmig nach ventral aus. Die Wirbelkörper sind klopfempfindlich. Die Schmerzen treten häufig um Mitternacht besonders stark in Erscheinung; ein leichtes Sich-Bewegen in aufrechter Position wird besser als das Liegen ertragen. Therapeutisch helfen manchmal – je nach Akutheitsgrad – kühle, manchmal warme bis heiße Wickel, ferner die häufig durchzuführenden Stemmübungen nach Brunkow, zahlreiche, aber kurzdauernde Ganzkörperaktivitäten aus wechselnden Ausgangsstellungen heraus, bevorzugt auch im Bewegungsbad, die elektrotherapeutische Aktivierung der Rückenstrecker mit mittelfrequenten

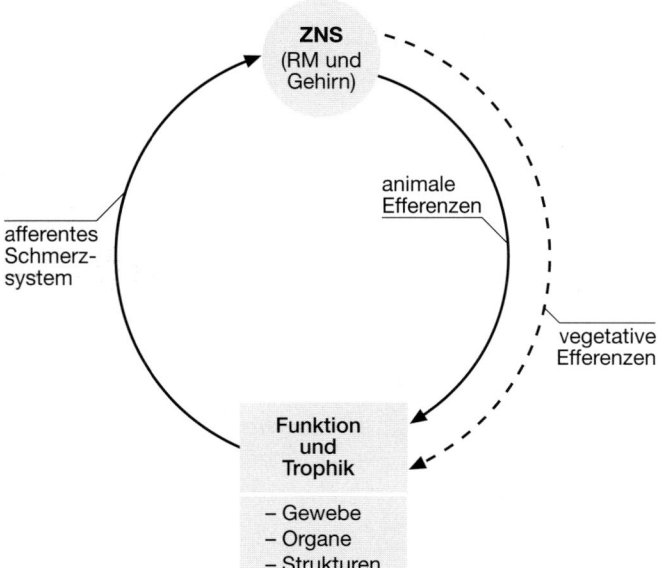

Abb. 4.3. Regelkreis der Reflexdystrophie bzw. der Algodystrophie. ZNS (Zentralnervensystem), RM (Rückenmark)

Schwellströmen (Wymoton) und die Erarbeitung der richtigen Haltung in allen Belastungssituationen.

Vertebragener bzw. spondylogener Bänderschmerz

Er wird ebenfalls als dumpf drückend, ziehend und brennend in der Tiefe lokalisiert und strahlt eher nach oben oder unten aus. Er manifestiert sich gerne als Irritationszustand, d.h. als typischer Nachschmerz, der nach einer Latenzzeit von Minuten bis Stunden im Anschluß an eine Wirbelsäulenbelastung – es genügt charakteristischerweise auch eine Bewegungsaktivität unter Entlastung – langsam anschwillt und verzögert abschwillt. Als Mittel gegen Nachschmerzen hat sich die nachhaltige, breitflächige Kühle bewährt. Neben der Erarbeitung einer korrekten Haltung sind die segmentalen Mobilisierungstechniken (z. B. vom Typ Maitland) eine der wenigen, aber entscheidenden Maßnahmen, die therapeutisch zur Verfügung stehen. Oberflächlich liegende Tendinosen und Tendoperiostosen werden mit Querreibungen („deep friction") behandelt. Zahlreiche Phasen mit rhythmisch-fortgesetzten Beckenbewegungsübungen – stets mit kleinster Amplitude beginnend – führen zu einer sich langsam aufbauenden Zunahme der Belastbarkeit.

Myogener Schmerz

Schmerzhafte Verkrampfungen und einseitige Belastungen durch Fehlhaltungen können zu einem myofaszialen Syndrom mit oder ohne Triggerpunkte führen. Die Muskelschmerzen verhindern den korrekten und suffizienten Muskeleinsatz und tragen damit zur verursachenden Haltungsinsuffizienz bei. Die Stichworte der Therapie sind: Muskelmassagen und Muskeltraining; letzteres kann elektrotherapeutisch unterstützt werden.

Stürze

Beim Vorhandensein eines osteoporotischen und damit mechanisch vermindert resistenten Knochens muß alles daran gesetzt werden, Stürze zu vermeiden, da sie häufig Frakturen verursachen. Die Schenkelhalsfraktur ist im Alter ganz besonders gefürchtet, da sie oft einen Lebensknick mit Immobilisation, Aktivitätszusammenbruch und immobilisationsbedingten Komplikationen einleitet. Vor allen anderen rehabilitativen und prophylaktischen Maßnahmen muß eine peinlich genaue Sturzprophylaxe durchgeführt werden. Der Sturz entspricht einem folgenschweren „Alles-oder-nichts-Ereignis".

4.1.7 Erlernen, Üben und Trainieren der aufrechten Haltung

In der biomechanisch idealen und damit lediglich physiologisch belastenden aufrechten Haltung schwingt sich die Wirbelsäule in flachen, gleichmäßigen Krümmungen (Lordosen und Kyphosen) um das Schwerpunktlot. Diese für Osteoporotiker einzige gefahrlose Wirbelsäulenform kann im Stehen und Sitzen nur aktiv unter dauerndem Muskeleinsatz gehalten werden. Die mehr oder weniger rasch einsetzende Muskelermüdung führt zum Haltungsverfall, d.h. zum gefährlichen Rundrücken. Den muskulären Zustand, der die aufrechte Haltung kaum für Minuten garantiert, nennt man Haltungsinsuffizienz (Abb. 4.4).

Im Haltungszerfall gleitet der Beckengürtel samt Wirbelsäule und Schultergürtel in eine Stellung, die überwiegend von den Bändern gesichert werden muß, so daß sie bezüglich Muskulatur als entspannend und entlastend empfunden wird. Die Hüftgelenke werden nach vorn geschoben, eine maximale Beckenkippung zugelassen und die ungünstige Basis der Wirbelsäule, das gekippte Kreuzbein, durch eine kurze Hyperlordose und eine langgezogene, ausgeprägte

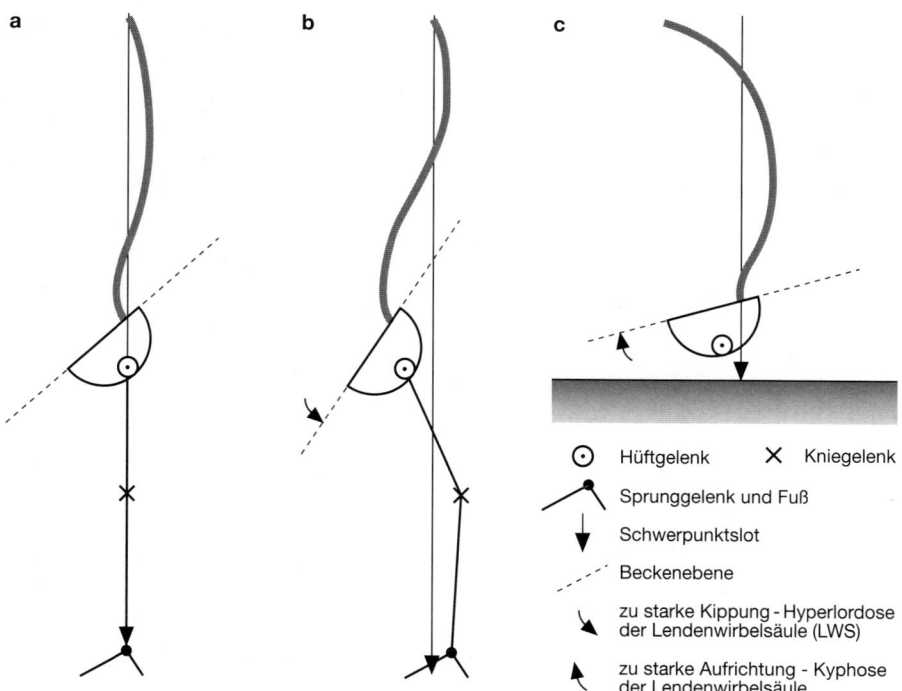

Abb. 4.4 a–c. Wirbelsäulenstatik in wechselnden Ausgangsstellungen; die aufrechte Haltung im Stehen (**a**) im Vergleich zu den drohenden Fehlhaltungen im Stehen mit einer verstärkten Beckenkippung nach vorne (**b**) und im Sitzen mit einer übermäßigen Aufrichtung (**c**)

Brustkyphose kompensiert. Diese Wirbelsäulenform garantiert eine optimale Muskelentlastung, geht indessen jedoch mit der gefürchteten Hebelbelastung hauptsächlich der mittleren und oberen thorakalen Wirbelkörper einher.

Beim Sitzen dagegen droht das Zurückrollen des Beckens, bis das Ende des Steißbeins zwischen den Sitzhöckern als zusätzlich stabilisierende Abstützung auf der Sitzfläche aufliegt. Ein solches, zu stark aufgerichtetes Becken läßt die Lendenwirbelsäule nach oben und hinten herauswachsen. Nur ein totaler Rundrücken vermag Schultergürtel und Kopf kompensatorisch erneut vor das Schwerpunktlot zu bringen.

Im Stehen droht die Beckenkippung und im Sitzen die zu starke Beckenaufrichtung durch das Abrollen nach hinten. Die korrekte Becken- und Wirbelsäulenhaltung sowohl im Sitzen wie im Stehen muß erläutert, instruiert, eingeübt und die muskuläre Sicherung trainiert werden.

Fehlhaltungen im Sitzen und Stehen gehen jeweils mit einer etwas verschiedenartigen Rundrückenbildung einher. Im Sitzen erstreckt sich diese über den gesamten Rücken, im Stehen bildet sie die Fortsetzung einer kurzen Lendenlordose.

Durch Umformung der osteoporotischen Wirbelkörper kann der Rundrücken knöchern fixiert werden. Wegen der nach kranial zunehmenden Hebelwirkung wird der osteoporotische Rundrücken nach oben zunehmend kyphotischer. Der Osteoporoserundrücken kann in typischen Fällen vom Scheuermann-Rundrücken, dessen Kyphosescheitel eher in der Mitte der thorakalen Wirbelsäule liegt, und vom häufigen Wäscherinnenbuckel im zervikothorakalen Übergang unterschieden werden.

Eine Aufrichtung des noch nicht vollständig fixierten Rundrückens gelingt nur, wenn die ventralen Rumpfstrukturen gedehnt und die Aufrichtung mit einer Schulter- und Kopfretraktion kombiniert wird.

Bei jeder korrekten, aufrechten Haltung befindet sich der Körper bzw. Rumpf im labilen Gleichgewicht. Der stets drohende Verlust des Gleichgewichtszustands muß aktiv-muskulär verhütet werden. Die dazu notwendige Körpermuskulatur wird auf Können und auf Ausdauer beansprucht. Ein Krafttraining widerspricht diesen physikalischen Anforderungen.

4.1.8 Elemente des physiologischen Alterns

Osteoporotiker sind häufig in einem fortgeschrittenen Alter. Das physiologische Älterwerden geht mit 3 ganz charakteristischen Veränderungen der Haltung und der Motorik einher, die in der Physikalischen Therapie berücksichtigt werden müssen:

Die nach vorn gebeugte Haltung

Die gebückte Haltung älterer, aber an sich gesunder Menschen mit dem im Gehen nach vorn verlagerten Schwerpunkt geht über die Rundrückenhaltung hinaus, die wegen der altersbedingten Muskelschwäche und der senilen Wirbelsäulenosteoporose erwartet werden muß; sie zeugt am ehesten von einer umschriebenen Involution des Gehirns.

Der kleinschrittige, fast schlürfende Gang

Ähnlich wie bei Patienten mit einem Parkinsonismus werden die Schritte kürzer, und die Füße werden kaum vom Boden abgehoben. Dieser Alterserscheinung liegt aber mit Sicherheit keine Parkinson-Kerndegeneration zugrunde. Der Altersgang erhöht die Sturzgefahr beträchtlich. Ein pathophysiologisch ausgerichtetes krankengymnastisches Konzept existiert leider nicht: Unter Einsatz von rhythmischen Elementen muß versucht werden, die Bewegungsamplituden zu vergrößern.

Die verlangsamten Gleichgewichtsreaktionen

Alle motorischen Reaktionen, allen voran die Gleichgewichtsreaktionen, werden derart verlangsamt, daß ältere Menschen – häufiger als in jüngeren Jahren – unbeholfen und steif ausgerechnet auf den Trochanter major des Oberschenkels fallen. Dies ist der typische Unfallmechanismus, der zur Schenkelhalsfraktur führt.

Mit Gleichgewichtsübungen beispielsweise im Wasser kann nicht nur die Sicherheit des aufrechten Stehens und Gehens, sondern auch das Sturzverhalten verbessert werden.

4.1.9 Sekundäre Beschwerden

Der akute und immobilisierende Schmerz der sich rasch entwickelnden Osteoporose mit Wirbelkörperumformungen ist wahrscheinlich osteogen. Ab und zu kann sich ein akutes lumbovertebrales Syndrom aufpfropfen, das für wenige Tage definitionsgemäß mit einem schmerzhaften Muskelhypertonus einhergeht.

Die chronischen Beschwerden jedoch sind in vielen Fällen überlastungsbedingt; strukturell liegt die Ursache mehr in den Ligamenten und eher selten in der Muskulatur. Es gilt, diese sekundären, letztlich haltungsbedingten Schmerzen von den eigentlichen osteoporosebedingten zu unterscheiden und einer gesonderten Physikalischen Therapie zuzuführen.

Je ausgeprägter die Osteoporose ist und je frühzeitiger sie begonnen hat, desto weniger entwickeln sich degenerative Veränderungen der Wirbelsäule. Anstelle von Bandscheibenverschmälerungen mit unruhig sklerosierten Boden- und Deckplatten treten fast ballonförmig aufgetriebene Bandscheiben, die sich tief ins Innere der Wirbelkörper vorbuchten. Sie sind die Ursache für die Fischwirbelbildungen.

4.1.10 Checkliste der bewegungstherapeutischen Arbeit: Rehabilitation und Prophylaxe

Zusammenfassend ergeben sich für die bewegungstherapeutische Praxis folgende Forderungen:
- Förderung der positiven trophischen Faktoren;
- Verminderung und sachgerechte Behandlung der trophisch negativ wirksamen Zustände;
- Erarbeitung des Vertrauens in eine aufrechte Haltung im Bewegungsbad;
- Instruktion, Üben und Training der korrekten aufrechten Haltung sowohl im Sitzen als auch im Stehen;
- Training eines flexiblen Sturzverhaltens im Bewegungsbad;
- Training der Gleichgewichtsreaktionen;
- wirbelsäulengerechtes Verhalten im Alltag;
- Verordnung von Hilfsmitten: Drei-Punkte-Korsett, Camp-Mieder.

Literatur

Abramson AS, Delagi EF (1961) Influence of weight-bearing and muscle contraction on disuse osteoporosis. Arch Phys Med Rehabil 42: 147–151
Aloia JF, Vaswani AN, Yeh JK, Cohn SH (1988) Premenopausal bone mass is related to physical activity. Arch Intern Med 148: 121–123
Black Sandler R, Cauley JA, Hom DL, Sashin D, Kriska AM (1987) The effects of walking on the cross-sectional dimensions of radius in postmenopausal women. Calcif Tissue Int 41: 65–69
Chow RK, Harrison JE (1987) Relationship of kyphosis to physical fitness and bone mass on postmenopausal women. Am J Phys Med 66: 219–227
Culmann C (1866) Die graphische Statik. O.V., Zürich
Guth L (1968) „Trophic" influences of nerve and muscle. Physiol Review 48: 645–687
Hoffmann WW, Theslaff S (1972) Studies on the trophic influence of nerve on skeletal muscle. Europ J Pharm 20: 256–260
Jones HH, Priest JD, Hayes WC, Tichenor CC, Nagel DA (1977) Humeral hypertrophy in response to exercise. J Bone Joint Surg 59A: 204–208
Kottke JF (1982) Philosophic considerations of quality of life for the disabled. Arch Phys Med Rehabil 63: 60–62
Krolner B, Toft B (1983) Vertebral bone loss: unheeded side effect of therapeutic bed rest. Clin Science 64: 537–546
Meyer HV (1867) Die Architektur der Spongiosa. Arch Anat Physiol Wissen Med 34: 615–628

Paget J (1873) Nervous mimicry of organic diseases. Lecture IV: Mimicry of diseases of joints. The Lancet 2: 727–729

Pocock NA, Eisman JA, Yeates MG, Sambrock PN, Eberl S (1986) Physical fitness is a major determinant of femoral neck and lumbar spine bone mineral density. J Clin Invest 78/3: 618–621

Roux W (1895) Gesammelte Abhandlungen über Entwicklungsmechanik der Organismen – I. Funktionelle Anpassung. II. Entwicklungsmechanik des Embryo. Engelmann, Leipzig

Senn E (1977) Trophische Störungen im Bereich des Bewegungsapparates, insbesondere der Muskulatur. 1. Teil: Ursachen. Z für angew Bäder- und Klimaheilk 24: 264–281

Senn E (1988) Gedanken zur Rehabilitation aus anthropologischer Sicht: Habilitation oder Rehabilitation? Festvortrag zur Eröffnung der Fachklinik Bad Heilbrunn am 17.11.88. Festschrift

Senn E (1990) Physikalische Therapie der Osteoporose. In: Kuratorium Knochengesundheit (Hg.) Osteoporose – eine Standortbestimmung. O.V., Sinsheim

Senn E (1992) Physikalische Therapie der Osteoporose – Hilfe zur Alltagsbewältigung. Therapiewoche 42/17: 1054–1059

Senn E (1992) Bewegungstherapie am Kurort. Perfusion 5/4: 96–101

Sudeck P (1902) Über die akute (trophoneurotische) Knochenatrophie nach Entzündungen und Traumen der Extremitäten. Dtsch med Wochenschr 28: 336–338

Treharne RW (1981) Review of Wolff's Law and its proposed means of operation. Orthop Review 10: 35–47

Wolff JV (1892) Das Gesetz der Transformation der Knochen. Hirschwald, Berlin

4.2 Passive physikalische Maßnahmen

Edward Senn

Die sog. passiv-physikalischen Maßnahmen zeichnen sich durch die Zuführung von thermischer, mechanischer und elektrischer Energie zum bzw. in den Körper aus. Die derart verstandenen Reize stammen im Gegensatz zur Krankengymnastik nicht vom sich willkürlich bewegenden Körper, sondern von außen, d.h. von den Händen des Therapeuten oder von Geräten. Die entscheidenden biologischen Prozesse, die durch Wärme, Kälte, Massage oder elektrischen Strom ausgelöst werden, sind selbstverständlich ebenfalls aktiv-physiologischer Natur. Die primäre Mindereinstufung der sog. passiven gegenüber den sog. aktiven physikalischen Therapiemöglichkeiten zeugt von mangelndem Verständnis und entspricht einem aktivistischen Modetrend. Entscheidend ist das Wissen um die richtigen Indikationen und die Kenntnis der gegenseitigen Beziehungen zwischen den einzelnen krankengymnastischen Techniken und den zahlreichen passiven Maßnahmen, die alle auf diverse Gewebe als Reize einwirken. Die Herkunft der Reizenergie ist für die auszulösende Reaktion unerheblich.

4.2.1 Stellenwert der passiven physikalischen Maßnahmen

Das Ziel der physikalisch-funktionellen Maßnahmen muß die größtmögliche Handlungsfähigkeit unter möglichst wenig Beschwerden bleiben. Aus dieser Sicht stehen die krankengymnastischen sowie sportlich-trainingsphysiologisch orientierten Bemühungen im Zentrum der Therapiekonzepte. In zahlreichen Fällen aber ist die wirksame Durchführung einer Krankengymnastik nur möglich, wenn passive Maßnahmen die notwendigen Voraussetzungen schaffen oder die aktiven wirksam unterstützen. Ein mechanisch steifer, schlecht verformbarer Muskel beispielsweise bedarf zuerst der mechanischen Aufarbeitung durch eine Massage, bevor er von der Willkür beschwerdearm eingesetzt werden kann.

Die passiv-physikalischen Möglichkeiten können als Hilfstherapieformen bezeichnet werden. Sie bedürfen stets der Fortsetzung durch krankengymnastische Techniken. Das alleinige Verschreiben von passiven Therapien muß kritisch hinterfragt werden.

4.2.2 Hydrothermotherapeutische Schmerzbekämpfung

Die Anwendung von!Kälte und Wärme ist häufig mit einem mehr oder weniger wässrigen Kälte- bzw. Wärmeträger verbunden, so daß man oft den kombinierten Begriff der Hydrothermotherapie verwendet. Die physikalischen Maßnahmen, die darunter verstanden werden, dienen nicht ausschließlich – im Falle der Osteoporose jedoch hauptsächlich – direkt oder indirekt der Schmerzbekämpfung. Die Wege, die zur Wirkung führen, sind allerdings ganz verschiedenartig.

Obwohl sich aus der Sicht der Physik Wärme und Kälte nur graduell-quantitativ unterscheiden, müssen sie in der Physikalischen Therapie vollständig getrennt betrachtet werden, weil sich das afferente Kaltsystem grundlegend vom Warmsystem unterscheidet. Nichts ist verkehrter, als der Wärme und der Kälte dieselben oder entgegengesetzte Wirkungen bzw. Wirkungsweisen zuschreiben zu wollen. Aber auch innerhalb der Kälte- und Wärmeanwendungen sind die Unterschiede im Hinblick auf die Wirkungen nicht nur quantitativer, sondern auch grundsätzlich qualitativer Art. Auf die Unterschiede soll nachfolgend eingegangen werden.

Kühler Wickel

Entscheidend ist die kurzfristige, allenfalls wiederholte Reizung der Kaltrezeptoren der Haut der schmerzenden Körperregion. Es sollen ganz bewußt und systematisch nicht nur jene – schmerzhaft empfundenen – Körperpartien eingewickelt werden, innerhalb denen der Schmerz entsteht, sondern auch jene, in welche der Schmerz ausstrahlt. Die Breitflächigkeit und eine ausreichend häufige Wiederholung der Anwendungen ist wichtiger als die möglichst tiefe Temperatur. Die Kühle braucht nur in die oberflächlichen Hautschichten vorzudringen; dazu genügt die Temperatur eines Eis-Wasser-Gemisches, mit welchem Frotteetücher getränkt und leicht ausgewrungen werden. Die Wickel bleiben 2–3 min auf der Haut und werden entfernt, bevor sie vom Körper wieder erwärmt worden sind. Die Haut über der Harnblase muß immer ausgespart bleiben, sonst können Erkältungssymptome auftreten.

Die Erregungsströme aus den gereizten Kaltrezeptoren interferieren mit dem afferenten System des dumpfen, tiefen und diffusen Schmerzes, so daß dieser sehr wirkungsvoll bekämpft werden kann. Je akuter und heftiger der Schmerzzustand ist, der von der Wirbelsäule ausgeht, desto effektiver sind die kalten Wickel.

Bei der Osteoporose dienen die kalten Leibwickel hauptsächlich der Bekämpfung der Schmerzen beim akuten vertebralen Syndrom, das häufig die Folge einer Infraktion oder einer eigentlichen Fraktur eines Wirbelkörpers ist.

Prießnitz-Wickel

Der kühle Wickel wird solange auf der Haut belassen, bis die provozierte, körpereigene Wärmeproduktion das Wickeltuch richtig erwärmt hat; dies dauert in der Regel 20–30 min. Die sich bildende Körperwärme stammt teilweise aus der Mehrdurchblutung der Haut und Unterhaut und z.T. aus der tonisierten Muskulatur. Die anfängliche Kühle wirkt analgetisch, die sekundäre körpereigene Erwärmung muskelerschlaffend und damit entlastend, d.h. indirekt wiederum analgetisch.

Der Prießnitz-Wickel wird hauptsächlich in der Übergangsphase vom akuten in das subakute bis chronische Schmerzstadium angewendet. Die Breitflächigkeit ist auch hier die Voraussetzung für die Wirksamkeit.

Warme Moorerdepackung

Die warme Moorerde- oder Fangopackung, deren Einwirkungszeit rund 20–30 min dauert, soll in erster Linie das venöse Blut in der Haut und allenfalls in den oberflächlichsten Muskelschichten erwärmen. Im Gebiet des Rumpfes vermag die Wärme kaum in größere Tiefen vorzudringen. Das erwärmte und von der Rückenhaut in die spinalen Venensinus drainierte Blut aktiviert die spinalen Thermoregulationszentren, die als Antwort den Muskeltonus deutlich senken und damit muskelbedingte Schmerzen reduzieren.

Wärmepackungen sind nur bei chronischen, hypertonusbedingten Muskelschmerzen im Rumpfbereich indiziert. Diese können auch beim Osteoporotiker wegen haltungsbedingter Überlastungen oder als langfristige Folge eines akuten vertebralen Syndroms vorkommen. Mit detonisierten Muskeln kann manuell während der Massage und bei der Krankengymnastik leichter gearbeitet werden.

Heiße Rolle und Blitzguß

Zwei hydrothermotherapeutische Anwendungen benutzen als Reiz eine ganz kurzfristige, leicht schmerzhafte und brennende Hitze: Die heiße Rolle und der Blitzguß. Die als heiß empfundene oberflächliche Hitze reizt höchstwahrscheinlich die polymodalen Schmerzrezeptoren, deren Aktivität mit dem tiefen proprioceptiven Schmerz interferiert und diesen dämpft. Bei der heißen Rolle wird heißes Wasser in ein trichterförmig zusammengerolltes Frotteetuch geschüttet und dieses auf der Rückenhaut schrittweise entrollt, so daß immer wieder andere Abschnitte des Frotteetuchs mit noch bewahrter Hitze mit der Haut in Berührung kommen.

Beim Blitzguß wird ein heißer Wasserstrahl mit noch erträglichem Druck aus einiger Entfernung auf den Rücken des stehenden Patienten gerichtet. Außer über die Hitze wirkt der heiße Strahl auch noch mechanisch als Massage.

Beide Maßnahmen haben bei chronischen, tiefen Schmerzzuständen vorwiegend des Kreuzbereichs, bei denen stets auch Irritationen der bindegewebigen Strukturen eine Rolle spielen, eine erstaunlich gute analgetische Wirkung. Sie stellen bei chronifizierten Schmerzzuständen das Gegenstück zum kalten Wickel dar, der die ganz akuten, frischen Schmerzzustände abdeckt.

4.2.3 Massagetechniken

Wenn man von ganz speziellen Techniken absieht, besitzt die Massage 2 Angriffspunkte: die Muskulatur und die bindegewebigen Strukturen der Unterhaut, der Sehnen und ihrer Ansätze, der Bänder und des Narbengewebes. Während die tiefen Querreibungen der Sehnen und Sehnenperiostübergänge im Zuge der Akzeptanz der Techniken aus der manuellen Medizin erneut ihre unschätzbare Bedeutung wiedererlangt haben, bleiben die Muskelmassagen in weiten Kreisen zu unrecht verpönt. Die isolierte, undifferenzierte Verschreibungspraxis und die routinemäßige, schemenhafte Durchführung ohne Integration in ein Behandlungskonzept haben sie in Verruf gebracht. Die Wirksamkeit aller Massagetechniken hängt wohl zur Hauptsache vom handwerklichen Können des Masseurs ab. Leider sind die Könner selten: Das Gesundheitssystem bestraft diejenigen, die sich Zeit nehmen und den Befunden auf den Grund gehen.

Massagegriffe, d.h. Reize im rhythmisch verformenden Sinne, wirken prinzipiell auf 4 verschiedene Art und Weisen:
- Dem Binde- und Muskelgewebe ist die bekannte, indessen nicht leicht verständliche Eigenschaft der *Thixotropie* eigen. Thixotrope Gewebe und Flüssigkeiten werden um so verformbarer bzw. dünnflüssiger, je stärker und schneller sie durchbewegt bzw. zum inneren und äußeren Fließen gebracht werden. Die Massagegriffe verbessern die Verformbarkeit und damit auch die Dehnbarkeit, die Grundvoraussetzung für den aktiven Einsatz der Muskulatur.
- Die strukturelle, dreidimensional orientierte Adaptation und Differenzierung aller Binde-, Stütz- und Muskelgewebe stellt eine Reaktion auf topographisch differenzierte Belastungen dar. Die mechanische Belastung vermag eigentliche *Wachstumsvorgänge* auszulösen; besonders gut untersucht wurde das Längenwachstum der Muskulatur. Massagegriffe sind die Ursache differenzierter und lokalisierter mechanischer Belastungen, die topographisch befund-orientiert und wohldosiert appliziert werden können.
- Alle Arten von Verformungen der Gewebe stellen physiologische Reize der Propriozeptivität dar, deren afferente Aktivität nicht nur die Motorik anregt und regelt, sondern auch die Trophik der Gewebe begünstigt: Man spricht hier auch von *Reflexeutrophie*. Massagegriffe belasten auf höchst physiologische Art und Weise die für die Funktion und Trophik notwendige Sensorik

der Bindegewebe und der Muskulatur. Orte mit besonders zahlreichen sensibilisierten Rezeptoren, sog. Schmerzpunkte, die meistens als Strukturverhärtung imponieren, können mittels Massage mechanisch aufgearbeitet werden, so daß ihre Wirksamkeit als Tender- oder Triggerpunkte wegfällt.

• Die während des Massierens erzwungene Verschiebung der verschiedenen Gewebsschichten gegeneinander bedingt die Entstehung tiefliegender Reibungswärme. Massagen sind damit auch eine Form der milden *Tiefenerwärmung*. Die Gewebserwärmung verbessert direkt die Verformbarkeit und wirkt indirekt reflektorisch entspannend.

Massagen werden häufig, aber nicht zwingend mit Wärmebehandlungen kombiniert. Warme Packungen im Voraus erhöhen die Verformbarkeit direkt thermisch und senken den Muskeltonus indirekt-reflektorisch. Im Nachhinein vermag Wärme ganz allgemein zu beruhigen, was sich möglicherweise auch auf die Propriozeptorenaktivität erstreckt.

Bindegewebsmassagen werden häufig durch kurze Kälteauflagen oder Eisabreibungen unterbrochen, wenn das Massieren zu schmerzhaft wird.

Massagen haben grundsätzlich eine die Krankengymnastik vorbereitende Bedeutung. Im Rahmen der Osteoporose werden sie beim Vorhandensein von sekundären, zumeist haltungsbedingten Überlastungsbefunden der Muskulatur und der Bindegewebe notwendig.

Die Unterwasserstrahlmassage kombiniert eine eher großvolumige Massage hauptsächlich des Unterhautgewebes und der Muskulatur mit der Wirksamkeit der Wärme und dem entspannenden Effekt des Auftriebs. Ihr Nachteil liegt darin, daß der Behandelnde keine direkten Rückmeldungen aus den tastenden Händen über die Gewebsreaktionen erhält. Die Unterwasserstrahlmassage ist daher topographisch weniger exakt und weniger befundorientiert als die Handmassage durchführbar.

4.2.4 Elektrotherapie

Die Elektrotherapie besitzt im Rahmen der Osteoporoseerkrankung mehr noch als die Massage einen untergeordneten, lediglich unterstützenden Charakter. Bei der Osteoporose sind der Einsatz von 3 verschiedenartigen Elektrotherapieverfahren denkbar: Muskelreiztechniken, die transkutane elektrische Nervenstimulation und die Diadynamik.

Muskelreiztechniken

Die elektrotherapeutischen Muskelreiztechniken provozieren bzw. erzwingen Erregungsvorgänge im Bereich der Endverzweigungen der intramuskulären Nervenfasern (Niederfrequenz) und im Bereich der Muskelfasern (Mittelfrequenz), die ihrerseits Kontraktionen auslösen. Muskelreiztechniken ersetzen somit den normalerweise willkürlich ausgelösten Erregungsstrom, der von den Motoneuronen ausgehend über die Endplatten auf die Muskelfasern übertragen wird. Die entscheidende trophische Wirkung der Axoplasmaströme aller den Muskel innervierenden Nervenfasern kann mit einer solchen Elektrotherapie selbstverständlich nicht ersetzt werden. Da jede einzelne Erregung lediglich eine Einzelzuckung auslöst, bedarf es einer genügend schnellen Wiederholung (Niederfrequenz) oder einer Verlängerung (Mittelfrequenz) des Erregungsvorgangs, um über die Zeit summiert eine längerdauernde, mehr oder weniger gleichmäßige Kontraktion auszulösen. Um ein regelmäßiges Anwachsen und Zurückgehen des Kontraktionsgrads in einem empfindungsmäßig und willkürlich nachvollziehbaren Rhythmus zu ermöglichen, der während der Relaxationsphasen auch eine genügende Durchblutung garantiert, muß die Intensität des Reizstroms geschwellt werden: faradischer Schwellstrom (Niederfrequenz) bzw. amplitudenmodulierter Mittelfrequenzstrom. Die Wirksamkeit der elektrotherapeutischen Kontraktionen hängt zu einem ganz wesentlichen Teil von der willkürlichen Unterstützung des Kommens und Gehens des Kontraktionszustands ab.

Die Wirkung der Muskelreizung basiert nicht auf der direkten, trophisch positiven Beeinflussung der Muskelfasern im Sinne der Hypertrophie, sondern auf der Erhaltung der mechanischen Verformbarkeit des Muskelgewebes und auf der wiederholten, mechanisch verursachten Aktivität der myofaszialen Proriozeptoren, deren afferenter Erregungsstrom sowohl die zentral-motorische Aktivität als auch eine reflektorische Eutrophie anregt.

Bei der Verwendung niederfrequenter Reizströme werden die relativ kurz dauernden faradischen Impulse (Dreiecksimpulse mit einer Basis von 1 ms Dauer) oder noch kürzere Impulse benutzt. Die kurzen oder ganz kurzen Impulse zeichnen sich durch ihre hohe motorische Reizwirksamkeit bei gut erträglicher sensibler Belästigung aus; sie sind kaum schmerzhaft. Kleinflächige Elektroden werden auf die sog. Muskelreizpunkte (motorische Punkte) aufgesetzt, d.h. in unmittelbarer Nähe zu den Endplattengebieten innerhalb des Muskels. Die Frequenz wird so hoch gewählt, daß ein angenehmer Tetanus entsteht. Die Tiefenwirkung darf nicht überschätzt werden.

Bei der Benutzung des amplitudenmodulierten Mittelfrequenzstroms (System Wymoton) werden Flächenelektroden über die gesamte Länge des Muskels gelegt, um diesen in seinem gesamten Volumen quer zu durchströmen. Bei geschickter Anordnung der Elektroden kann die Tiefenwirkung verbessert werden.

Elektrische Muskelreizungen werden mehrmals am Tag für 15–20 min durchgeführt; der Patient lernt die eigenständige Handhabung des Geräts.

Bei der Osteoporose drängt sich als Einleitung und Unterstützung der wirbelsäulenaufrichtenden krankengymnastischen Übungen *vor allem während der schmerzfreien Stadien die Behandlung der Rückenstrecker mittels Nieder- oder Mittelfrequenzstrom* auf. Muskelreizungen können aber auch im Rahmen der Nachbehandlung von Frakturen oder begleitender degenerativer Gelenkserkrankungen der Extremitäten als sensomotorische Aktivierungsmethode eingesetzt werden.

Transkutane elektrische Nervenstimulation

Diese Technik wird zur Behandlung lang andauernder bzw. rezidivierender, vor allem aber eigentlich chronischer, manchmal sogar chronifizierter Schmerzen angewendet, die bevorzugt von bestimmten Orten – sog. Schmerzpunkten – durch Druck oder Zug ausgelöst werden können. Die Elektroden werden auf diese besonderen Hautstellen aufgelegt. Wenn durch Palpation keine Gewebsorte gefunden werden können, die mit der Schmerzauslösung in Verbindung stehen, wird dies über dem innervierenden Nervenstamm versucht. Wenn diese Vorgehensweise nicht zum Erfolg führt, wird mittels Versuch und Irrtum über irgendeinem Ort der proximalen Basis des schmerzhaften Gebiets ein Reiz gesetzt. Die grundsätzliche Wirksamkeit der Elektrodenanlage bzw. des Therapieverfahrens kann bereits nach wenigen Reizversuchen beurteilt werden.

Inzwischen sind kleine tragbare Reizgeräte erhältlich, die auch ganz kurze, sensibel gut erträgliche, niemals schmerzhaft werdende Impulse liefern. Somit wird auch eine ambulante Langzeitbehandlung über mehrere Stunden pro Tag möglich. Mit diesen tragbaren Geräten können bevorzugt auch nächtliche Schmerzen gelindert werden. Bei erfolgreicher Elektrostimulation kann der analgetische Effekt die Reizzeit um Stunden überdauern.

Die analgetische Wirksamkeit beruht auf der fortgesetzten Auslösung eines möglichst dichten Afferenzstroms innerhalb schnell leitender exterozeptiver und propriozeptiver Nervenfasern, die mit den schmerzvermittelnden Impulsen der langsam leitenden Fasersysteme auf Höhe der Faserkonvergenzorte innerhalb des Zentralnervensystems interferieren. Die nervöse Stimulation der schneller leitenden Fasersysteme hemmt ganz allgemein die Aktivität der langsamer leitenden.

Die mit der Osteoporose einhergehende *Fehlform der Wirbelsäule – ein kranial zunehmender Rundrücken – überlastet häufig die Rückenmuskulatur, so daß sich diese myotisch verändert.* Myosen sind die Grundlage der Entstehung myofaszialer Schmerzen, die sich häufig von Schmerzpunkten auslösen lassen. Neben der Massage vermag auch die TENS-Technik rein palliativ solche Muskelschmerzen zu dämpfen.

Diadynamik

Im Gegensatz zur TENS setzen sich die verschiedenen diadynamischen Stromformen aus betont langdauernden Impulsen von je 10 ms Dauer zusammen. Diese überlangen Reizimpulse haben die Form von sinusförmigen Halbwellen. Ihre Fläche aus Intensität mal Zeit ist ein Maß für die Größe des Ladungsflusses, der mit jedem einzelnen Impuls verbunden ist. Mit der großen Dauer ist nicht nur der große Stromfluß, sondern auch der relativ langsame Intensitätsanstieg über ganze 5 ms bis zum Erreichen des Kulminationspunkts verbunden. Solche Reizimpulse sind geeignet, bevorzugt die langsam leitenden Nervenfasern, d.h. u.a. auch die Schmerzfasern zu reizen. Die Anwendung diadynamischer Ströme ist mit steigender Dosierung sehr schnell schmerzhaft. Die Schmerzhaftigkeit dieser Art von Elektrotherapie ist ihr Charakteristikum und wird bewußt angestrebt.

Die elektrotherapeutisch bewußt auszulösende, helle und scharfe Schmerzhaftigkeit, die gezwungenermaßen auf einem Überwiegen der Erregungsaktivität in den weniger langsamen A-δ-Schmerzfasern über die am langsamsten leitenden C-Schmerzfasern beruht, regt wahrscheinlich auf der Höhe des Hirnstamms schmerzmodulierende Zentren an. Die Diadynamik bewirkt auf schmerzhaftem Weg eine Hemmung bestehender, zumeist chronischer und tiefer Gewebsschmerzen.

Da nur unidirektionale Impulse verwendet werden, ergibt die Summation der Stromflächen vieler Impulse über die Zeit das Zustandekommen einer klinisch durchaus wirksamen Gleichstromkomponente. Diese Komponente ist mit den Gleichstromwirkungen verbunden, deren wesentlichste die analgetische Nachwirkung ist.

Den diadynamischen Stromformen sind zusammengefaßt 2 Wirkungsweisen eigen. Einerseits dominiert subjektiv die Schmerzhaftigkeit, die mit einer zentralen Hemmung des vorbestehenden diffusen, tiefen Schmerzzustands verbunden ist. Andererseits stellt sich mit der Länge der Anwendung eine gleichstrombedingte Dämpfung der Erregbarkeit der Schmerzrezeptoren im Gewebe ein.

Wenn diadynamische Impulse von je 10 ms Dauer unmittelbar nacheinander folgen, ergibt sich eine Impulsfrequenz von 100 Hz; wenn jeder 2. unterdrückt wird, ergibt sich eine solche von 50 Hz. Die Geräte ermöglichen auch einen standardisierten Wechsel dieser beiden Frequenzen. Aus der Möglichkeit der Verwendung der einen, der anderen oder aber verschiedener Mischungen der möglichen Frequenzen entstehen verschiedene Formen der Diadynamik. Auf eine Unterscheidung der nicht wesentlich voneinander differierenden Wirkungsweisen kann hier verzichtet werden.

Mit der Diadynamik können mäßig große, schmerzhafte Gewebsbezirke behandelt werden, die eher oberflächlich gelegen sind und deren Schmerzhaftigkeit Ausdruck einer chronischen Gewebsdystrophie ist. In diesem Fall kommen mittelgroße Elektroden zur Anwendung, die einer dicken Frotteeunterlage bedürfen und meist in Gelenksnähe auf schmerzhafte Tendoperiostosen oder Tendomyosen aufgelegt werden. Üblicherweise wird täglich während 15–20 min behandelt. Die Anwendung muß aus den bereits dargelegten Gründen schmerzhaft sein.

Im Rahmen der Osteoporose ergeben sich im Zusammenhang mit *chronischen Überlastungssymptomen über den Dornfortsätzen der Wirbelkörper* und im Zusammenhang mit *begleitenden degenerativen Gelenkserkrankungen* immer wieder Gelegenheiten für die Anwendung diadynamischer Ströme.

4.2.5 Diatherme Verfahren: Hochfrequenz und Ultraschall

Diatherme Verfahren übertragen elektromagnetische bzw. mechanische Energie von außen über die Haut in die Tiefe des Körpers, wo die Energie absorbiert und in Wärme umgewandelt wird. Diese direkte Tiefenerwärmung steht im Gegensatz zur indirekten Erwärmung über die Haut, bei welcher die Haut stets die größte Wärmebelastung erfährt. Die Körperoberfläche bleibt bei allen diathermen Verfahren von der Erwärmung weitgehend entlastet. Die Reichweite der direkten Tiefenerwärmung darf nicht überschätzt werden; bei beiden Verfahren, der Hochfrequenz und dem Ultraschall, bleibt diese auf wenige Zentimeter beschränkt. Bevorzugt werden subkutan gelegene Sehnenansätze und oberflächliche Muskelschichten erwärmt.

Die direkte Erwärmung subkutan gelegener Muskeln und bindegewebiger Strukturen dient 3 Zielen:
– der Verbesserung der mechanischen Eigenschaften, z.B. der Verformbarkeit oder Dehnbarkeit der Gewebe,
– der thermoregulatorischen Muskelentspannung,
– der Rückbildung überlastungsbedingter, produktiver Bindegewebsentzündungen.

Die schmerz- und haltungsbedingten Ansatztendinosen und Myosen im Bereich der Wirbelsäule und des Schulter- sowie Beckengürtels können Indikationen für die Anwendung diathermer Verfahren sein.

Den diathermen Verfahren, d.h. der Hochfrequenz und dem Ultraschall, werden weitere, direkt-biologische, sog. atherme Wirkungen zugeschrieben: Es wird sogar von einer direkten elektromagnetischen Beeinflussung der Knochendichte und -struktur gesprochen. Vor solchen Spekulationen kann nur gewarnt werden; weder experimentelle Hinweise noch theoretische Vorstellungen legen solche zusätzliche, über die Wärmeentwicklung hinausgehende Wirkungen nahe.

Die verschiedenen Verfahren – Kurzwelle, Dezimeterwelle, Mikrowelle, Ultraschall – unterscheiden sich durch die Topographie der Tiefenerwärmung und die Gewebsart, die bevorzugt die wärmende Energie absorbiert. Die Unterscheidung ist theoretisch interessant, praktisch aber nicht derart relevant, daß hier auf die Darlegung nicht verzichtet werden könnte.

4.2.6 Stellenwert des Bewegungsbads

Das Bewegungsbad hat als Therapeutikum für Rückenprobleme einen fast magischen Bekanntheitsgrad erlangt. Der Aufenthalt im warmen Wasser ist subjektiv recht wohltuend: Der Auftrieb wirkt allgemein entlastend und die Wärme muskelentspannend. Da Stürze und Überlastungen ausgeschlossen sind, bietet sich die Wassertherapie als Möglichkeit einer Selbstbehandlung an.

Im Rahmen der Osteoporosebehandlung bedarf es einer differenzierten Betrachtung des Stellenwerts des Bewegungsbads. Vor einer generellen Empfehlung muß bewußt Abstand genommen werden.

Die mit dem Auftrieb verbundene weitgehende Schwerelosigkeit ist wie der Aufenthalt im Weltall in erster Linie osteoporosefördernd. Die Architektur der Spongiosa ist als Antwort und Anpassung an die Körperschwere zu betrachten. Eines der primären Ziele der Osteoporosebehandlung besteht bekanntlich in der häufigen, systematischen, regelrechten, u.U. allerdings dosierten Auseinandersetzung mit der Gravitation. Das Bewegungsbad zählt deshalb mit Sicherheit nicht zu den prophylaktischen Maßnahmen.

Im Rahmen der Therapie schwerer und schmerzhafter Osteoporoseschübe, vor allem wenn diese durch Wirbelkörperfrakturen verursacht sind, erhält die Wassertherapie einen zeitlich limitierten Stellenwert. Während dieser Schmerzphasen dient die Therapie im warmen Bewegungsbad den folgenden Zielen:

- Im Anschluß an eine erzwungene Bettlägerigkeit dient das Wasser der Erarbeitung der aufrechten Haltung im Stehen und Sitzen.
- Viele Patienten sind nach einer erlittenen Fraktur ängstlich, unsicher und verkrampft. Sie haben das Vertrauen in die Möglichkeit, sich aufzurichten, verloren. Der Auftrieb im Wasser verleiht Leichtigkeit und Sicherheit, so daß es gelingt, durch sukzessives Absenken des Wasserspiegels das Vertrauen wieder zu erarbeiten.
- Die Kombination von Auftrieb und Wärme führt im Anschluß an ein eigentliches akutes Vertebralsyndrom zu einer frühzeitig erreichbaren Muskelentspannung und damit auch zu einem frühzeitigen Einsetzen eines möglichen erneuten Muskeltrainings.

Über diese akuten Schmerzphasen hinaus, vermag das Bewegungsbad ganz gezielt noch folgenden Zielen zu dienen:

- gefahrlose Übungsmöglichkeit für Gleichgewichtsreaktionen und adäquates Sturzverhalten;
- zusätzliche Therapie von überlastungsbedingten Beschwerden, vor allem wenn diese zusätzlich durch degenerative Wirbelsäulenveränderungen verstärkt werden.

Die Osteoporosetherapie im Bewegungsbad ist zeitlich stets zu limitieren; sie darf nie als Alternative zu den primären Behandlungstechniken mißbraucht werden. Die Benutzung von mineralhaltigem Wasser bringt keine Vorteile.

4.2.7 Kuraufenthalte

Die Kur ermöglicht im Anschluß an schwere Schmerzschübe ein systematisiertes und dichtes, intensiviertes Training der Muskulatur, der aufrechten Haltung und der aeroben Ausdauerleistungsfähigkeit. Gleichzeitig ermöglichen die Zeitverhältnisse eine fundierte Information über die Art der Erkrankung und die Selbsthilfemöglichkeiten sowie die Gewöhnung an eine adäquate Ernährung. Kuraufenthalte sind nur an Orten zu empfehlen, die sich speziell mit diesem Krankheitsbild beschäftigen.

Da der Sonnenbestrahlung ein gewisser, allerdings nicht genauer umschreibbarer Wert in der Behandlung von Knochenerkrankungen zuerkannt werden kann, eignen sich heilklimatische Kurorte besonders für Osteoporotiker. Eine Kur vermag selbstverständlich die täglichen rehabilitativen und prophylaktischen Anstrengungen am Wohnort nicht zu ersetzen. Kuraufenthalte sind daher nur unter bestimmten Voraussetzungen indiziert.

Literatur

Gillert O, Rulffs W (1988) Hydrotherapie und Balneotherapie. Pflaum, München
Hamann A, Haschke W, Krug H, Leutert G, Lindemann M, Zett L (1974) Massage in Bild und Wort. Volk und Gesundheit, Berlin
Reichel HS (1988) Deep Friction – Tiefe Friktionsmassage. Physikalische Therapie 9: 219–223
Senn E (1979) Wert und Wirkungsmechanismen von Wärmeapplikationen auf die Haut. Physiotherapeut 284: 3–10
Senn E (1981) Aktuelle Fragen zur Thermotherapie. Hospitalis 51:11–13
Senn E (1985) Kältetherapie. Eine Analyse der therapeutischen Wirkungen – die Formulierung von Hypothesen zur Wirkungsweise. Therapiewoche 35: 3609–3616
Senn E (1986) Welche differenzierten Effekte lassen sich durch Kryotherapie erzielen? Rheuma-Schmerz & Entzündung 6: 10–12
Senn E (1990) Elektrotherapie. Thieme, Stuttgart

4.3 Krankengymnastische Übungsprinzipien in Theorie und Praxis

Christiane Nimmrichter

Im Verlauf der Rehabilitation kommt der Krankengymnastik eine entscheidende Bedeutung zu: als Bindeglied zwischen der medizinischen Akutversorgung und den vorbereitenden passiven physikalischen Maßnahmen (s. Kap. 4.2) zu Beginn der Therapiestraße und den zunehmend aktiveren Formen von Bewegung und Sport im Rahmen einer Gruppentherapie (s. Kap. 5.2) bzw. später in der Eigenrealisation, dem anzustrebenden Ziel der Rehabilitation. Die Krankengymnastik hat daher ihren besonderen Stellenwert sowohl im klinischen als auch im ambulanten Bereich.

Im Mittelpunkt aller krankengymnastischen Behandlungsmethoden stehen die Struktur und die Funktion (s. Kap. 4.1). In Prophylaxe, Therapie und Rehabilitation werden in Einzelbehandlung Hilfen zur Entwicklung, zum Erhalt, zur Wiederherstellung aller Funktionen im somatischen und psychischen Bereich und zur Schulung von Ersatzfunktionen bei nicht rückbildungsfähigen Störungen erarbeitet. Schwerpunkte der krankengymnastischen Arbeit in der Osteoporosetherapie sind u.a.:

- die Frakturversorgung mit postoperativer Frühmobilisation,
- die sensorische Muskelaktivierung,
- die Bewältigung akuter Schmerzproblematiken,
- die Mobilisation von peripheren Gelenken, z.B. Schulter und Hüfte,
- die Gangschulung und
- der Aufbau eines positiven Haltungsbilds.

Die Umsetzung dieser vielfältigen Aufgaben kann über verschiedene Behandlungsmethoden, u.a. die Funktionelle Bewegungslehre, die Maitland-Technik und die Manuelle Therapie realisiert werden. Die Auswahl orientiert sich am individuellen Befund.

Aus dem Spektrum der krankengymnastischen Übungsmethoden und -prinzipien sollen in diesem Beitrag einige vorgestellt werden, die sich auch für die Anwendung in der Gruppe eignen. Der Übergang in die Gruppentherapie sollte unbedingt erfolgen, da deren sozialer Charakter eine überdauernde Motivation für längerfristige Ziele (z.B. Krankheitsbewältigung, positive Beeinflussung der Knochentrophik) darstellt. Zusammengefaßt stehen folgende Zielsetzungen im Vordergrund einer Gruppentherapie:

- Schmerzlinderung und -bewältigung,
- Verbesserung des Körperbewußtseins,
- Förderung des arthromuskulären Zusammenspiels,
- Aufbau eines ökonomischen Alltagsverhaltens.

4.3.1 Schmerzlinderung

Bei akuten Schmerzen ist Ruhe in horizontalen Stellungen das Mittel der Wahl. Durch das Flachliegen werden Bandscheiben und Gelenke entlastet, was der Verkrampfung der Muskulatur entgegenwirkt und das Auftreten von schmerzbedingten Schonhaltungen reduziert.

Je nach Schmerzsymptomatik kann jeder aus den nachfolgenden Abbildungen seine individuelle Entlastungsstellung wählen. Hilfreich sind Polsterungsmaterialien wie Kissen, Decken oder Handtücher, um die entspannteste Lage zu erreichen. Zusätzlich angewandte Wärmebehandlungen, z.B. in Form von Rotlicht oder heißer Rolle, vervollständigen den schmerzlindernden Effekt.

Die nun erreichte muskuläre Entspannung kann durch Atemübungen verstärkt werden. Dabei wird der schmerzbedingten flachen Atmung durch bewußt eingesetzte basale Atembewegungen entgegengewirkt (s. Atemtherapie, Kap. 4.3.2).

Das Hochlagern der Beine in Stufenstellung (Abb. 4.5) wirkt der Krümmung der Lendenwirbelsäule entgegen und mindert den Druck auf die Bandscheiben und die kleinen Wirbelgelenke. Bei akuten lumbalen Problemen ist diese Position besonders schmerzlindernd.

Bei Nackenbeschwerden unterstützt ein orthopädisches Kopfkissen die Halswirbelsäule in ihrer natürlichen Lage (Abb. 4.6).

Das gleiche Prinzip verfolgt das Lendenkorrekturkissen (Abb. 4.7), mit dessen Hilfe das Absinken der Lendenwirbelsäule in Richtung Boden verhindert wird. Mehrmals tägliches Einnehmen dieser Position entlastet und fördert die aufrechte Haltung der Wirbelsäule gleichzeitig.

Auch in der Seitlage wird das oft schmerzhafte seitliche Absinken der Wirbelsäule durch Kissen unter Kopf und Taille verhindert (Abb. 4.8). Eine gefaltete Wolldecke zwischen den Beinen vervollständigt die bequeme Lage und erhöht gleichzeitig die Stabilität.

Im Sitzen kann das Hochstellen der Beine schmerzlindernd wirken (Abb. 4.9). Diese Sitzhaltung wird oft als Erleichterung empfunden, sollte durch die größere Belastung der Wirbelsegmente jedoch nur kurzfristig eingenommen werden.

Auch das Liegen über dem Pezzi-Ball (Abb. 4.10) ist schmerzlindernd und entspannend.

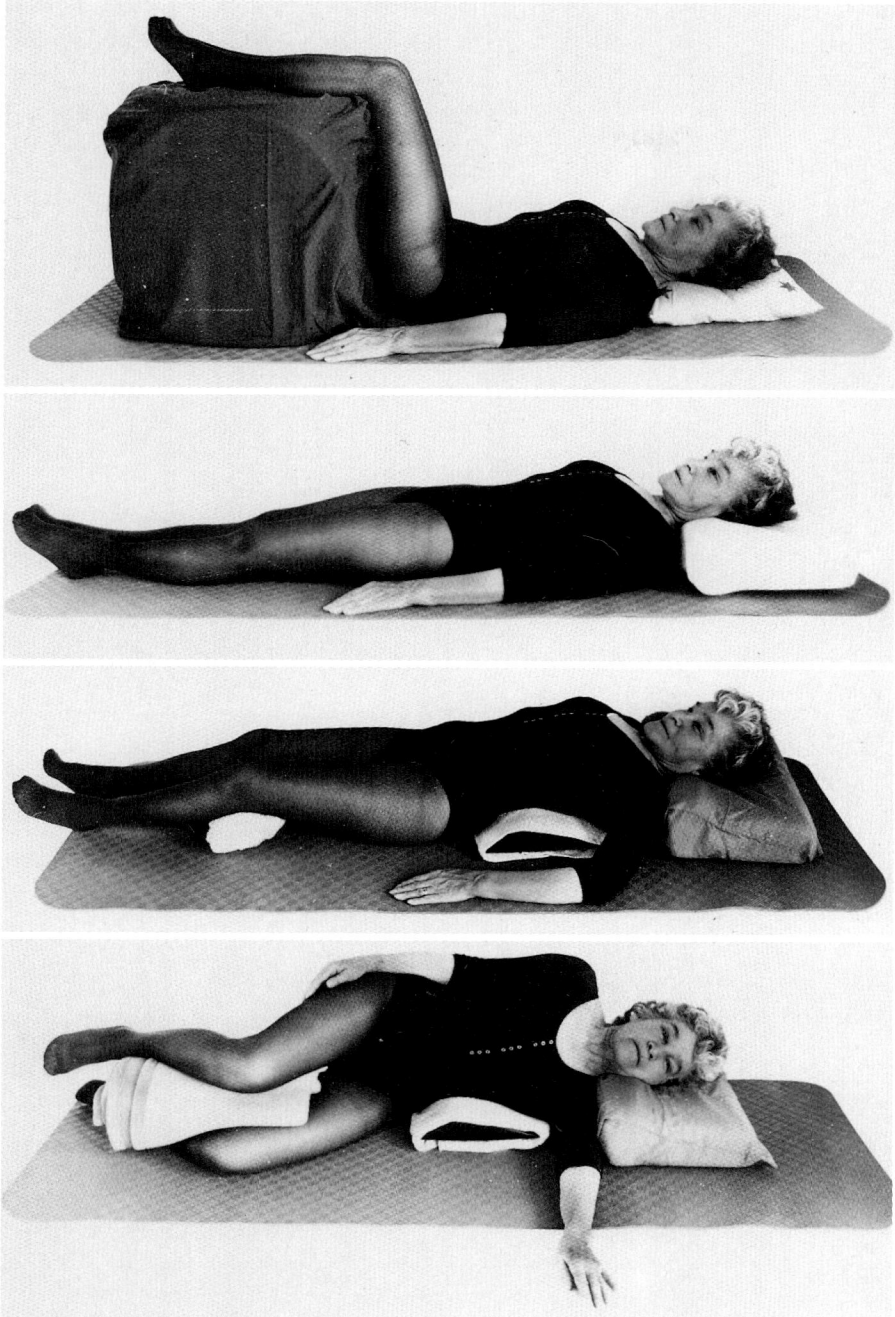

Abb. 4.5. *(oben)* Stufenlagerung
Abb. 4.6. *(Mitte oben)* Rückenlage mit orthopädischem Kopfkissen
Abb. 4.7. *(Mitte unten)* Rückenlage mit Lendenkorrekturkissen
Abb. 4.8. *(unten)* Seitlage mit Unterstützung

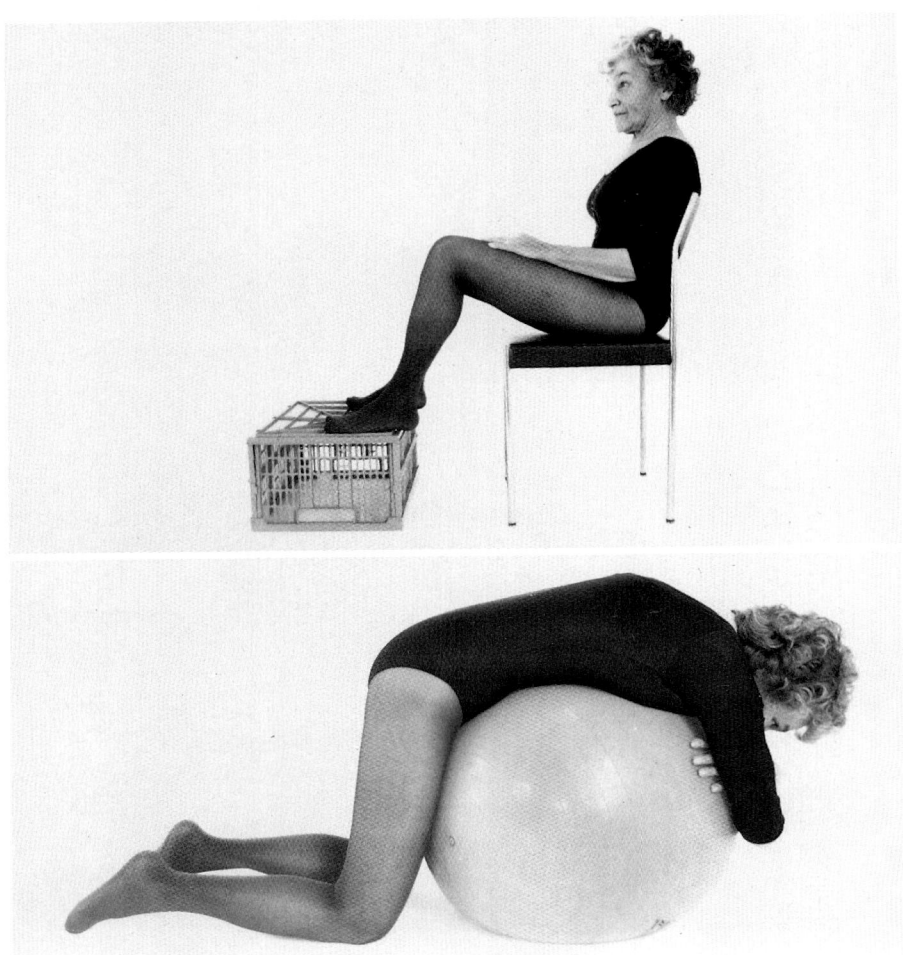

Abb. 4.9. *(oben)* Sitz mit erhöhtem Fußteil
Abb. 4.10. *(unten)* Liegen über dem Pezzi-Ball

Hilfsmittel für die einzelnen Übungen sind z.B. Wolldecken, Polsterkissen, orthopädisches Kopfkissen, Lendenkorrekturkissen (im Schaumstoff- und Sanitätshandel erhältlich).

4.3.2 Atemtherapie

„Der Begriff Atemtherapie schließt alle physiotherapeutischen Verfahren ein, die das Ziel verfolgen, den Atemablauf effektiver und die Atemarbeit ökonomischer zu gestalten" (Krauß 1984, S.9).

Beim Krankheitsbild der Osteoporose ist eine Beeinträchtigung des Atmens in der Veränderung der mechanischen Bedingungen für den Ablauf der Atembewegungen feststellbar. Je nach Schweregrad der Osteoporose finden wir eine unterschiedlich ausgeprägte Brustwirbelsäulenkyphose vor. Dadurch werden folgende Faktoren mehr oder weniger ungünstig beeinflußt (Krauß 1984, S. 49/50):

– der Neigungswinkel der Rippen in der Atemmittellage, wodurch Form und Rauminhalt einzelner Thoraxabschnitte mehr oder weniger stark beeinträchtigt werden;
– die Exkursionsfähigkeit der Rippen in ihren Gelenken;
– die Fähigkeit, die Wirbelsäule beim Einatmen aufzurichten, wodurch die Beweglichkeit des Thorax insgesamt verringert wird;
– die Verlagerung der Ansatz- und Ursprungsflächen zahlreicher Atemmuskeln mit Herabsetzung des Wirkungsgrads dieser Muskeln;
– die Tonuslage und motorische Mitwirkung der Schultermuskulatur und der Rückenstrecker beim Ablauf der Atembewegungen;
– die Beeinträchtigung der Zwechfellextension durch Hochdrängen der Bauchorgane bei stärkeren Graden der Wirbelsäulenkrümmung und die Verlagerung der muskulären Aktivität beim Atmen auf die Muskulatur des Hals- und Schulterbereiches, zumeist verbunden mit einer Erhöhung der Atemarbeit insgesamt.

Das Ausmaß der Respirationsstörung läßt sich durch ausgleichende Bewegungsmuster vermindern. Atemtherapeutische Übungen in der Osteoporosegruppe zielen darauf ab, diesen Ausgleich zu ermöglichen. Konkret bedeutet dies, die Beweglichkeit des Thorax je nach individuellem Bild der Osteoporose in Richtung Extension zu verbessern oder zu erhalten. Als Maßnahmen dienen uns hier Übungen zur Schulung der Atemrichtungen (s. Abb. 4.11–4.16) und Dehnlagerungen (s. Abb. 4.17–4.19). Werden diese Übungen in einem der Entspannung dienendem Rahmen mit bewußter Konzentration auf den Körper durchgeführt, wird gleichzeitig eine Verbesserung des Körperbewußtseins erreicht.

Ziele der speziellen Atemtherapie in Osteoporose-Gruppen:
• Thoraxmobilisation,
• Schulung von symmetrischen basalen Atembewegungen,
• Verbesserung des Körperbewußtseins.

Nach Ehrenberg (1985) werden weitere Wirkungsweisen der Atemtherapie beschrieben:

- Aufmerksame Wachheit führt zur größeren Wahrnehmung des Körpers und seiner Umgebung. Es ensteht gleichzeitig ein angenehmes Ruheempfinden im Wachzustand.
- Durch Senkung des Sympathikotonus werden die Effekte des Parasympathikus wirksam.
- Im Herz-Kreislauf-Bereich erfolgt die Senkung einer erhöhten Ruhepulsfrequenz, z.B. von 96 auf 84 Schläge/min, sowie die Senkung eines erhöhten systolischen Blutdruckes, z.B. von 150/80 auf 130/80 mm Hg. Daneben findet ein verbessertes Wärmeempfinden statt.
- In bezug auf den Gesamtorganismus können Reaktionen wie erhöhter Speichelfluß, Bildung von Nasensekret und Tränenflüssigkeit, erleichterter Sekrettransport oder vermehrter Harndrang auftreten.

Im folgenden werden praktische Beispiele zur Atemtherapie und -schulung gegeben.

Basale Atemschulung

Das Ziel der basalen (kostoabdominalen) Atemschulung ist es, die Atembewegung in Richtung Bauch, Seite und unterer Rücken zu fördern. Da viele Menschen das Gefühl für ihre Atmung verloren haben, muß als erstes die Wahrnehmung der Atembewegungen verbessert werden. Das geschieht durch Konzentration auf den eigenen Handkontakt und verbale Informationen. Die verbale Information erfolgt mit den sog. Basaltexten (Ehrenberg 1975) oder mit den eigenen Worten des Kursleiters. Danach wird durch Verstärken der Bewegungsrichtung das Bewegungsausmaß verbessert.

Klassische Ausgangstellungen sind die Rückenlage (s. Abb. 4.11–4.13) und der Sitz (s. Abb. 4.14–4.16). Wenn es nicht möglich ist, diese einzunehmen, bietet sich die Seitlage als weitere Alternative an.

Die Augen können während der Atemschulung geschlossen werden, um die Konzentration ganz auf den eigenen Körper zu richten.

Rückenlage

Wahrnehmung der Bauchatmung. Beide Hände bilden ein Dreieck um den Nabel. Zunächst soll die Lage der Hände auf dem Bauch nachgespürt werden.
„Wie liegen Ihre Hände auf? Sind sie warm? Fühlen Sie den sanften Druck der Hände auf dem Bauch?"
Nun wird die Bewegung des Bauches, indirekt über die Hände, beim Einatmen durch die Nase und beim Ausatmen durch den Mund nachgespürt (Abb.4.11).
„Spüren Sie, wie Ihre Hände wie eine Welle zur Decke getragen werden und wieder zurücksinken."

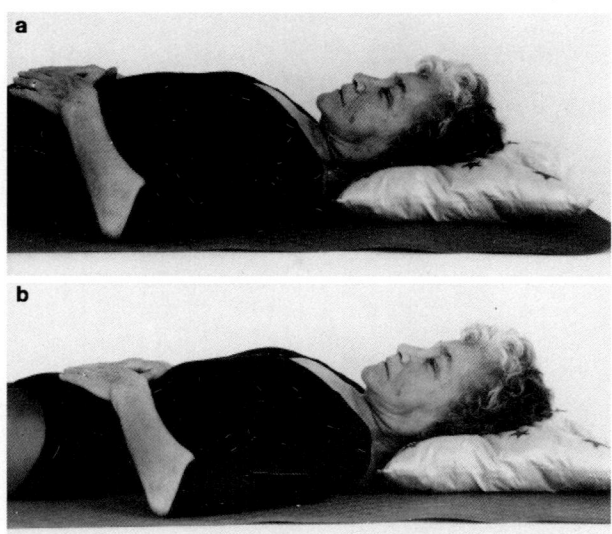

Abb. 4.11. a Bauchatmung - Einatmung, **b** Bauchatmung - Ausatmung

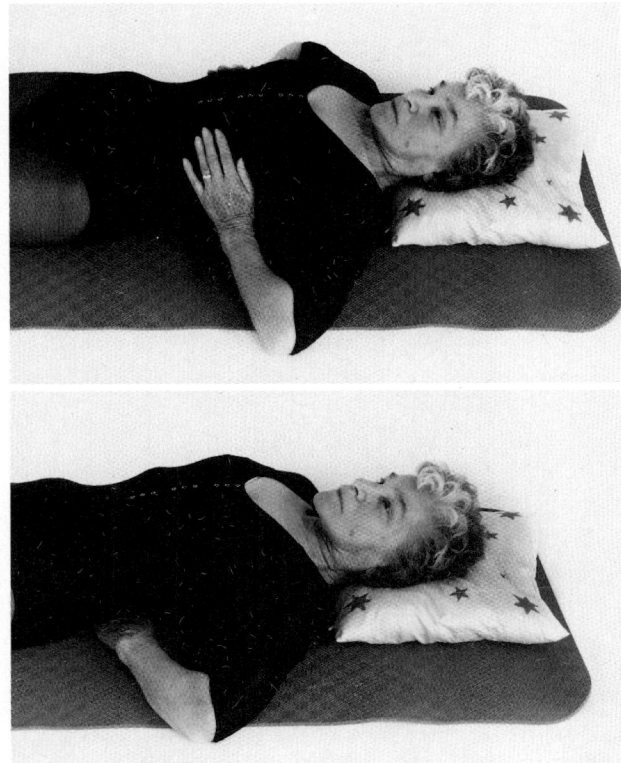

Abb. 4.12. *(oben)* Flankenatmung
Abb. 4.13. *(unten)* Rückenatmung

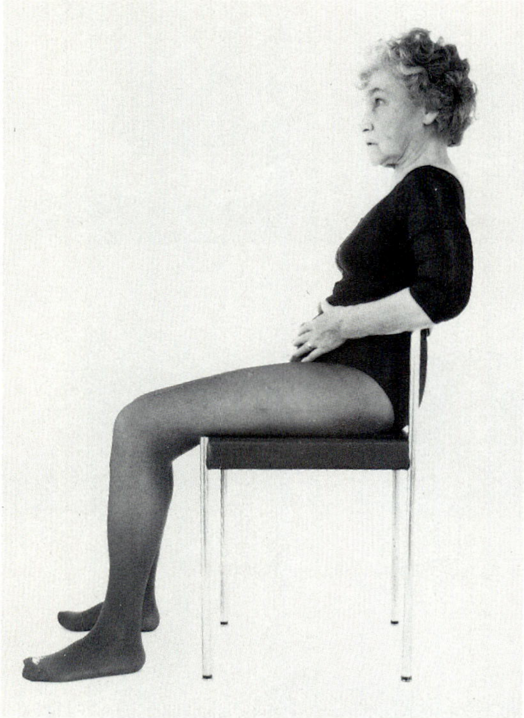

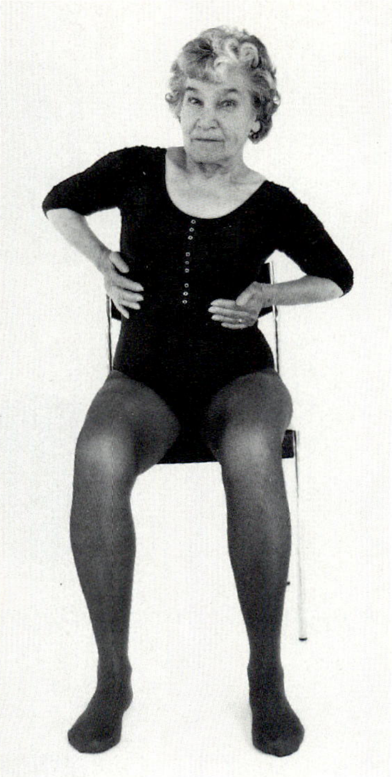

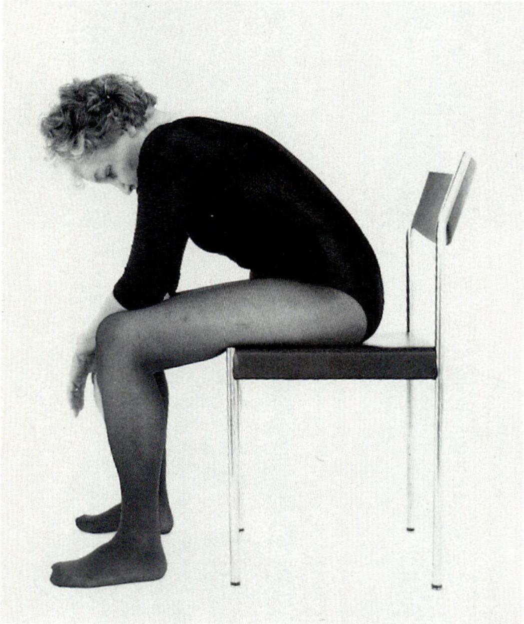

Abb. 4.14. *(links oben)* Bauchatmung im Sitzen
Abb. 4.15. *(rechts oben)* Flankenatmung im Sitzen
Abb. 4.16. *(unten)* Rückenatmung im Sitzen

Die Teilnehmer werden nun aufgefordert, diese Bewegung mehrere Male in ihrem eigenen Atemrhythmus zu wiederholen. Danach erfolgt die Verstärkung des Bewegungsumfangs. Sie wird nur 3–5mal hintereinander durchgeführt, da sonst die Gefahr der Hyperventilation besteht.

„Versuchen Sie nun, Ihre Hände durch 3 besonders hohe Wellen zur Decke und wieder zurück tragen zulassen."

Anschließend werden die Hände wieder neben den Körper gelegt.

„Spüren Sie nun die Stelle nach, auf der Ihre Hände gerade gelegen sind. Ist sie noch warm? Spüren Sie den Druck noch? Spüren Sie, wie der Bauch sich bewegt?"

Nach mehrmaligem Nachspüren der Bewegung wird auch diese 3mal hintereinander verstärkt.

Wahrnehmung der Flankenatmung. Die Kleinfingerkanten liegen jeweils seitlich am unteren Rippenbogen, so daß die Fingerspitzen bauchwärts zeigen (Abb.4.12). Die Vorgehensweise besteht, analog der Bauchatmung, zuerst im Erspüren der Hände und der Bewegung sowie der nachfolgenden Verstärkung.

„Spüren Sie, wie Ihre Hände durch die Atemluft zur Seite getragen werden und wieder zurücksinken."

Anschließend wird die Übung ohne Zuhilfenahme der Hände durchgeführt.

„Spüren Sie, wie sich Ihre Rippen durch die Atemluft wie ein Fächer auseinanderspreizen und sich wieder schließen."

Wahrnehmung der Rückenatmung. Die Hände werden unter die Lendenwirbelsäule geschoben. Zur Verdeutlichung der Bewegungsrichtung dürfen die Beine angestellt werden. Das Erspüren der Rückenatmung (Abb. 4.13) folgt dem bereits beschriebenen Prinzip.

„Spüren Sie, wie durch die Atemluft ein sanfter Druck in die Hände/Boden ausgeübt wird und wieder nachläßt."

Sitz

Die Ausgangsstellung ist der bequeme Sitz mit leicht gespreizten Beinen und aufrechter Wirbelsäule, die mit einem Kissen im Übergangsbereich von Brust- und Lendenwirbelsäule unterstützt werden darf. Die Vorgehensweise bleibt unverändert.

Die verbale Anleitung bei der Bauchatmung (Abb. 4.14) lautet:

„Spüren Sie, wie die Bewegung nach vorne-unten zum Oberschenkel und wieder zurückgeht."

Der Wortlaut der Flankenatmung (Abb. 4.15) bleibt wie in der Rückenlage beschrieben.

„Spüren Sie, wie Ihre Hände durch die Atemluft zur Seite getragen werden und wieder zurücksinken."

Zur besseren Wahrnehmung der Rückenatmung wird der sog. Kutschersitz (Abb. 4.16) eingenommen. Dabei stützen sich die Unterarme auf den Oberschenkeln ab und der Kopf senkt sich (Alternative bei ausgeprägter Osteoporose: Abstützen auf einem Tisch).

„Spüren Sie, wie sich durch die Atemluft der Brustkorb nach hinten erweitert und wieder kleiner wird."

Dehnlagerungen

Dehnlagerungen werden in der Osteoporosebehandlung zur Förderung der Thoraxbeweglichkeit durchgeführt. Sie werden anfangs in der Gruppe angeleitet und können später eigenständig zu Hause durchgeführt werden. Das Ausmaß der Dehnung sollte jeder Patient selbst so wählen, daß kein Schmerz entstehen kann.

Die einzelnen Dehnlagen (Abb. 4.17–4.19) können, je nach Verträglichkeit, bis zu 10 min eingenommen werden. Durch das Nachlassen der Muskelspannung kann das Ausmaß der Dehnung nach und nach erweitert werden.

Der Kursleiter kann auch hier zusätzlich das Körperbewußtsein fördern, indem er die Anweisungen in einem ruhigen und entspannten Rahmen gibt und die Patienten ihren Körper und ihre Atmung nachspüren läßt.

„Nehmen Sie beide Hände unter den Kopf, lassen Sie die Ellenbogen zum Boden absinken und bleiben Sie eine Weile in der Position liegen."
„Die linke Hand wird wieder neben den Körper gelegt... Jetzt wandert das linke Bein zum linken Mattenrand und bleibt dort schwer liegen...Das rechte Bein wandert nach und bleibt ebenfalls schwer liegen...Nun wird der linke Arm so weit am Oberschenkel entlang nach unten geführt, bis eine angemessene Dehnung in der rechten Seite erspürt wird."

Nachdem diese Position eine Weile eingenommen wurde, wird in umgekehrter Reihenfolge wieder in die Grundstellung zurückgekehrt und die gleiche Lage auf der rechten Seite durchgeführt.

„Legen Sie sich in Seitlage. Das untere Bein ist bequem angebeugt, der untere Arm liegt unter dem Kopf. Das obere Bein und der obere Arm werden jeweils nach unten und nach oben herausgeschoben, so daß der Körper ein gerade Linie bildet. Ist ein angenehmes Dehngefühl erreicht, werden Hand und Fuß auf der Matte abgelegt und die Stellung eine Weile gehalten."
Auch diese sog. Streckdehnlage (s. Abb. 4.19) wird beidseitig durchgeführt.

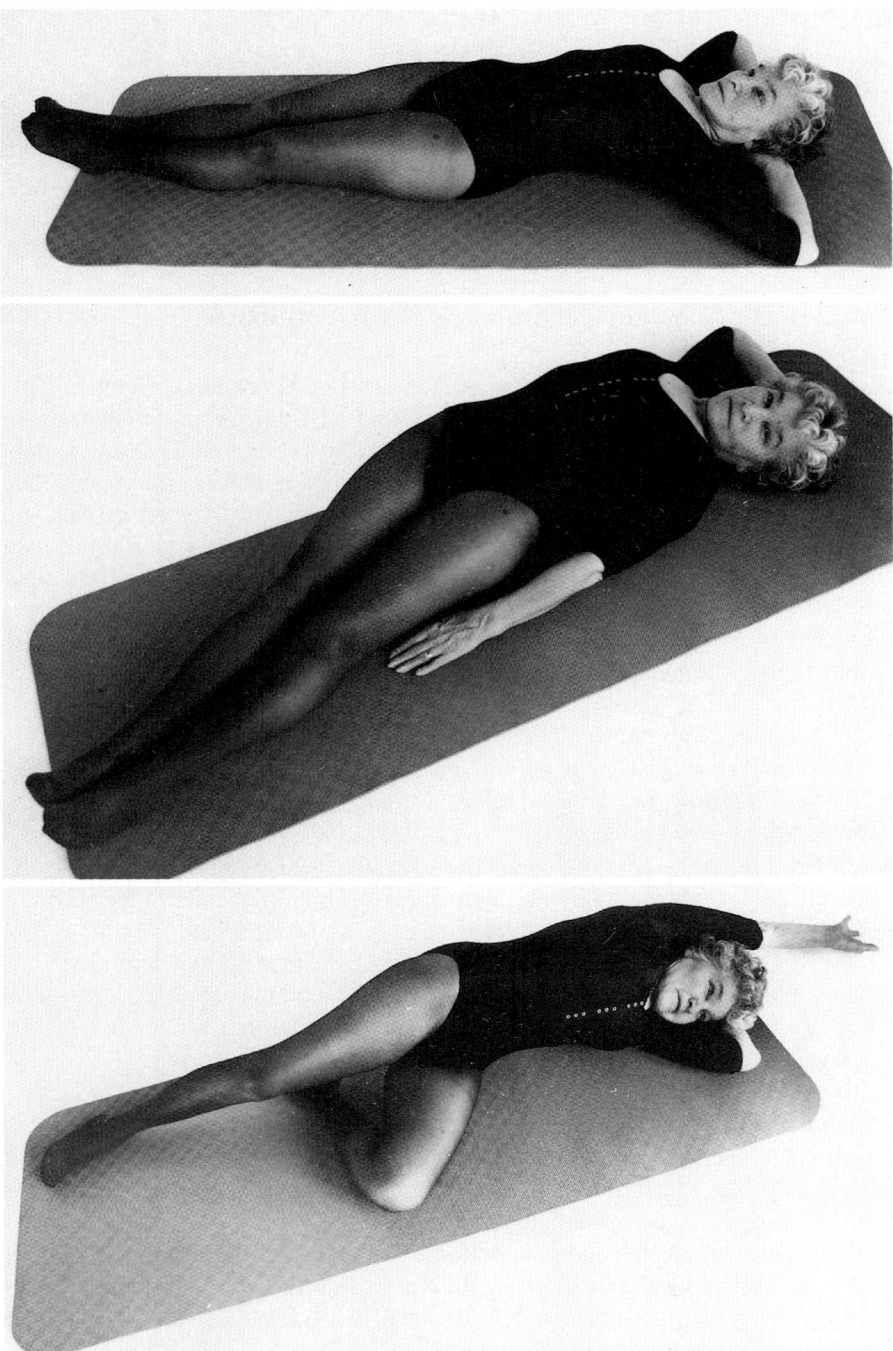

Abb. 4.17. *(oben)* Dehnposition in Rückenlage
Abb. 4.18. *(Mitte)* C-Lage
Abb. 4.19. *(unten)* Streckdehnlage

4.3.3 Mobilisation

Die folgenden Mobilisationsübungen, die bei Osteoporosepatienten problemlos angewendet werden können, stammen aus der Funktionellen Bewegungslehre nach Klein-Vogelbach. Um sie im richtigen Kontext einzusetzen, erfolgt nun eine kurze theoretische Einführung in ihre funktionelle Sichtweise.

Funktionelle Bewegungslehre nach Klein-Vogelbach

„Die Funktionelle Bewegungslehre ist aus der Praxis entstanden und mit der Erfahrung in der Behandlung von Patienten und im Umgang mit Schülern während des Unterrichts gewachsen" (Klein-Vogelbach 1990a, S.1). Ansatzpunkt war die Frage, warum manche Bewegungen natürlich und ökonomisch aussehen und andere nicht. Bei der Funktionellen Bewegungslehre handelt es sich um eine „Technik der unmittelbaren Beobachtung und Analyse von Haltung und Bewegung des Menschen" (Klein-Vogelbach 1990a, S. 325). Als Leitbild einer artgerechten Bewegungstherapie wird „das normale Bewegungsverhalten eines gesunden Menschen" ausgewählt (Klein-Vogelbach 1990a, S. 1). Für das weitere therapeutische Vorgehen gelten u.a. folgende Regeln (Klein-Vogelbach 1990a, S.1/2):

- „Natürliche Bewegung vollzieht sich automatisch."
- „Das Bewegungsgeschehen kommt uns zum Bewußtsein, wenn wir ermüden."
- „Wenn uns Bewegung ungewohnte Anstrengungen abverlangt, wird sie uns bewußt."
- „Nicht alle Menschen verfügen über das gleiche Bewegungsrepertoire. Es ist abhängig von Veranlagung, Umweltfaktoren und Wiederholung, mit anderen Worten von Übung."
- „Auch Fehlbewegungen können automatisch werden. Ihnen fehlt aber das Merkmal natürlicher Bewegung. Sie sind nicht ökonomisch. Eine Bewegung ist ökonomisch, wenn ihr Erfolg und ihre Leistung bei minimalem Kraftaufwand und Materialverschleiß maximal ist."

Ziel der Funktionellen Bewegungslehre ist es, „Bewegung in der erwünschten artgerechten Weise in Gang zu bringen" (Klein-Vogelbach 1990a, S.2).

Die nun folgende Betrachtung der Wirbelsäulenstatik (Abb. 4.20) läßt uns Rückschlüsse auf die Behandlungspraxis ziehen.

„Die Längsachsen der Körperabschnitte (KA) Becken, Brustkorb und Kopf bilden die Körperlängsachse (KLA). In der Nullstellung bei aufrechtem Stand steht die KLA vertikal und die KA Becken, Brustkorb und Kopf sind in der KLA eingeordnet" (Klein-Vogelbach 1990a, S. 174/175). „Die Wirbelsäule befindet sich bezüglich aller Bewegungskomponenten (Flexion/Extension, Lateralflexion rechts-konkav/links-konkav, positive und negative Rotation) in ihrer

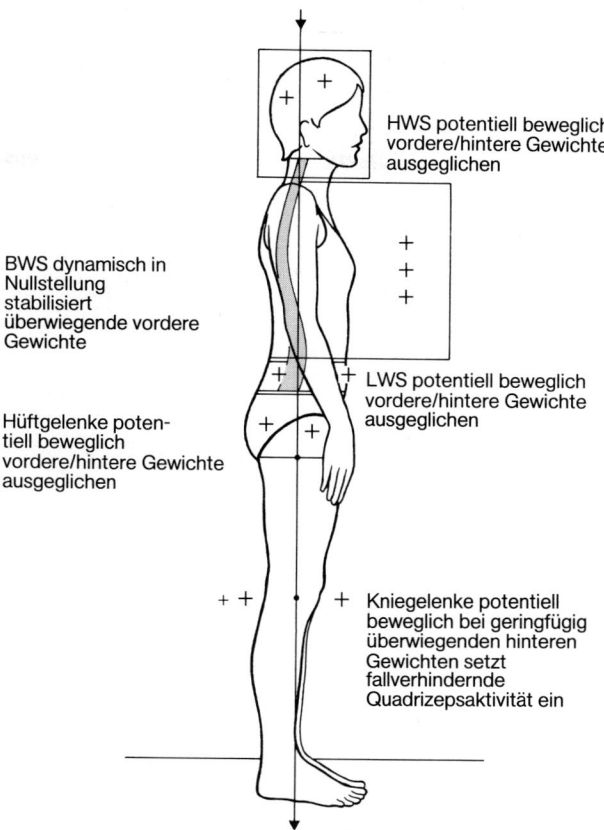

HWS potentiell beweglich
vordere/hintere Gewichte
ausgeglichen

BWS dynamisch in
Nullstellung
stabilisiert
überwiegende vordere
Gewichte

LWS potentiell beweglich
vordere/hintere Gewichte
ausgeglichen

Hüftgelenke poten-
tiell beweglich
vordere/hintere Gewichte
ausgeglichen

Kniegelenke potentiell
beweglich bei geringfügig
überwiegenden hinteren
Gewichten setzt
fallverhindernde
Quadrizepsaktivität ein

Abb. 4.20. Verteilung der Gewichte in bezug auf die vertikal stehende mittlere Frontalebene.
(Aus Klein-Vogelbach 1990a)

Nullstellung. Die Gewichte der Körperabschnitte Becken, Brustkorb und Kopf
sind in bezug auf die Flexions-/Extensionsachse der Wirbelsäule gleichmäßig
auf vorne und hinten verteilt." Die Wirbelsäule befindet sich jetzt im Zustand
der „ökonomischen Aktivität". Von ökonomischer Aktivität spricht man, „wenn
bei einer beliebigen Haltung oder Bewegung die Intensität der geleisteten Muskelaktivität weder zu hoch noch zu niedrig ist, um das angestrebte Ergebnis
und das äußere Erscheinungsbild optimal hervorzubringen" (Klein-Vogelbach
1990a, S. 81).

Bei den meisten Osteoporosepatienten sind die Körperabschnitte Becken,
Brustkorb und Kopf nicht mehr in die Körperlängsachse eingeordnet. Die Veränderungen der Statik richtet sich immer nach den individuellen Körperbau-
verhältnissen eines jeden Patienten und dem Ort der Manifestation der Hyperkyphosierung. Die Hyperkyphosierung der Brustwirbelsäule ist graduell unter-

schiedlich je nach Schweregrad der Osteoporose und Alter des Patienten fixiert und läßt sich sowohl im oberen, als auch unteren Brustwirbelbereich diagnostizieren. Hieraus ergeben sich unterschiedliche Schubtendenzen der einzelnen Körperabschnitte gegeneinander.

Bei seitlicher Betrachtung einer ausgeprägten Brustkyphose läßt sich beispielsweise ein Abrutschen des Körperabschnitts Kopf nach ventral (bauchwärts) beobachten. Bliebe der Kopf gemäß der Körperlängsachse eingeordnet, würde der Betreffende zum Boden schauen. Dieser unkommunikativen Einschränkung des Sichtfelds wird automatisch mit einer hyperlordosierten Stellung der Halswirbelsäule und der Kopfgelenke entgegengewirkt. Hierdurch wird eine Überlastung der ohnehin schon geschädigten passiven Strukturen, Wirbelkörpergrund- und -deckplatten, Wirbelgelenke, Bandscheiben und des Bandapparats bewirkt, da die oben beschriebene Schubtendenz nicht vollständig von der Muskulatur abgefangen werden kann. Diese ständig zu hohe Muskelaktivität führt zu muskulären Dysbalancen und ischämischen Schmerzen in den Übergangsbereichen.

Grundsätze der Behandlung

Ein wichtiger Aspekt ist das Wiedererlernen verlorengegangener Bewegungsmuster. Ziel ist es, differenzierte Bewegungen mit minimalem Kraftaufwand durchzuführen, wodurch eine Senkung des Muskeltonus bewirkt wird. Die Funktionelle Bewegungslehre bezeichnet dies als hubfreie und hubarme Mobilisation. „Durch hubfreie und hubarme Mobilisation der Wirbelsäule soll in Haltung und Bewegung mit einem Minimum an Belastung ein Maximum an differenzierter Koordination von Feinverformungen und dynamischer Stabilisation der Wirbelsäule erreicht werden" (Klein-Vogelbach 1992, S.156).

„Mit Hilfe der hubfreien und/oder hubarmen Mobilisation soll der Patient lernen:
- Wirbelgelenke, Wirbelkörper–Bandscheiben–Gelenke, Kostovertebralgelenke und Hüftgelenke frei zu bewegen;
- Feinbewegungen und Feinverformungen bestimmter Wirbelsäulenabschnitte mit dynamischer Stabilisation angrenzender Wirbelsäulenabschnitte zu koordinieren, um die ökonomischen Gleichgewichtsreaktionen der Wirbelsäule wieder in Gang zu bringen;
- die trophischen Bedingungen der knöchernen, ligamentären, knorpeligen, muskulären, nervalen und serösen Strukturen im Bereich der Wirbelsäule, des Schultergürtels, des Beckens und der Hüftgelenke durch die Aktivierung der genuinen Rückenmuskulatur günstig zu beeinflussen;
- die Aktivitäten der genuinen Rückenmuskulatur zu stimulieren, um die Toleranz der Wirbelsäule gegen statische Belastungen zu steigern" (Klein-Vogelbach 1992, S. 157).

Bei der hubfreien Mobilisation handelt es sich um eine „Bewegung, ohne die bewegten Teilgewichte des Körpers gegen die Schwerkraft zu heben" (Klein-Vogelbach 1990a, S. 325). „Die Aktivität der hubfreien Verformungen der Wirbelsäule ist vorwiegend alternierend isotonisch-konzentrisch" (Klein-Vogelbach 1992, S. 165). Die hubarme Mobilisation ist eine „Bewegung, bei der möglichst wenig von den bewegten Teilgewichten des Körpers gegen die Schwerkraft zu heben ist" (Klein-Vogelbach 1990a, S. 325). Die Aktivitäten der hubarmen Verformungen der Wirbelsäule sind koordiniert isometrisch, isotonisch-konzentrisch und isotonisch-exzentrisch. Es werden Gewichte gehoben und bremsend gesenkt, gehalten und bewegt, aber sie werden auf ein Minimum reduziert" (Klein-Vogelbach 1992, S. 165).

„Die hubfreie/hubarme Mobilisation der Wirbelsäule imitiert in ökonomischer Weise das normale Bewegungsverhalten und läßt den Patienten seinen Körper positiv erfahren" (Klein-Vogelbach 1992, S. 167). Die beim Gehen auf die Wirbelsäule einwirkende Stauchung kann auf dem Pezzi-Ball simuliert werden. Der Pezzi-Ball hat den Vorteil, daß er durch seine Eigenelastizität die auf die Wirbelsäule einwirkende Stauchung abmildert (s. S. 137–139; vgl. Klein-Vogelbach 1990b). Die reduzierten Stauchungsimpulse wirken als Stimuli für die aufrechte Haltung. Gleichzeitig erfolgt durch das Ausbalancieren des Balls ein Aktivierung der Gleichgewichtsorgane und fördert somit die Reaktionsfähigkeit.

Neben schmerzlindernden Verfahren, sowie dem Erlernen der „En-bloc-Technik", z.B. beim Drehen und Hinsetzen, muß dem Osteoporosepatienten die Einordnung der Körperabschnitte Becken, Brustkorb und Kopf in der Horizontalen (Rücken/Seitenlage), wie auch in der Vertikalen (Sitz, Stand) vermittelt werden. Diese Einordnung soll unter „dynamischer Stabilisation" gehalten werden.

Nach Klein-Vogelbach (1990a, S. 86) spricht man von dynamischer Stabilisation, „wenn die stabilisierten Gelenke
– innerhalb eines Bewegungsablaufs ihre räumliche Lage verändern;
– innerhalb eines bewegten Körperabschnitts Tempobeschleunigungen oder verlangsamungen ausgesetzt sind;
– von neuen körpereigenen oder -fremden Bewegungsimpulsen getroffen werden und gegen diese ihre Stabilisation aufrecht erhalten müssen."

Zusammengefaßt läßt sich sagen, daß das Ziel der Osteoporosebehandlung im Sinne der Funktionellen Bewegungslehre neben der Stabilisation der Wirbelsäule die Vermittlung einer Bewegungsökonomie sein sollte, die durch schonende Mobilisationstechniken erreicht wird.

Praktische Übungen

- *Hubfreie Mobilisation der Wirbelsäule*

In folgenden Ausgangsstellungen sind hubfreie Bewegungen möglich:
- in Rückenlage/Vierfüßlerstand ist die Lateralflexion hubfrei;
- in Seitlage sind Flexion/Extension hubfrei;
- im Sitz/Stand ist die Rotation hubfrei.

- *Hubfreie Mobilisation der Lateralflexion*

Ausgangsstellung 1: Rückenlage, die Beine sind leicht geöffnet, beide Hände greifen jeweils rechts/links an die Beckenknochen (Spina iliaca anterior superior).

Ausführung: Abwechselnd den rechten und linken Fuß in Verlängerung der Beinachse rhythmisch herausschieben (Abb. 4.21). Dabei wandert der jeweils gegenseitige Beckenknochen automatisch nach oben in Richtung Ohr. Die Beine bleiben immer auf der Unterlage liegen. Der Bewegungsausschlag ist minimal, die Bewegungsfrequenz orientiert sich am Gangrhythmus.

Wirkung: Lateralflexion der Lendenwirbelsäule, Ab- und Adduktion in den Hüftgelenken.

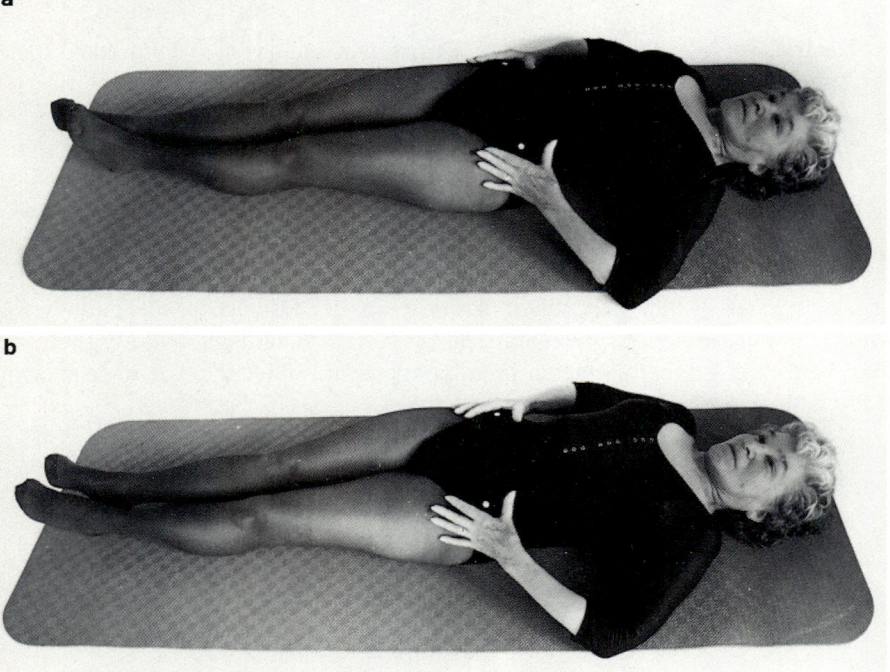

Abb. 4.21 a,b. Hubfreie Mobilisation in Rückenlage: Lateralflexion

Ausgangsstellung 2: Vierfüßlerstand, Wirbelsäule in Nullstellung.

Ausführung: Abwechselnd den rechten/linken Beckenknochen (Abb. 4.22) in Richtung Ohr ziehen (verbale Information: *„Wie ein Hund mit dem Schwanz wedeln"*).

Wirkung: Lateralflexion der Lendenwirbelsäule, Ab- und Adduktion in den Hüftgelenken.

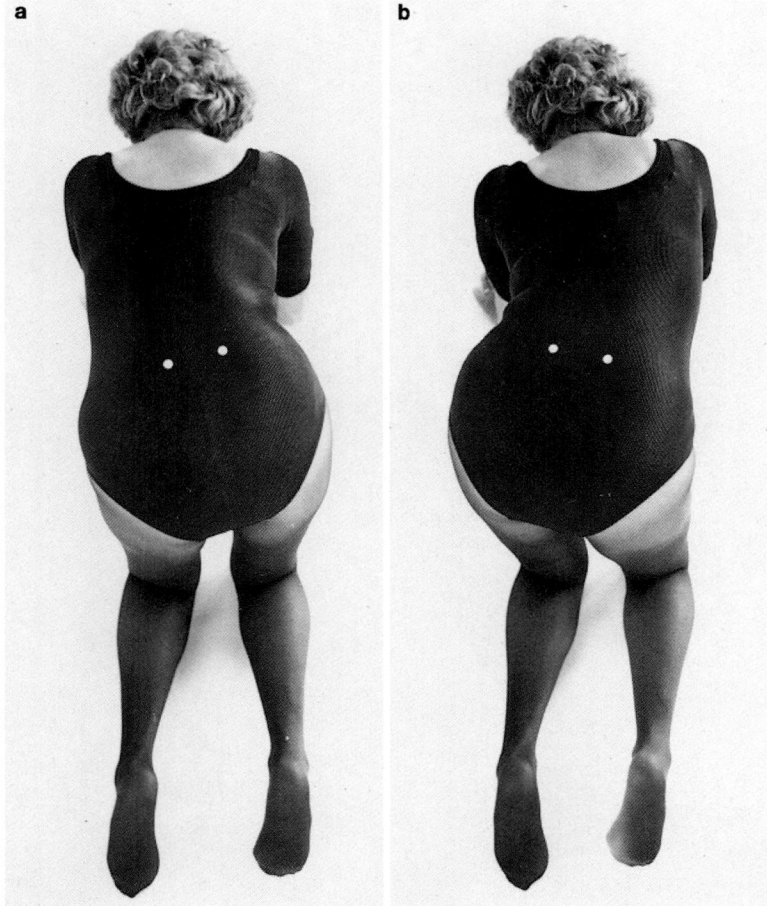

Abb. 4.22 a,b. Hubfreie Mobilisation im Vierfüßlerstand: Lateralflexion

- **Hubfreie Mobilisation in Flexion/Extension**

Ausgangsstellung 1: Seitlage mit leicht angebeugten Beinen. Der untere Arm liegt unter dem Kopf, der obere liegt als taktile Hilfe auf dem oberen Beckenknochen. Die Wirbelsäule ist in Nullstellung; evtl. Kopf und Taille unterlagern.

Ausführung: Beckenknochen abwechselnd Richtung Oberschenkel und Nabel (Abb. 4.23) ziehen (verbale Hilfe: *„Den Bauch lang und kurz machen"*).

Wirkung: Flexion (s. Abb. 4.23 a) und Extension (s. Abb. 4.23 b) der Lendenwirbelsäule, Hüftgelenke (Ausgangspunkt Becken).

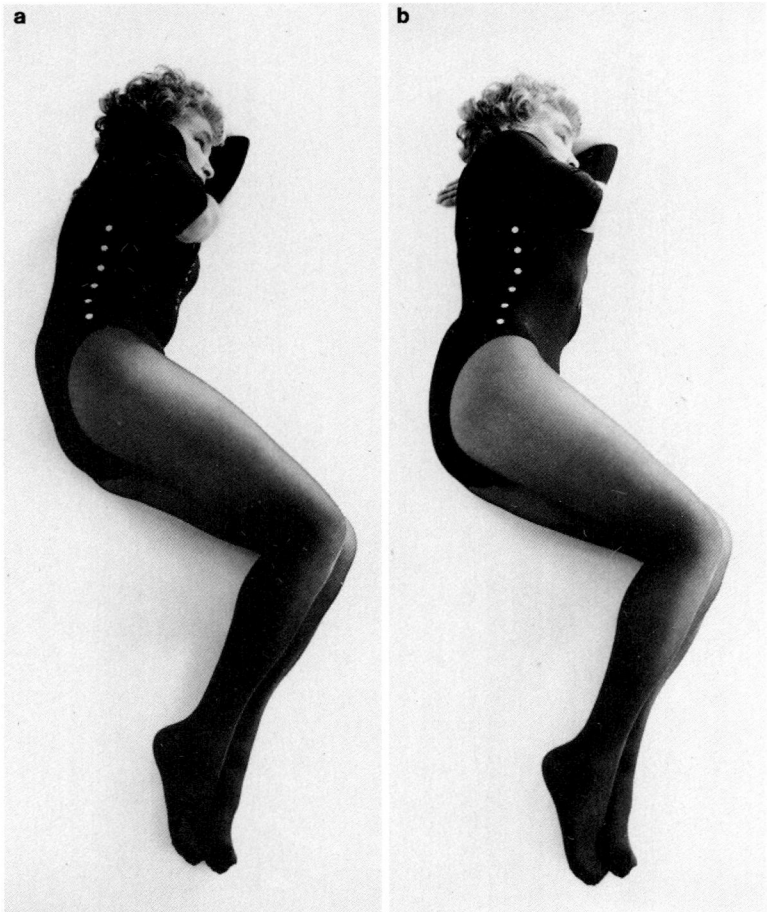

Abb. 4.23 a,b. Hubfreie Mobilisation in Seitlage: Flexion (Ausgangspunkt: Becken)

Ausgangsstellung 2: Wie oben beschrieben; nur berührt die obere Hand als taktile Hilfe das Brustbein

Ausführung: Brustbein abwechselnd Richtung Kinn anheben und Richtung Nabel absenken (Abb. 4.24).

Wirkung: Flexion (s. Abb. 4.24 a) und Extension (s. Abb. 4.24 b) der Hals- und Brustwirbelsäule (Ausgangspunkt Brustbein).

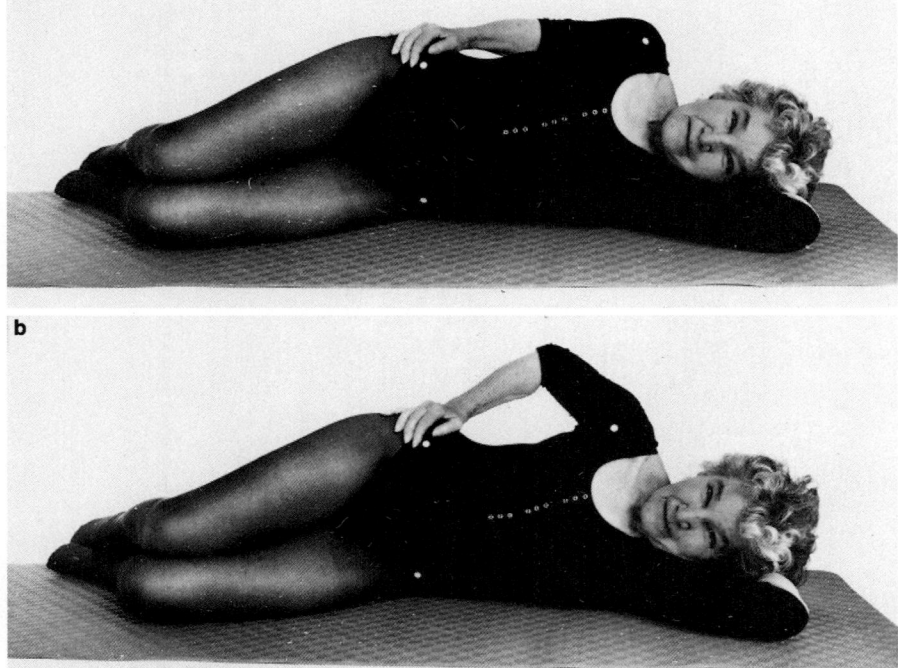

Abb. 4.24 a,b. Hubfreie Mobilisation in Seitlage: Flexion (Ausgangspunkt: Brustbein)

● *Hubfreie Mobilisation der Rotation*
Generell darf in die Rotation gearbeitet werden. Vorraussetzung ist jedoch, daß
die Grundsitzposition zumindest annähernd eingenommen werden kann.

Ausgangsstellung: Grundsitzposition: Sitz auf der vorderen Kante eines Stuhles/
Hockers. Die Beine sind gegrätscht, wobei die Fersen senkrecht unterhalb der
Kniegelenke stehen. Die Zehen zeigen leicht nach außen. Die Wirbelsäule ist
aufgerichtet, d.h. daß alle Körperabschnitte in der Körperlängsachse eingeordnet
sind. Die Augen schauen geradeaus und fixieren einen Punkt. Beide Hände
sind jeweils rechts/links seitlich an den Brustkorb gelegt.

Ausführung: Brustkorb nach rechts/links (positiv/negativ) drehen (Abb. 4.25).

Wirkung: Rotation der Brustwirbelsäule.

Variation: Knie abwechselnd in Verlängerung der Oberschenkelachse nach vorne
herausschieben, wobei der Rumpf in Aufrichtung stabilisiert bleibt (gangty-
pisch).

Wirkung: Rotation der Lendenwirbelsäule, Ab- und Adduktion in den Hüftgelenken.

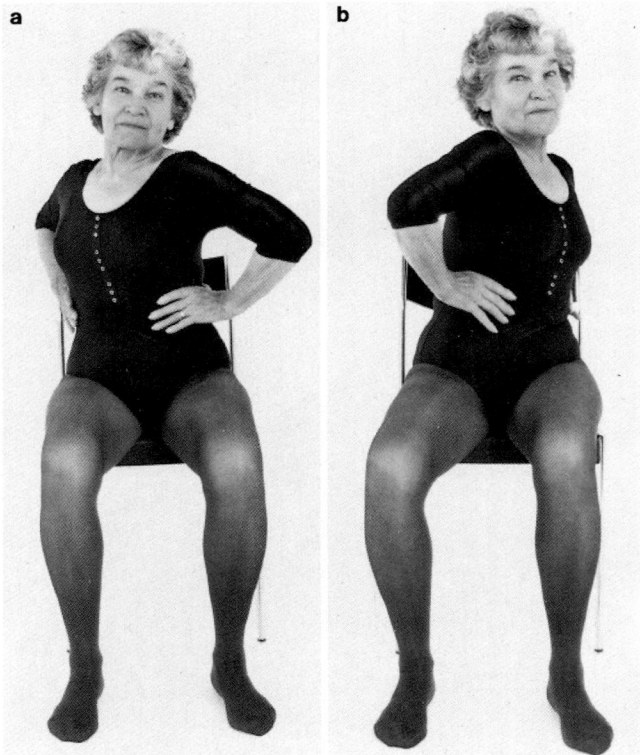

Abb. 4.25 a,b.
Hubfreie Mobilisation
im Sitzen: Rotation

• **Hubarme Mobilisation der Wirbelsäule**
In folgenden Ausgangsstellungen sind hubarme Bewegungen möglich:
– in Rückenlage, Vierfüßlerstand, Sitz/Stand ist die Flexion/Extension hubarm;
– in Rücken- und Seitlage ist die Rotation hubarm;
– in Seitlage und im Sitz/Stand ist die Lateralflexion hubarm.

• **Hubarme Mobilisation in Flexion/Extension**
Ausgangsstellung 1: Rückenlage. Eine Hand liegt auf dem Brustbein, die andere auf dem Bauch.

Ausführung: Beide Hände bewegen sich aufeinander zu (Beugung; Abb. 4.26 a) und voneinander weg (Streckung; Abb. 4.26 b).

Wirkung: Flexion (s. Abb. 4.26 a) und Extension (s. Abb. 4.26 b) der ganzen Wirbelsäule.

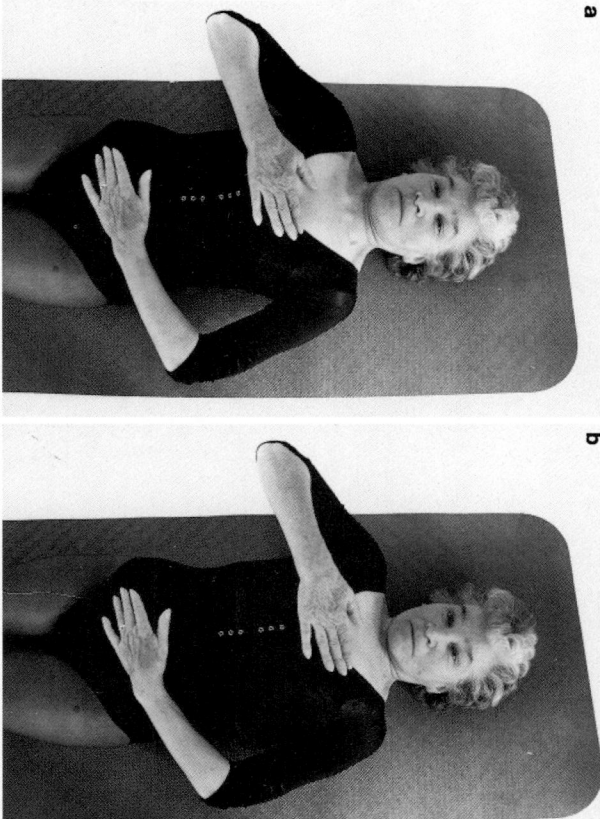

Abb. 4.26 a,b. Hubarme Mobilisation in Rückenlage: Extension (Ausgangspunkt: ganze Wirbelsäule)

Ausgangsstellung 2: Rückenlage; beide Hände liegen als taktile Hilfe auf dem Brustbein.

Ausführung: Das Brustbein wird abwechselnd in Richtung Kinn angehoben und Richtung Nabel abgesenkt (Abb. 4.27).

Wirkung: Flexion (s. Abb. 4.27 a) und Extension (s. Abb. 4.27 b) der Hals- und Brustwirbelsäule (Ausgangspunkt Brustbein).

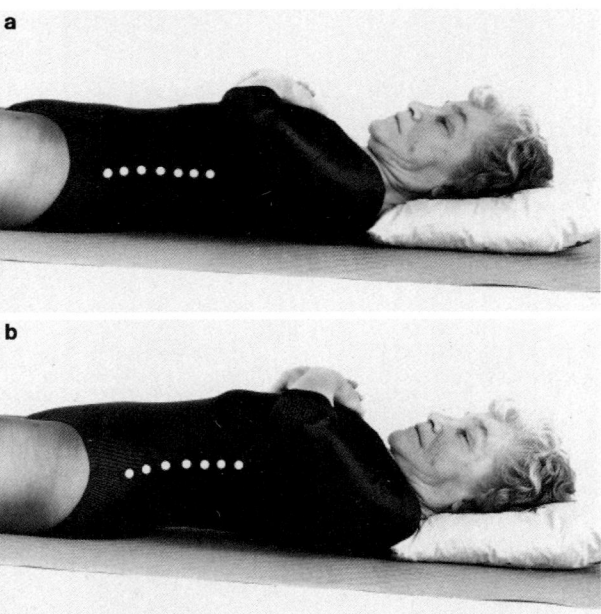

Abb. 4.27 a,b. Hubarme Mobilisation in Rückenlage: Flexion (Ausgangspunkt: Brustbein)

Ausgangsstellung 3: Rückenlage; beide Hände fassen an rechten/linken Becken-knochen.

Ausführung: Beide Beckenknochen werden abwechselnd Richtung Nabel an-gehoben und Richtung Oberschenkel abgesenkt (Abb. 4.28).

Wirkung: Flexion (s. Abb. 4.28 a) und Extension (s. Abb. 4.28 b) der Lenden-wirbelsäule (Ausgangspunkt Becken).

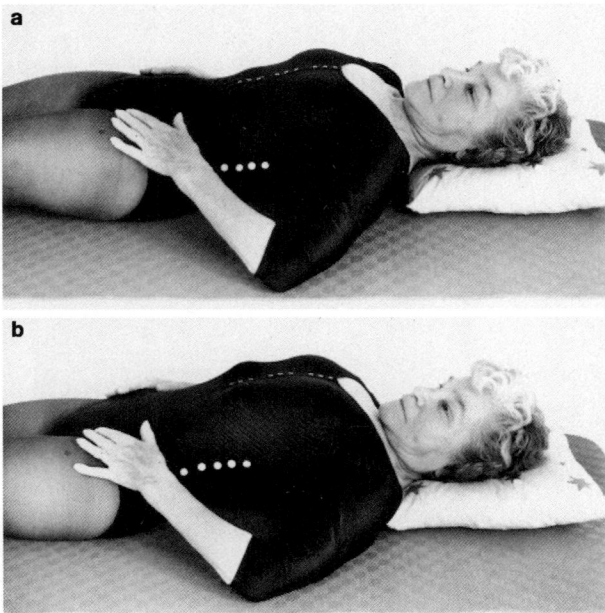

Abb. 4.28 a,b. Hubarme Mobilisation in Rückenlage: Flexion (Ausgangspunkt: Becken)

Ausgangsstellung 4: Vierfüßlerstand; die Wirbelsäule befindet sich in Nullstellung.

Ausführung: Wirbelsäule abwechselnd in Richtung Decke anheben und wieder absinken lassen (Abb. 4.29).

Hinweis: Bei stark fortgeschrittener Osteoporose wird nur in Richtung Boden in die Extension geübt.

Wirkung: Flexion (s. Abb. 4.29 a) und Extension (s. Abb. 4.29 b) der ganzen Wirbelsäule.

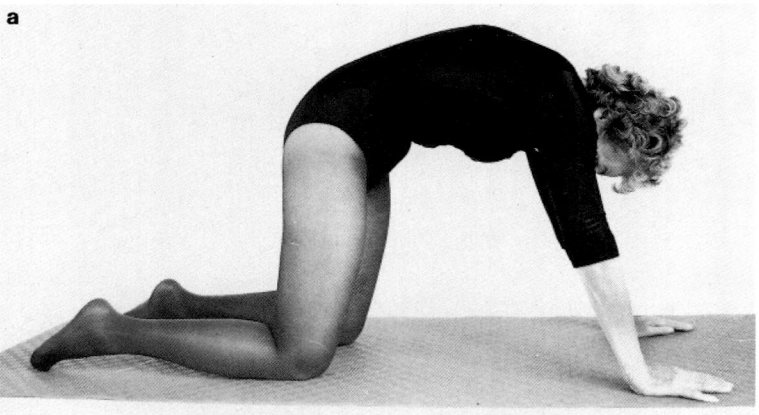

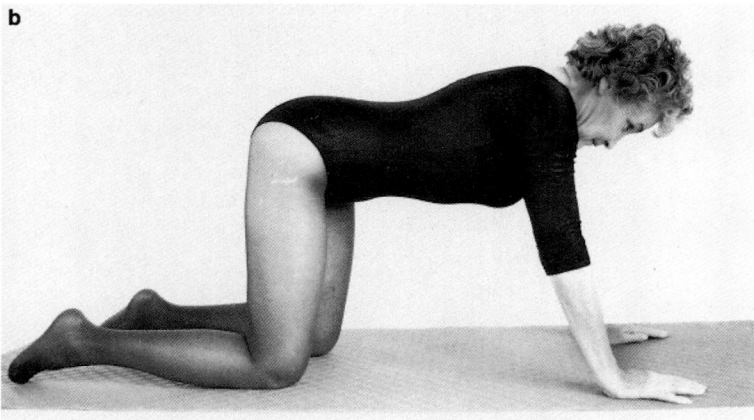

Abb. 4.29 a,b. Hubarme Mobilisation im Vierfüßlerstand: Flexion

Ausgangsstellung 5: Stand; die Hände werden auf den Oberschenkeln abgestützt. Die Wirbelsäule ist aufgerichtet (verbale Hilfe: *„Einen Entenpopo machen"*).

Ausführung: Ausgehend vom Becken Wirbel für Wirbel bis zum Kopf beugen (Abb. 4.30). Die verbale Hilfe lautet: *„Einen Katzenbuckel machen und wieder Wirbel für Wirbel strecken."*

Hinweis: Bei stark fortgeschrittener Osteoporose wird nur in die Extension geübt.

Wirkung: Flexion (s. Abb. 4.30 a) und Extension (s. Abb. 4.30 b) der ganzen Wirbelsäule.

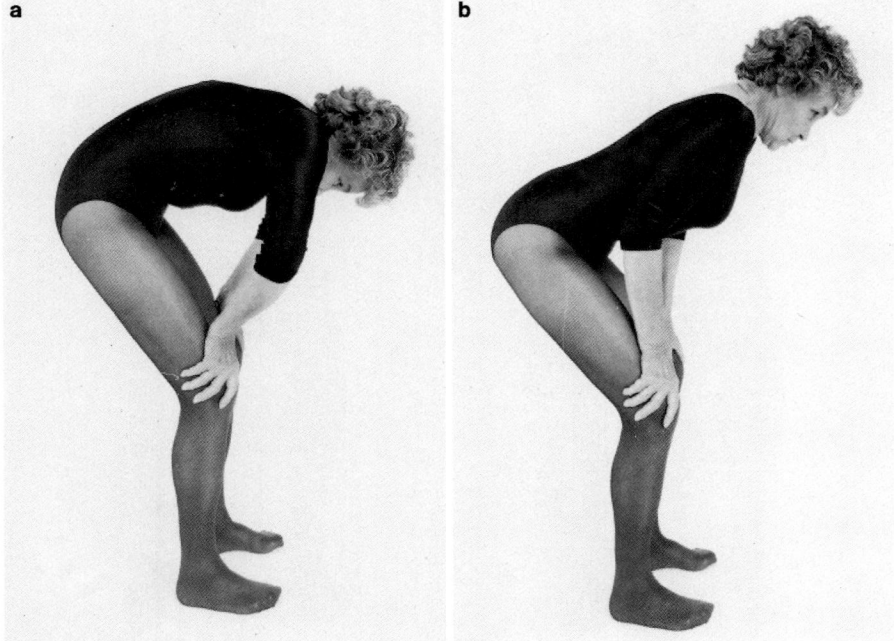

Abb. 4.30 a,b. Hubarme Mobilisation im Stand: Flexion

• **Hubarme Mobilisation der Lateralflexion**

Ausgangsstellung 1: Grundsitzposition, beide Hände liegen seitlich rechts/links am Brustkorb.

Ausführung: Abwechselnd rechte/linke Brustkorbseite in Richtung Ohr ziehen (Abb. 4.31).

Wirkung: Lateralflexion der Brustwirbelsäule und der angrenzenden Abschnitte der Hals- und Lendenwirbelsäule.

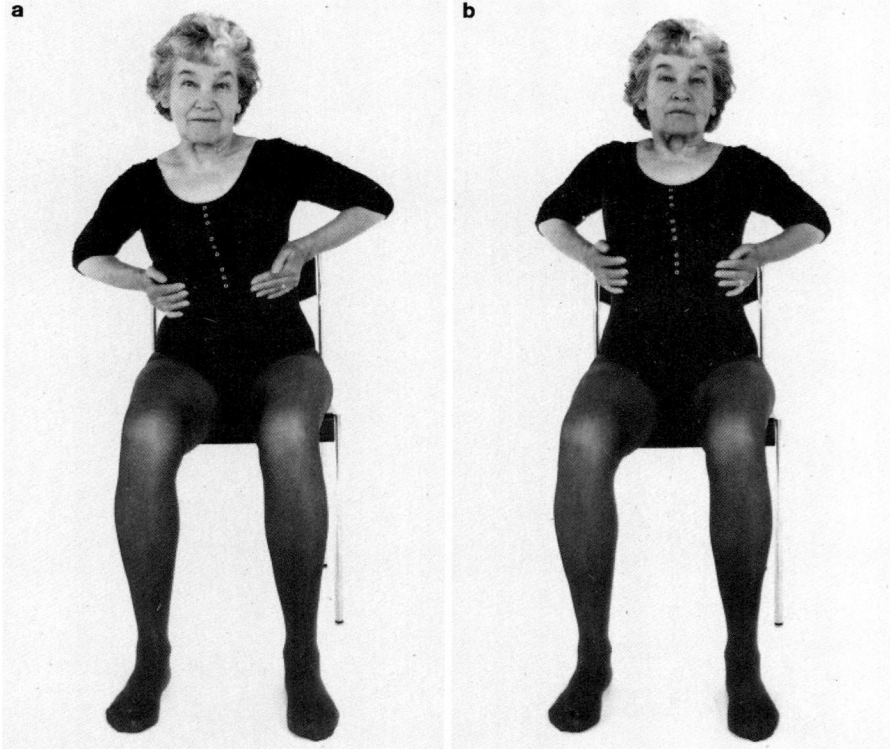

Abb. 4.31 a,b. Hubarme Mobilisation im Sitzen: Lateralflexion

• **Dynamische Stabilisation der Wirbelsäule**

Ausgangsstellung 1: Grundsitzposition; als taktile Hilfe wird eine Hand auf das Brustbein, die andere an die Lendenwirbelsäule gelegt.

Ausführung: Der Rumpf wird rhythmisch vor und zurückbewegt („Klötzli-Spiel" - Vorneigung, Abb. 4.32 a; „Klötzli-Spiel" - Rückneigung, Abb. 4.32 b). Die Wirbelsäule bleibt dabei in der Aufrichtung stabilisiert. Eine Steigerung der Übung liegt einerseits in einem erhöhten Bewegungstempo, andererseits in einem größeren Bewegungsausschlag, der bis zum Aufstehen bzw. Abheben der Füße reichen kann.

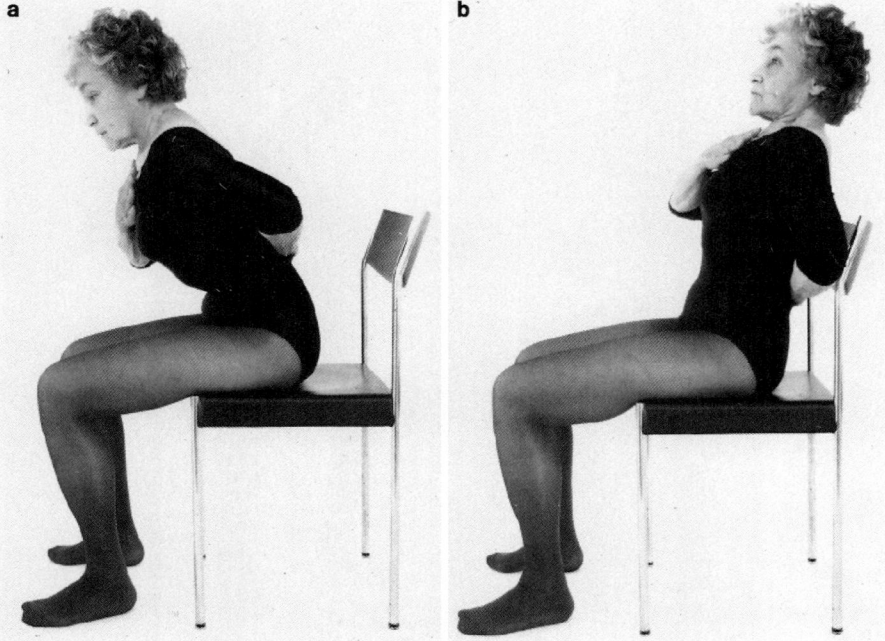

Abb. 4.32 a,b. Dynamische Stabilisation: „Klötzli-Spiel" – Vorneigung

Ausgangsstellung 2: Grundsitzposition, wobei die Arme locker herabhängen.

Ausführung: Teilbewegung der Arme, die abwechselnd vor- und zurückschwingen (Abb. 4.33). Die Rumpf bleibt stabilisiert. Eine Steigerung wird wieder in der Erhöhung des Bewegungstempos bzw. mit der Variation des Bewegungsausschlags erreicht.

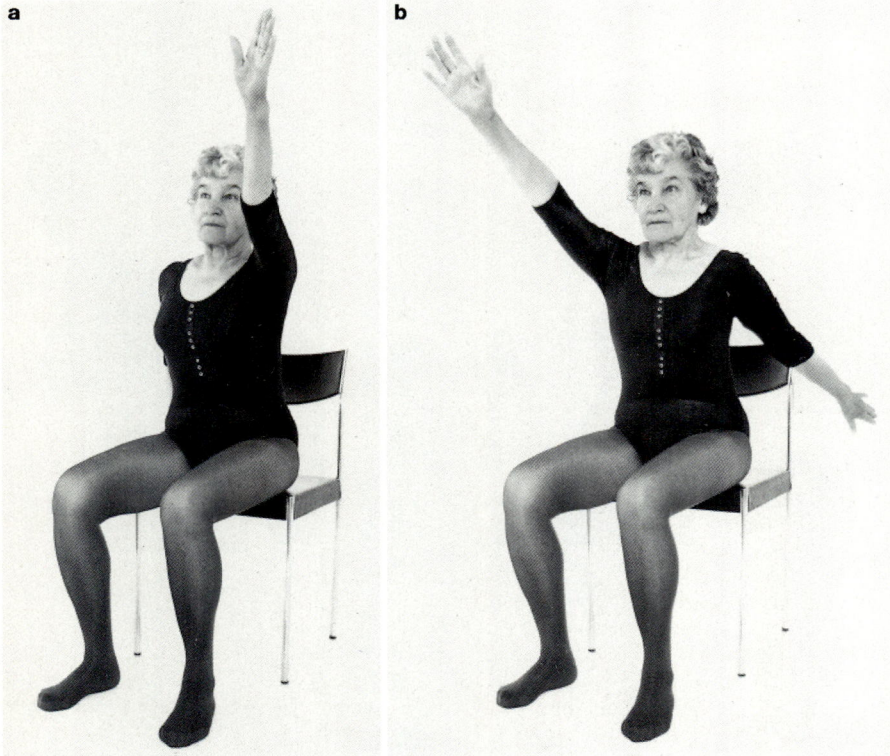

Abb. 4.33 a,b. Dynamische Stabilisation bei Teilbewegung Arme

Übungsbeispiele mit dem Pezzi-Ball

● *Hubarme Mobilisation*

Ausgangsstellung: Grundsitzposition auf dem Pezzi-Ball (Durchmesser mindestens dem Abstand Kniegelenk/Boden entsprechend wählen); die Fersen bleiben fest auf dem Boden (Stellung gilt für die 4 folgenden Ausführungen).

Ausführung 1: Der Ball wird nach rechts/links gerollt, so daß jeweils die gegenseitige Beckenseite leicht abgehoben wird (Abb. 4.34). Der Brustkorb bleibt in seiner Ausgangsstellung stabilisiert.

Wirkung: Hubarme Lateralflexion der Lendenwirbelsäule, Ab- und Adduktion in den Hüftgelenken.

Ausführung 2: Der Ball wird nach vorne/hinten gerollt. Der Brustkorb bleibt in seiner Ausgangsstellung stabilisiert, während nur das Becken mitbewegt wird.

Wirkung: Hubarme Flexion/Extension der Lendenwirbelsäule mit Extension/Flexion der Hüftgelenke.

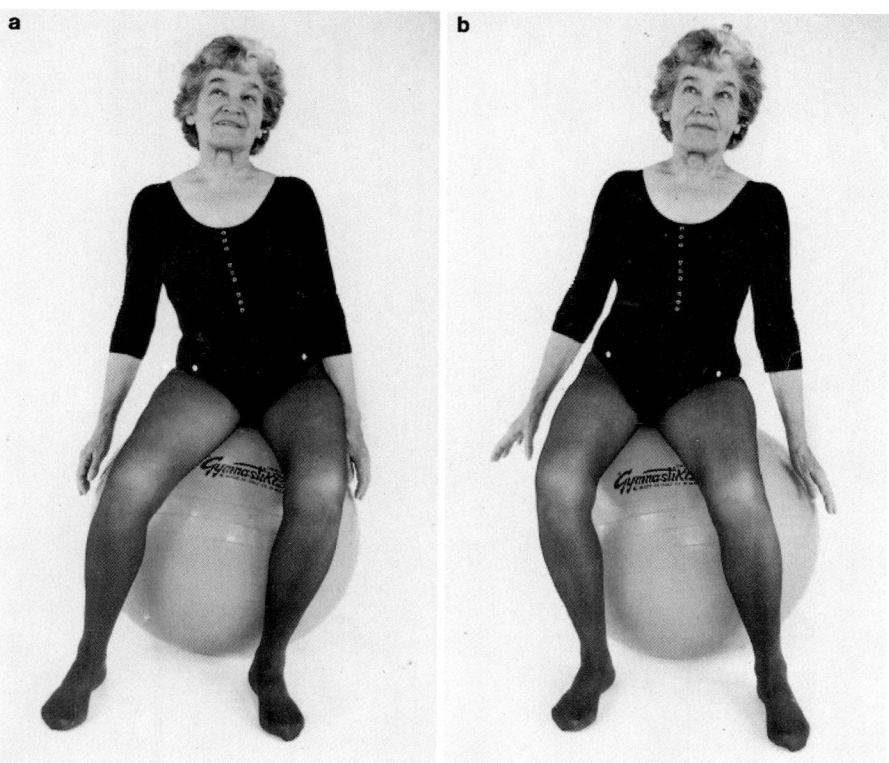

Abb. 4.34 a,b. Hubarme Mobilisation: Lateralflexion„Hula Hula rechts-links" (Ausgangspunkt: Lendenwirbelsäule)

Ausführung 3: Beide Arme in Richtung Decke hochführen und abwechselnd den rechten/linken Arm herausschieben (Abb. 4.35).

Wirkung: Hubarme Lateralflexion der Brust- und Halswirbelsäule.

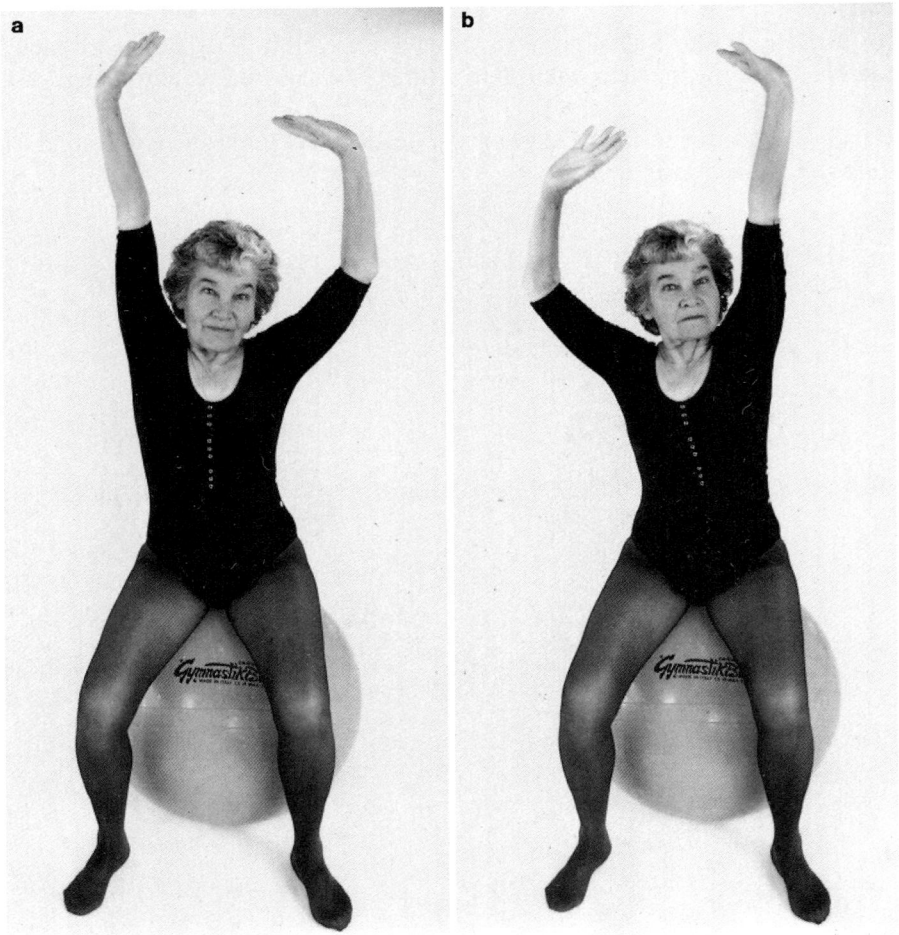

Abb. 4.35 a,b. Hubarme Mobilisation im Sitzen: Lateralflexion (Ausgangspunkt: Brust-/Halswirbelsäule)

• **Dynamische Stabilisation**
Ausgangsstellung: Grundposition

Ausführung 4: Ausgehend vom Druck beider Füße gegen den Boden wird ein Hüpfen in Gang gesetzt (Abb. 4.36). Der Rumpf bleibt in der Aufrichtung stabilisiert. Ein Rhythmus von 90–120 Hopser in der Minute entspricht dem normalen Gangtempo.

Wirkung: Dynamische extensorische Stabilisierung der Brustwirbelsäule („der Cowboy") sowie Anregung der Stoffwechselleistungen der Bandscheiben durch deren abgedämpfte Be- und Entlastung.

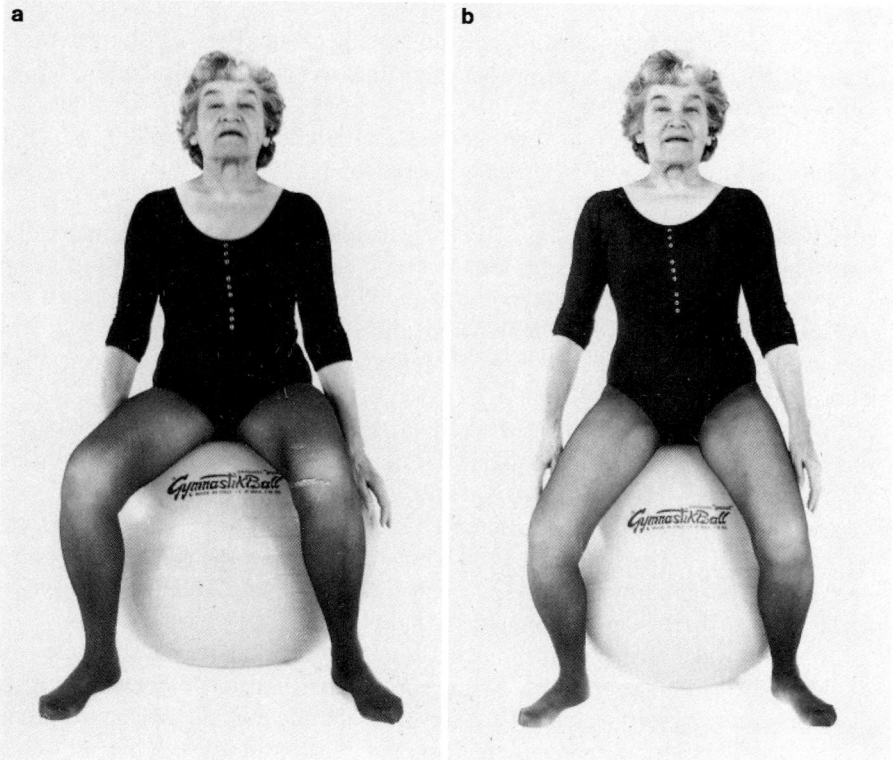

Abb. 4.36 a,b. Dynamische Stabilisation: „Der Cowboy"

4.3.4 Funktionelles Dehnen und Kräftigen

Die nun folgende funktionelle Gymnastik möchte einerseits die Beweglichkeit des Halte- und Bewegungsapparats über die Dehnung verkürzter und andererseits über die Kräftigung abgeschwächter Muskelgruppen erreichen. Nur durch deren Kombination kann eine nachhaltige Wirkung im Kampf gegen die tendenziell krumme Haltung der Osteoporosepatienten erzielt werden.

Diese Vorgehensweise beruht auf der Erkenntnis, daß am Körper oft „muskuläre Dysbalancen" (Ungleichgewichte) entstehen. Deren Zustandekommen können wir uns nach Janda (1986) folgendermaßen erklären.

Die Muskulatur des Halte- und Bewegungsapparats kann von ihrer Funktion her in 3 Gruppen unterschieden werden:
- Muskeln, die sich überwiegend durch ihre Halte- und Stützfähigkeit auszeichnen (z.B. Muskeln im Bereich der Wirbelsäule), die tonische Muskulatur;
- Muskeln, die vor allem eine Bewegungsfunktion haben (z.B. die Extremitätenmuskulatur), die phasische Muskulatur;
- Muskeln, die beide Funktionen erfüllen (z.B. die Bauchmuskulatur), die gemischte Muskulatur.

Die verschiedenen Muskeltypen reagieren auf Über- oder Fehlbelastungen durch unphysiologische Alltagsbeanspruchungen, Inaktivität oder falsche Gymnastik jeweils charakteristisch:
– eher mit Verkürzung, d.h. verminderter Länge und Dehnfähigkeit
– oder eher mit Kraftverlust und Verspannung.

Muskeldysbalancen, die auf diese Weise entstanden sind, fördern und unterhalten eine ständige Fehlbelastung der Gelenke und der durch Osteoporose ohnehin schon geschädigten und minderbelastbaren Wirbelsäule. Daher gehört zu den präventiven und kurativen Maßnahmen unbedingt aktive Muskelpflege, also erst Dehnung der verkürzten Muskulatur und danach Kräftigung der abgeschwächten Muskulatur.

Zu beachten ist, daß manche Muskeln (z.B. die Bauchmuskulatur) verkürzen und/oder abschwächen können, so daß der individuelle Befund richtungsweisend ist.

Eine weitere Folge der muskulären Dysbalancen stellt die Verschlechterung der koordinativen Gesamtlage der Muskulatur dar. Harmonische Bewegungen werden durch Verkürzung einerseits und Abschwächung andererseits gestört, wodurch Unsicherheit und mangelndes Körpergefühl ausgelöst werden.

Ein völlig anderer Entstehungsmechanismus der muskulären Dysbalance wird von Brügger (1980) propagiert. Seine wissenschaftlichen Untersuchungen ergaben, daß eine unphysiologische Belastungshaltung mittels des nozizeptiven Systems dem Zentralnervensystem gemeldet wird, woraufhin eine arthrotendomyotische Reaktion in Gang gesetzt wird. Geht diese Reaktion ohne Substratveränderung vonstatten, z.B. durch enge Hosen oder schlechte Sitzmöbel, werden diese als transistorisch, d.h. vorübergehend bezeichnet. Als persistierend, d.h. länger anhaltend, werden arthrotendomyotische Reaktionen benannt, die mit morphologischen Veränderungen einhergehen. Alle diejenigen Muskeln, die durch ihre Funktion die Fehlhaltung verstärken, werden jetzt reflektorisch gehemmt, während jene Muskeln, die durch ihre Funktion die Fehlhaltung beseitigen helfen, aktiviert werden. Dieser Vorgang geschieht unabhängig von der Faserzusammensetzung der Muskulatur. Nach Brügger würde eine Ursachenforschung mit dem Ziel der Beseitigung der Fehlhaltung und des Aufbaus eines aufrechten Haltungsbilds („Entlastungshaltung") im Mittelpunkt der Einzelbehandlung stehen.

In der Gruppentherapie ist aus verständlichen Gründen nur der Haltungsaufbau durchführbar. Der Bewegungstherapeut sollte seine Dehnungs- und Kräftigungsübungen je nach individuellem Gruppenbild auswählen, wobei die Einteilung nach Janda eine Orientierungshilfe darstellt:

Die wichtigsten zu dehnenden Muskelgruppen sind:
– Wadenmuskeln (Zwillingsmuskel),
– gerader Schenkelmuskel des Kniegelenkstreckers,
– Oberschenkelanzieher,
– Lendendarmbeinmuskel,
– kleiner/mittlerer Gesäßmuskel,
– Bauchmuskulatur,
– Rückenstrecker (Hals-, Lendenbereich),
– großer und kleiner Brustmuskel,
– Kapuzenmuskel (oberer Teil),
– Schulterblattheber.

Die wichtigsten zu kräftigenden Muskelgruppen sind:
– Schollenmuskel,
– Kniegelenksbeuger,
– großer Gesäßmuskel,
– Bauchmuskulatur,
– Zwischenschulterblattmuskulatur,
– untere Schulterblattfixatoren,
– Rückenstrecker (Brustbereich).

Ziel ist es generell, durch Dehnung in Richtung Statikverbesserung zu arbeiten und diese durch Kräftigung der entsprechenden Muskulatur zu erhalten. Besonders bei jüngeren Osteoporosepatienten kann der drohende Haltungsverfall wirkungsvoll bekämpft werden.

Funktionelles Dehnen

Die speziellen Ziele des Dehnens in der Osteoporosebehandlung lassen sich folgendermaßen beschreiben:

- Erwärmung der Muskulatur,
- Erhöhung der Beweglichkeit,
- belastungsspezifische Vorbereitung.

Die Gesamtbeweglichkeit ist stets von der Beschaffenheit der Gelenke, Sehnen und Bänder sowie der umgebenden Muskulatur abhängig. Eine Verbesserung läßt sich durch die Dehntechnik des Stretching erreichen. Hier lassen sich 2 Formen unterscheiden:

- passives Dehnen:
  Prinzip: Dehnen – Halten.

- aktives Dehnen:
  Prinzip: Anspannen – Halten (6–8 s) – Entspannen (ca. 5 s) – Dehnen (10–15 s).

Das Prinzip des aktiven Dehnens („Sherrington-Prinzip") geht von der Annahme aus, daß nach einer maximalen Kontraktion der muskelreflektorische Widerstand der Muskeln gegen Dehnung vermindert ist (Knebel 1985).
Untersuchungen nach Wydra et al. (1991) und Wiemann (1991) ergaben, daß auch die sanft dynamische Ausführung in funktionellen Ausgangsstellungen signifikante Effekte haben kann. Weitere wissenschaftliche Abklärungen in diese Richtung sollten beachtet werden.
Gedehnt wird mit der Schwerkraft, unter Zuhilfenahme der Hände, eines Partners, der Antagonistenanspannung usw.

Kriterien der optimalen Dehnungstechnik:
– eine Erwärmung der Muskulatur im allgemeinen sollte vorausgehen;
– der zu dehnende Muskel muß entspannt sein;
– Ansatz und Ursprung entfernen sich langsam voneinander;
– die Atmung ist gleichmäßig und ruhig;
– die Dehnung wird 3mal wiederholt;
– die Reihenfolge der Dehnübungen richtet sich nach dem Muskelaktionsverlauf von oben nach unten bzw. von unten nach oben; Ausnahme: In der Praxis der Osteoporosegruppen stellten sich einige Ausgangsstellungen für ältere Menschen als günstiger heraus. Gleichzeitig bereitet der stetige Wechsel der Ausgangsstellungen den Osteoporosepatienten sehr viel Mühe. Daher wird in der Praxis in den einzelnen Ausgangsstellungen geübt (s. Kap. 5.2).

Praktische Dehnübungen

Die nachfolgenden Übungen orientieren sich an den Erkenntnissen der Praxis und werden nach dem Prinzip des aktiven Dehnens durchgeführt. Verdeutlicht wird dies noch mal bei Abb. 4.37. Anschließend werden nur noch die Phasen 1 und 4 erklärt.

- *Dehnungen in der Rückenlage*
Ausführung 1:
1. Oberschenkel in die Hände spannen,
2. 6–8 s halten (Abb. 4.37 a),
3. ca. 5 s entspannen,
4. Bein mit gestrecktem Kniegelenk in Richtung Bauch ziehen und in der Endposition 10–15 s halten (Abb. 4.37 b).

Hinweis: Ein Handtuch überbrückt die evtl. fehlenden Zentimeter zum Oberschenkel.

Wirkung: Anspannung und Dehnung der Kniegelenksbeuger.

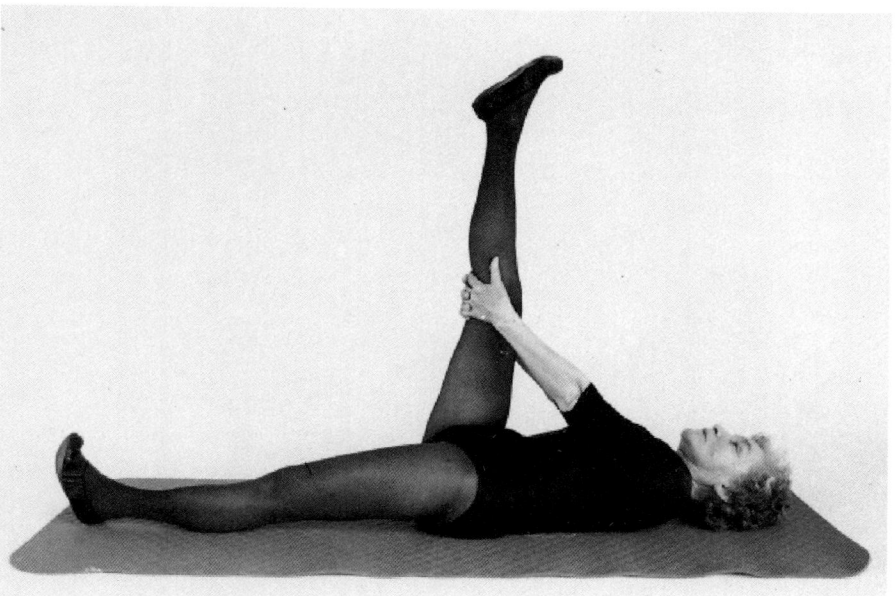

Abb. 4.37 a,b. Kniegelenksbeuger: Anspannung

Ausführung 2:
1. Beide Beine gegeneinanderdrücken (Abb. 4.38 a),
4. beide Beine auseinanderspreizen und Richtung Unterlage ziehen und in der Endposition 10–15 s halten (Abb. 4.38 b).

Wirkung: Anspannung und Dehnung der Oberschenkelanzieher.

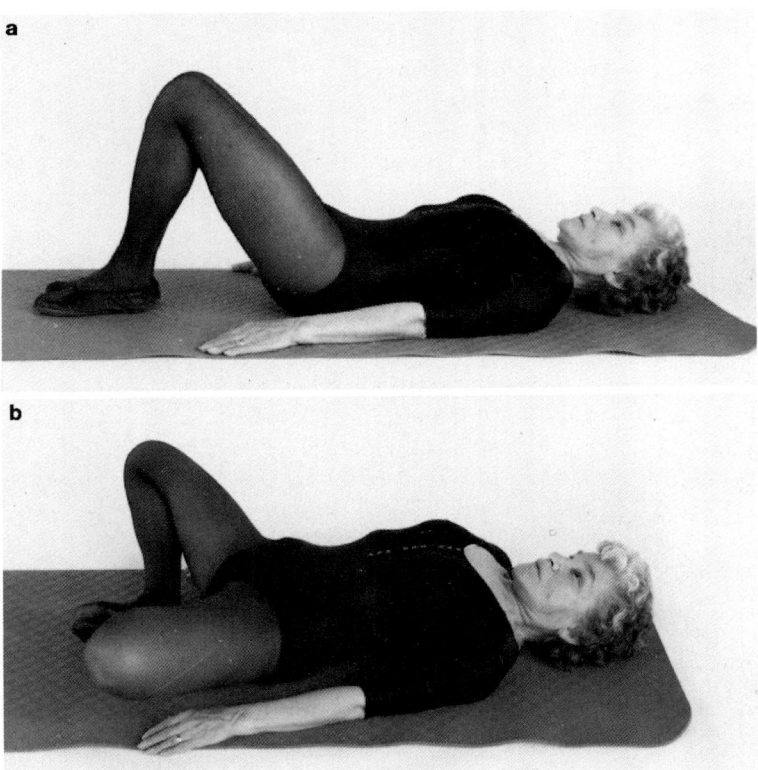

Abb. 4.38 a,b. Oberschenkenanzieher: Anspannung

Ausführung 3:
1. Knie gegen Hand drücken (Abb. 4.39 a),
4. Knie Richtung Gegenschulter ziehen, wobei der oben liegende Arm auf dem Boden liegen bleibt (Abb. 4.39 b).

Wirkung: Anspannung und Dehnung der seitlichen Gesäßmuskulatur.

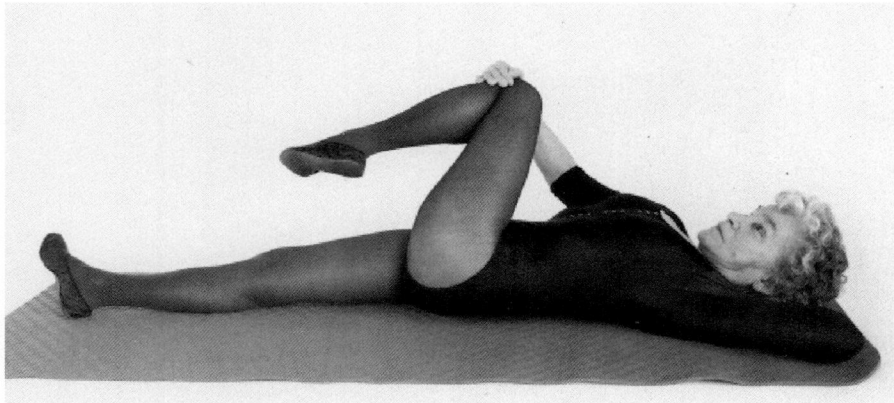

Abb. 4.39. Seitliche Gesäßmuskulatur: Anspannung

Ausführung 4:
1. Hände umfassen beide Knie, Knie drücken gegen die Hände (Abb. 4.40 a),
4. Knie auf den Bauch ziehen (den Schultergürtel dabei locker lassen; Abb. 4.40 b).

Hinweis: Das Handtuch kann wiederum hilfreich sein.

Wirkung: Dehnung der lumbalen (unteren) Rückenmuskulatur.

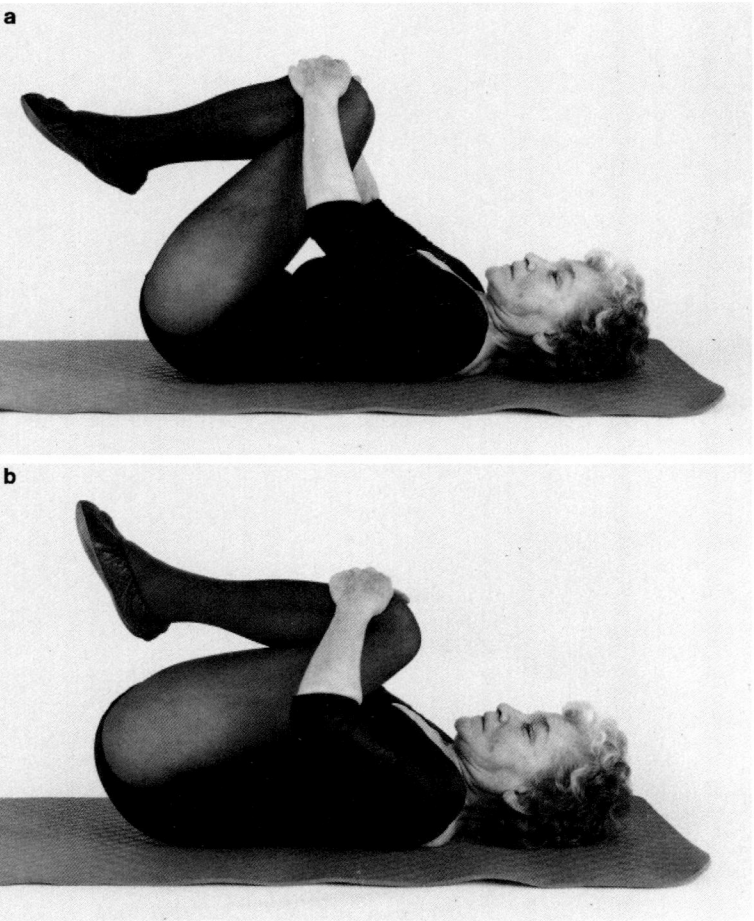

Abb. 4.40. a,b. Untere Rückenmuskulatur: Anspannung

Ausführung 5:
1. Knie anbeugen und gegen Hand spannen (Abb. 4.41 a),
4. Ferse nach unten herausschieben bis das ganze Bein den Boden berührt.
   Gleichzeitig das Gegenbein anbeugen (Abb. 4.41 b).

Wirkung: Anspannung und Dehnung des Lendendarmbeinmuskels (speziell bei starker Verkürzung).

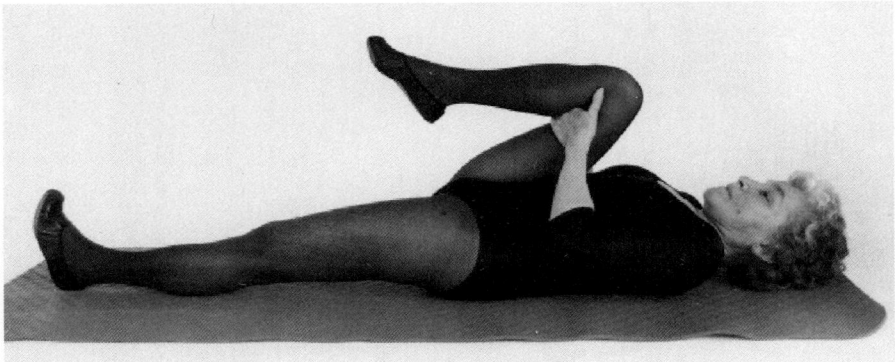

Abb. 4.41. Lendendarmbeinmuskulatur: Anspannung

● **Dehnübungen im Sitzen**
Ausführung 1:
1. Beide Arme auf Brusthöhe gegeneinanderdrücken (Abb. 4.42 a),
4. beide Arme hinter den Kopf führen und die Ellenbogen nach hinten ziehen (Abb. 4.42 b).

Wirkung: Anspannung und Dehnung der Brustmuskulatur.

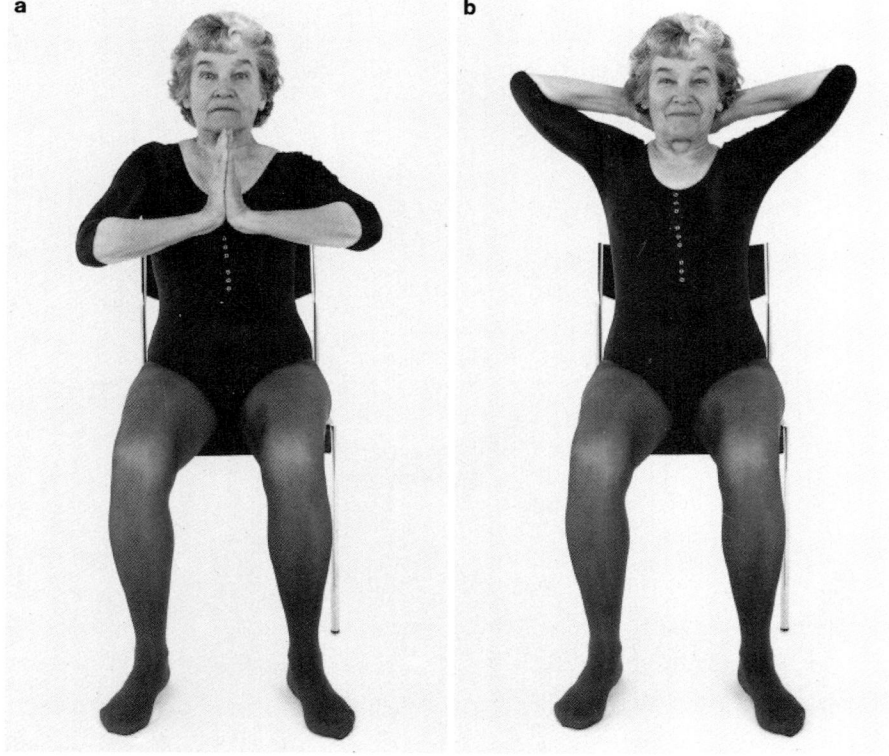

Abb. 4.42. a,b. Brustmuskulatur: Anspannung

Ausführung 2:
1. Eine Hand (z.B. die rechte) seitlich an den Kopf legen und gegen den Kopf spannen. Dabei darf sich der Kopf nicht bewegen (Abb. 4.43 a),
4. den Kopf zur (linken) Gegenseite neigen, wobei die (z.B. rechte) Hand, nach außen gedreht, in Richtung Boden zieht (Abb. 4.43 b).

Wirkung: Anspannung und Dehnung der seitlichen Halsmuskulatur.

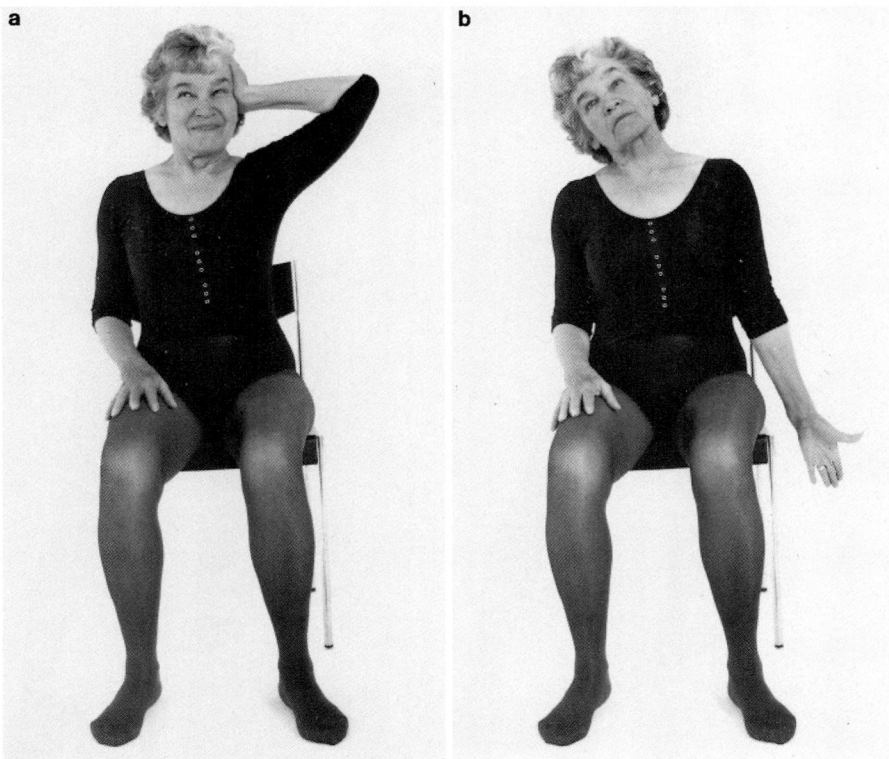

Abb. 4.43. a,b. Seitliche Nackenmuskulatur: Anspannung

- **Dehnübungen im Stehen**

Ausführung 1:

1. Das Körpergewicht liegt auf dem vorderen Fuß. Der Fußballen des hinteren wird gegen den Boden gespannt (Abb. 4.44 a),
4. die Ferse des hinteren Beins langsam auf den Boden bringen (Abb. 4.44 b).

Wirkung: Anspannung und Dehnung der Wadenmuskulatur.

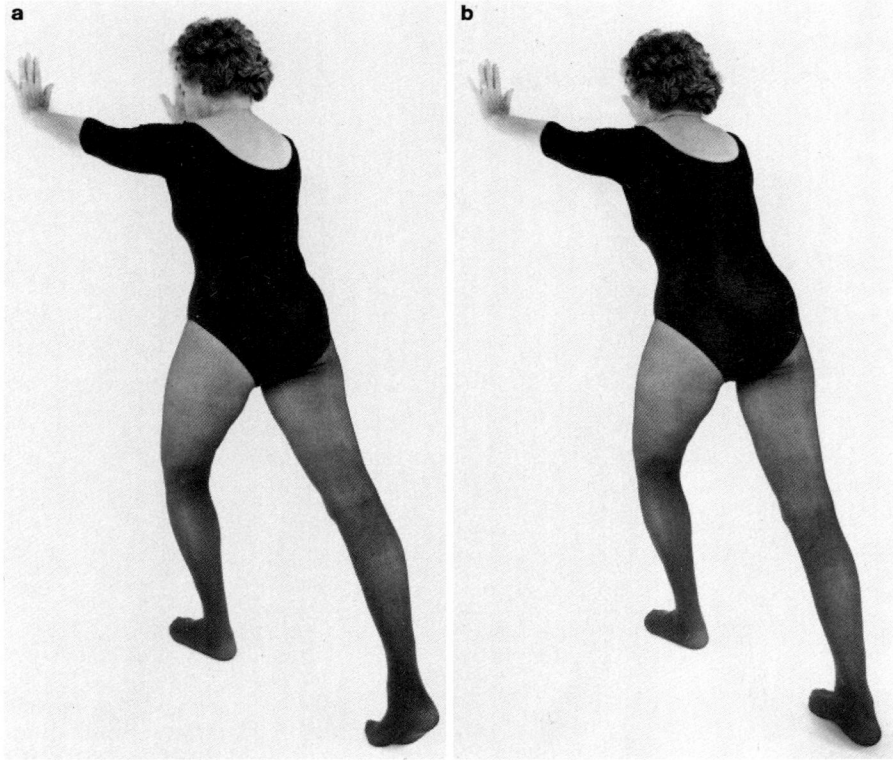

Abb. 4.44. a,b. Wadenmuskulatur: Anspannung

Ausführung 2:
1. Der Fuß wird gegen das Handtuch nach unten gedrückt (Abb. 4.45 a),
4. den Oberschenkel in Hüftstreckung und die Ferse Richtung Gesäß ziehen (Abb. 4.45 b), ohne daß sich das Becken mitbewegt (Korrekturhilfe: „*Bauchnabel einziehen*").

Wirkung: Dehnung des geraden Schenkelstreckers.

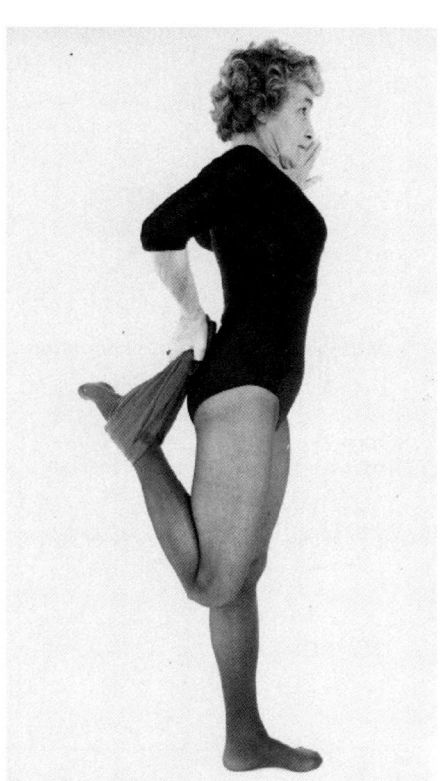

Abb. 4.45. Gerader Oberschenkel-
strecker: Anspannung

Funktionelles Kräftigen

In der Osteoporosebehandlung werden anfangs Übungen mit isometrischer Muskelanspannung im Sinne einer funktionellen Kräftigung durchgeführt. Diese Methode eignet sich gleichzeitig hervorragend zum Aufbau eines neuen Körpergefühls (Wahrnehmen von Anspannung und Entspannung). Isometrische Übungen wirken darüber hinaus schmerzlindernd.

Orientiert man sich an den Erfordernissen der Alltagsbewegungen, muß die isometrische Grundspannung um dynamische Elemente erweitert werden. Dadurch wird sowohl die Kraft- als auch die Ausdauerkomponente der Muskulatur verbessert. Die dynamische Stabilisation aus der Funktionellen Bewegungslehre war bereits ein Beispiel hierfür. Im therapeutischen Prozeß muß daher eine Differenzierung in Muskelaufbau- und Muskelausdauertraining hinsichtlich der Belastungsdosierung stattfinden.

Richtwerte für die Trainingspraxis können aus Abb. 4.46 entnommen werden.

Innerhalb der krankengymnastischen Übungsmethoden bietet die Stemmführung nach Brunkow Übungsbeispiele, die sehr gut in der Behandlung der Osteoporose eingesetzt werden können.

Einige wichtige Grundgedanken dieser neurophysiologischen Methode sollen hier kurz erläutert werden (Bold u. Grossmann 1983).

Die Übungen dienen zur Unterbrechung pathologischer Bewegungsmuster mit Hilfe von gegensätzlichen physiologischen Bewegungsmustern. Sie werden

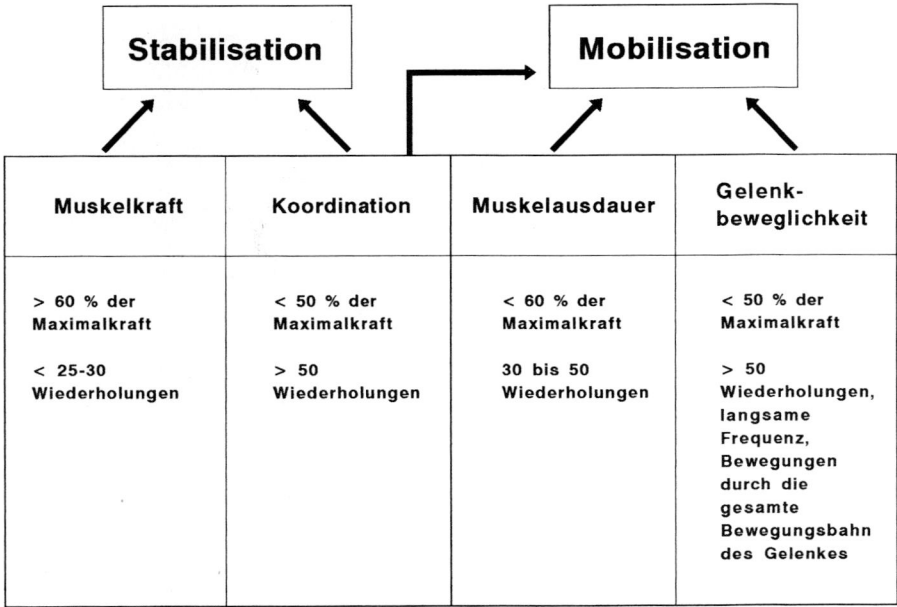

Muskelkraft	Koordination	Muskelausdauer	Gelenk-beweglichkeit
> 60 % der Maximalkraft	< 50 % der Maximalkraft	< 60 % der Maximalkraft	< 50 % der Maximalkraft
< 25-30 Wiederholungen	> 50 Wiederholungen	30 bis 50 Wiederholungen	> 50 Wiederholungen, langsame Frequenz, Bewegungen durch die gesamte Bewegungsbahn des Gelenkes

Abb. 4.46. Belastungsdosierung. (Nach Gustavsen 1984)

generell aus der Peripherie (distal) durch dynamische Muskelarbeit eingeleitet und bis zum Rumpf weitergeleitet, dann isometrisch gehalten und willkürlich verstärkt durch Stemmen der hochgezogenen (dorsalextendierten) Hände und Füße (s. Abb. 4.48). Aus dieser isometrisch gehaltenen Ganzkörpergrundspannung heraus werden langsame kontrollierte Bewegungen unter Beibehaltung der Muskelspannung ausgeführt („Führung", s. Abb. 4.49). Durch die speziellen Ausgangsstellungen werden gleichermaßen die Beuger- und Streckermuskelketten des gesamten Körpers aktiviert. Dies bedeutet gleichzeitig ein hohes Maß an intermuskulärer Koordination. Ein Kraftzuwachs wird durch die hohe Rekrutierung der Muskelfasern während der Stemmführung erreicht. Die Rumpfmuskulatur leistet also hauptsächlich isometrische Muskelarbeit, die Extremitätenmuskulatur geht von der isometrischen Grundstellung zu dynamischer Muskelarbeit über.

Der Osteoporosepatient sollte in der Einzel- oder Gruppenbehandlung langsam aufbauend in das Übungsgut der Stemmführung eingewiesen werden. Anfangs wird die Grundspannung in den einzelnen Ausgangsstellungen erarbeitet und erst nach der Schaffung des Gefühls für An- und Entspannung werden die Übungen dynamisiert. Da die Übungen sehr viel Konzentration und Kraft erfordern, sollten sie innerhalb des Kräftigungsblocks in der Anfangszeit nur 3mal wiederholt werden. Später kann die Anzahl der Wiederholungen langsam gesteigert und das Übungsangebot erweitert werden.

Die Dosierung der Kräftigungsübungen, unabhängig von der einzelnen Methode, hängt jedoch immer von dem persönlichen Wohlbefinden und der Belastungsakzeptanz des einzelnen ab. Die Belastungsskala (Abb. 4.47) kann dabei helfen, die empfundene Belastung bei einer Einzelübung oder einer Serie bewußter werden zu lassen.

Zusammenfassung

Die Zielsetzung in der Osteoporosebehandlung ist es, die Muskeln in bezug auf Kraft und Ausdauer zu trainieren. Zu berücksichtigen sind dabei:

- der Schwierigkeitsgrad (Intensität) der Übung;
- die Anzahl der Wiederholungen in einer Serie und
- die Anzahl der Serien;
- die Art und Länge der Pausen in und zwischen den Serien;
- die Trainingshäufigkeit pro Woche.

Bei isometrischen Anspannungsübungen ist der optimale Effekt bereits nach 4–6 s maximaler Kontraktion erreicht. Längere Anspannungsphasen sind daher nicht notwendig. Die Wiederholungszahl kann allmählich bis zu 5 Wiederholungen gesteigert werden.

Unter Berücksichtigung des Schwierigkeitsgrads steigert man bei dynamisch-stabilisierenden Übungen die Wiederholungsanzahl allmählich auf 5–12 Wiederholungen.

Die Anzahl der Serien liegt zwischen 3–5. Ein günstiger Trainingseffekt ist bei einem mindestens 2mal wöchentlich durchgeführten Training erreicht.

Belastungsskala		Atmungsskala	
	1		1
sehr leicht ----------------------	2	sehr ruhig und tief ------------	2
	3		3
leicht ---------------------------	4	ruhig und tief ------------------	4
	5		5
mittelschwer -------------------	6	schnell und tief ----------------	6
	7		7
schwer -------------------------	8	schneller und eng ------------	8
	9		9
sehr schwer -------------------	10	sehr schnell ------------------- und sehr eng	10
	11		11

Abb. 4.47. Modifizierte Belastungs- und Atmungsskala. (Nach Wicharz 1991)

Die Pausenlänge zwischen den Serien soll zwischen 30 und 180 s liegen. Sie kann z.B. mit Mobilisations-, Atem- oder Dehnungsübungen aktiv gestaltet werden.

Am Ende einer Serie sollte das Belastungsempfinden nicht in den Extrembereichen „sehr leicht" oder „sehr schwer" liegen. Während und nach der Durchführung dürfen keine Schmerzen entstehen.

Stemmführung nach Brunkow

• *Übungen in der Rückenlage*
Ausgangsstellung: Rückenlage (evtl. unterlagern), die Arme liegen neben dem Körper mit leichter Ellenbogenbeugung.

Grundspannung: Die Fußsohlen werden soweit auf der Unterlage herangezogen, bis die Fußsohlen gerade Bodenkontakt haben. Die Fußspitzen werden nach oben gezogen und die Fersen schräg nach unten in den Boden gestemmt. Dabei wird in Gesäß und Bauch automatisch eine Muskelspannung aufgebaut.

Die Hände werden im Handgelenk maximal hochgezogen und so gehalten, als würden sie „*eine Orange umfassen*" (Daumen und kleiner Finger abgespreizt, alle Finger leicht gebeugt). Die Handwurzel stemmt unter Beibehaltung der Ellenbogenbeugung fußwärts, wobei die Schulter leicht außenrotiert wird. Die Halswirbelsäule streckt sich dabei automatisch (Abb. 4.48).

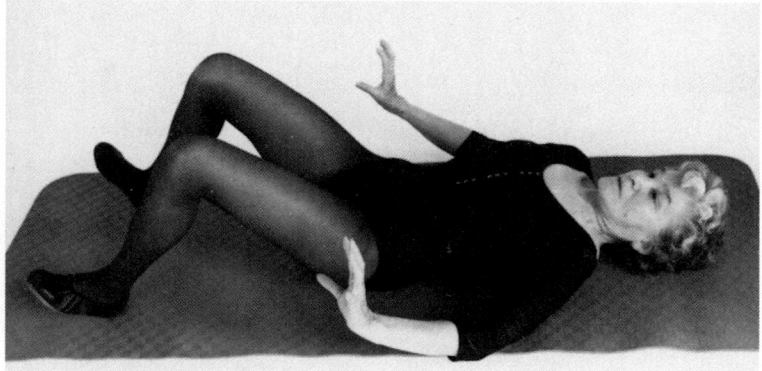

Abb. 4.48. Rückenlage: Grundspannung

Variation der Armstellung: Unter Beibehaltung der Grundspannung Arme abheben. Dann Daumen zur Schulter führen (Abb. 4.49 a) und einen/beide Arme
– nach seitlich unten neben die Hüfte (Abb. 4.49 b),
– in die Vorhalte,
– über den Kopf (Abb. 4.49 c),
– in die Diagonale (Abb. 4.49 d)
stemmen. Bevor die Stemmführung der Arme in eine andere Richtung wechselt,
sollen die Arme zur Schulter zurückgeführt werden.

Variation der Kopfstellung: Kopf etwas abheben („*Doppelkinn*"). Dabei besonders auf eine gleichmäßige Atmung achten (Abb. 4.50).

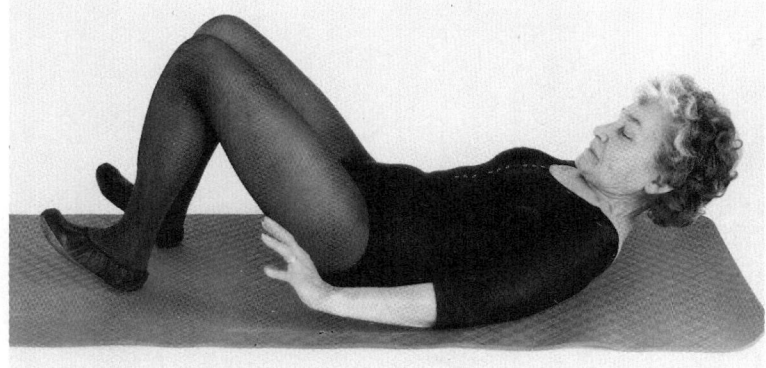

Abb. 4.50. Rückenlage: Variation der Kopfhaltung

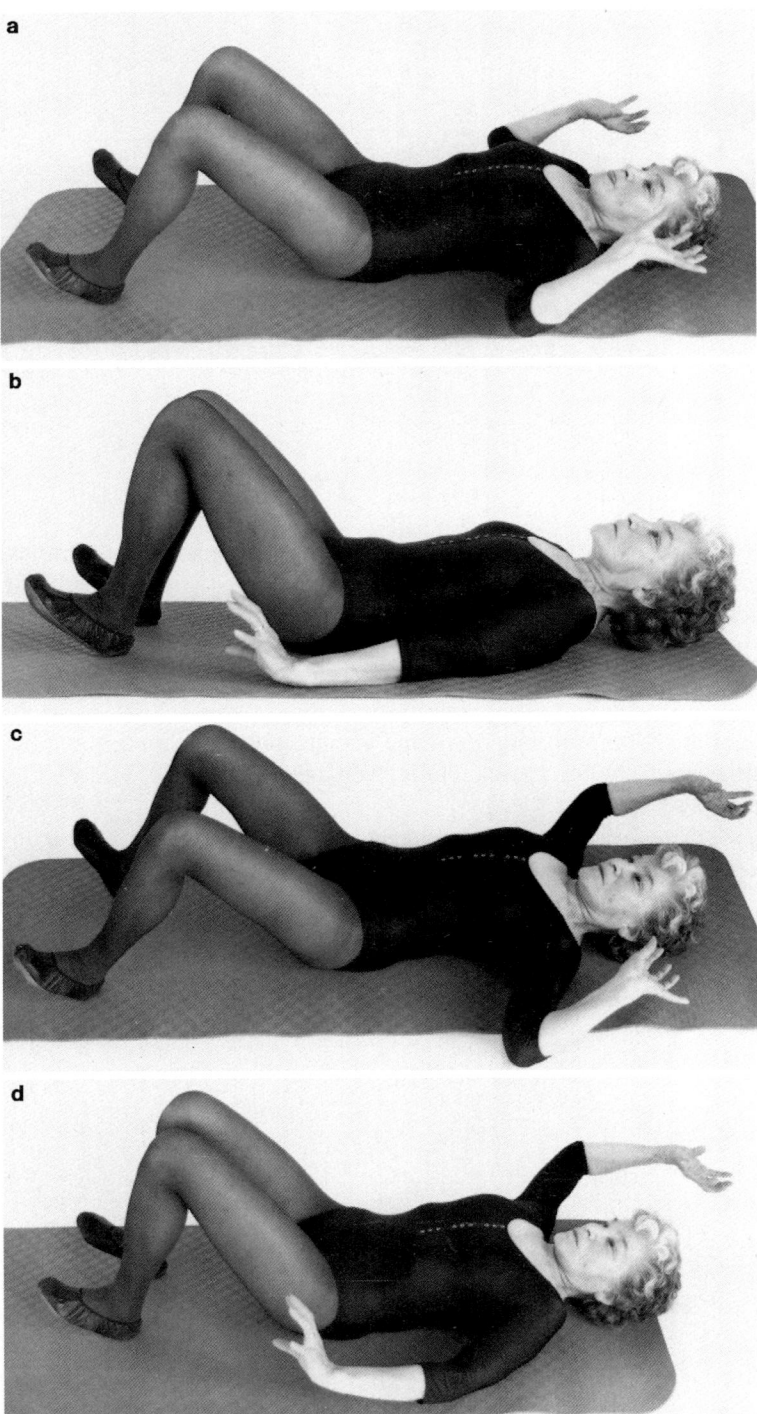

Abb. 4.49 a-d. Rückenlage: Variation der Grundspannung

• *Übungen in der Bauchlage*

Ausgangsstellung: Bauchlage; die Beine sind hüftbreit auseinander und die Arme liegen in U-Haltung. Die Stirn liegt auf einem Handtuch, so daß die Halswirbelsäule in Nullstellung liegt (Abb. 4.51).

Grundspannung: Die Zehen und Knie leicht nach außen drehen. Die Hände werden im Handgelenk hochgezogen, die Arme schulterbreit abgehoben, wobei die Schulterblätter nach unten an die Wirbelsäule gezogen sind. Dabei hebt der Kopf so ab, daß die Augen zum Boden schauen. Verstärkt wird die Spannung durch das Stemmen der Handwurzeln (Abb. 4.52).

Variation der Armbewegung: Einen/beide Arme unter Beibehaltung der Spannung
– über den Kopf (Abb. 4.53 a),
– zur Seite,
– Richtung Gesäß wegführen (Abb. 4.53 b).

Variation der Beinbewegung: ein Bein in die Unterlage spannen.
– Das andere Bein anbeugen und minimal abheben (Abb. 4.54 a),
– dann wechselweise das Bein strecken und beugen (Abb. 4.54 b).

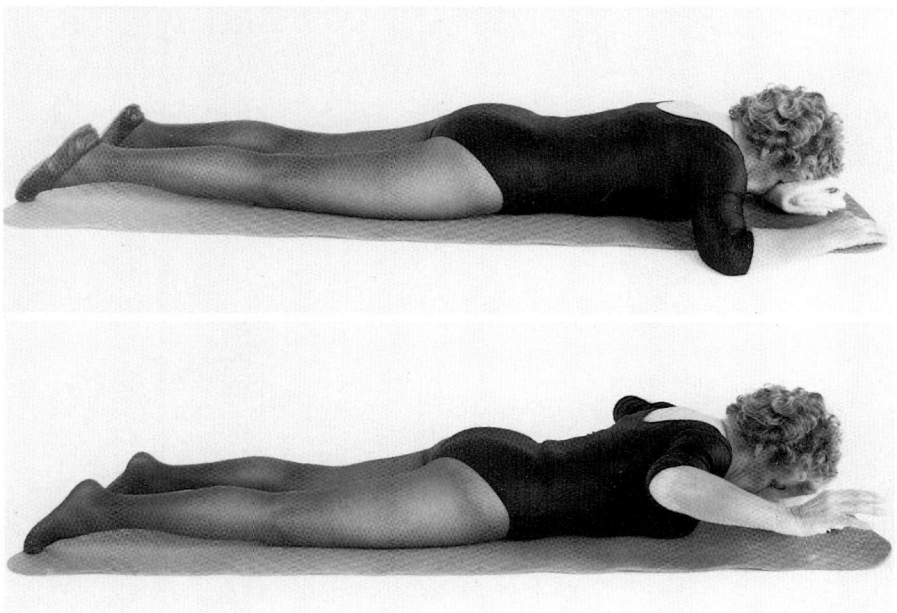

Abb. 4.51. *(oben)* Bauchlage: Ausgangstellung
Abb. 4.52. *(unten)* Bauchlage: Grundspannung

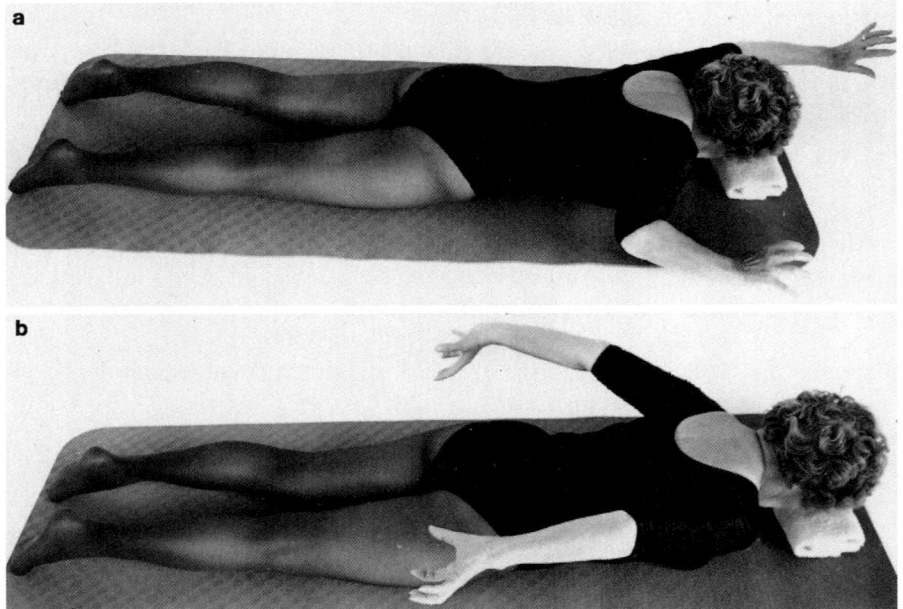

Abb. 4.53 a,b. Bauchlage: Variation der Armbewegung

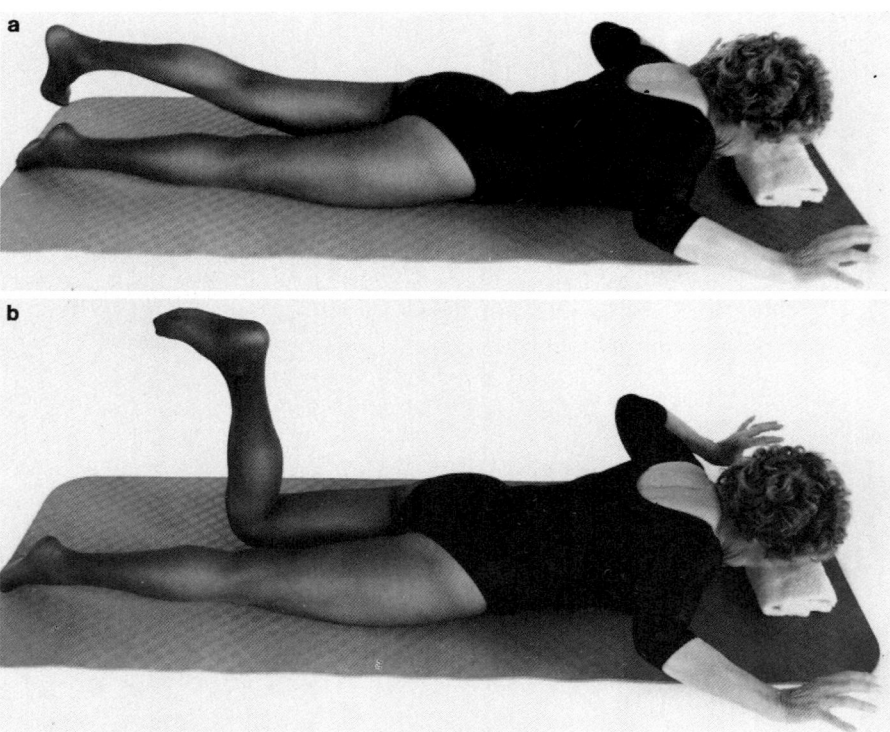

Abb. 4.54 a,b. Bauchlage: Variation der Beinbewegung

• **Übungen in der Seitlage**

Ausgangsstellung: Seitlage; der untere Arm liegt unter dem Kopf, Schulter-
und Beckengürtel befinden sich auf einer Linie. Die Knie sind soweit angebeugt,
daß man die Zehen noch sehen kann. Der obere Arm stützt mit rechtwinklig
gebeugten Ellenbogen auf Schulterhöhe in die Unterlage (Abb. 4.55).

Grundspannung: Die Fußspitzen werden hochgezogen und die Fersen stemmen
nach unten. Die Handwurzel stemmt in die Unterlage. Automatisch verstärkt
sich dabei die Anspannung der Schultergürtel-, Bauch-, Becken- und Rückenmuskulatur in Richtung Streckung.

Variation der Beinbewegung: Das obere Bein wird abgehoben (Abb. 4.56),
wobei das Knie leicht in Richtung Decke zeigt (Außenrotation).

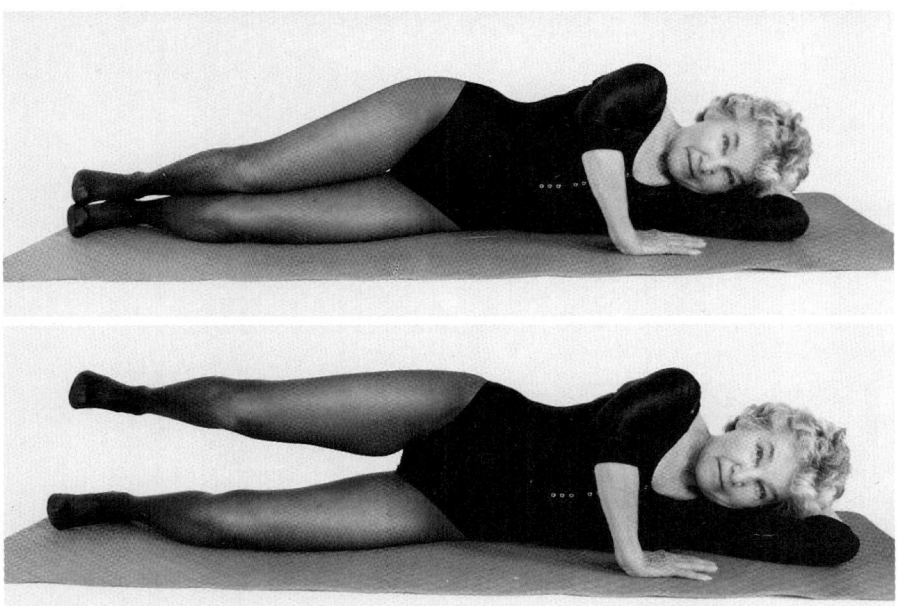

Abb. 4.55. *(oben)* Seitlage: Grundspannung
Abb. 4.56. *(unten)* Seitlage: Variation der Beinbewegung

• *Übungen im Vierfüßlerstand*

Ausgangsstellung: Vierfüßlerstand; Knie etwas über Hüftbreite auseinander, Fußrücken liegen auf, Hände in Schulterhöhe etwas über Schulterbreite mit leichter Innenrotation aufgestellt, Ellenbogen leicht gebeugt, Finger zeigen nach vorne.

Grundspannung: Fußrücken und Unterschenkel gegen den Boden drücken (Beckenaufrichtung und stabilisation); Handwurzeln gegen Boden stemmen.

Variationen der Arm- und Beinbewegungen:
– Stemmführungen der Arme (Abb. 4.57),
– Stemmbewegungen der Beine (Abb. 4.58),
– Stemmführung von Armen und Beinen in der Diagonalen (Abb. 4.59).

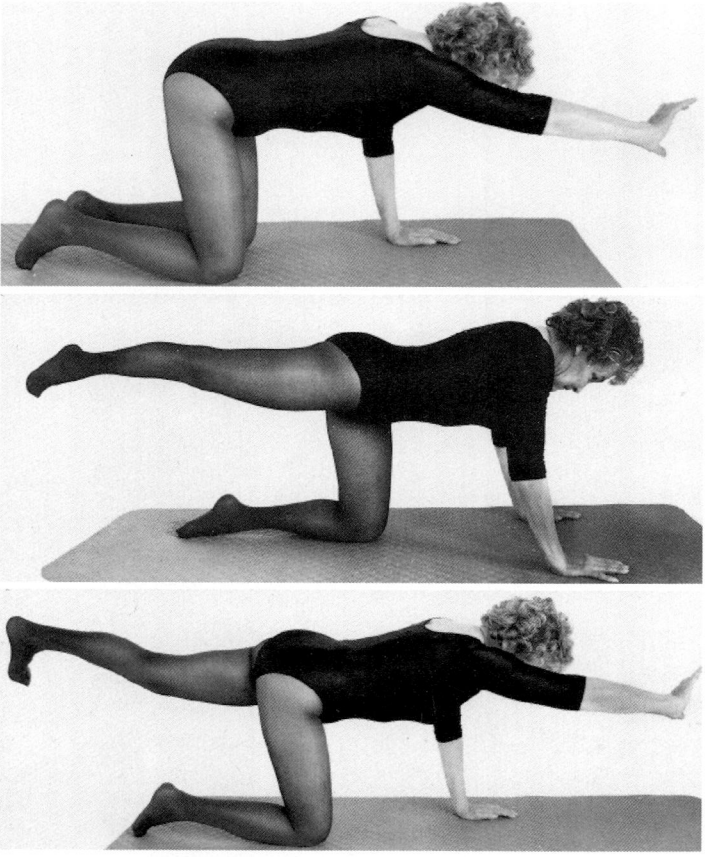

Abb. 4.57. *(oben)* Vierfüßlerstand: Stemmbewegung Arm
Abb. 4.58. *(Mitte)* Vierfüßlerstand: Stemmbewegung Bein
Abb. 4.59. *(unten)* Vierfüßlerstand: Stemmbewegung Arm und Bein (diagonal)

● *Übungen im Sitz*
Ausgangsstellung: Grundsitzposition.

Grundspannung: Fersen in den Boden stemmen, Armstemmführung mit Stemmen der Handwurzel in Richtung Boden. Zusätzlich kann die Wirbelsäulenstreckung durch die Anweisung „*Scheitel zur Decke schieben*" verstärkt werden (Abb. 4.60).

Variation der Armbewegung: Alle Stemmführungen einzeln oder in der Diagonalen (Abb. 4.61).

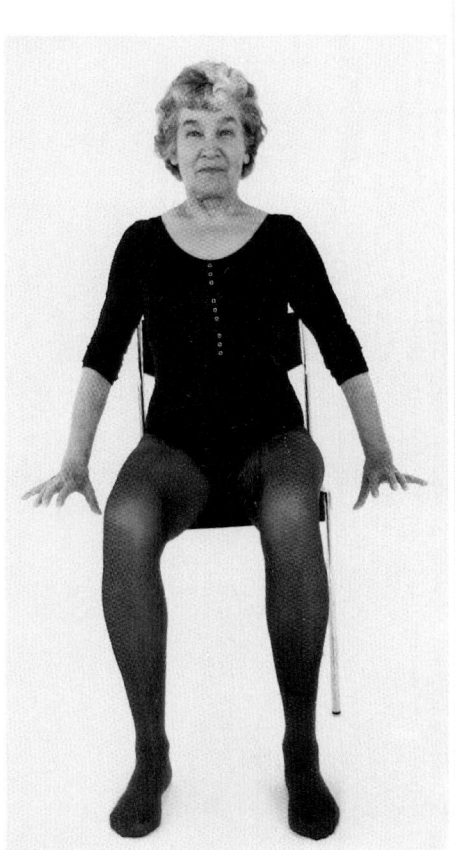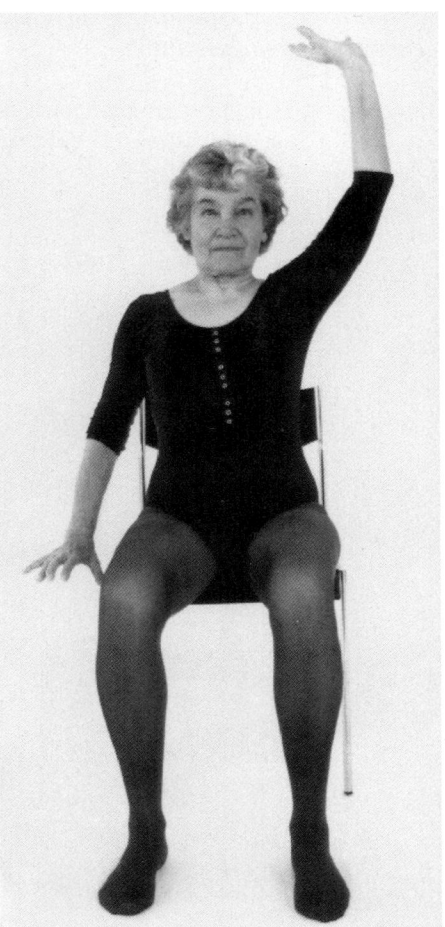

Abb. 4.60. *(links)* Sitz: Grundspannung
Abb. 4.61. *(rechts)* Sitz: Variation der Stemmbewegung Arm

• **Funktionelle Bauchmuskelübungen**

Ausgangsstellung 1: Rückenlage; Knie- und Hüftgelenke sind rechtwinklig angebeugt. Ein Arm liegt neben dem Rumpf, der andere zieht an dem Handtuch, das zusammengerollt unter der Lendenwirbelsäule liegt (Beibehaltung der physiologischen Lendenlordose; Abb. 4.62 a).

Ausführung 1: Die Lendenwirbelsäule wird gegen das Handtuch gespannt, so daß dies nicht herausgezogen werden kann (Eigenkontrolle). Ein Bein wird langsam unter Spannung (s. Beinstemmführung) gerade nach unten weggestemmt und wieder zurück neben das andere geführt; jetzt die gleiche Bewegung mit dem anderen Bein (Abb. 4.62 b).

Wirkung: Kräftigung der geraden Bauchmuskulatur

Ausführung 2: Entspricht der vorangegangenen Übung, nur wird das Bein nach schräg-außen weggestemmt.

Wirkung: Kräftigung der schrägen Bauchmuskulatur

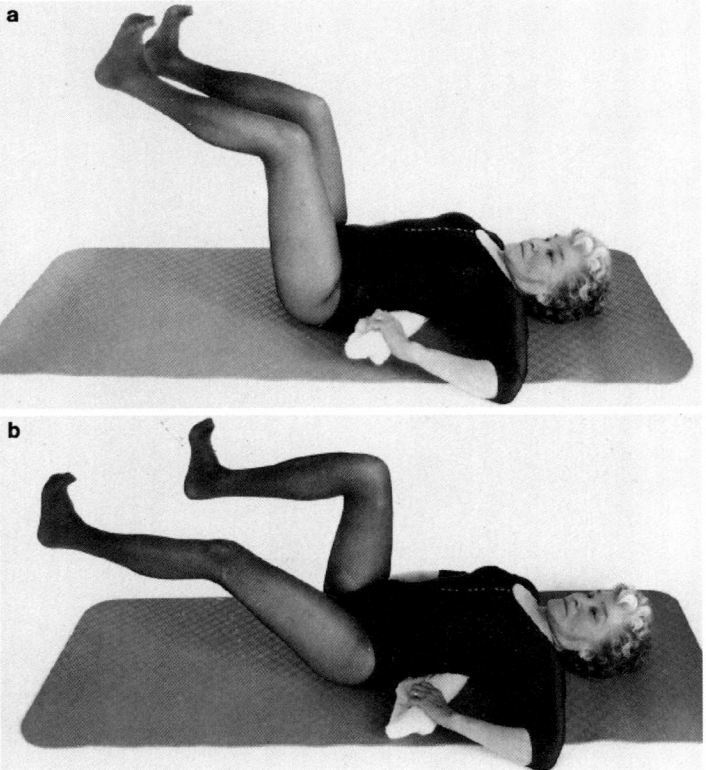

Abb. 4.62 a,b. Kräftigung gerade Bauchmuskulatur: Ausgangsstellung

Ausgangsstellung 2: Rückenlage; ein Bein ist abgewinkelt angehoben.

Ausführung: Die Hand spannt in der Diagonalen gegen den Oberschenkel (Abb. 4.63).

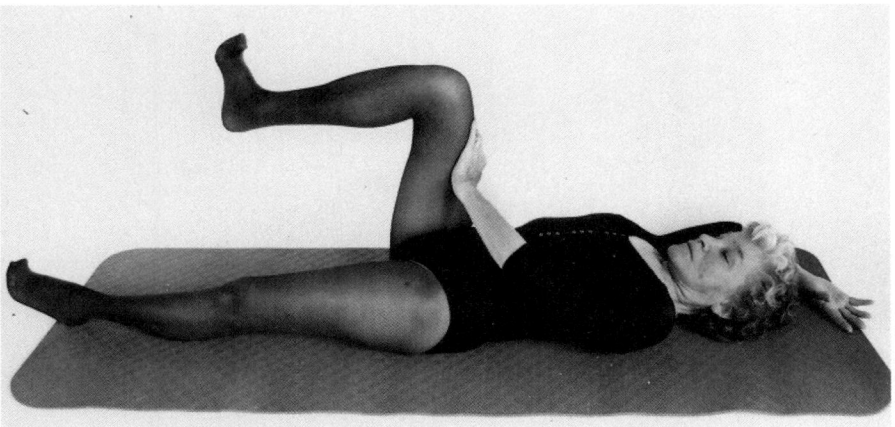

Abb. 4.63. Kräftigung schräge Bauchmuskulatur

● **Funktionelle Rückenmuskelübungen**
Ausgangsstellung 1: „Brücke" (Abb. 4.64).

Ausführung: Beide Arme stemmen unter Beibehaltung der Beckenspannung in den Boden.

Variationen der Fußstellung und Beinhaltung:
– Fußspitzen/Fersen anheben (Zehenspitzenstand, Abb. 4.65 a; Fersenstand, Abb. 4.65 b),
– ein Bein strecken und vom Boden abheben; Fußspitze strecken (Abb. 4.66 a) und anbeugen (Abb. 4.66 b).

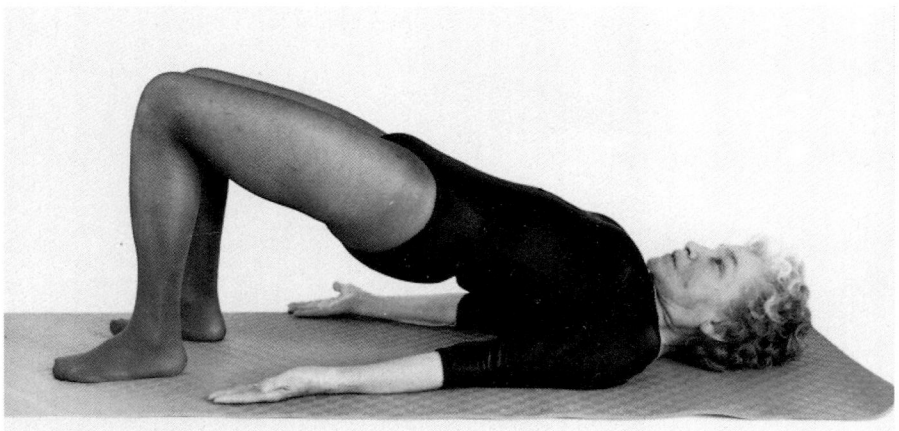

Abb. 4.64. Kräftigung der Rumpfmuskulatur: Ausgangsstellung „Brücke"

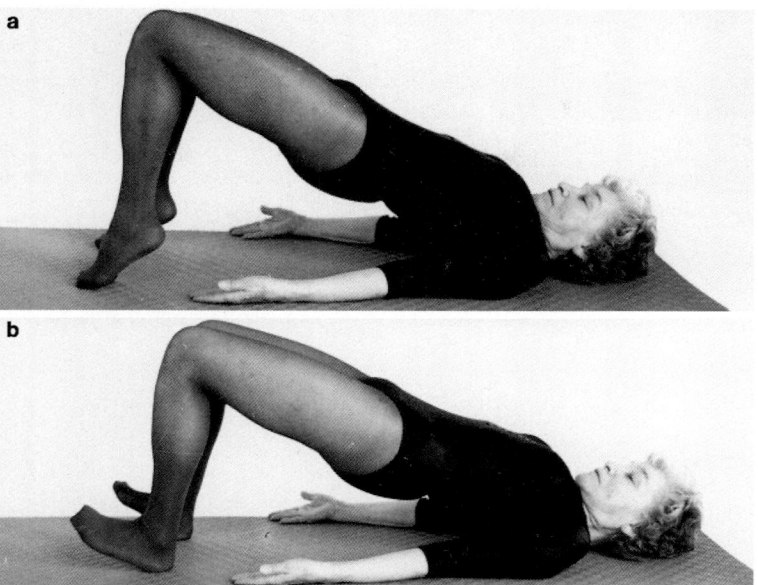

Abb. 4.65 a,b. Variation der Fußstellung – Zehenspitzenstand

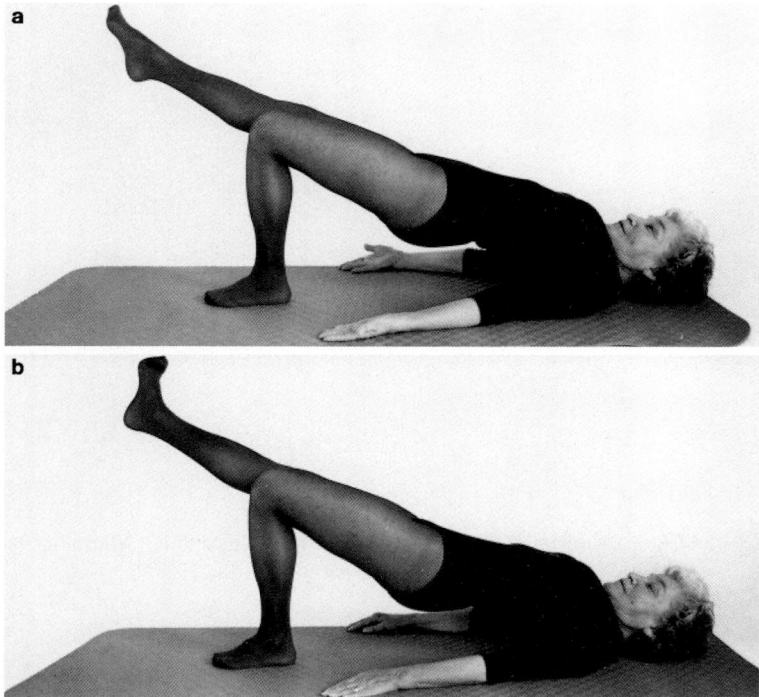

Abb. 4.66 a,b. Variation der Beinhaltung – gestreckt

Ausgangsstellung 2: Vierfüßlerstand mit gebeugtem Bein (Abb. 4.67).

Ausführung 1: Mit gebeugtem Kniegelenk Hüfte strecken und beugen (Dreh-punkt Hüftgelenk, Abb. 4.68).

Ausführung 2: Abgehobenes Bein bei gestreckter Hüfte beugen und strecken (Drehpunkt Kniegelenk, Abb. 4.69).

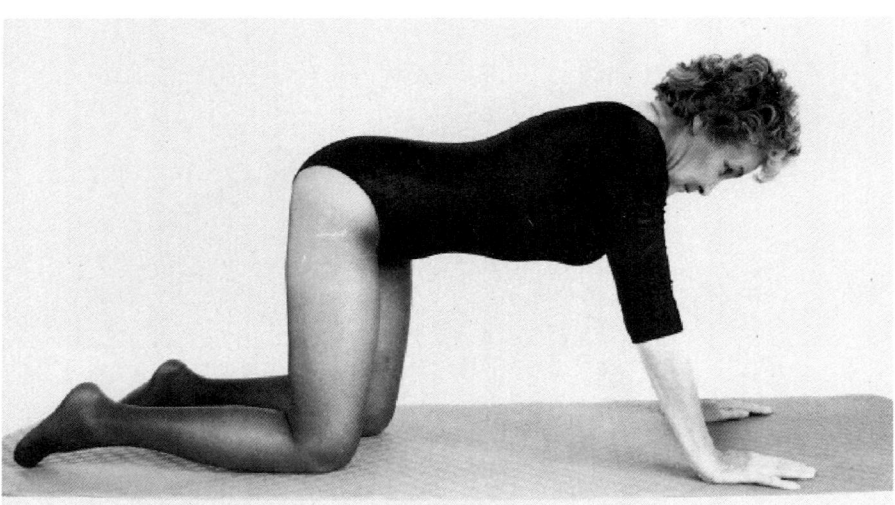

Abb. 4.67. Kräftigung der Rumpfmuskulatur: Ausgangstellung Vierfüßlerstand

Abb. 4.68 a,b. Variation der Beinbewegung (Drehpunkt: Hüftgelenk)
Abb. 4.69 a,b. Variation der Beinbewegung (Drehpunkt: Kniegelenk)

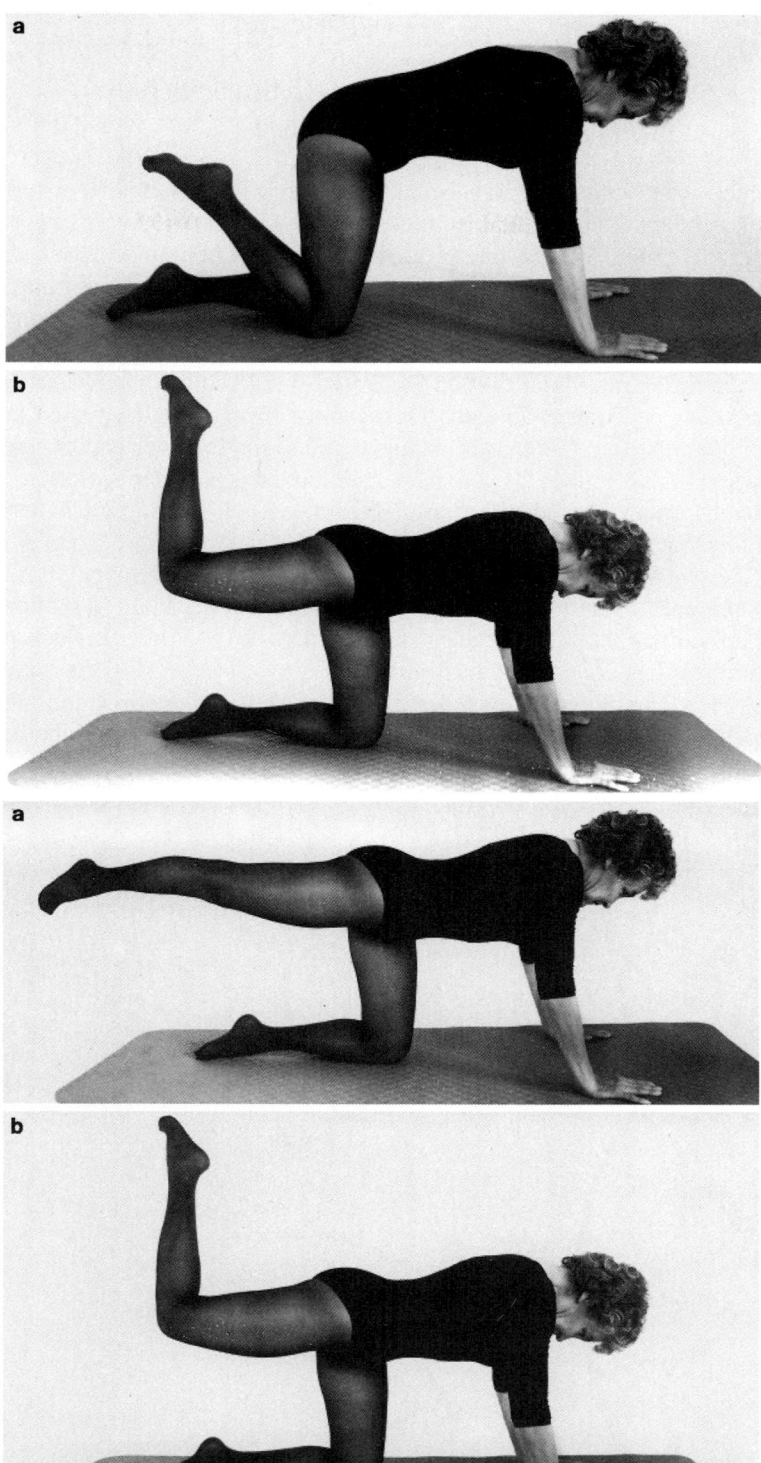

a

b

Abb. 4.68.

a

b

Abb. 4.69.

4.3.5 Tips für rückengerechtes Alltagsverhalten

Die osteoporotische Wirbelsäule bedarf, wie wir schon unter den verschiedensten Gesichtspunkten betrachtet haben, einer schonenden Entlastungshaltung. Der Begriff Entlastungshaltung bedeutet immer, die ökonomische Belastung der Wirbelsäulenstrukturen in der Aufrichtung – im Gegensatz zu der ungünstigen Belastung der krummen Haltung. Das geschieht unabhängig von der Stellung, die der Mensch im Raum einnimmt.

In unserem gymnastischen Übungteil wurde bereits vorgestellt, wie die Aufrichtung der Wirbelsäule gefördert werden kann. Die alltäglichen Verrichtungen sollten über die Gymnastik hinaus rückenfreundlich gestaltet werden. Dabei ist wichtig, daß genaue Bewegungsvorstellungen geschaffen werden, die allmählich ohne großes Nachdenken umgesetzt werden können. Das äußerliche Bewegungsbild soll also verinnerlicht werden. Es bedarf sicherlich am Anfang einiger Konzentration, alle Tätigkeiten mit stabilisierter Wirbelsäule auszuführen, doch kann jede Minute am Tag als eine zusätzliche Stärkung der Muskulatur, eine Aktivierung des Stoffwechsels und Förderung des Knochenwachstums angesehen werden. Ziel ist es auch hier, über ein verbessertes Körperbewußtsein eine größere Handlungskompetenz zu schaffen. Das bedeutet konkret, daß der Osteoporosepatient einzuschätzen lernt, welche Körperhaltung für ihn die günstigste ist und welche Hilfsmittel zusätzlich eingesetzt werden können.

Es gilt folgende Grundregel: Die Wirbelsäule wird in aufgerichteter Position stabilisiert (Abb. 4.70).

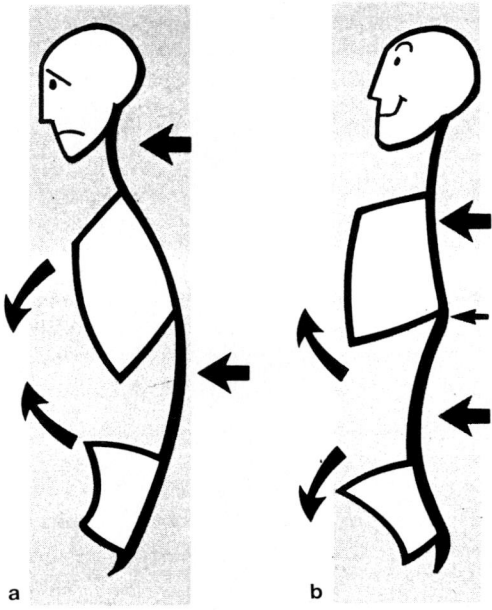

a   b

Abb. 4.70 a,b. Sternosymphysale Belastungs- (**a**) und Entlastungshaltung (**b**). (Aus Laser 1988)

Aufstehen aus dem Liegen

Rückengerechtes Verhalten fängt bereits frühmorgens an. Nach einem kreislauf-aktivierenden Räkeln und Strecken soll mit stabilisierter Wirbelsäule aufge-standen werden (Abb. 4.71).

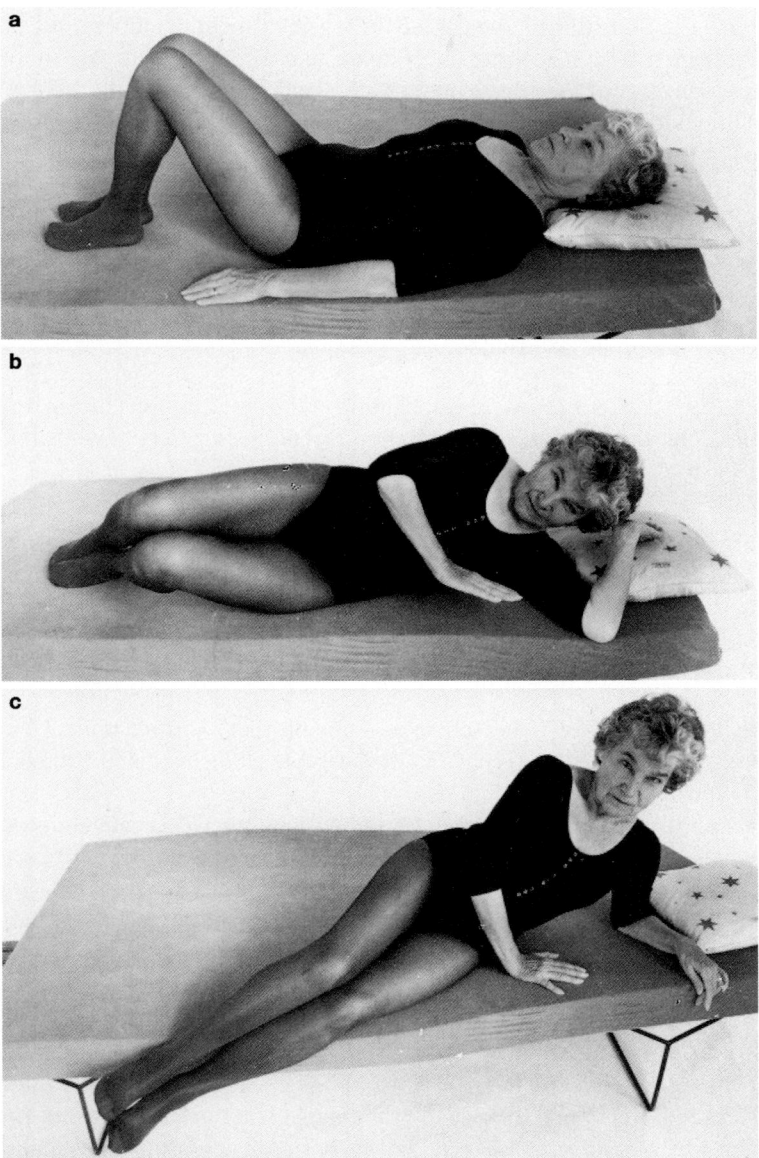

Abb. 4.71. a Ausgangsstellung Rückenlage: Beine anstellen, **b** in die Seitlage drehen und **c** mit den Armen hochstützen und die Beine über die Bettkante schwingen

Sitzen

Kurz nach dem Aufstehen sitzt man bereits wieder, sei es beim Frühstück, auf dem Weg zur Arbeit, am Schreibtisch und beim abendlichen Fernsehschauen. Das Sitzen nimmt bekanntlich einen immer breiteren Raum in unserem Tagesablauf ein. Daher ist es besonders für den Osteoporosepatienten wichtig, auf die richtige Sitzhaltung zu achten. Wie sieht aber „die richtige Sitzhaltung aus?" Eine Idealform, die für alle gilt, gibt es nicht. Vielmehr gilt es, bestehende Prinzipien individuell auf die Person und deren aktuelle Befindlichkeit anzuwenden. Damit haben wir nicht eine, sondern mehrere Möglichkeiten, unseren Alltag sitzend zu bewältigen. In Anlehnung an Wicharz (1991) gelten folgende wichtige Grundsätze:

- Keine Sitzhaltung ist so gut, daß man sie länger einnehmen sollte!
- So wenig wie möglich am Tag sitzen, lieber öfters zwischendurch aufstehen!
- Häufig die aufrechte Haltung einnehmen und als Ausgleich eine Bewegungspause mit 2–3 gymnastische Übungen durchführen!
- Hilfsmittel benutzen, um die Einnahme der aufrechten Haltung so einfach wie möglich zu machen!

Die passive und krumme Sitzhaltung (Abb. 4.72 a) ist nur ein Hängen in den Bändern und führt zu schmerzhaften Dehnungsreizen der Bandstrukturen (Laser 1988).

Diese Haltung wollen wir nun in die aktive, aufrechte Sitzhaltung (Abb. 4.72 b) verändern:

- Beide Füße stehen etwa hüftbreit nebeneinander auf dem Boden, die Zehen zeigen leicht nach außen;
- der Winkel im Kniegelenk beträgt mindestens 90^0, die Knie zeigen leicht nach außen;
- der Hüftwinkel (Oberschenkel - Oberkörper) beträgt mindestens 90^0;
- das Becken ist gekippt, d.h. daß die Belastung vor den Sitzhöckern gespürt wird;
- der Brustkorb ist aufgerichtet, d.h. Richtung Decke angehoben;
- der Kopf balanciert sich automatisch aus, so daß die Halswirbelsäule gestreckt wird („*leichtes Doppelkinn*").

Der Grad der Aufrichtung soll individuell so gewählt werden, daß die Aktivität der Bauch- und Rückenmuskulatur annähernd gleich ist. Dadurch wird einer Verspannung der Rückenmuskulatur durch zu hohe Aktivität vorgebeugt.

Mit Hilfe eines Keilkissens (Abb. 4.73) kann die Einnahme der aufrechten Haltung erleichtert werden. Die schräge Sitzebene fördert gleichzeitig die Beckenkippung und die Brustkorbhebung. Tritt nach einer Weile eine Ermüdung der Muskulatur ein, können die verschiedensten Entlastungshaltungen eingenommen werden. Je nachdem wo man sich befindet, hilft schon ein Heranrücken an die Stuhllehne, um der Wirbelsäule Halt zu geben (Abb. 4.74 a). Auch ein

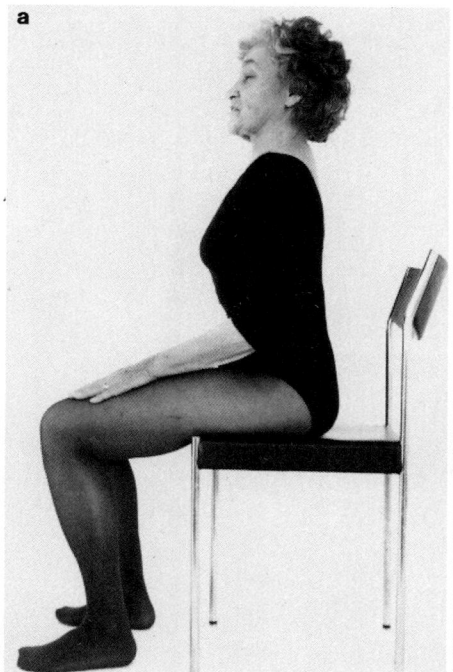
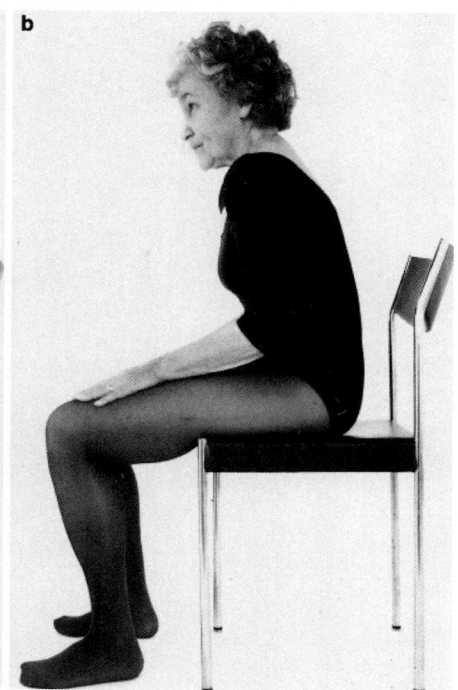

Abb. 4.72. a Passive, krumme Sitzhaltung, **b** aktive, aufrechte Sitzhaltung

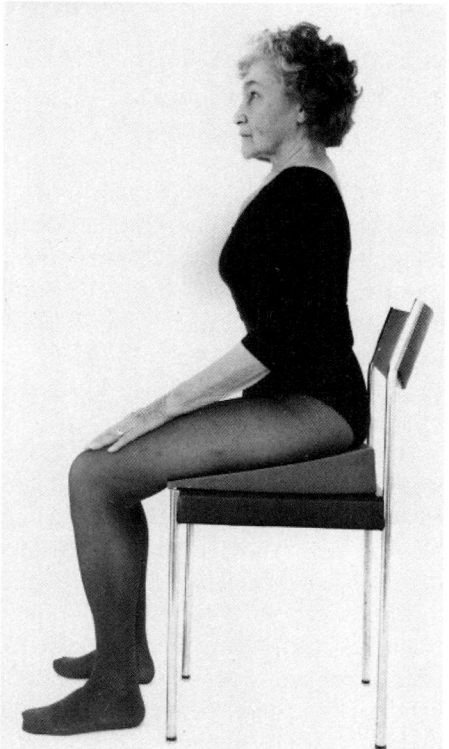

Abb. 4.73. Unterstützung der aufrechten Sitzhaltung mit Hilfe eines Sitzkeils

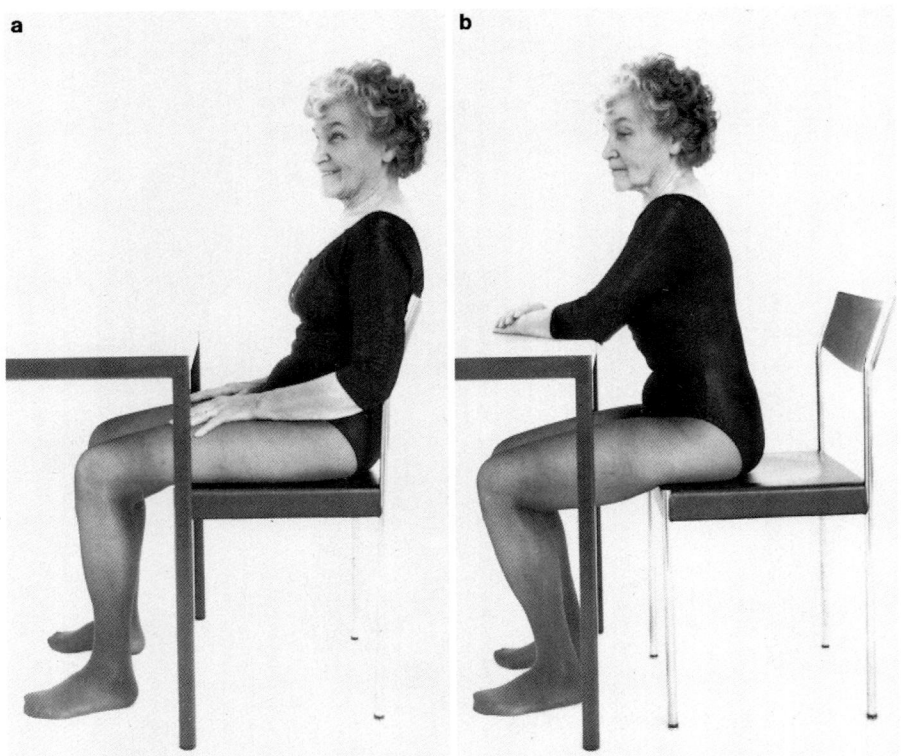

Abb. 4.74. a Entlastungshaltung - Anlehnen, **b** Entlastungshaltung - Aufstützen

seitliches Abstützen der Arme auf der Stuhlfläche oder vorne auf der Tischplatte
(Abb. 4.74 b) kann die schmerzhafte Druckbelastung verringern.

Zu Hause oder unterwegs im Auto findet man häufig zu weiche Polster und
ungünstige Möbelformen vor. Hier hilft das Lendenkissen die physiologische
Lordose zu unterstützen (Abb. 4.75). Ein Tip für die Einstellung des Autositzes
ist, die propagierte leichte Rückneigung während einer längeren Autofahrt öfters
minimal zu verändern.

Bei sitzenden Tätigkeiten sollte zusätzlich der eigene Arbeitsbereich überprüft
werden. Ist die Arbeitshöhe des Schreibtisches zu niedrig, kann dieser durch
Holzstücke leicht aufgebockt werden. Muß sich häufig nach einer Seite gedreht
werden, z.B. zum Computer, dann sollte der Arbeitsplatz so umorganisiert werden, daß ein frontales Arbeiten möglich wird.

Alle wichtigen Gegenstände sollten ohne Schwierigkeiten erreichbar sein.
Nach Laser (1988) erzeugen Flexionsbewegungen mit gleichzeitiger Rotation
Mikrotraumen im dorsalen Abschnitt der Bandscheibe, provozieren Bandschei-
benvorwölbungen und stellen eine Fehlbelastung der Wirbelkörper dar. Daher
müssen diese Bewegungen unbedingt vermieden werden.

Abb. 4.75. Unterstützung der aufrechten Haltung mit Hilfe eines Lendenkorrekturkissens

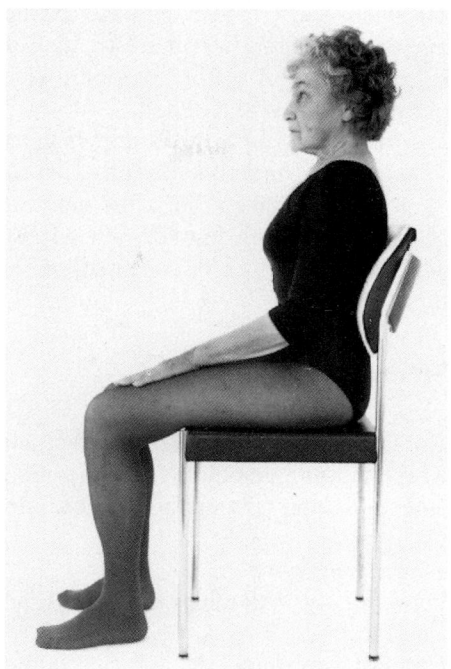

Abb. 4.76. a Aufstehen aus dem Sitzen - Schrittstellung; **b** Abstützen ▼

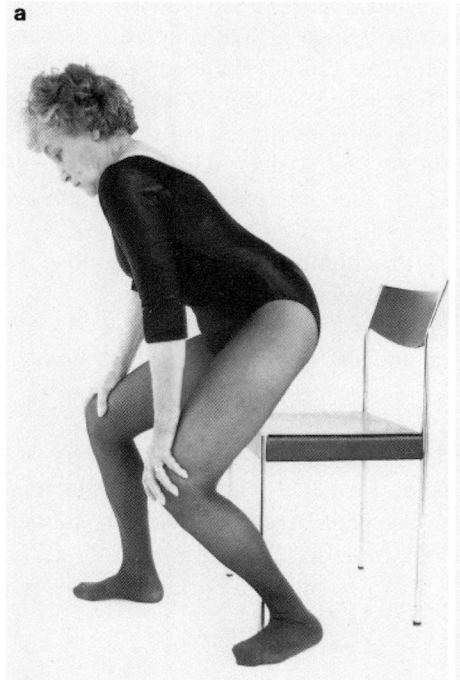

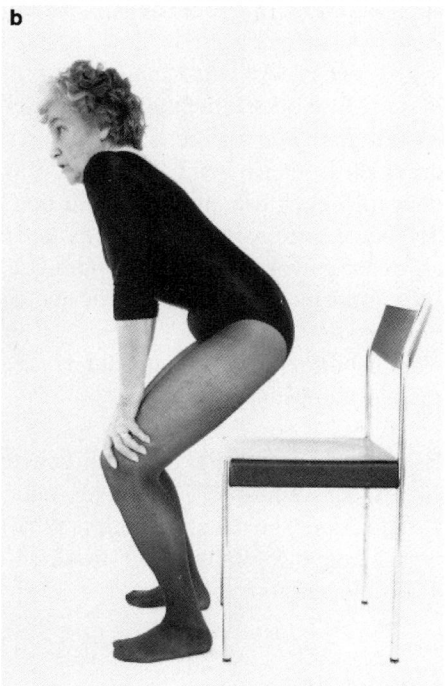

Zu einem rückengerechten Sitzverhalten gehört das Aufstehen und Hinsetzen mit dazu. Wichtig ist auch hier, daß die physiologische Krümmung der Wirbelsäule erhalten bleibt. Es gibt verschiedene Möglichkeiten, aus denen jeder individuell auswählen kann:

- durch Verlagerung des Rumpfes in der Schrittstellung oder in der Grätschstellung nach vorne-oben (Abb. 4.76 a),
- zusätzlich können die Arme entweder zur Schwungunterstützung eingesetzt werden oder stützen sich auf den Oberschenkeln ab (Abb.4.76 b);
- auch Armlehnen, Tischkanten etc. können als Stütze dienen.

Stehen

Am Beispiel des Stehens soll die Vorgehensweise bei der Vermittlung der aktiven Körperhaltung verdeutlicht werden.Es ist immer wichtig, daß der Patient seine eigene Haltung erspürt und dadurch lernt, sich selbst zu kontrollieren.

● *Lernprogramm*
Vorbereitung: Fußsohlenmassage (Eigen-, Partnermassage).

Übungsanweisung: „Stellen Sie sich ganz normal hin und konzentrieren Sie sich ganz auf Ihre Fußsohlen: Stehen Sie mehr auf dem linken oder rechten Bein? Versuchen Sie das Gewicht auf beiden Beinen gleichmäßig zu verteilen. Wo ist der größte Druck unter den Fußsohlen zu spüren: Vorne auf den Ballen, in der Mitte oder hinten auf den Fersen? Versuchen Sie den Druck in die Mitte zu bringen. Wie ist die Stellung Ihrer Kniegelenke? Stehen Sie mit durchgedrückten Beinen? Versuchen Sie die Knie zu „entriegeln", d.h. minimal anzubeugen. Legen Sie eine Hand auf den Bauch, die andere auf die Brust: Lassen Sie beide aufeinanderzuwandern und voneinander weg. Jetzt sind Sie aufgerichtet. Spielen Sie mit dem Grad der Aufrichtung, d.h. gehen Sie von der Extremposition in den Bereich, den Sie als angenehm empfinden."

Nachbereitung: Hinsetzen oder Hinlegen und die einzelnen Punkte nochmals mental durchführen.

Es gibt vielerlei Tätigkeiten bei denen der Osteoporosepatient stehen muß, sei es bei der Hausarbeit, im Beruf oder beim Anstehen während des Einkaufs. Um den dabei enstehenden schmerzhaften Verspannungen vorzubeugen, können verschiedene Stellungen zur weiteren Entlastung der Wirbelsäule (Abb. 4.77–4.79) eingenommen werden.

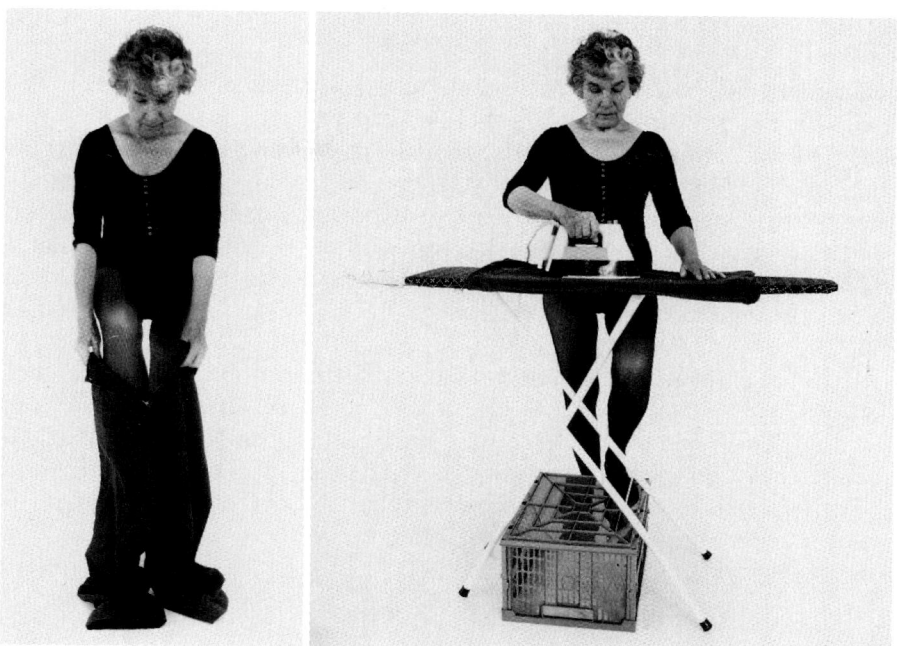

Abb. 4.77. *(links)* Entlastungshaltung: Beim Anziehen an der Wand abstützen
Abb. 4.78. *(rechts)* Entlastungshaltung: Beim Bügeln einen Fuß hochstellen

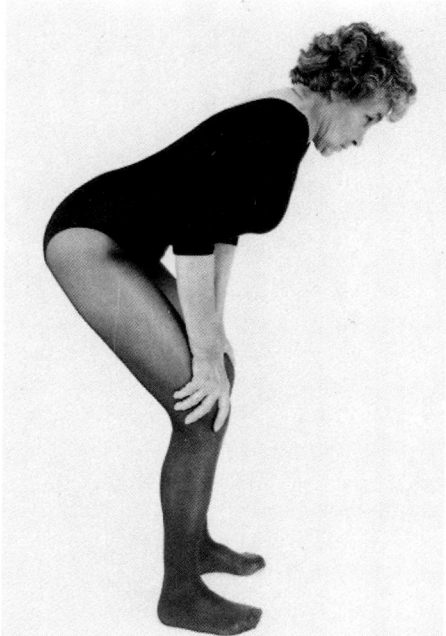

Abb. 4.79. Entlastungshaltung: Auf den
Oberschenkeln abstützen

Arbeitstechniken im Alltag

Neben der Stabilisation der Wirbelsäule in der Aufrichtung müssen bei allen Tätigkeiten in der Vertikalen weitere Grundsätze beherzigt werden (Abb. 4.80–4.85). Besonders beim Bücken, Heben und Tragen von Gegenständen ist die Belastung der Wirbelsäule von der Stellung und Haltung der Wirbelsäule abhängig. Das Heben von Lasten führt bei korrekter Technik nicht zu Wirbelsäulenschädigungen. Bei geradem Rücken wird die Lendenwirbelsäule durch ein Gewicht von z.B. 17 kg bis zu 150 kg belastet, bei gebogenem Rückrat werden die Bandscheiben durch Belastungen bis zu 380 kg „gequetscht" (Bäker 1983).

Im fortgeschrittenen Wirbelsäulenstadium sollte jedoch so wenig wie möglich gehoben und getragen werden. Die Höchstgrenze der Belastung wird von Wicharz (1991) mit 9 kg angegeben, was einem halben Kasten Wasser entspricht. Zu den oben genannten Grundsätzen kommen hier noch folgende hinzu:
- Erst anheben, wenn sich der Körper auf das Gewicht eingestellt hat!
- Auch beim Absetzen auf die Stabilisation der Wirbelsäule achten!
- Gewichte immer gleichmäßig verteilen!

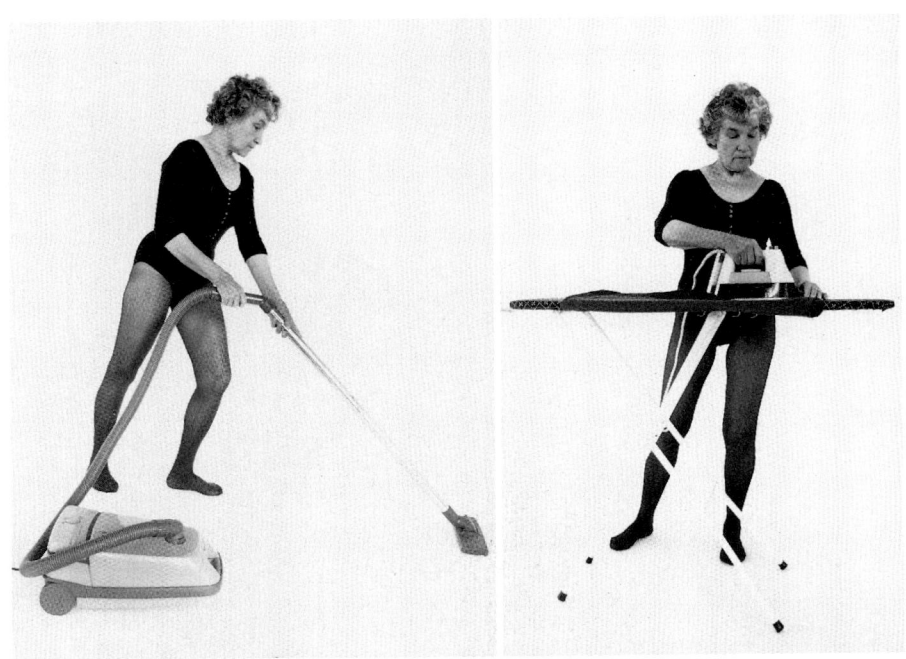

Abb. 4.80. *(links)* Gewichtsverlagerung in Schrittstellung
Abb. 4.81. *(rechts)* Gewichtsverlagerung in Seitstellung

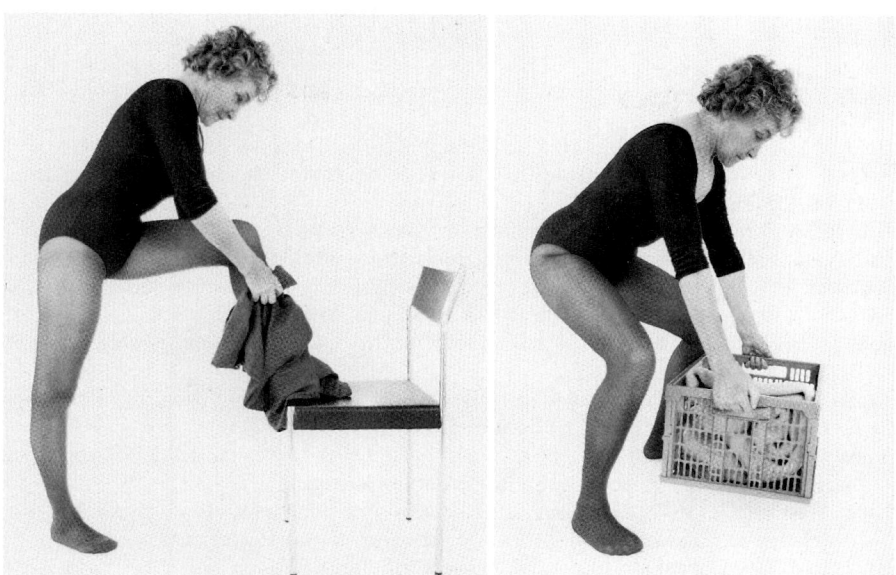

Abb. 4.82. *(links)* Körpernahes Arbeiten, z.B. den Fuß beim Abtrocknen hochstellen
Abb. 4.83. *(rechts)* Lasten mit gebeugten Kniegelenken anheben

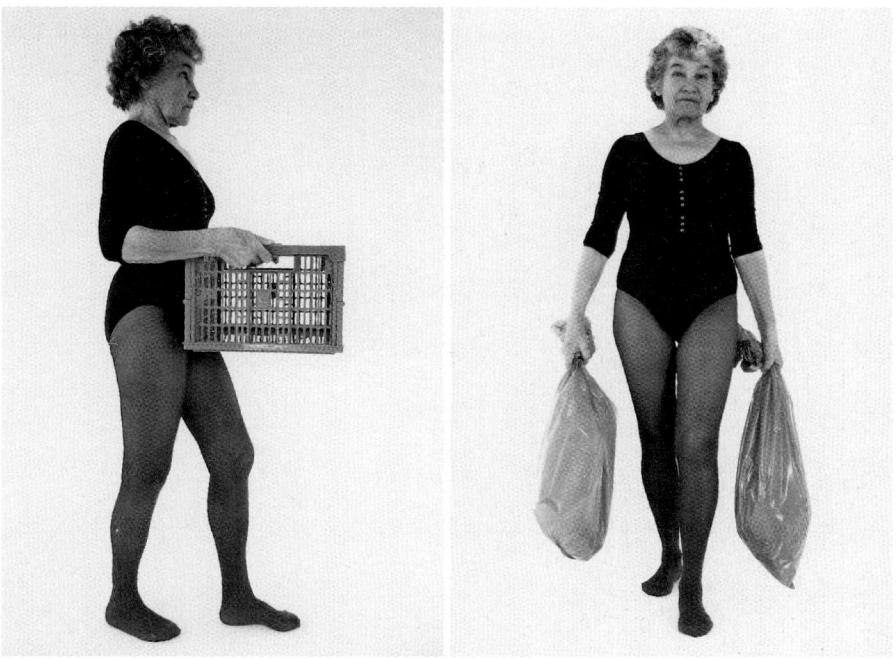

Abb. 4.84. *(links)* Lasten körpernah tragen
Abb. 4.85. *(rechts)* Lasten gleichmäßig verteilen

Literatur

Bäker BA (1983) Bandscheibenbeschwerden vorbeugen - lindern - heilen. Humboldt, München

Bold RM, Grossmann A (1983) Stemmführung nach R. Brunkow. Enke, Stuttgart

Brügger A (1980) Die Erkrankung des Bewegungsapparates und seines Nervensystems. Fischer, Stuttgart

Brügger A (1990) Gesunde Körperhaltung im Alltag, 2. Auflage. Brügger, Zürich

Gustavsen R (1984) Trainingstherapie im Rahmen der Manuellen Medizin. Thieme, Stuttgart

Haase H, Ehrenberg H, Schweizer M (1985) Lösungstherapie. Pflaum, München

Janda V (1986) Muskelfunktionsdiagnostik. Volk und Wissen, Berlin

Kaisser PJ, Höfling S (1990) Münchner Manual zur Orthopädischen Rückenschule. Springer, Berlin Heidelberg

Klein-Vogelbach S (1990a) Funktionelle Bewegungslehre. (Rehabilitation und Prävention 1) 4. Auflage. Springer, Berlin Heidelberg

Klein-Vogelbach S (1990b) Ballgymnastik zur funktionellen Bewegungslehre (Rehabilitation und Prävention 12) 3. Auflage. Springer, Berlin Heidelberg

Klein-Vogelbach S (1992) Therapeutische Übungen zur Funktionellen Bewegungslehre. (Rehabilitation und Prävention 4) 3. Auflage. Springer, Berlin Heidelberg

Knebel KP (1987) Funktionsgymnastik. Rowohlt, Reinbek

Krämer J (1986) Bandscheibenschäden - Vorbeugen durch Rückenschule. Heyne, München

Krauß H (1984) Atemtherapie. Hippokrates, Stuttgart

Laser T (1988) Lumbale Bandscheibenleiden. Zuckschwerdt, München

Lauritzen C, Minne HW (1990) Osteoporose. Wenn Knochen schwinden. Trias, Stuttgart

Tanner J (1988) Rückenschmerzen. Maier, Ravensburg

Wicharz J (1991) Besser leben trotz Osteoporose. Köln, Echo

Wiemann K (1991) Beeinflussung muskulärer Parameter durch einzehnwöchiges Dehnungstraining. Sportwissenschaft 3: 295–306

Wydra G, Bös K, Karisch G (1991) Die Effektivität verschiedener Dehntechniken. Deutsche Zeitschrift für Sportmedizin, 9: 386–400

5 Bewegungswissenschaftliche Aspekte der Rehabilitation

5.1 Bewegungswissenschaft und ihre Bedeutung in der Rehabilitation

Hermann Rieder

5.1.1 Vorbemerkungen

In der Rehabilitation, der Betreuung ambulanter Gruppen, im Behindertensport und speziell bei Bezugsgruppen für Osteoporosepatienten und Risikopersonen setzt sich die Einsicht durch, daß
– im Zusammenwirken mehrerer Teildisziplinen (Mediziner, Krankengymnasten, Sportpädagogen, Psychologen und weitere Spezialisten),
– in der gegenseitigen Abstimmung (im Team, bei Fachgesprächen, Symposien und Kongressen),
– in der Interaktion und Rückkoppelung mit den Teilnehmern (durch Gespräche, Befragungen oder nonverbale Kommunikation)

bessere und eher überdauernde Erfolge zu erzielen sind. Aus der Sicht der Bewegungsfachleute (alle Berufe, die speziell mit der Bewegung bei Gesunden, Kranken und Rehabilitanden zu tun haben) ist die Sportwissenschaft bereits zur Bewegungswissenschaft geworden, welche die Stationen der Therapiestraße begleitet und dennoch auch sportliche Inhalte erfordert. Der Unterschied zwischen Bewegungsbehandlung und Sport ist, daß „Bewegung als Therapeutikum", z.B. im Rahmen der Bewegungsdiagnostik und Funktionsprüfung, als Krankengymnastik, Ergonomie und Funktionsgymnastik sowie ihren methodischen Umsetzungen eher gezielte arbeitsähnliche Abläufe erfordert. Der „echte Sport" jedoch lebt von Emotionen, von Freude, Spaß, Ärger, Zweifel, Zufriedenheit, Erfolg und Spontaneität, gesundheitliche sowie funktionelle Reflexionen treten eher in den Hintergrund. Ein solcher Sport, geprägt von Spiel, etwas „Verrücktheit", von Leistung, Bewegungs- und Gruppenerlebnis, kann zur Dauermotivation und Gewohnheit werden, so daß die Effekte der Bewegungsbehandlung überdauernd werden und nicht schon beendet sind, wenn kleine Besserungen und Fortschritte erreicht werden. Das Gesundheitsmotiv scheint auch für Rehabilitanden, chronisch Kranke und Ältere eher ein Einstiegsmotiv zu sein. Somit ist die Generallinie vorgezeichnet: Es sollen den eher sportferneren Personen unserer Rehabilitationssportgruppen, insbesondere den Neu- und Wiedereinsteigern Kenntnisse über Körpererfahrung, Körper- und Bewegungsgefühl, sowie Erfolgserlebnisse allein und in der Gemeinschaft vermittelt werden. Durch Spaß und Zufriedenheit lernen sie die Bedeutung, den Sinn und die

Vorzüge von Bewegung und Sport kennen und schätzen, so daß sie diese in ihr persönliches Wertesystem durch dauerhafte Übungs- und Trainingszeiten im Tages-, Wochen- und Monatsablauf eingliedern. Die Teilnehmer müssen Freude an der Bewegung und Spaß haben, was aus unserer Sicht gerade auch für Ältere und Kranke sehr wichtig ist. Sie müssen nicht nur ernsthaft arbeiten (im Sinne einer anstrengenden Funktionsbehandlung), um Verbesserungseffekte bei Schmerzen oder Beschwerden zu erzielen, sie brauchen auch keine Angst zu haben, den Anforderungen von Bewegung und Sport in vielerlei Hinsicht nicht zu genügen. Sie werden schon nach 3 Übungseinheiten erfahren, daß Körpererfahrung und Fitneß deutlich spürbar ansteigen.

Die Chancen, solche Effekte zu erreichen, sind – gemessen am Stand unserer Bewegungsprogramme und der Ausbildung unserer Bewegungsexperten (z.B. Sportpädagogen und -therapeuten, Krankengymnasten) – groß, wenn die pädagogisch-psychologische Umsetzung dieser übergeordneten Philosophie gelingt, z.B.:
– die Gestaltung einer angenehmen Stundenatmosphäre,
– die didaktisch-methodische Aufbereitung von Informationen,
– die Sicherung von Erfolgserlebnissen,
– das Feedback, die Selbstverstärkung und
– die Gruppenbildung, die gleichzeitig für alle Schutz, Rückhalt und Verstärkung ist.

5.1.2 Zum Stellenwert der Bewegungswissenschaft

Bewegungswissenschaft bedeutet eine wesentliche Ausweitung des Blickfelds der Sportwissenschaft – weit über den Sport hinaus. Dabei kommen alte Konzepte der Alltags-, Arbeits- und Ausdrucksmotorik wieder zur Geltung (z.B. Buytendijk 1955; Fetz 1980; Meinel u. Schnabel 1987). Darüber hinaus wird ein Neulernen und Bewerten von Methoden und Ergebnissen anderer Disziplinen notwendig, z.B. von medizinischen Befunden (s. Kap. 2), physikalischen Maßnahmen und Anwendungen (s. Kap. 4.2) und krankengymnastischen Prinzipien und Methoden (s. Kap. 4.3), um die Gesamtsicht zu sichern und ein ganzheitliches Denken in positiver Weise für die Teilnehmer einzusetzen.

Ganz konkret geht es um eine Wieder- und Neubewertung der menschlichen Haltung und Bewegung, um eine neue Typologie menschlicher Dynamik (Buytendijk 1955), die von der chronischen Erkrankung, vom Alter und der einseitigen Berufsbelastung ihren Ausgangspunkt zu nehmen scheint.

Der bewegungswissenschaftliche Ansatz vollzieht sich auf 3 Ebenen (Tabelle 5.1):
– Der Eingangsdiagnostik zu Beginn von Interventionen,

Tabelle 5.1. Programm der Bewegungswissenschaft in der Rehabilitation

Stationen	Ziele	Verfahren	Zusammenarbeit
Diagnostik	Daten zur möglichst genauen Einschätzung der Ausgangssituation	Anamnese, Diagnostik, Funktions-/Bewegungs- diagnostik, motorische Tests, Messungen, Bewegungsbeobachtung, Selbst-/Fremdeinschätzung, Psychodiagnostik	Ärzte Krankengymnasten Bewegungs-/ Sportpädagogen Psychologen Patienten/Teilnehmer Soziales Umfeld
Bewegungs- programm	Schmerzlinderung	Körpererfahrung	Bewegungs-/ Sportpädagogen
	motorische Handlungs- fähigkeit in Beruf, Alltag und Freizeit	Entspannung Funktionstraining Fitneßtraining Freizeitspiele	Patienten/Teilnehmer Ärzte, Psychologen (Beratung)
Evaluation	Therapiekontrolle Effektivitäts- und Effizienzprüfung	Diagnostik, Funktions-/Leistungs- diagnostik, Motorische Tests, Beobachtungen	Wissenschaftler, Interdisziplinäre Teams, Forschungs- institutionen,
	Programmüberprüfung und -sicherung	Selbst-/Fremdeinschätzungen Psychodiagnostik im Prä-/Postvergleich	Auftraggeber, Patienten/Teilnehmer

– den gezielten Bewegungsprogrammen und
– der Evaluation nach Beendigung zeitlich befristeter Maßnahmen und im weiteren Lebensverlauf.

Die übergeordnete Zielsetzung solcher umfassenden Bewegungs- und Behand-
lungsprogramme ist zunächst die Erhaltung, Entwicklung und Förderung von
komplexen Alltags- und Arbeitsfähigkeiten, die über grundlegende motorische
Fähigkeiten und Fertigkeiten geübt und trainiert werden können und müssen.
Der Aufbau von Selbstbestätigung und Selbstsicherheit sowie eine Stabilisierung
des Selbstkonzepts sind eng mit diesen Zielsetzungen verknüpft. Für die Teilnehmer bedeutet eine längere Teilnahme zugleich neue Hoffnung, neues Zutrauen, auch neue Motivation und sogar die Akzeptanz von Defiziten sowie
das Fertigwerden mit Beschwerden und Erkrankungen.
Ein neuer Bereich der Bewegungswissenschaft ist die Beratung, die in vielfältiger Weise erforderlich ist, z.B.

– bei der Gestaltung von Arbeitsplätzen;
– der Planung der individuellen Tages- und Arbeitsrhythmik mit der Berücksichtigung von Entspannungs- und Regenerationsphasen, die u.a. in Form
  von Pausen- und Ausgleichsgymnastiken gestaltet werden können;
– der Abklärung „motorischer" Ursachen von Beschwerden (z.B. muskulärer
  Dysbalancen, Schwindelgefühlen, Duchblutungsstörungen, Verdauungspro-
  blemen) als Folge jahrelanger einseitiger oder übermäßiger Belastungen, Haltungen oder Bewegungsmustern, die konstitutionell oder sozialisationsbedingt
  erklärt werden können;
– der Trainingskonzeption (Inhalte, Prinzipien und Methoden);
– der Empfehlung geeigneter Bewegungs- und Sportformen im Rahmen einer
  umfassenden Gesundheitsberatung und -förderung.

In diesem Konzept ist das Ineinander von Rehabilitation sowie primärer und
sekundärer Prävention nicht besonders herausgestellt. Diese Funktionen vollziehen sich stets gemeinsam. Es zeigt sich, daß auch bei Rehabilitanden Prävention in einem weitaus höherem Maß möglich ist als bisher gedacht (s. Bös,
Wydra u. Karisch 1991; Werle 1993).

5.1.3 Zu den Effekten von Bewegung und Sport – ihren „Benefits"

Bewegung und Sport reichen in der Bilanz ihrer Evaluation zwangsläufig weit
über (nur) sportmotorische Effekte hinaus. Verbesserungen von Koordination,
Kraft, Schnelligkeit, Ausdauer und Beweglichkeit sind im Bereich der Trainings-
und Bewegungslehre hinreichend bekannt, obwohl ihre Erfassung durch motorische Tests immer zu neuen Zweifeln an den zur Zeit gültigen sportmedizinischen und trainingswissenschaftlichen Prinzipien führt (Starischka 1983;
Bös 1987; Bös, Wydra u. Karisch 1991). Die Erfahrungen zeigen, daß motorische
Effekte bewegungswissenschaftlicher Rehabilitationsprogramme (s. Tabelle 5.2)
bereits nach einer 3monatigen Interventionsphase objektivierbar und inzwischen
als selbstverständlich akzeptiert werden.
  Eng verknüpft damit sind die funktionell-somatischen Wirkungen, die durch
körperliche Aktivität und Mobilität, Bewegung und Sport hervorgerufenen kurz-
zeitigen Reaktions- und längerfristigen Adaptationen des Organismus. Strauzenberg et al. (1991) beschreiben diese Wirkungen auf die Organsysteme, auf
Herz-Kreislauf, Atmung, Stoffwechsel, Hormonhaushalt, Nervensystem, Stütz-
und Bewegungsapparat. Intensiver als in der sportwissenschaftlichen Literatur
beschrieben, benötigen wir in der Rehabilitation die Synopse dieser Wirkungen.
Dies verdeutlicht das Beispiel der Sturzprophylaxe für Menschen mit einer
diagnostizierten Osteoporose. Körperliche Aktivität, Bewegung und Sport füh-

Tabelle 5.2. Effekte von Bewegung und Sport

Direkte somatische Effekte	Indirekte psychosoziale Effekte
Erhaltung von Funktionen, Wiederherstellung und Steigerung körperlicher Fähigkeiten und Fertigkeiten, Kraft, Ausdauer und Koordination Ökonomisierung von Haltung und Bewegung	Lernerfolge, Zutrauen, Selbstsicherheit, Anerkennung, Wertschätzung, Kontrollüberzeugung, Wiederentdeckung eigener Ressourcen und Kräfte, Wohlbefinden, Gesundheit, Hoffnung, Spaß, Freude, Kontakte, Anschluß, Geselligkeit, soziale Unterstützung.

ren in ihren verschiedenen Ausprägungs- und Beanspruchungsformen zu einer bislang noch nicht geklärten Anregung und Stimulation zentralnervöser und neuromuskulärer Strukturen, einer verbesserten peripheren und zerebralen Durchblutung, einer erhöhten Beweglichkeit und Mobilität sowie einer insgesamt erhöhten Funktionsfähigkeit von Gelenken, Sehnen und Muskeln. Diese „organischen Benefits" führen in Verbindung mit einem sich dadurch stabilisierenden Selbstvertrauen und der Abnahme einer allgemeinen Ängstlichkeit zu einer Verringerung des Sturzrisikos. Die Gesamtwirkung, mehr als eine Summe von Einzeleffekten, läßt sich im Pauschalurteil verdichten: „Dann geht es mir besser".

Für die Teilnehmer selbst sind vor allem die indirekten psychosozialen Effekte durch Bewegung und Sport (Tabelle 5.2) von herausragender Bedeutung.

Wenn dies so ist, verschiebt sich die Rolle der Bewegungsfachleute innerhalb der Übungsstunden. Sie ersetzen zwar nicht den Arzt oder Psychologen, sind aber wichtige und sehr nahe Ansprechpartner für alle Teilnehmer geworden. Ihre Aussagen werden hoch gewertet. In der Interaktion zwischen Bewegungstherapeut und Patient, zwischen Sportpädagoge und Teilnehmer sind vielfältige pädagogisch-psychologische Aspekte über den Sport hinaus wirksam, z.B. Aussagen über Akzeptanz, Planung, Animation, Motivation, Wissen und Kognitionen, über Leistungsbewertungen und emotionale Faktoren. Eine Wechselwirkung ist auch bei Freude und Spaß, Ängsten, Hemmungen, Zufriedenheit, Hoffnungen, Wünschen, Befürchtungen, Wertzuweisungen, Einsichten und Verhaltensweisen zu beobachten. Alles dies bewirkt den Abbau oft erheblicher Barrieren, die sich in Unkenntnis gegen Behandlung und Anforderungen durch Bewegung und Sport aufgebaut haben. In die Diskussion geht also ein Bündel bedeutender und wirksamer Faktoren mit ein. Dem Sport fällt somit eine weit über Fertigkeiten, Leistungen, Fitneß und Handlungsfähigkeit hinausreichende zentrale Rolle im Alltag des Lebensverlaufs zu, die er gar nicht angestrebt hat.

Darüber hinaus muß die Bewegungswissenschaft im Rahmen der Rehabilitation zugleich Fragen, Erkenntnisse und Aufgaben aus den Bereichen Gesundheit – Krankheit, Alter, mehrfacher Morbidität u.a. in allen ihren Maßnahmen mitberücksichtigen. Aus bewegungswissenschaftlicher Sicht kann man Gesundheit auch definieren als „Fähigkeit, mit dem Alltag zurechtzukommen". Dazu gehört bei chronisch Erkrankten:

– eine große Toleranz und Akzeptanz eigener Beschwerden und der daraus resultierenden individuellen Ausgangsvoraussetzungen,
– die Berücksichtigung von Begleiterkrankungen, z.B. Herz-Kreislauf-Insuffizienzen, Bewegungseinschränkungen und -störungen, muskulärer Dysbalancen, einer ungünstigen Gewichtszunahme und chronischen Schmerzen am Stütz- und Bewegungsapparat, die parallel oder als Folge einer Osteoporose zu erwarten sind (Multimorbidität) und
– Phänomene des Alterns, die unabhängig vom chronologischen Alter oft schon recht frühzeitig akut werden.

Alles dies sind auch zusätzliche Risiko- und Verstärkungsfaktoren bei Osteoporose. Freilich ist es nun Sache des Bewegungsexperten zu beurteilen, ob es sich bei bestimmten statischen und dynamischen Erscheinigungsbildern um Alterungsprozesse handelt oder um mangelnde Übung als Folge chronischer Schmerzzustände, die ausreichende Bewegung verhinderten.

Bei diesem hohen Anspruch an die Bewegungsexperten stellt sich die Frage, wie unsere Sportpädagogen und -therapeuten, Übungs- und Kursleiter in ihren Stunden- und Langzeitplanungen solche Grundgedanken der Rehabilitation wirksam einfügen und in ihr eigenes Können und Wissen einbringen können.

5.1.4 Rehabilitation als pädagogisch-psychologisches Handlungsfeld

Rehabilitation ist stets mit Fragen der Prävention verbunden, der akuten Behandlung und Nachbehandlung in ambulanten Gruppen, mit Anschlußheilverfahren, medizinischer Trainingstherapie, Eigeninitiativen und Heimprogrammen. Was in der Aus- und Weiterbildung und der mittelfristigen Betreuung von Gruppen als jetziger optimaler Querschnitt unseres pädagogischen Wissens gelehrt wird, muß sich auch präventiv zur Linderung oder Verhinderung von Erkrankungen umsetzen lassen. Deshalb werden Überprüfungen von risikoreichen Lebensstilen ebenso zu einem umfassenden Bewegungsprogramm gehören müssen wie Vorsätze, Ansätze und Umsetzungen in Verhaltensmodifikationen, die den gesunden Lebensstil in individueller Ausprägung herausfinden lassen helfen (Schipperges et al. 1988).

Rehabilitation, im wörtlichen Sinne als Wiederherstellung verstanden, ist bei chronischen Erkrankungen illusorisch. Deshalb muß die irreale Perspektive einer

kompletten Wiederherstellung aufgegeben werden. Viele kleinere Verbesserungen sind dagegen möglich und objektivierbar. Sie zeigen sich u.a.
– in der Schmerzreduzierung,
– der Zunahme von Fitneß und Fähigkeiten,
– der leichteren Bewältigung von Alltagshandlungen, z.B. beim Ankleiden, Einkaufen oder Treppensteigen,
– einer besseren kognitiven Orientierung, sowie
– erneuter Zuversicht und Hoffnung.

Die manchmal unausweichliche Realität der Erkrankung mit ihren dennoch hohen Chancen punktueller und mosaikartiger Rehabilitationsmöglichkeit zwingt zu einer Gesamtbehandlung, in der die Bewegung neben der medikamentösen Versorgung und den diätetischen Maßnahmen eine unersetzbare Säule ist.

Bewegung und Sport sind „Aktivitätsbehandlungen" in einem Spektrum, das ohne die Eigeninitiative und Mithilfe der Teilnehmer – ihrer Compliance – nicht möglich wäre. Medikamentöse Therapien, manuelle Techniken, psychologische Methoden und Vorträge werden dadurch sinnvoll ergänzt. Das Miteinander prägt auch die Bedeutung von Bewegungsprogrammen, deren Zusammenstellung, Wirkungsweisen und Anforderungsprofile einsichtig gemacht werden müssen. Auf die Erfahrung und fachliche Kompetenz der Bewegungsfachkräfte stützen sich die Teilnehmer voller Erwartung und mit sehr hohen, z.T. überzogenen Hoffnungen, oft aber auch mit Zweifeln an ihrer eigenen Leistungs- und Durchhaltefähigkeit. Aufmunternde Gespräche mit dem Übungs- und Kursleiter und den Teilnehmern sind in den ersten Wochen besonders wichtig.

Entgegen unseren Vermutungen weisen etwa 50 % der Teilnehmerinnen in den Selbsthilfegruppen durchaus positive motorische Biographien auf, sind aber sog. Wiederbeginner, die über viele Jahre keine regelmäßigen Bewegungsaktivitäten ausübten, schon gar nicht in der Gruppe. Die Bedeutung der erneuten körperlichen Aktivität ergibt sich schon aus der Anfangswirkung, die nach Wochen und Monaten zunehmend erfühlt und verbalisiert werden kann („Man tut sich einfach etwas Gutes"). Ängste, man könne den Stunden nicht gewachsen sein oder Schmerzen könnten sich verstärken, verschwinden. Die technischen Schwierigkeiten, die An- und Rückfahrt, die Kleidung, die Tagesabläufe werden angepaßt und führen aus einer Isolierung, die eigentlich nicht sein müßte.

Sehr schnell wird die Akzeptanz der Gruppe und die eigene Leistung Anlaß für die komplexe Wahrnehmung der verbesserten Fertigkeiten und Fähigkeiten. Sie wird zur Motivation und größeren Sicherheit, die sich aus den vielen kleineren Erfolgserlebnissen im Sport ergibt. Von selbst entsteht eine positive Rückmeldung und Verstärkung, wenn die Anforderungen und Dosierungen „richtig", d.h. etwas über der Eigenerwartung liegen.

Die Osteoporose, auch als Bedrohung und noch nicht eingetretene chronische Erkrankung, veranlaßt regressives Verhalten, Verunsicherung, Furcht vor der notwendigen Mobilität und körperlichen Aktivität, anwachsende Schmerzzustände. In dieser Phase muß das gesamte Handlungs- und Behandlungsspektrum ausgeschöpft werden (Werle 1993). Ehe die Rehabilitation gelingen kann, muß eine Bewußtseinsveränderung, eine aktive Auseinandersetzung und das realitätsangemessene Umgehen mit den eigenen Kräften und Potentialen gelernt werden. Die Bewegungsbehandlung ist ein unverzichtbarer Teil des Gesamtplans. Die individuelle Dosierung bleibt eine Daueraufgabe. Die verbale und motorische Einwirkung veranlaßt zu psychomotorischen Erfahrungen, wodurch Hoffnung und Zuversicht für ein erträglicheres Leben mit der Erkrankung aufgebaut werden.

5.1.5 Pädagogische Prinzipien und Methoden

Die Rolle des Sportpädagogen und Bewegungsexperten ist vielschichtig. Bewegungs- und Sportpädagogen kommen aus vielen verschiedenen Ausbildungsrichtungen mit dem Wissen und einer Vielzahl von Erfahrungen über Sportformen und -arten, gymnastischen und tänzerischen Bewegungsformen, Trainingsprinzipien und ihrer didaktisch-methodische Umsetzung, in der Organisation und im Management. Über Ausbildungsgänge an inzwischen zahlreichen Universitäten und Fachschulen holen sie sich das Rüstzeug zur Durchführung von Bewegungsprogrammen und Bewegungsbehandlungen. Die primär pädagogische Ausrichtung und Einstellung ist besonders wichtig im Hinblick auf die Sicherung von Erfolgen gut vorbereiteter Bewegungsprogramme.

Übungs- und Kursleiter sind ganz unterschiedliche Persönlichkeiten. Sie bringen ihre persönlichen Stärken und Schwächen ebenso in die Übungsstunden mit ein wie ihr Temperament und ihre Kommunikationsfähigkeit, ihr Denken und ihren Diskussionsstil. Zunehmende Erfahrung verhilft dazu,
– mit Menschen in der Rehabilitation, oft älteren Menschen umgehen zu können;
– auf Menschen kommunikationsfreudig zugehen zu können, sie miteinander ins Gespräch zu bringen und eine unverkrampfte fröhliche Gruppenatmosphäre zu schaffen;
– durch Ermutigungen, Tips und Lob verbaler und nonverbaler Art Feedback und Selbstverstärkung zu vermitteln.

Zum Anforderungsprofil gehören u.a. eine hohe fachliche Qualifikation, die sorgfältige Vor- und Nachbereitung von Stunden, die Kunst der witzigen Bemerkungen, die persönliche Vertrauensbasis, das Nachfragen über Befinden, das Zuhören können und Zeit haben. Solche Anforderungen führen weit über Motorik, Bewegung und Sport hinaus und machen die Übungs- und Kursleiter oft zum „Mädchen für alles" (Abb. 5.1). Aber gerade dadurch verstärkt sich die Rolle als Vertrauens- und Bezugsperson, die Rolle als Gesprächspartner.

1. Individuelle Ausprägungen der Beschwerden und Krankheiten	→	studieren
2. Psychologische Ausgangssituation	→	erkennen
3. Bewegungsmöglichkeiten, -notwendigkeiten und -bedürfnisse	→	ableiten
4. Rhythmischen Wechsel von funktionalen und spielerischen Formen	→	organisieren
5. Gruppendynamische Spiel- und Anforderungsformen	→	einsetzen

Abb. 5.1. Methodische Vorgehensweise der Kursleiter

In der Regel können die Übungs- und Kursleiter einen Teil dieser hohen Erwartungen erfüllen.

Das Vorgehen der Bewegungs- und Sportpädagogen in ambulanten Sportgruppen, bei Osteoporosegruppen und bei Älteren vollzieht sich nach demselben Schema. Zunächst gilt es, entweder über Krankheitsentstehung oder Alterungsprozesse, über Bewegungs- und Verhaltensdefizite sehr gut Bescheid zu wissen, was in der Regel ein umfangreiches Nachstudium erfordert. Dann geht es darum, innerhalb bestimmter Indikationen, z.B. Herz-Kreislauf-Erkrankungen oder Rückenbeschwerden, individuelle Ausprägungen kennenzulernen und zu werten, um auf die betreffenden Teilnehmer besser eingehen zu können. Oft gleichzeitig läßt sich die psychologische Ausgangssituation erkennen. Diese wird bei Gruppen durch psychosoziale Faktoren charakterisiert, z.B. Angst, soziale Isolation, Unsicherheit, Depression, Zweifel, Regressionsverhalten oder auch Überschätzung des eigenen Könnens und der eigenen Möglichkeiten. Die Summe dieser Ergebnisse muß nicht nur in das Gesamtprogramm, sondern in die einzelne Übungstunde entsprechend eingefügt werden, so daß in der methodischen Auswahl, in der Zusammenstellung von Partnern und Kleingruppen schon Hilfsfaktoren für spätere Erfolge entstehen.

Die Teilnehmer haben bestimmte Bewegungsbedürfnisse, die aber selten deutlich ausgeprägt sind, es sei denn, man hat ehemalige Sportler vor sich. So sind die Bewegungsmöglichkeiten bei Osteoporose in ihrer Dynamik eingeschränkt. Die Ausgangsbasis der Möglichkeiten muß eher als gering eingeschätzt werden, und die Notwendigkeiten an Bewegung sind progressiv abzuschätzen und in einzelnen Schritten durch Übung und Training aufzubessern. Im Stundenablauf ist vor allem der rhythmische Wechsel zwischen funktionalen Elementen und spielerischen Formen wichtig, weil die motorische und somatische Wirkung konform gehen muß mit psychosozialen Effekten, für die die Stimmung und die harmonische Einbindung in eine Gruppe wesentlich sind. Wenn die Forderung der Gesundheitsdefinition der Weltgesundheitsorganisation erfüllt werden soll, ist gleichzeitig körperliches, psychisches und soziales Wohlbefinden notwendig.

In der Regel zu wenig genutzt sind die gruppendynamischen Spiel- und Anforderungsmöglichkeiten in ambulanten Gruppen. Hierzu eignen sich insbesondere Gruppenaufgaben, z.B. mit dem Schwungtuch, Staffelformen und Mannschaftsspiele, gemeinsame Planungen, das Finden von Lösungen und Zielen einer offenen Bewegungsaufgabe. Es gelingt ganz unterschiedlich, Gruppen von 8–15 Individualisten zu einer „echten Gruppe" werden zu lassen. Indikatoren einer funktionierenden Gruppengemeinschaft sind z.b.
– über den Sport hinaus bestehende Kontakte,
– die Planung und Durchführung gemeinsamer Unternehmungen und
– eine homogene Gruppenstruktur, in der alle gleichermaßen akzeptiert sind.

Dies erfordert die psychischen Kräfte aller Gruppenmitglieder. Hilfreich ist insbesondere der Gruppenrhythmus bei Sport- und Bewegungsformen, welcher Erleichterung, Verstärkung, Übereinstimmung, bessere Leistungen und das Gefühl harmonischer Zusammenarbeit vermittelt.
    In Tabelle 5.3 wird an die Lernziele in ambulanten Rehabilitationssportgruppen erinnert, wie sie im Sportunterricht an Schulen üblich sind. In der Vor- und Nachbereitung versuchen die Übungs- und Kursleiter zunächst die motorischen, kognitiven, affektiven und sozialen Ziele zu identifizieren und Stunden danach auszurichten. Diese Ziele verwirklichen sich bei verschiedensten Inhalten

Tabelle 5.3. Lernziele im ambulanten Gruppensport

Ziele	Art der Verwirklichung
Motorische Ziele	Mobilisation und Stabilisation, Dehnung und Kräftigung der Muskulatur, Verbesserung von Koordination und Ausdauer, Fitneßtraining, Erhöhung der Bewegungssicherheit
Kognitive Ziele	Wissen über die Effekte von Bewegung und Sport, Reflexion der Stundenelemente, Prinzipien zur Gestaltung von Heimprogrammen
Affektive Ziele	Freude an der Bewegung, Spaß, Motivation, Überwinden von Ängsten, Selbstvertrauen und Zufriedenheit
Soziale Ziele	Soziale Unterstützung, Kooperation bei Gruppenaufgaben, Vertrauen in den Partner und in die Gruppe
Wert- und Sinnfragen	Information, Gesundheitsbildung, Stunden- und Abschlußgespräch, Diskussion, Reflexion

gleichzeitig oder nacheinander, wobei – auch bei Osteoporosegruppen – die affektiven Ziele im Vordergrund stehen sollten. Sie sind maßgebend für die Motivationserhöhung, das dauerhafte Mitmachen und die Zufriedenheit mit dem Ablauf. Die motorischen Ziele ergeben sich durch die verschiedensten Beanspruchungsformen fast von selbst, vorausgesetzt, die bekannten Trainingsprinzipien werden berücksichtigt. Bewegungssicherheit und Handlungsfähigkeit werden groß geschrieben, d.h. das Zutrauen neue Aufgaben individuell zu bewältigen, Angst zu überwinden und Aktionen statt Reaktionen zu zeigen. Motorische Ziele können konditionell oder koordinativ ausgerichtet sein, sich auf Fitneß, Reaktionsfähigkeit, Gleichgewichtsvermögen, Timing oder auf Mehrfachhandeln beziehen. Die sozialen Ziele des Miteinanders werden schon in den ersten Stunden durch die sog. „Kennenlernspiele" angestrebt. Bei Gruppenaufgaben wechseln die Partner je nach Leistung und Sympathie und statt Konkurrenzorientiertheit geht es um Gruppenleistungen, weniger um das produktorientierte Ergebnis als den verlaufsorientierten Prozeß. Alle Teilnehmer müssen mitmachen, wenn eine Gruppenaufgabe gut gelingen soll (z.B. Staffeln, Parteispiele, Tanz). Schließlich hängen die kognitiven Ziele im Rehabilitationssport, das Wissen um bestimmte Wirkungen von bestimmten Übungen, das Überwinden von Angst und das Bewältigen von Hemmungen und Barrieren eng mit der Frage nach dem Sinn und Wert von Bewegung und Sport zusammen.

Vermehrtes Wissen bedeutet auch Differenzierungen im Wert- und Sinnbereich. Schließlich gibt es eine anthropologische Dimension, die Frage, was Bewegung für eine Wirkung auf den Menschen, nicht nur den Organismus, ausübt, welchen Wert sie für ihn hat?

Solche Fragen können in persönlichen Gesprächen, aber auch im bewährten Abschlußgespräch diskutiert werden. Sie dienen dazu, die Teilnehmer zu Experten ihrer eigenen Beschwerden und deren Behandlung zu machen, Erfolge und Mißerfolge besser beurteilen zu können und über regulierende Reaktionen sowie positive Körpererfahrung mehr Lebensqualität und eine bessere Befindlichkeit zu sichern. Die Zufriedenheit der Teilnehmer und ihre regelmäßige Teilnahme sind harte Kriterien für den Erfolg von Bewegungsprogrammen.

Im Prinzip sind auch in der Rehabilitation die pädagogischen Kenntnisse, Verhaltensweisen und handlungsleitenden Einsichten der allgemeinen Sportpädagogik aktuell (Rieder u. Fischer 1986). Freilich geht es weit öfter um hochsensible Interaktionen, um eine Erwachsenenpädagogik, um die individualisierte Anwendung pädagogisch-psychologischer Prinzipien. Die Klaviatur der Verhaltensweisen der „Bewegungspädagogen" muß deshalb sehr breit und vertieft sein. Im Einzelfall reichen allgemeine Reflexionen nicht aus. Gespräche mit den Teilnehmern, evtl. mit den Ärzten und den Familien sind nötig, um individuelle Barrieren abzubauen, um im Sinne der Verhaltensmedizin Selbständigkeit und erweiterte Handlungsfähigkeit aufzubauen.

Im Vordergrund bewegungswissenschaftlicher Ansätze stehen didaktische und weniger methodische Aspekte, weil sie nach Lernzielen und Sinn fragen, nach der Vermittlungskunst, nach der zwischenmenschlichen Dimension von Gesprächen, die Vertrauen und Sicherheit vermitteln können – und nicht zunächst nach einer methodisch-attraktiven Durchführung. Aber auch die ausgereiften guten Sportprogramme, wie wir sie für Osteoporosegruppen, Herzgruppen, Rheuma-, Rücken-, Krebsnachsorgegruppen, Dialysegruppen u.a. haben, können nur Stationen im Optimierungsvorgang sein, neue Wege für einzelne und Gruppen in Zusammenarbeit mit dem Fachpersonal zu erproben.

5.1.6 Zusammenfassung

Die ganzheitliche Rehabilitation muß sich dem Spannungsfeld stellen, zwischen globalen und möglicherweise zu allgemeinen Denkstrukturen und der evtl. herausragenden Bedeutung einzelner Variablen oder Parameter eine „richtige" Mitte zu finden. Die Bewegungswissenschaft ist dabei, ihr Profil zu gewinnen, ihre Möglichkeiten in den Prozeß einer Gesamtbehandlung und überdauernden Betreuung einzubringen. Dabei sind folgende Bereiche wichtig:
– die Bewegungsdiagnostik, die u.a. Aspekte der Konstitution, der motorischen Biographie, der Lebenssituation und der daraus resultierenden individuellen Ausgangsvoraussetzungen berücksichtigt;
– die Bewegungsbehandlung mit ihren kurz-, mittel- und langfristigen funktionell-somatischen Adaptationswirkungen;
– die didaktisch-methodische Weiterentwicklung der Bewegungsbehandlung mit dem Schwerpunkt einer funktionellen und individuell ausgerichteten Bewegungskorrektur und Bewegungsförderung, – hin zu lebensbegleitenden Bewegungsaktivitäten;
– den Sport in seinen zahlreichen Sportarten und Sportformen (einfach, komplex, für einzelne, Partner und Gruppen) so aufzubereiten, daß auch die übergeordneten Ziele der Rehabilitation erreicht werden können: Lebensqualität, Selbstvertrauen, Anschluß und Anerkennung in Gruppen, Akzeptanz und Lebenszufriedenheit.

Diese in Modelleinrichtungen schon heute manchmal erreichten Zielvorstellungen hängen von der Qualität der Bewegungsfachleute ab, ihrer Ausbildung und ihrer ständigen Bereitschaft zur Weiterbildung. Im Aufgabenfeld Osteoporose haben sich für die Bewegungswissenschaft 2 bedeutsame neue Ansätze ergeben,
– durch Koordinationsschulung den gefürchteten Stürzen vorzubeugen und
– durch gezielte regelmäßige Beanspruchung (Mobilisieren, Dehnen, Kräftigen und Entspannen) eine Schmerzlinderung zu bewirken.

Schließlich ist auch eine eher anthropologisch-orientierte Sicht der menschlichen Bewegung und Dynamik gefordert, die uns gestattet, für den einzelnen Sinn und Wert, Dosis und Arten der Bewegungs- und Sportformen herauszufinden.

Dieser Prozeß wird sich immer mehr nur mit den Teilnehmern zusammen vollziehen können, wenn diese mehr Wissen und Kenntnisse über ihre Bewegung und ihren Sport erwerben und dann nicht nur Experten ihrer eigenen Beschwerden oder ihres Rehabilitationsprozesses geworden sind, sondern auch Ist- und Sollwert ihres Persönlichkeitsmerkmals Bewegung besser beurteilen können.

Literatur

Alfermann D, Scheid V (1994) Psychologische Aspekte von Sport und Bewegung in Prävention und Rehabilitation. Bps-Verlag, Köln
Bös K (1987) Handbuch sportmotorische Tests. Hogrefe, Göttingen
Bös K, Wydra G, Karisch G (1992) Gesundheitsförderung durch Bewegung, Spiel und Sport. Perimed, Erlangen
Buytendijk FJ (1955) Allgemeine Theorie der menschlichen Haltung und Bewegung. Springer, Berlin Heidelberg
Fetz F (1964) Beiträge zu einer Bewegungslehre der Leibesübungen. Theorie und Praxis der Leibesübungen – Band 25. Bundesverlag, Wien
Fetz F (1973) Allgemeine Methodik der Leibesübungen, 5. Aufl. Limpert, Frankfurt/Main
Fetz F (1980) Bewegungslehre der Leibesübungen. Limpert, Frankfurt/Main
Funke J (Hrsg.) (1983) Sportunterricht als Körpererfahrung. Rowohlt, Reinbek
Größing S (1993) Bewegungskultur und Bewegungserziehung. Grundlagen einer sinnorientierten Bewegungspädagogik. Hofmann, Schorndorf
Grupe O (1983) Was wir im Sport lernen und erfahren können. In: Digel H (Hrsg.) Lehren im Sport. Rowohlt, Reinbek
Hahn E, Preising W (Red.) (1976) Die menschliche Bewegung. Kongreßbericht. Hofmann, Schorndorf
Klein T (1993) Bedeutung der durch Gymnastik hervorgerufenen Wahrnehmung für das Selbstkonzept. In: Binkowski H, Huber G (Hrsg.) Gymnastik in der Therapie. Sport Konsult, Waldenburg
Knebel KP (1993) Funktionsgymnastik – Trend oder Notwendigkeit? In: Binkowski H, Huber G (Hrsg.) Gymnastik in der Therapie. Sport Konsult, Waldenburg
Lehr U (1991) Psychologie des Alterns, 7. Aufl. Quelle u. Meyer, Heidelberg Wiesbaden
Meinel K, Schnabel G (1987) Bewegungslehre, Sportmotorik. Volk und Wissen, Berlin
Rieder H (1991) Sportpädagogik und Bewegungswissenschaft. In: Graumann CF, Häfner H, Thomae H, Lucht G (Red.) Einrichtung eines Zentrums für Alternsforschung. Abschlußbericht. Ministerium für Wissenschaft und Kunst Baden-Württemberg, Stuttgart
Rieder H, Fischer G (1986) Methodik und Didaktik im Sport. BLV, München
Rütten A (1993) Sport – Lebensstil und Gesundheitsförderung. Sportwissenschaft, 23/4: 345–370
Schipperges H, Vescovi H, Geue G, Schlemmer J (Hrsg.) (1988) Die Regelkreise der Lebensführung. Deutscher Ärzteverlag, Köln
Starischka S (1983) Wie sich unser motorisches Können testen läßt. In: Digel H (Hrsg.) Lehren im Sport. Rowohlt, Reinbek
Strauzenberg SE, Gürtler H, Hannemann D, Tittel K (1990) (Hrsg.) Sportmedizin. Grundlagen der sportmedizinischen Beratung. Barth, Leipzig
Werle J (1993) Körperliche Aktivität, Bewegung, Sport und Osteoporose. Ein sportpädagogisches Konzept. In: Mobiles Leben 4: 5–9

5.2 Sportpädagogische und sporttherapeutische Prinzipien und Methoden

Jochen Werle

5.2.1 Zum Stellenwert sporttherapeutischer Interventionen

„Sporttherapie ist eine bewegungstherapeutische Maßnahme, die mit geeigneten Mitteln des Sports gestörte körperliche, psychische und soziale Funktionen kompensiert, regeneriert, Sekundärschäden vorbeugt und gesundheitlich orientiertes Verhalten fördert. Sie beruht auf biologischen Gesetzmäßigkeiten und bezieht besonders Elemente pädagogischer, psychologischer und soziotherapeutischer Verfahren ein und versucht, eine überdauernde Gesundheitskompetenz zu erzielen" (Deutscher Verband für Gesundheitssport und Sporttherapie 1992).

Die Definition verdeutlicht die Komplexität sowie Zielsetzungen und Methoden sportpädagogischen und sporttherapeutischen Handelns. Die Sporttherapie als Teildisziplin der Bewegungswissenschaft ist eingebettet in ein Gesamtkonzept zur Prävention und Rehabilitation der Osteoporose. Ihren besonderen Stellenwert erhält die Sporttherapie in der letzten Phase der Rehabilitation, deren wesentlichstes Ziel darin besteht, den Osteoporosepatienten über Methoden der Selbstkontrolle Handlungskompetenz zu vermitteln, um die bisher fremdgesteuerten Therapiemaßnahmen eigenverantwortlich in ein bewegungsaktiveres und damit präventiv wirksames Lebensstilkonzept umzusetzen (s. Kap. 5.1).

Die pädagogisch-therapeutische Funktion von Bewegung und Sport ist für alle 3 Interventionsebenen (s. Kap. 4.1) nachzuweisen. Durch körperliche und sportliche Beanspruchungen kommt es zu kurzfristigen physiologischen Reaktionsweisen und langfristigen Adaptationen in den verschiedenen Systemen des menschlichen Organismus (s. Strauzenberg, Gürtler, Hannemann u. Tittel 1990). Dies gilt in gleicher Weise für den gesunden Organismus, aber auch beim Vorliegen eines Schadens („impairment"). Für Osteoporosepatienten sind insbesondere die Adaptationen im Bereich des Stütz- und Bewegungsapparats zu berücksichtigen. Zahlreiche Studien belegen die osteogenetische Potenz von mechanischer Belastung, Bewegung und Sport (u.a. Aloia et al. 1988; Sinaki et al. 1989). Körperliche Aktivität kann auch im höheren Alter noch den Aufbau von Knochenmasse fördern (Rikli u. McManis 1990) bzw. zu einer Abnahme der Frakturhäufigkeit führen (Cronenberg et al. 1991). Positive Adaptationen sind auch in anderen Systemen, z.B. im Herz-Kreislauf-, Atmungs- sowie zentralnervösen und neuromuskulären System zu erwarten; ihre Bedeutung für die

Prävention und Therapie der Osteoporose im einzelnen ist jedoch noch nicht ausreichend wissenschaftlich geklärt.

Auf der Ebene der funktionellen Beeinträchtigungen („disabilities") gilt das Hauptaugenmerk der sporttherapeutischen Arbeit dem Ausgleich muskulärer Insuffizienzen und der positiven Beeinflussung der damit verknüpften chronischen Schmerzsymptomatik. Für beide Ansätze liegen inzwischen erste ausreichend gesicherte Ergebnisse vor. Bereits ein 10wöchiges Dehnungstraining (statisches Stretching) kann auf der funktionellen Ebene bestimmte muskuläre Parameter (Dehnungs- und Belastungsfähigkeit, Maximalkraft) günstig beeinflussen. Strukturelle Veränderungen der Muskellänge sind jedoch nicht festzustellen (Wiemann 1991). Muskuläre Trainingsmaßnahmen reduzieren – im Vergleich zu einem muskulären Entspannungstraining – effektiv aktuelle Rückenschmerzen, müssen jedoch langfristig oder wiederholt eingesetzt werden, um eine dauerhafte Schmerzreduktion zu bewirken (Kessler et al. 1993).

Empirische Ergebnisse über die Auswirkungen von körperlicher Aktivität auf die psychosoziale Ebene und vor allem auf die psychische Gesundheit stützen sich vor allem auf Interventionsstudien (Weyerer u. Kupfer 1994). Zusammenfassend kann festgestelllt werden, daß körperliche Aktivität die Stimmung und das Wohlbefinden verbessert und Angst, Depression und Streß reduziert (Plante u. Rodin 1990). Dies gilt in besonderer Weise für die kurz nach der sportlichen Aktivität festgestellten positiven psychischen Veränderungen, aber auch im Hinblick auf längerfristige (kumulative) Effekte (Weyerer u. Kupfer 1994). Uneinheitlich sind die empirischen Ergebnisse über Zusammenhänge zwischen sportlicher Aktivität und Persönlichkeit. Eine Bewertung der veröffentlichten Forschungsergebnisse läßt den Schluß zu, daß durch körperliche Aktivität eine Verbesserung der Selbstwertschätzung, der Selbstsicherheit und des Selbstkonzepts sowie des kreativen Denkens erreicht wird (Plante u. Rodin 1990). Für weitere Persönlichkeitsaspekte fehlt der empirische Nachweis noch (Weyerer u. Kupfer 1994). Als aussichtsreich wird der Ansatz bezeichnet, daß Gruppenaktivitäten die soziale Einbindung fördern (Mummendey 1983).

Die Effektivität und Effizienz sporttherapeutischer Interventionsprogramme wird entscheidend bestimmt durch:
- eine detaillierte Übungs- und Trainingsplanung unter Berücksichtigung der morphologischen, hämodynamischen, metabolischen und neuromuskulären Anpassungsprozesse und
- eine differenzierte methodische Umsetzung unter pädagogisch-psychologischen Aspekten.

5.2.2 Grundlegende Aspekte
der Übungs- und Trainingsplanung

Kennzeichnend für sporttherapeutische Programme ist ein individuell differenzierter Aufbau auf der Basis einer mehr oder weniger umfangreichen Erfassung körperlicher und motorischer Leistungsparameter. Hierzu zählen beispielsweise die ärztliche Anamnese, die Funktions- und Leistungsdiagnostik oder motorische Screeningverfahren, z.B. für muskuläre Parameter (Muskelfunktionsdiagnostik) oder im Bereich der Koordination (Bös et al. 1991). Erst die Kenntnis der individuellen Voraussetzungen und Grenzen ermöglicht einen gezielten, funktionell wirksamen Programmaufbau (s. Kap. 4.1). Als Variablen in der sporttherapeutischen Praxis gelten u.a.:
– Übungsformen und Ausgangsstellungen,
– Belastungskomponenten,
– Belastungskriterien und Überlastungssymptome sowie
– die Belastungssteuerung im langfristigen Trainingsprozeß.

Übungsformen und Ausgangsstellungen

Die Auswahl geeigneter Trainingsinhalte orientiert sich an den funktionell-anatomischen Ausgangsvoraussetzungen, insbesondere des Stütz- und Bewegungsapparats und den pathologischen Veränderungen bei einer Osteoporose. Zu berücksichtigen sind beispielsweise die Faserstruktur der zu trainierenden Muskulatur, ihre metabolischen Kapazitäten und ihre funktionale Qualität. Von besonderer Bedeutung sind jedoch die biomechanischen Wirkmechanismen im System Wirbelsäule.

Für das Krankheits- und Erscheinungsbild der Osteoporose ist im progredienten Verlauf vor allem die zunehmende Kyphosierung der Brustwirbelsäule typisch. Durch die vermehrte Brustkyphose wandert der Körperschwerpunkt nach vorn (s. Kap. 4.1). Dies führt einerseits zu einer – auch bei Rückenpatienten bekannten – einseitigen Belastung der Bandscheiben im ventralen Bereich mit einer daraus resultierenden Verschiebung des Bandscheibenkerns nach dorsal. Dies kann bei fortgeschrittener Degeneration der Bandscheiben und bei extremen Belastungssituationen, z.B. beim Anheben schwerer Gegenstände, zu einem Bandscheibenvorfall führen. In der Krankheitshäufigkeit unterscheiden sich hier Patienten mit Osteoporose nicht von Patienten mit degenerativen Erkrankungen im Bereich der Wirbelsäule. Beim Patienten mit Osteoporose kommt es allerdings durch die Kyphose wegen der Last-Kraft-Verhältnisse gleichzeitig zu einer erhöhten Druckbelastung der Wirbelkörper. Diese Beanspruchung betrifft vor allem den ventralen Anteil der Wirbelkörper, die durch den anatomisch vorgegebenen Verlauf der Trajektorien weniger dicht sind (Abb. 5.2).

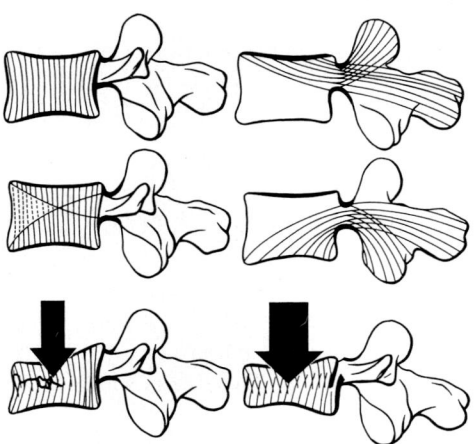

Abb. 5.2. Der Verlauf der Trajektorien innerhalb der Wirbelkörper und die resultierende verminderte Belastbarkeit im ventralen Bereich. (Aus Kapandji 1985)

Bei einer axialen Belastung von 600 kp kann es zu einer Impressionsfraktur der Deckplatten kommen, bei mehr als 800 kp ist der gesamte Wirbelkörper betroffen, da auch die hintere Kortikaliswand nachgibt. Keilförmige Wirbelkörper sind die Folge. Mit zunehmender Kyphose verstärkt sich aufgrund der Hebelverhältnisse die einwirkende Kraft auf den ventralen Wirbelkörperanteil. Bei einer fortgeschrittenen Osteoporose reicht allein schon diese Fehlbelastung aus, weitere Frakturen zu provozieren.

Die für die Osteoporose typische Rundrückenhaltung führt kompensatorisch zu einer verstärkten Lordose im Bereich der Halswirbelsäule. Die in der Literatur beschriebene kompensatorische Lendenlordose (Krämer 1991) läßt sich in der Praxis allerdings nicht bei allen Betroffenen beobachten. In diesem Zusammenhang spricht Brügger (1980) auch von der sog. „sternosymphysalen Belastungshaltung". Die Fehlhaltung führt gleichzeitig zu vielfältigen muskulären Anpassungserscheinungen und einer weiteren Verstärkung des Beschwerdebilds. Über den verstärkten Muskelzug erhöht sich zusätzlich auch die auf das Bewegungssegment einwirkende Kraft, ein „Teufelskreis" entsteht.

Für die Praxis ergeben sich daher folgende Konsequenzen:
– Auswahl achsengerechter Belastungsformen,
– Vermeidung flektierender Bewegungen,
– Erarbeitung der aufrechten Körperhaltung,
– dynamische Stabilisation der aufrechten Haltung.

Bei der Übungsauswahl und insbesondere bei der Wahl der Ausgangsstellung gilt es – und zwar gerade bei älteren und multimorbiden Teilnehmern – einige weitere Besonderheiten zu beachten:

Hämodynamische Aspekte

Ein häufiges Wechseln der Ausgangsstellung, insbesondere von der Horizontalen in die Vertikale, belastet das Herz-Kreislauf-System und kann zu orthostatischen Begleiterscheinungen mit Schwindelgefühlen und Kollaps führen. Die Gefahr zu stürzen, ist erhöht. Bei isometrischen Anspannungsübungen besteht die Gefahr der Preßatmung; dies kann ein Risiko für Patienten und Teilnehmer mit einer gleichzeitigen Hypertonie bedeuten. Hinweise zur Atmung können hier hilfreich sein.

Orthopädische Aspekte

Bei Begleiterkrankungen, z.B. bei Kniearthrose, Hüftarthrose oder degenerativen arthrotischen Veränderungen der Hand- und Fingergelenke, können bestimmte Ausgangsstellungen (z.B. der Vierfüßlerstand) nur bedingt oder überhaupt nicht eingenommen werden. Teilnehmer mit einer fortgeschrittenen Osteoporose und einer ausgeprägten Brustkyphose berichten über Beschwerden bei Übungen in der Rücken- und Bauchlage. Insgesamt führt die eingeschränkte Beweglichkeit in allen Gelenken sowie der Wirbelsäule zu einer verlängerten Vorbereitungs- und Durchführungsphase.

Neurologische Aspekte

Bei bestehenden Gleichgewichtsstörungen stellen bestimmte Übungen im Stehen, im Sitzen, beispielsweise auf dem Pezzi-Ball und im Vierfüßlerstand ein erhöhtes Risiko (Sturzgefahr) dar. In diesen Ausgangsstellungen sollte eine sichere Übungsausführung durch eine entsprechende Hilfestellung gewährleistet sein.

Schmerzbedingte Aspekte

Bei chronifizierten Schmerzzuständen kann im Grunde jede körperliche Aktivität und Bewegung erneut und spürbar zu einer Verschlechterung der Symptomatik führen. Ruhe und eine leichte Aktivierung mit wenigen Übungen in einer Ausgangsposition kann für die Betroffenen Erleichterung bringen. Ein ständiges Wechseln der Ausgangsstellung sollte daher vermieden werden.

Belastungskomponenten

Die Übungs- und Trainingsbelastung wird durch die Wechselwirkung einzelner Parameter bestimmt. Zu nennen sind beispielsweise:
– die Belastungsintensität,
– die Wiederholungszahl,
– die Pausenlänge,
– die Zahl der Serien und
– die Trainingshäufigkeit.

In Abhängigkeit von der Zielsetzung und der Trainingsphase entsteht eine detaillierte Trainingsgestaltung und -planung mit genauen Angaben zur Belastungsdosierung (s. Kap. 4.3).

Belastungskriterien und Überlastungssymptome

Für die Belastungsdosierung und -steuerung stehen in der Praxis eine Reihe von objektiven und subjektiven Parametern zur Verfügung. Im Rahmen der Osteoporosetherapie ist es besonders wichtig, trophisch negativ wirksame Überlastungssituationen zu vermeiden (Abb. 5.3).

Bei älteren und multimorbiden Osteoporosepatienten sollten insbesondere der Schmerz sowie die Funktions- und Haltungsgüte ständig beachtet werden. Bei Osteoporosepatienten mit chronifizierten Schmerzzuständen kann Bewegung generell und unmittelbar beschwerdeverstärkend empfunden werden. Dies ist insbesondere in den ersten Wochen zu beobachten und eher als physiologische Reaktionsweise auf die Belastung zu verstehen. Eine Verstärkung der Beschwerdesymptomatik in Ruhe und Erholungsphasen, beispielsweise zeitlich unmittelbar nach einer Trainingseinheit (Nachschmerz) bzw. während der Regeneration im Schlaf (Nachtschmerz) gibt genauere Aufschlüsse über die individuelle Toleranz- und Belastungsschwelle. Berichten Teilnehmer über derartige Symptome, muß unbedingt eine genaue Schmerzanamnese erfolgen (s. Kap. 4.1).

Verhalten	Puls				Motorik
	Frequenz	Qualität	Rhythmus	Erholungs-zeit	
Müde, ängstlich, hektisch	Zu hoch oder zu niedrig	Sehr hart oder kaum fühlbar „flach"	Unregel-mäßig	Lang oder kurz	Funktionsgüte, Haltungsgüte Koordinations-schwächen
Haut	Atmung				Schmerz
	Frequenz	Form	Rhythmus	Subjektive Beschwerden	
Blaß, zyanotisch, über-mäßiges Schwitzen, starkes Erröten	Zu hoch	Nebengeräusche, Überwiegen der kostosternalen Atembewegungen, inspiratorischer Einsatz der Halsmuskeln, expiratorischer Einsatz der Bauchmuskeln	Unregel-, mäßig häufiges Seufzen, Stöhnen, Pressen Atemnot	Schwindel, Angina pectoris, allgemeine Schwäche,	Nachschmerz, Nachtschmerz

Abb. 5.3. Objektive und subjektive Überlastungssymptome. (Nach Wicharz 1986)

Neben diesen eher therapiebegleitend zu beobachtenden Belastungskriterien geben während der Übungsstunde vor allem die Haltungs- und Funktionsgüte bei der Übungsausführung einen entscheidenden Hinweis auf mögliche Überlastungen. Sobald ein Teilnehmer die exakte Bewegungsausführung (Funktionsgüte) nicht mehr bewältigen kann, sollte eine Pause eingelegt werden. Auch das Haltungsbild der Teilnehmer, vor allem in „unbeobachteten" Augenblicken zeigt dem Übungsleiter eine mögliche Überforderung bei der Beibehaltung der aufrechten Körperhaltung (Haltungsgüte) an. Auch in diesem Fall ist eine Pause einzulegen.

Belastungssteuerung im langfristigen Trainingsprozeß

Von entscheidender Bedeutung für die Effektivität sporttherapeutischer Programme ist der zeitliche Aspekt. Meßbare koordinative Verbesserungen sind innerhalb von wenigen Wochen zu erzielen, muskuläre Adaptationen sind in Wochen bis Monaten zu erwarten; positiv trophische Effekte für das Knochengewebe sind jedoch erst nach ca. einem Jahr festzustellen. Auch für sporttherapeutische Maßnahmen ist es wichtig – ähnlich wie im Leistungssport – kurz- und mittelfristige Trainingspläne zu erstellen und durch wiederholte Kontrollen ständig neu zu überprüfen. Bei der Planung gilt es, eine Reihe von Trainingsprinzipien zu berücksichtigen (Abb. 5.4).

Trainingsprinzipien	Didaktische Prinzipien
Prinzip der	Prinzip der
▶ Optimalen Relation von Belastung und Erholung	▶ Anschaulichkeit
▶ Regelmäßigkeit und Dauerhaftigkeit	▶ Ganzheitlichkeit
▶ Allmählichen Belastungssteigerung	▶ Differenzierung
▶ Funktionalität	▶ Individualität
▶ Altersgemäßheit	▶ Bewußtheit
	▶ Selbsttätigkeit
	▶ Vielseitigkeit

Abb. 5.4. Prinzipien der Sporttherapie. (Nach Reuß et al. 1986)

5.2.3 Methodische Vorüberlegungen für die Praxis

Der Erfolg sporttherapeutischer Bewegungsangebote wird ganz entscheidend dadurch bestimmt, inwieweit es gelingt, die genannten grundlegenden Aspekte der Übungs- und Trainingsplanung in die Praxis umzusetzen. Bereits bei der Planung sollten einige didaktische Prinzipien (Abb. 5.4) berücksichtigt werden.

Eine besondere sporttherapeutische Herausforderung stellt die längerfristige, am besten lebenslange Motivation der Patienten zur Teilnahme an Bewegungs- und Sportaktivitäten dar. Wesentliche Motivationshilfen für die Praxis bieten neben der Person des Übungsleiters (s. Kap. 5.1) vor allem:
– eine attraktive Stundengestaltung mit eigener Dramaturgie,
– die Schaffung neuer Lehr- und Lernsituationen,
– vielfältige Variationen bei der Auswahl der Trainingsmittel (Organisationsrahmen, Geräte usw.), ohne die Kontinuität im Übungs- und Trainingsprozeß zu stören,
– ständiges Feedback über Übungs- und Trainingsfortschritte sowie -erfolge,
– die Berücksichtigung und Einbeziehung gruppendynamischer Prozesse.

Einige methodisch-didaktische Besonderheiten werden in der Darstellung der Praxiselemente noch erwähnt.

5.2.4 Bausteine sporttherapeutischer Programme

Die vielfältigen sportpädagogischen und -therapeutischen Prinzipien und Methoden lassen sich einigen wenigen grundlegenden Praxiselementen zuordnen. Im folgenden werden die „Bausteine" in Theorie und Praxis vorgestellt:
– Körpererfahrung,
– Entspannung,
– Muskel- und Funktionstraining,
– Kleine Spiele und
– Wassergymnastik.

Der Baustein „Information/Interaktion" wird im Rahmen eines Präventionskonzepts (s. Kap. 7.3) noch näher beschrieben.

Körpererfahrung

Unter dem Begriff Körpererfahrung ist weniger eine Sammlung verschiedenster Spiel- und Übungsformen als vielmehr eine zugrundeliegende Methode sporttherapeutischer Interventionsprogramme zu verstehen. Das übergeordnete Lernziel der Körpererfahrung ist es, „...sich und seinen Körper zunehmend besser wahrzunehmen, diese Informationen verstandes- und erlebnismäßig verarbeiten und situationsangemessen handelnd einsetzen zu können" (Bielefeld 1991, S. 30).

Die Körpererfahrung in ihrer Komplexität wirkt auf sensorische, motorische, emotionale und kognitive Prozesse fördernd ein. Als Teillernziele sind z.B. zu nennen (Kiphard 1987):

- Für den sensorischen Bereich:
  - unterschiedliche Körperpositionen (= Haltungen) erfahren,
  - räumliche Entfernungen motorisch erfassen,
  - Muskelan- und -entspannungen wahrnehmen,
  - auf Wahrnehmungen schnell und angemessen reagieren.

- Für den motorischen Bereich:
  - den Bewegungsrhythmus erkennen und aufnehmen,
  - visuell wahrgenommene Bewegungen nachvollziehen,
  - die Gleichgewichtsfähigkeit erhöhen.

- Für den sozialen und emotionalen Bereich:
  - Bewegungsfreude erleben,
  - die „Körpersprache" als Kommunikationsmedium kennenlernen,
  - Beziehungen zu und in einer Gruppe aufnehmen und ausdrücken.

Es wird deutlich, daß Körpererfahrung in alle Praxisbausteine sporttherapeutischer Programme miteinfließt (s. Kap. 4.3). Aus methodischer Sicht führt vor allem die ständige Reflexion der Übungs- und Trainingsinhalte („feedback") zu einer Verbesserung der Körpererfahrung. Drei ausgewählte Praxiselemente bzw. Methoden sollen die vielfältigen Möglichkeiten, Körpererfahrung zu vermitteln, verdeutlichen:
- das Prinzip der Polarisierung,
- die Beckenbalance und
- sensitive Spiele zur Körperwahrnehmung.

Prinzip der Polarisierung
Eine besondere Möglichkeit, Körperwahrnehmung zu vermitteln, besteht darin, Bewegungs-, Haltungs- oder Gangqualitäten zu „polarisieren", d.h. sich entsprechende Funktionen der Körperwahrnehmung gegenüberzustellen und ihre unterschiedlichen Qualitäten zu erfahren (Abb. 5.5).

a Entdecken der Haltungsqualitäten	⟷ Veränderung der Haltungsqualitäten
▶ gebeugt, schlaff, passiv, unbewußt	▶ aufgerichtet, dynamisch, aktiv, bewußt
▶ labil (instabil), einseitig, unausgeglichene Druckverteilung	▶ stabil, standfest, beidbeinig, ausgeglichene Druckverteilung
▶ negative habituelle Haltung, Ruhehaltung, Schonhaltung	▶ aufgerichtet, relativ entspannt, positive habituelle Haltung

b Entdecken der Bewegungsqualitäten	⟷ Veränderung der Bewegungs-qualitäten
▶ schnell, hektisch, verbissen, unruhig	▶ langsam, besonnen, gelassen, ruhig
▶ reissend, schmerzend unüberlegt, zackig	▶ weich, einfühlsam, die Schmerz-grenze erspürend, überlegt
▶ ängstlich, vorsichtig, eingeengt gebunden, nachdenklich	▶ zutrauend, frei, fließend, ungebunden
▶ ermüdend, verspannend, verhärtend eine müde Schwere spürend	▶ erholend, entspannend, lockernd, eine gelöste Schwere und spürbare Leichte erleben

c Entdecken der Gangqualitäten	⟷ Veränderung der Gangqualitäten
▶ schlurfend, gebeugt, langsam, unrhythmisch	▶ abrollend, aufgerichtet, dynamisch, rhythmisch
▶ aufgerichtet, steif, hart aufsetzend	▶ aufgerichtet, gelöst, federnd
▶ gebeugt, schlaff, seitlich, schwankend, hart, fehlende Diagonale, Passgang	▶ aufgerichtet, nach vorne gerichtet, federnd, diagonal

Abb. 5.5a–c. Funktionen der Körperwahrnehmung und ihre methodische Vermittlung (Lernstrategie der Polarisierung). (Aus Wicharz 1990)

Beckenbalance

Die Beckenbalance ist entscheidend für das Erlernen der aufrechten Haltung. Der Grundbaustein „aufrechte Körperhaltung" wird mit den Teilnehmern im Liegen vorgeübt, um ihnen ein Gespür für unterschiedliche Wirbelsäulenstellungen zu geben.

• Bewegungsanweisung

„Legen Sie sich auf den Rücken. Die Beine sind leicht geöffnet und die Arme liegen locker neben dem Rumpf. Wandern Sie nun mit ihren Gedanken in ihre Lendenwirbelsäule und spüren sie die Stellung ihrer Lendenwirbelsäule nach... Hebt Sie sich wie ein kleiner Tunnel von der Unterlage ab oder liegt sie ganz auf der Unterlage auf?... Probieren Sie nun abwechselnd, mit ihrer Lenden-wirbelsäule einen Tunnel zu bilden und diesen anschließend wieder verschwinden zu lassen... Beobachten Sie die Bewegung, die ihr Becken automatisch mitmacht...Wie groß ist diese Bewegung?...In welche Richtung wandern Ihre Beckenknochen bei Entstehung des Tunnels und in welche, wenn der Tunnel verschwindet?...Bewegen sich auch ihre Beine mit?...In welche Richtung wandert Ihr Brustbein bei Entstehung des Tunnels und in welche, wenn der Tunnel verschwindet?...Beobachten Sie ihr Kinn. Spüren Sie auch hier einen Bewe-gung?...Falls ja, wie bewegt es sich bei dem Bilden und bei dem Verschwinden des Tunnels?...Spüren Sie nun den Bewegungen Ihres Beckens, Brustbeins und Kinns bei dem Bilden und bei dem Verschwinden des Tunnels nach...Die Be-wegung eines Körperteil weitet sich demnach in alle Körperteile aus. Die auf-rechte natürliche Position der Wirbelsäule bedeutet also immer ein nach unten gekipptes Becken, einen „offenen Tunnel" in Kombination mit einem nach oben angehobenen Brustbein und einem leicht nach unten gerichteten Kinn („kein Hohlkreuz"). Die krumme Haltung bedeutet dagegen eine Annäherung von Becken und Brustbein bei nach oben gerichtetem Kinn".

Der Grundbaustein wird auf alle Funktionsbereiche (Sitzen – Aufstehen, Stehen – Gehen – Laufen, Bücken – Heben – Tragen – Absetzen, Liegen – Aufstehen, Alltagsaktivitäten) übertragen und kann in allen Körperpositionen neu erspürt werden (s. Kap. 4.3).

Sensitive Spiele zur Körperwahrnehmung

Sensitive Spiele dienen vorrangig dem Ziel der Differenzierung und Intensi-vierung der Wahrnehmungsfähigkeit. Wahrnehmung bedeutet stets aktive Auf-nahme und Verarbeitung von Signalen aus dem eigenen Körper und aus der jeweiligen Umwelt. Eindrücke werden dabei gewonnen über:
- den Bewegungssinn (= kinästhetische Wahrnehmung),
- den Sehsinn (= visuelle Wahrnehmung),
- den Hörsinn (= auditive Wahrnehmung),
- den Tastsinn (= taktile Wahrnehmung).

In sporttherapeutischen Bewegungsprogrammen ist die Verbesserung des Be-wegungssinnes von besonderem Interesse (z.B. im Sinne einer Sturzprophylaxe bei älteren Menschen). Praktische Schwerpunkte des „kinästhetischen Trainings" sind Spiel- und Übungsformen zum Wahrnehmen und Bewußtmachen:
- der Aktions- und Einsatzmöglichkeiten der Körperteile,
- unterschiedlicher Spannungszustände in der Muskulatur,
- verschiedener Gleichgewichtslagen.

Diese selektive Aufmerksamkeitslenkung auf interne Prozesse der Bewegungs-steuerung und -kontrolle wird durch die Ausschaltung der visuellen Wahrneh-mung gefördert.

Bewegungsaufgaben „blind" (durch Schließen der Augen) durchzuführen, erfordert von den Teilnehmern ein hohes Maß an Sensibilität und Vertrauen in den Übungsleiter, den Partner, die Umgebung. Der Übungsleiter sollte die Spiel- und Übungsformen nach methodischen Prinzipien auswählen und alle Sicher-heitsvorkehrungen (Stolpersteine etc.) berücksichtigen.

• Händedruckstaffel
Ausgangssituation: Zwei oder mehrere Mannschaften stehen in Reihe hinter-einander und fassen sich an den Händen. Nur die jeweils hinten stehenden Mitspieler dürfen den Übungsleiter sehen.

Aufgabenstellung: Der Übungsleiter zeigt mit seinen Fingern den letzten beiden Mitspielern in der Reihe eine Zahl an und diese geben die Zahl durch Hände-druck nach vorne weiter. Gewonnen hat die Mannschaft, bei der der vorderste Mitspieler als erster die Hand hebt und auch das richtige Ergebnis nennt.

Hinweis: Je größer die Mannschaften sind, desto spannender wird das Spiel. Als kleine Variation kann ein Schaumstoffwürfel, der die Zahl anzeigt, geworfen werden.

• „Toter Mann"
Ausgangssituation: Die Teilnehmer bilden – je nach Teilnehmerzahl – einen oder mehrere kleine Kreise (Innenstirnkreise) und stehen dicht nebeneinander. Jeweils ein Teilnehmer steht in der Mitte.

Aufgabenstellung: Der in der Mitte stehende Teilnehmer bekommt die Aufgabe, eine Ganzkörperspannung aufzubauen und ggf. die Augen zu schließen. Die anderen Teilnehmer bewegen ihn sanft hin und her.

• Aura
Ausgangssituation: Die Teilnehmer stehen sich paarweise gegenüber und legen die Handflächen gegeneinander. Die Augen sind geschlossen.

Aufgabenstellung: Auf ein Zeichen werden die Handflächen gelöst, alle drehen sich mehrmals mit geschlossenen Augen im Kreis herum. Anschließend sollen die Teilnehmer versuchen, ihre Handflächen mit geschlossenen Augen wieder-zufinden.

• Stand halten
Ausgangssituation: Die Teilnehmer stehen sich paarweise gegenüber und legen die Handflächen gegeneinander. Die Augen sind geschlossen.

Aufgabenstellung: Auf ein Zeichen beginnt ein Partner, seine Hände zu bewegen und versucht, sein Gegenüber aus dem Gleichgewicht zu bringen. Die Handflächen berühren sich bei diesem Spiel die ganze Zeit, plötzliche und ruckhafte Bewegungen sind nicht erlaubt.

Variationen:
– Den Luftballon zwischen den Händen halten (Abb.5.6).
– Dem sanften Druck des Partners an verschiedenen Körperteilen nachgeben.

• Blindenhund

Ausgangssituation: Die Teilnehmer gehen paarweise zusammen. Ein Partner schließt die Augen, der andere spielt „Blindenhund" und nimmt den „Blinden" an der Hand.

Aufgabenstellung: Der „Blindenhund" führt sein „Herrchen" durch den Raum.

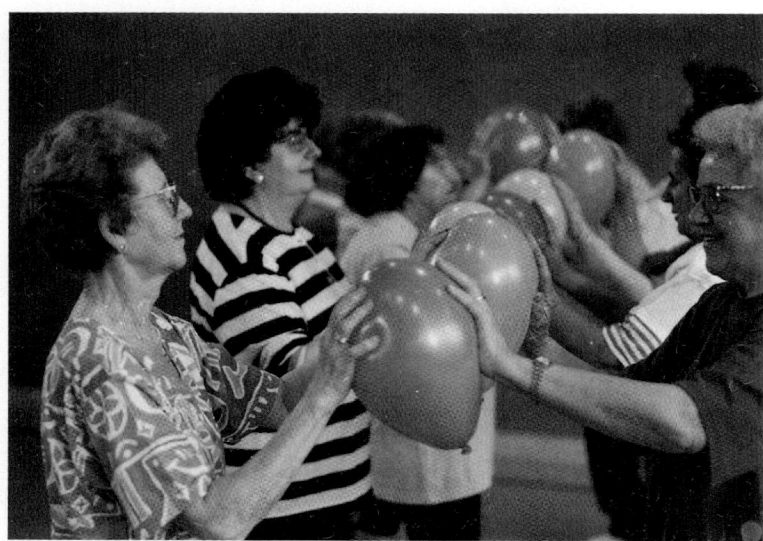

Abb. 5.6. „Standhalten": Körperwahrnehmung der neuromuskulären Bewegungskontrolle

- **Roboterspiel**

Ausgangssituation: Die Teilnehmer gehen paarweise zusammen, ein Partner schließt die Augen und spielt den „Roboter". Der andere steht hinter ihm (Abb. 5.7).

Aufgabenstellung: Der Roboterfachmann führt seinen nichtsehenden Roboter per Knopfdruck durch den Raum. Ein Knopfdruck auf die rechte bzw. linke Schulter bedeutet eine Drehung um 90 ° nach rechts bzw. links. Bei 2maligem Antippen dreht sich der Roboter um 180 ° in die entsprechende Richtung. Ein Knopfdruck auf den Kopf schaltet den Roboter ein, 2 Knopfdrücke hintereinander unterbrechen den Stromkreis, der Roboter bleibt stehen.

Variationen:
– Der Roboter hört nur auf die Sprache.
– Der Fachmann führt 2 Roboter gleichzeitig.

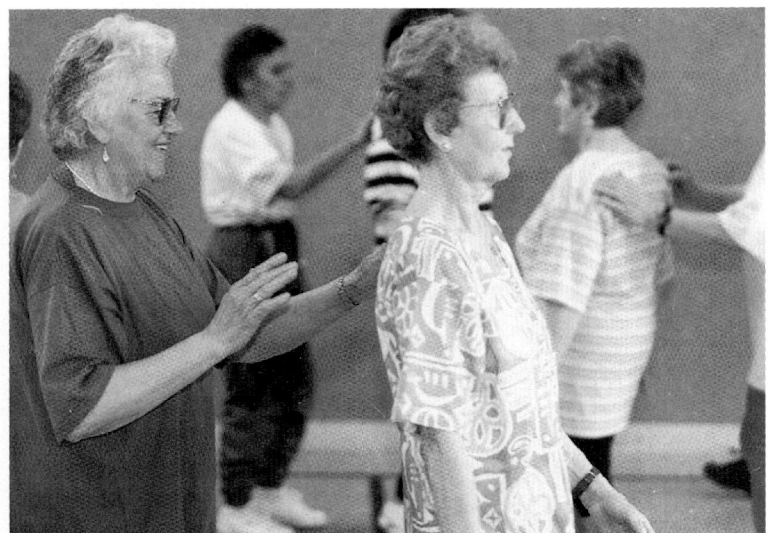

Abb. 5.7. „Roboterspiel": Körperwahrnehmung der neuromuskulären Bewegungssteuerung und -kontrolle im Gehen

- **Blinder Mann**

Ausgangssituation: Die Teilnehmer stehen sich paarweise gegenüber und die Gruppe bildet dabei eine verwinkelte Gasse (durch Handfassung wird die Gasse länger).

Aufgabenstellung: Die Teilnehmer spielen nacheinander den „blinden Mann", der ohne Hilfe versucht, die Gasse entlangzulaufen.

- **Der blinde Seiltänzer**

Ausgangssituation: Alle Teilnehmer schließen die Augen. Der Übungsleiter legt ein längeres, zusammengeknüpftes Seil bzw. Tau verschlängelt auf den Boden.

Aufgabenstellung: Der Übungsleiter führt nacheinander die „blinden Seiltänzer" an den Anfang des Seils, das sie „blind" überlaufen müssen.

- **Blindentanz**

Ausgangssituation: Alle Teilnehmer schließen die Augen.

Aufgabenstellung: Auf Musik bewegen sich alle, ohne die Augen zu öffnen vorsichtig durch den Raum. Die Arme sind wie beim Tanzen als „Abstandshalter" in Schulterhöhe vor dem Körper. „Rempeleien" werden zwar wahrgenommen, stören aber den Eigenrhythmus nicht.

- **Der blinde Bildhauer**

Ausgangssituation: Die Teilnehmer gehen paarweise zusammen. Ein Partner schließt die Augen.

Aufgabenstellung: Der Partner mit den offenen Augen geht als Modell in Pose. Der „Blindhauer" versucht das Modell mit seinen Händen zu erfassen und stellt anschließend das Ergebnis selbst dar.

Variation: Die Teilnehmer bilden Dreiergruppen. In jeder Gruppe ist einer der Künstler, einer das Modell und der 3. ein Klumpen Ton, der geformt wird.

- **Blinde Mannschaftsaufstellung**

Ausgangssituation: Alle Teilnehmer schließen die Augen.

Aufgabenstellung: Auf ein Zeichen des Übungsleiters sollen sich alle, ohne die Augen zu öffnen, der Größe nach aufstellen.

Variation: Mehrere Mannschaften eifern um die Wette.

- **Blindenolympiade**

Ausgangssituation: Die Teilnehmer gehen paarweise zusammen und stellen sich im Abstand von einigen Metern gegenüber auf (in Gasse).

Aufgabenstellung: Ein Partner orientiert sich, schließt die Augen und versucht, möglichst schnell seinen Partner zu erreichen, der ggf. Zeichen gibt.

Variationen:
- Der „blinde Sportler" versucht, möglichst genau eine vorgegebene markierte Zone zu erreichen.
- Der „blinde Sportler" versucht, zunächst eine, evtl. mehrere „Hindernisse" (= knapp über dem Boden gehaltene Seile) zu übergehen, die ggf. rechtzeitig auf dem Boden abgelegt werden, um jede Sturzgefahr zu vermeiden (Abb. 5.8).
- Der „blinde Sportler" versucht, einen Ball in Richtung seines Trainers zu werfen.

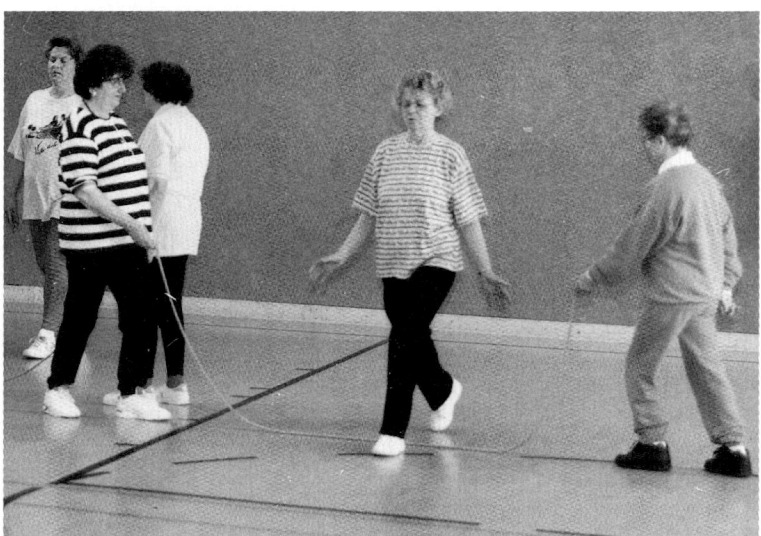

Abb. 5.8. Mit geschlossenen Augen ein kleines „Hindernis" überwinden: Räumliche Orientierung

- **Blindenfangen**

Ausgangssituation: Alle Teilnehmer verteilen sich im Raum und schließen die Augen.

Aufgabenstellung: Ziel ist es, ohne die Augen zu öffnen, den sehenden Übungsleiter zu fangen. Die Sache wird dadurch erleichtert, daß der Übungsleiter ständig Klatschzeichen gibt. Nach jedem Klatschzeichen gehen alle Teilnehmer jeweils nur einen Schritt in die Richtung, in der sie den Übungsleiter vermuten. Dieser darf natürlich seine Position verändern und 3 Schritte gehen, bevor er seine neue Position durch ein weiteres Klatschzeichen zu erkennen geben muß.

- **Spiegelbild**

Ausgangssituation: Die Teilnehmer stellen sich paarweise gegenüber auf.

Aufgabenstellung: Ein Partner führt langsame Bewegungen, zunächst mit den Armen und Beinen aus, und der andere versucht, möglichst synchron mitzugehen.

Entspannung

„Entspannung kann als ein Zustand physischer und psychischer Gelöstheit auftreten und sich in körperlichen Empfindungen der Wärme, Schwere oder auch Leichtigkeit und den psychischen Zuständen der Gelassenheit, Behaglichkeit, des Wohlbefindens insgesamt äußern und führt zumeist zu positiven Verhaltensweisen. Man fühlt sich einfach wohl und ist sich selbst sowie anderen gegenüber heiter, zufrieden und gelassen" (Müller 1987, S. 14).

Im Rahmen der Osteoporosetherapie erhalten Entspannungsmethoden ihren besonderen Stellenwert im Rahmen der Bewältigung psychosomatischer Beschwerden, insbesondere chronischer Schmerzzustände und möglicher Angstsymptome. Die Wirkungen der Entspannung beruhen auf objektivierbaren physiologischen Reaktionen des Körpers:
– Tonussenkung der Skelettmuskulatur,
– periphere Gefäßerweiterung,
– Atemregulation mit einer Zunahme der Atemtiefe und einer Abnahme
  der Atemfrequenz,
– Reduktion des Sauerstoffverbrauchs,
– Kreislaufregulation mit einer leichten Abnahme der Herzfrequenz,
– Blutumverteilung in die inneren Organe,
– Veränderungen in der Hirnstromaktivität (Beruhigung),
– Senkung des Grundumsatzes.

Diese physiologischen Anpassungsvorgänge beruhen auf einer vegetativen Umschaltung des Organismus, d.h. einer generalisierten Abnahme des sympathischen und einer evtl. Aktivitätssteigerung des parasympathischen Nervensystems (Rehfisch 1989, S. 65). Sie sind eng verknüpft mit psychologischen Reaktionen: Wohlbefinden, Ausgeglichenheit, ein Gefühl der Harmonie, erhöhte Konzentrationsfähigkeit und Ruhe sind Anzeichen für eine innere Gelöstheit. Entspannung ist Regeneration.

Es gibt viele Möglichkeiten, sich zu entspannen, z.B. durch:
– Bewegungs- und Sportaktivitäten,
– Musik, Lesen,
– Spielen,
– Schlafen,
– Massage, Entspannungsbad, Sauna.

Sicherlich hat jeder seine eigene Vorstellung von Entspannung und Erholung. Manchmal reichen diese individuellen Entspannungsformen jedoch nicht aus, wirkliche Ruhe und Gelöstheit zu finden. Dies gilt insbesondere für Patienten mit einer chronischen Schmerzsymptomatik. Hier sind verschiedenste Entspannungstechniken hilfreich, die je nach Zielsetzung
– physiotrop (auf Entspannung des Körpers gerichtet sein),
– psychotrop (Entspannung im Psychischen bewirken),
– integrativ (psychophysisch)

orientiert sind (Müller 1987, S. 30). Ihnen allen gemeinsam ist das Prinzip der selektiven Wahrnehmung, der Bewußtseinseinengung, der nach innen gerichteten Aufmerksamkeit sowie der Konzentration auf die Atembewegung, auf die Muskelspannung, auf eine Körperregion oder auf einen Gedanken.

Methodisch-didaktische Aspekte
Der erfolgreiche Einsatz von Entspannungsübungen und -methoden wird entscheidend von folgenden Variablen bestimmt:
– dem Verhalten des Übungsleiters,
– den situativen Rahmenbedingungen,
– der Motivation und Einstellung der Teilnehmer.

Übungsleiterverhalten. Entscheidende Bedeutung beim Erlernen und Einüben einer Entspannungsmethode kommt der Person des Übungsleiters zu, der mit seinem Fachwissen und seiner persönlichen Ausstrahlung die Atmosphäre in besonderem Maße prägt. Der Übungsleiter sollte:
– Eigenerfahrungen im Bereich der ausgewählten Entspannungsmethoden aufweisen,
– fundierte theoretische Kenntnisse über physiologische und psychologische Wirkungen der Entspannung besitzen,
– Einfühlungsvermögen bei Gruppenprozessen und individuellen Problemen zeigen,
– verstehen, Mimik, Gestik, Sprache und Stimme differenziert einzusetzen

– seine Entspannungsangebote in Abhängigkeit von den situativen Rahmenbedingungen und den Zielvorstellungen der Kursteilnehmer auswählen, systematisieren und methodisch aufbauen können.

Die Durchführung von Entspannungsübungen erfordert – zumindest am Anfang – eine intensive Auseinandersetzung mit dem ausgewählten Verfahren und eine gewissenhafte Vor- und Nachbereitung. Viele schrecken vor der ungewohnten Situation, z.B. nur sich und seine eigene Stimme zu hören, zurück. Einige können nicht mit den Reaktionen der Kursteilnehmer umgehen. Oft ein Grund, Entspannungsübungen nicht anzubieten. Mit ein paar Tips gewinnt man an Sicherheit:

– Die Methode zunächst alleine für sich selbst ausprobieren und bewerten, sie genau kennenlernen!
– Die Übung zu Hause mehrmals „im Spiegel" anleiten!
– Die Gruppe zu Beginn der Entspannungsphase auf die neue Übung vorbereiten!
– Auf Störfaktoren während der Entspannungsphase hinweisen (z.B. enge Kleidung, Geräusche, Brille)!
– Gegebenenfalls den Übungstext als Vorlage verwenden!
– Die Entspannungsphase mit leichten Aktivierungsübungen beenden!
– Gemeinsam mit der Gruppe die Entspannungsübung nachbereiten!

Situative Rahmenbedingungen. Entspannung wird durch eine angenehme Atmosphäre, in der sich die Kursteilnehmer wohl fühlen, erleichtert.

• Die Übungen sollten in einem ruhigen Raum stattfinden, der möglichst blendfrei und gut belüftet sein sollte. Er sollte angenehm temperiert sein (ohne Zugluft), damit die Teilnehmer bei längeren Entspannungsübungen nicht frieren. Gegebenfalls ist zu empfehlen, daß die Teilnehmer Wollsocken und eine Decke mitbringen.

• Zum Üben sollte angenehme, locker sitzende Kleidung getragen werden. Einengende Kleidungsstücke, wie Schuhe und störende Gegenstände, z.B. die Brille und die Uhr, sollten geöffnet bzw. zur Seite gelegt werden.

• Der gezielte Einsatz von Musik kann je nach Intention gegen störende Außenreize abschirmen oder als zentrales Medium den Entspannungsvorgang unterstützen. Die Musikauswahl sollte gemeinsam mit den Teilnehmern erfolgen.

• Vor der Entspannung sollte auf störende Außenreize hingewiesen werden bzw. sollten sie in die Übung miteinbezogen werden.

• Der Übungsleiter sollte seine Stellung so wählen, daß ihn jeder Teilnehmer hören bzw. verstehen kann. Als Organisationsform hat sich ein Halbkreis bewährt. Positionswechsel während der Entspannungsübung könnten störend auf die Teilnehmer wirken.

• Entscheidenden Einfluß auf die Übungssituation nimmt jedoch die gewählte Entspannungshaltung, die von der jeweiligen Entspannungsmethode und den individuellen Bedürfnissen des Übenden abhängig ist. In der Praxis haben sich folgende Entspannungshaltungen bewährt (s. Kap. 4.3):
– Rückenlage,
– Stufenlagerung,
– Seitlage und
– Droschkenkutschersitz.

Entspannungsübungen im Sitzen sollten wegen der relativ ungünstigen Haltung der Wirbelsäule nicht zu lange dauern (5–10 min).

Motivation und Einstellung der Teilnehmer. Entspannungsübungen führen nur dann zum Erfolg, wenn die Teilnehmer bereit sind, sich darauf einzulassen. Besteht eine gewisse Skepsis gegenüber Entspannungsübungen (*„Schließlich bin ich hier, um was zu tun und nicht nur rumzuliegen!“*), ist ein physisches und psychisches Lösen nicht möglich. Die Motivation und Einstellung der Teilnehmer gegenüber Entspannung ist entscheidend von der Einführung und Vermittlung des Übungsleiters abhängig. Für die Praxis ist folgender methodischer Aufbau zu empfehlen:
– einfache Massageübungen,
– muskuläre Entspannungsformen, z.B. Schüttelungen, Methode der progressiven Muskelrelaxation nach Jacobson (s. Kap. 6.2),
– Atemübungen (s. Kap. 4.3),
– Visualisierungsübungen (s. Kap. 6.2) und
– Autosuggestionsübungen.

Bestimmte Entspannungsmethoden (z.B. Autosuggestionsübungen) können in Ausnahmefällen – bei sensiblen Teilnehmern – zu intensiven psychischen Reaktionen führen. In diesen seltenen Fällen sollte der Übungsleiter die Teilnehmer darauf hinweisen, die Entspannung unmittelbar zu beenden, und sich nach der Übungsstunde Zeit für ein persönliches Gespräch nehmen.

Im Rahmen eines integrativen Therapiekonzepts werden Entspannungsverfahren in vielfältiger Weise eingesetzt, beispielsweise im Rahmen der krankengymnastischen Behandlung oder in der psychologischen Betreuung. Entsprechende Verfahren sind an anderer Stelle beschrieben und können problemlos in die Gruppentherapie einbezogen werden. Einige weitere und in der Praxis bewährte Methoden ergänzen das Übungsprogramm.

• **Rückenmassage mit dem Igelball/Tennisball**
Ausgangsstellung: Ein Teilnehmer nimmt eine für ihn angenehme, entspannte Lage auf dem Bauch ein; wenn er möchte, schließt er die Augen. Ein anderer Teilnehmer kniet daneben und massiert durch leichte, kreisende Bewegungen mit dem Ball den Rücken des Partners (Abb. 5.9).

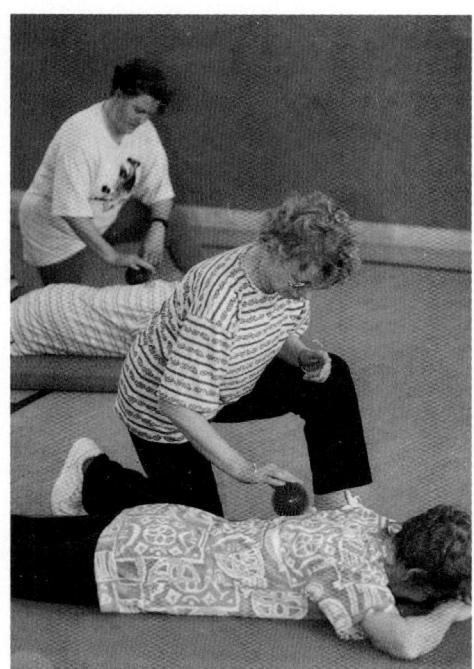

Abb. 5.9. Rückenmassage mit dem Igelball

Übungsanleitung: „Rollen Sie den Ball über den Rücken Ihres Partners. Massieren Sie nur die Muskeln, nicht die Wirbelsäule. Üben Sie zunächst nur einen sanften Druck aus. Lassen Sie sich Zeit dabei. Ihr Partner bestimmt, wo es ihm besonders angenehm ist und ob Sie leichter oder fester drücken sollen."

Hinweise: Eine ruhige Atmosphäre unterstützt die entspannende Wirkung dieser Übung. Nach Rücksprache mit den Teilnehmern kann sanfte Musik im Hintergrund laufen. Gegebenenfalls können auch Arme und Beine mit dem Ball massiert werden. Nach ca. 5 min ist Partnerwechsel.

● **Schüttelungen**
Die Schüttelungen werden partnerweise durchgeführt. Der Liegende soll sich auf das jeweils geschüttelte Körperteil konzentrieren und dieses ganz lockerlassen. Er darf seinem Partner mitteilen, welches Tempo er am angenehmsten empfindet. Der Partner muß bei allen Schüttelungen auf seine eigene rückengerechte Haltung achten.
Die Ausführung der Schüttelungen ist rhythmisch und wellenförmig. Das Tempo kann von langsam bis schnell variiert werden. Die Wirkungen der Schüttelungen sind lockernd und detonisierend.

• **Schüttelungen in der Rückenlage**
Schütteln am Knie
– *Einbeinig*: Das Knie des Liegenden ist rechtwinklig angebeugt. Der Partner befindet sich seitlich und fixiert den Fußrücken mit einer Hand (Abb. 5.10). Die andere Hand greift am Knie und schüttelt es nach innen und außen (Hauptwirkungsort: Waden- und Oberschenkelmuskulatur).
– *Beidbeinig*: Beide Knie des Liegenden sind rechtwinklig angebeugt. Der Partner befindet sich seitlich und fixiert beide Fußrücken nah aneinander. Die Knie werden gegeneinander gepreßt, mit Unterarm und Hand gehalten und nach innen und außen geschüttelt.

Schütteln des ganzen Körpers
– Beide Beine des Liegenden liegen geschlossen nebeneinander. Die Arme liegen locker neben dem Körper. Der Partner befindet sich seitlich, greift mit beiden Händen die Fußrücken und schüttelt sie nach innen und außen. Dabei entsteht eine Welle, die bis zu dem Kopf läuft.
– Beide Beine des Liegenden sind geschlossen rechtwinklig angestellt. Der Partner befindet sich am Fußende und fixiert die Fußrücken und beide Hände greifen an den Knien. Nun wird kopf- und fußwärts geschüttelt (Hauptwirkungsort: Bauch).

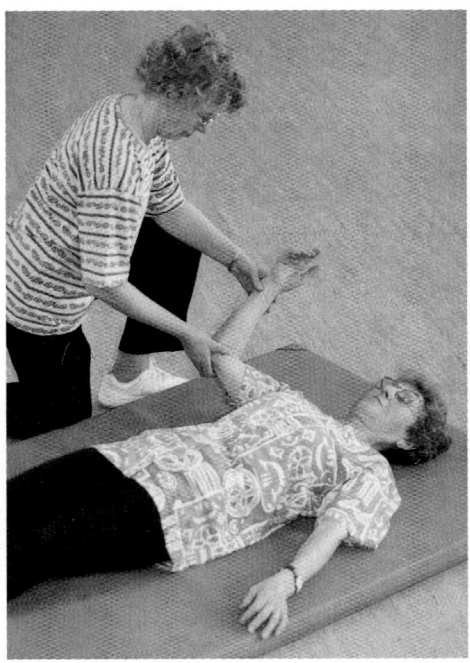

Abb. 5.10. Schütteln des Arms

Schütteln des Armes
Der Partner befindet sich seitlich neben dem Liegenden und greift eine Hand, die andere unterstützt die Schüttelung am Ellenbogen (Abb. 5.10). Die Schüttelung erfolgt
– nach innen/außen (Hauptwirkungsort: Ellenbogenstrecker);
– nach oben/unten (Hauptwirkungsort: Deltamuskel).

Schütteln am Schultergürtel
Der Partner steht über dem Liegenden und greift beide Hände am Handgelenk. Dessen Ellenbogen sind rechtwinklig angebeugt und im Schultergelenk rechtwinklig abgespreizt. Die Arme werden kopf- und fußwärts geschüttelt, wobei der Partner möglichst mit geradem Rücken aus den Knien heraus arbeiten soll (Hauptwirkungsort: Schulterblattrotatoren).
   Die Ausgangstellung bleibt gleich. Die Arme werden abwechselnd oder beidseitig sanft Richtung Decke gezogen (Hauptwirkungsort: Schulterblattanzieher).

• **Schüttelungen in der Bauchlage**
Die Ausgangsstellung des Liegenden ist die bequeme Bauchlage (evtl. mit Unterlagerung). Ein Unterschenkel wird angebeugt. Der Partner befindet sich seitlich und greift mit einer Hand auf die Fußsohle, mit der anderen seitlich am Knie bzw. Oberschenkel (Abb. 511). Nun schüttelt er vom Fuß aus den Unterschenkel nach innen/außen (Hauptwirkungsort: Wadenmuskulatur).

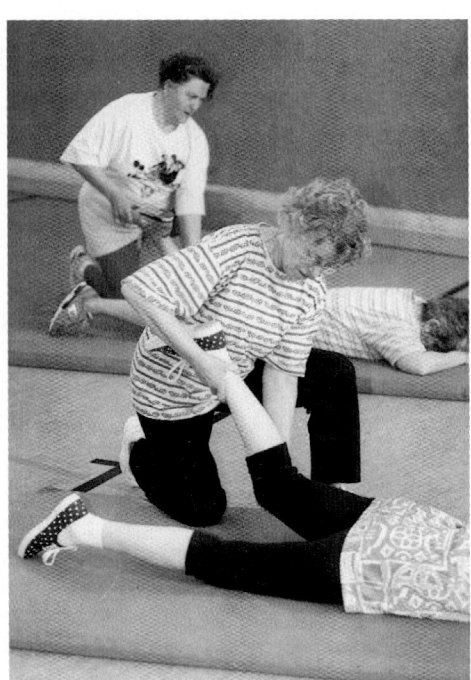

Abb. 5.11. Einbeiniges Schütteln am Knie

• Reise durch den Körper

Die „Reise durch den Körper" dient als Übung zur Sensibilisierung für eine bewußtere Selbstwahrnehmung einzelner Körperteile, ihrer Lage zueinander, ihrem Spannungszustand usw. Die Aufmerksamkeit wird selektiv auf bestimmte Körperbereiche gelenkt. Drei Beispiele sollen dies verdeutlichen.

Ausgangsstellung: Die Kursteilnehmer befinden sich in einer für sie angenehmen Entspannungsposition.

Übungsanleitung 1: „Konzentriere Dich mit Deinen Gedanken auf die rechte Hand – versuche, den rechten Daumen zu spüren, den Zeigefinger, den Mittelfinger, den Ringfinger, den kleinen Finger und verweile jeweils dort – lenke Deine Aufmerksamkeit auf den Handrücken, den Unterarm, den Ellenbogen, und verweile dort – atme ruhig und gleichmäßig – wandere weiter zum Oberarm, zur rechten Schulter, am Schlüsselbein entlang nach innen zum Brustbein und verweile dort – schicke Deine Gedanken am linken Schlüsselbein entlang in die linke Schulter, und verweile, wo immer Du möchtest – wandere abwärts am linken Oberarm, Unterarm bis zum Handrücken, und konzentriere Deine Aufmerksankeit nacheinander in die einzelnen Finger – der ganze übrige Körper ist ebenfalls ruhig und entspannt – die Atmung ist ruhig und gleichmäßig – richte Deine Aufmerksamkeit auf die Körpermitte – dort hebt und senkt sich der Leib im Rhythmus des Atmens – in der Tiefe spürst Du die Wärme des Bauchraums – gehe abwärts in das rechte Bein – Oberschenkel – Unterschenkel – Fuß – verweile solange Du möchtest – konzentriere Dich auf den linken Fuß – auf die linke Wade, Knie, Oberschenkel, Leiste – kehre zurück zur Leibmitte."

Übungsanleitung 2: „Verweile bitte mit Deinen Gedanken in der Körpermitte – atme ruhig und gleichmäßig – spüre die Wärme – fühle die Wärme – die Leibesmitte ist angenehm warm – die Atmung ist ruhig und gleichmäßig – wandere tiefer in die rechte Leiste – dann zur Oberschenkeloberseite rechts – zum rechten Knie – und weiter mit den Gedanken abwärts auf der Außenseite des Schienbeines entlang – über den äußeren Knöchel – und den Mittelfuß – zur rechten kleinen Zehe – nun die 4. Zehe spüren – die 3. Zehe – die 2. – und schließlich die große Zehe – über den Fuß zurück zum inneren Knöchel und zur Wadenmuskulatur – die Wade liegt oder hängt schwer und warm – über die Kniekehle geht es zurück zum Oberschenkel – zur rechten Leiste – und zur Mitte des Leibes – atme ruhig und gleichmäßig – die Leibesmitte ist angenehm warm – strömend warm – Wärme breitet sich aus – von der Leibesmitte geht es nun tiefer in die linke Leiste – wandere weiter zum linken Oberschenkel – von da zum linken Knie abwärts auf der Außenseite des Unterschenkels zum äußeren Knöchel – über den Fuß – zur linken kleinen Zehe – zur 4. Zehe – zur 3. Zehe – zur 2. – zur großen Zehe – dort kann man ein leichtes Kribbeln spüren – zurück über den Mittelfuß zum inneren Knöchel – weiter zur Wadenmuskulatur – die Wade ist schwer und warm – weiter über die Kniekehle zum inneren Oberschenkel – von da zur Leiste – und zur Mitte

*des Leibes – atme ruhig und gleichmäßig – die Atmung ist ruhig und gleichmäßig
– Wärme breitet sich aus – wir spüren Atemwärme..."*

*Übungsanleitung 3: „Wir konzentrieren uns auf die rechte Hand – und empfinden
die Eigenwärme der rechten Hand, so als ob jemand dorthin hauchte – trockene
Wärme in der Hand – nun gehen die Gedanken in den rechten Unterarm –
wir spüren das Eigengewicht des rechten Unterarms – „dorthin atmen" – nun
gehen wir in die linke Hand – trockene Wärme in der linken Hand – die Finger
kribbeln – die Hand wird warm – „dorthin atmen" – die Gedanken gehen
weiter in den linken Unterarm – der Arm ist schwer und warm – die Muskeln
sind locker und entspannt – nun konzentrieren wir uns auf den rechten Fuß –
trockene Wärme breitet sich dort aus – Wärme – Wärme auch in der rechten
Wade – die rechte Wade ist warm und schwer – wir konzentrieren uns auf den
linken Fuß – der linke Fuß ist warm – trocken warm – der linke Fuß kribbelt
und ist warm – dann wandern wir in die linke Wade – die Wade ist warm und
schwer – die Wadenmuskeln sind locker und entspannt – der ganze Körper ist
locker und entspannt – und schwer – dann wandern wir in die Leibesmitte –
dort spüren wir den Atem – die Atemwärme – wir atmen ruhig und entspannt
– wir atmen in die Tiefe des Leibs – Wärme breitet sich aus – die Nierengegend
ist angenehm warm – strömende Wärme im rechten Oberbauch – strömende
Wärme im linken Oberbauch – das Becken ist strömend warm – wir atmen in
das Becken – die Atmung ist ruhig und gleichmäßig – wir fühlen uns angenehm
ruhig und entspannt..."*

Die Übungen werden jeweils durch Zurücknehmen und Übungen zur Aktivierung (räkeln und strecken, tief durchatmen, Augen öffnen, langsam aufrichten) beendet.

Muskel- und Funktionstraining

Für das weitere Verständnis erscheint es wichtig, die strukturelle Wirksamkeit einzelner Trainingsformen differenziert zu betrachten (Tabelle 5.4).

Tabelle 5.4. Trainingsformen und ihre strukturelle Wirkung. (Nach Gustavsen 1984)

Trainingsform	Zielstrukturen
Mobilisation, Stabilisation	Artikuläre Strukturen
Muskelkraft, Muskelausdauer	Muskuläre Strukturen
Propriozeption, Koordination	Neuromuskuläre Strukturen

Im Mittelpunkt des sporttherapeutischen Funktionstrainings stehen:
– das Muskel- und Gelenktraining,
– Koordination und Propriozeption und
– die Ausdauer.

Muskel- und Gelenktraining

Die Prinzipien und Methoden der Mobilisation und Stabilisation sowie entsprechende Praxisbeispiele sind an anderer Stelle bereits beschrieben. Dies gilt in gleicher Weise für das Muskeltraining im engeren Sinne, das Dehnen und Kräftigen (s. Kap. 4.3). Die dargestellten Übungen können ohne weiteres in sporttherapeutische Programme übernommen werden. Für ein gezieltes Muskeltraining sind bestimmte Richtwerte zu berücksichtigen (Tabelle 5.5).

Bei der Anwendung in der Osteoporosetherapie stellen sie zunächst eine Orientierung dar. Die Schulung und Verbesserung der Körperwahrnehmung und ein Erarbeiten der Funktionszusammenhänge vermitteln den Teilnehmern Instrumentarien zur Eigenbeobachtung und Selbsteinschätzung. Variationsmöglichkeiten ergeben sich vor allem durch:
– die individuelle Belastungsdosierung,
– den Organisationsrahmen (Einzel-, Partner- und Gruppenübungen),
– den Einsatz von gymnastischen Spiel- und Übungsgeräten (z.B. Tennisringe, Luftballons, Stäbe, Gymnastikbänder, Seile, Expander) und
– die musikalische Begleitung.

Die wenigen ausgewählten Praxisbeispiele sollen nur einen Eindruck für die Vielfalt möglicher Übungsformen vermitteln (Abb. 5.12–Abb. 5.14). In der Praxis hat sich bewährt, ein Spiel- bzw. Übungsgerät in den Mittelpunkt der Stundengestaltung zu stellen (Abb. 5.15–5.19).

Tabelle 5.5. Belastungsnormative im Muskeltraining

	Muskelaufbau		Muskelausdauer
	Dynamisch	Statisch	
Intensität (% der Maximallast)	50 – 80 %	50 – 70 %	40 – 60 %
Anspannungsdauer		6 – 10 s	
Wiederholungszahl	5 – 12	Max. 5	10 – 20
Zahl der Serien	3 – 5	1	3 – 5
Pause zwischen den Serien	> 180 s	30 - 60 s	30 – 90 s

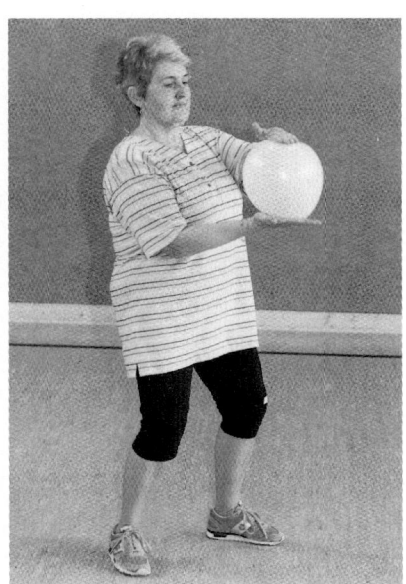

Abb. 5.12. Isometrische Anspannung durch Zusammenpressen eines Luftballons (in verschiedenen Ausgangsstellungen möglich)

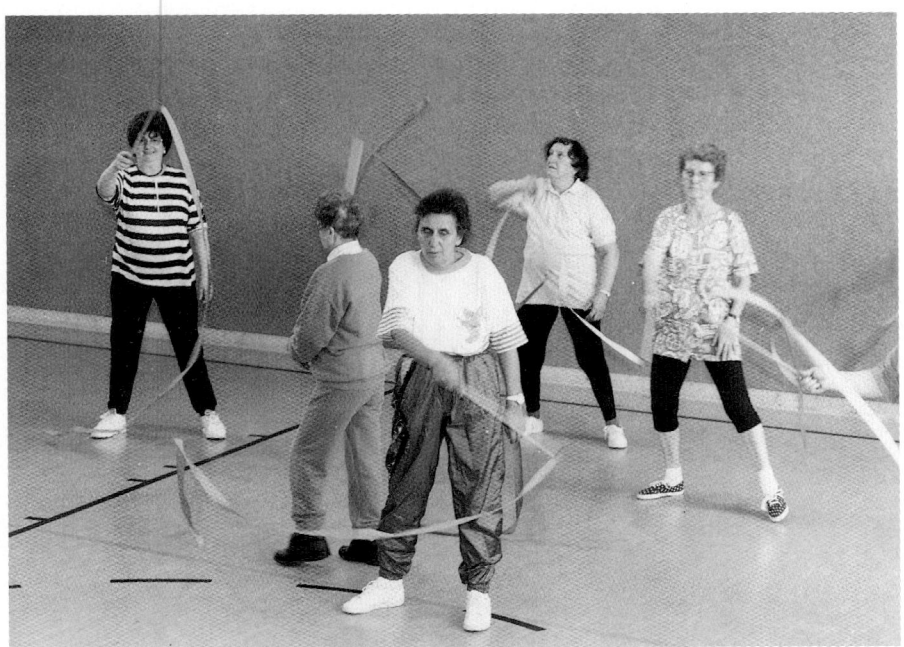

Abb. 5.13. Mobilisation des Schultergürtels durch Schwungbewegungen mit einem Gymnastikband (Länge: ca. 3m); ausschweifende Rotationsbewegungen der Wirbelsäule sollten vermieden werden

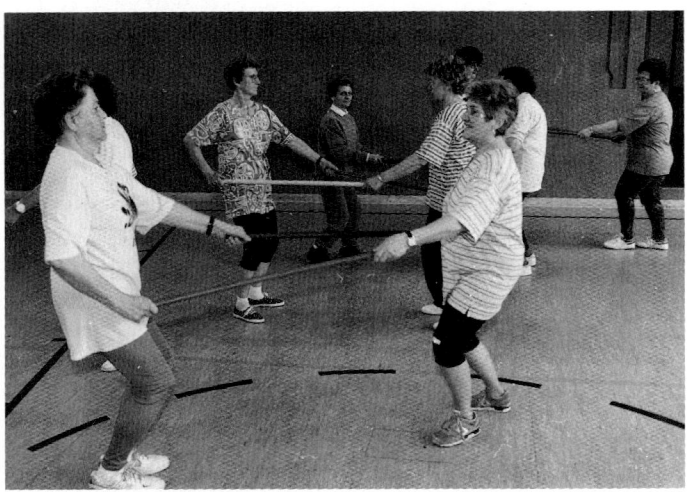

Abb. 5.14. Dynamische Stabilisation durch Partnerübungen mit dem Gymnastikstab

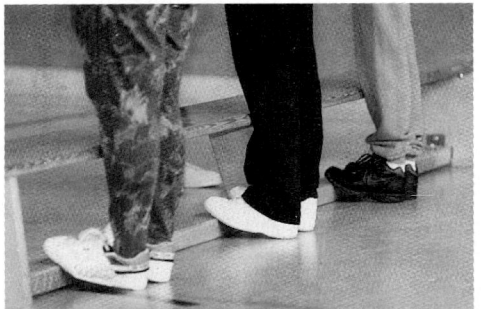

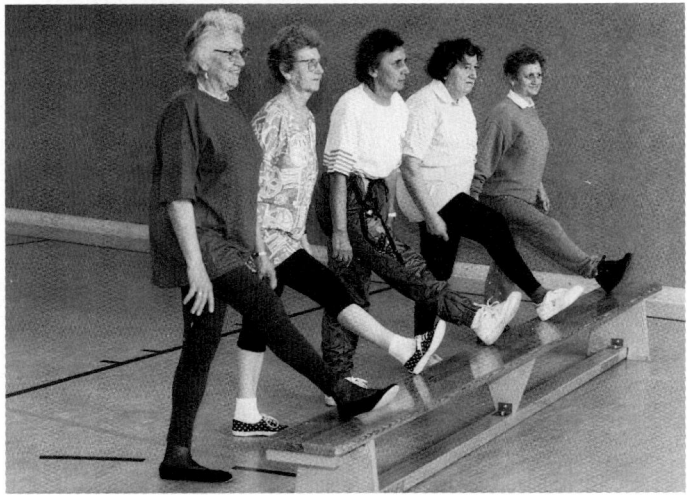

Abb. 5.15. *(Mitte)* Übungsbeispiel Gymnastikbank: Dehnung der Wadenmuskulatur
Abb. 5.16. *(unten)* Übungsbeispiel Gymnastikbank: Dehnung der ischiokruralen Muskulatur

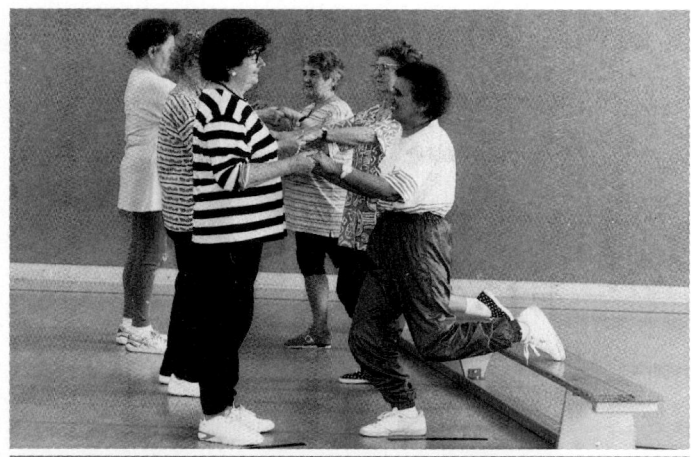

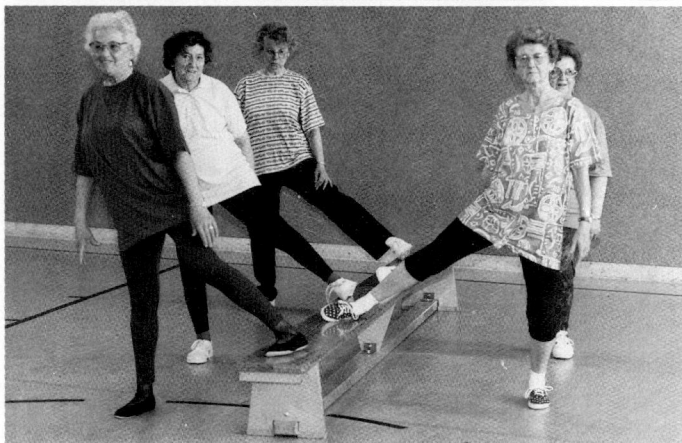

Abb. 5.17. *(oben)* Übungsbeispiel Gymnastikbank: Dehnung der Kniestreckmuskulatur

Abb. 5.18. *(Mitte)* Übungsbeispiel Gymnastikbank: Dehnung der Adduktoren

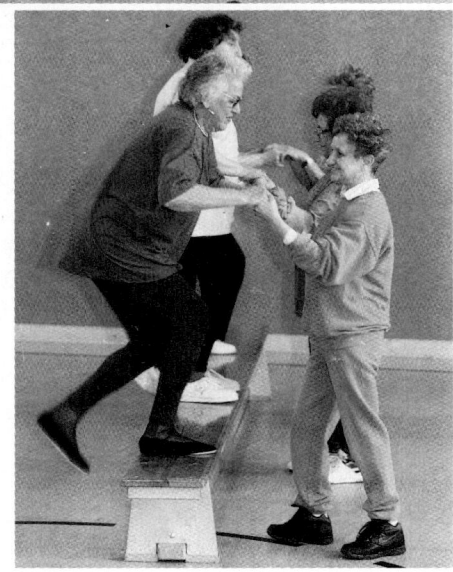

Abb. 5.19. *(unten)* Übungsbeispiel: Gymnastikbank: Kräftigung durch Treppensteigen

Koordination und Propriozeption

Unter Koordination versteht man das Zusammenwirken von Zentralnervensystem als Steuerungsorgan und Skelettmuskulatur als Ausführungsorgan innerhalb eines gezielten Bewegungsablaufs. Dabei wird zwischen intramuskulärer und intermuskulärer Koordination unterschieden. Die intramuskuläre Koordination bezieht sich auf das Zusammenwirken von Nerv und Muskel, die intermuskuläre Koordination auf das Zusammenwirken von verschiedenen Muskeln. Von besonderer Bedeutung für die Bewegungssteuerung ist die kinästhetische Wahrnehmung. Die Informationen aus dem Bewegungsapparat liefern die sog. Propriorezeptoren, z.B. Muskelspindeln, Sehnenorgane (Golgi-Rezeptoren) und Rezeptoren in Gelenkkapseln und Bändern. Der adäquate Reiz ist in allen Fällen eine mechanische Deformation, die Hinweise über die Gelenkstellung, den Krafteinsatz und die Richtungs- und Geschwindigkeitswahrnehmung von Bewegungen auch ohne visuelle Kontrolle liefert und über reflektorische Bahnen motorische Reaktionen bedingt.

Die Qualität einer Bewegung wird entscheidend von der Funktionsgüte der Propriorezeptoren und den koordinativen Fähigkeiten bestimmt. Wichtige Funktionsbereiche sind u.a.:
– das Gleichgewicht,
– die Orientierungsfähigkeit,
– das Reaktionsvermögen,
– das Timing,
– die Rhythmisierungsfähigkeit,
– das Mehrfachhandeln.

Eine Verbesserung der koordinativen Fähigkeitsbereiche wirkt sich in vielfacher Hinsicht positiv auf die körperliche und sportliche Leistungsfähigkeit aus. Effekte sind z.B. die:
– Präzisierung, Ökonomisierung und Effektivierung sportlicher und alltagsmotorischer Bewegungsabläufe,
– Optimierung des Bewegungsflusses,
– Steigerung der sensomotorischen Lernfähigkeit,
– Unfall- (Sturz-) und Verletzungsprophylaxe (Weineck 1986).

Die Verbesserung der koordinativen Fähigkeiten wirkt sich auf alle Bereiche der Alltagsmotorik aus und erhält somit ihren hohen Stellenwert in einem Bewegungsprogramm für Menschen mit Osteoporose. Das Training koordinativer Fähigkeiten ist sehr komplex und bezieht die Ebene der Wahrnehmung, der Entscheidung und der Ausführung mit ein.

Für ein Koordinationstraining können vielfältige Übungsanleitungen aus dem Bereich Seniorensport und Psychomotorik übernommen werden. Dabei gilt es besonders, die biomechanischen Aspekte (z.B. aufrechte Haltung, keine flektierenden Bewegungen) zu berücksichtigen. Die ständige Variabilität der Anforderungen, der Einsatz von Spiel- und Sportgeräten, die selbständige Erprobung (Bewegungsaufgaben) und Kleine Spiele sind methodische Hilfen zur Verbesserung der Koordination und Propriozeption.

Gleichgewicht. Für das Training des statischen und dynamischen Gleichgewichtes gibt es eine Vielzahl von Spiel- und Übungsformen. Variationsmöglichkeiten ergeben sich u.a. durch:
- die Größe der Unterstützungsfläche (ein-/beidbeinig, geschlossen/offen, auf dem Boden/einer Bank ..., auf dem gesamten Fuß/den Zehenspitzen usw.),
- die Variabilität des Untergrunds (Boden, Matte, Weichbodenmatte, Schwungtuch, Minitrampolin, Gras, Sand usw.),
- die Komplexität der Bewegungsaufgabe (alleine/ mit Partner/in der Gruppe, ohne Materialien/mit Gerät, ohne/mit Zusatzaufgaben, ohne/mit Rhythmusvorgabe und Musik usw.),
- die sensitive Bewegungskontrolle (mit offenen/ geschlossenen Augen, ohne/mit Bewegungsführung, ohne/mit verbaler Bewegungsunterstützung durch den Übungsleiter, ohne/mit taktiler Bewegungsführung usw.).

Zur Schulung des Gleichgewichts gibt es vielfältige Balanciermöglichkeiten:
- im Stand, im Gehen;
- einbeinig, beidbeinig;
- mit offenen bzw. geschlossenen Augen;
- vorwärts, rückwärts, mit Drehung;
- über ein Schwungtuch (Abb. 5.20);
- auf dem Boden, auf einer Linie, einer Matte, einer Gymnastikbank (Abb. 5.21), einem Trampolin;
- gegen den Partnerwiderstand (Abb. 5.22);
- mit zusätzlichen Bewegungsaufgaben (Abb. 5.23).

Besonders geeignet sind die sog. psychomotorischen Übungsgeräte (Pedalo, Balancekreisel, -wippe usw.), die einen besonders hohen Aufforderungscharakter besitzen (Abb. 5.24–5.28) und ständig wechselnde Anforderungen an die Teilnehmer stellen.

Die Gleichgewichtsfähigkeit wird oft auch von der allgemeinen Ängstlichkeit der Teilnehmer bestimmt. Gerade der Angst vor „beweglichen Oberflächen" (Abb. 5.29) und der Angst vor der Höhe (Abb. 5.30) kann in der Praxis durch entsprechende Übungsformen begegnet werden.

Die Gleichgewichtslage kann in weiteren Ausgangsstellungen erfahren werden (Abb. 5.31 und 5.32).

Orientierung im Raum. Die Qualität der Informationsaufnahme und -verarbeitung durch die Sinnesorgane bestimmt entscheidend die Entwicklung bzw. den qualitativen Ausprägungsgrad der koordinativen Fähigkeiten. Durch die Variabilität der Bewegungsanforderungen werden alle Teilsysteme der Sensorik gleichermaßen trainiert. Empfehlenswert sind alle sensitiven Spiele.

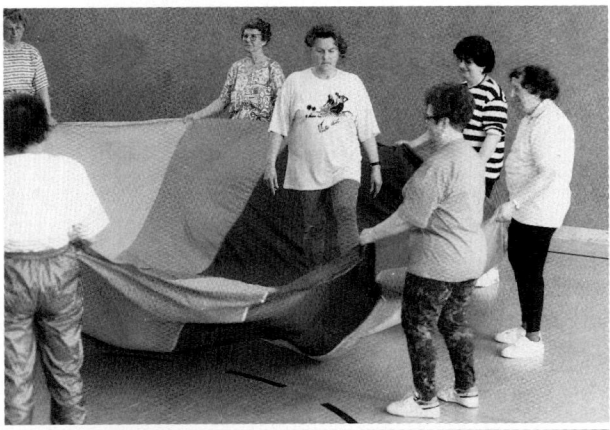

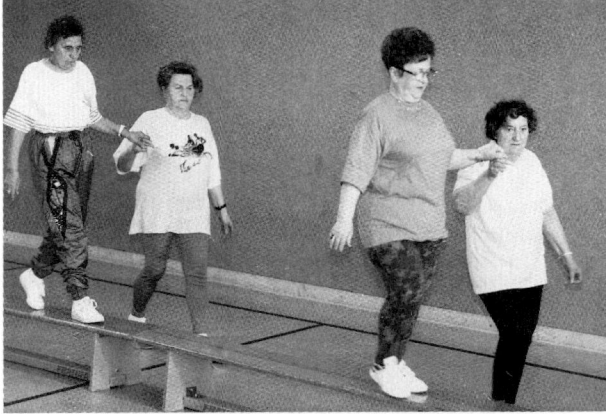

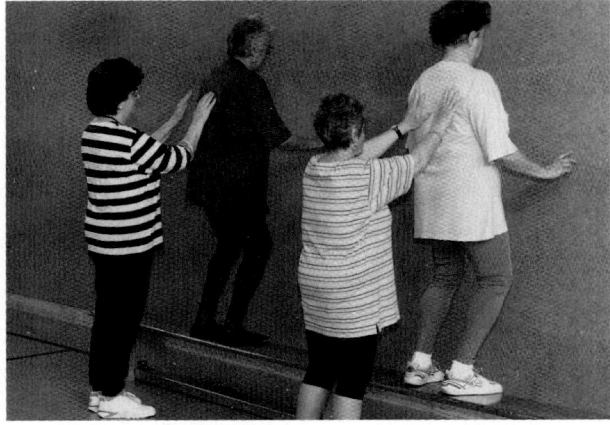

Abb. 5.20. *(oben)* Training der sensitiven Bewegungskontrolle: Über das Schwungtuch gehen
Abb. 5.21. *(Mitte)* Training des dynamischen Gleichgewichts: Balancieren über eine Gymnastikbank (Variationen: vorwärts/rückwärts, mit offenen/geschlossenen Augen, mit Drehung); bei unsicheren Teilnehmern mit Hilfestellung
Abb. 5.22. *(unten)* Training des statischen Gleichgewichts: Auf einer schmalen Unterstützungsfläche die Balance halten

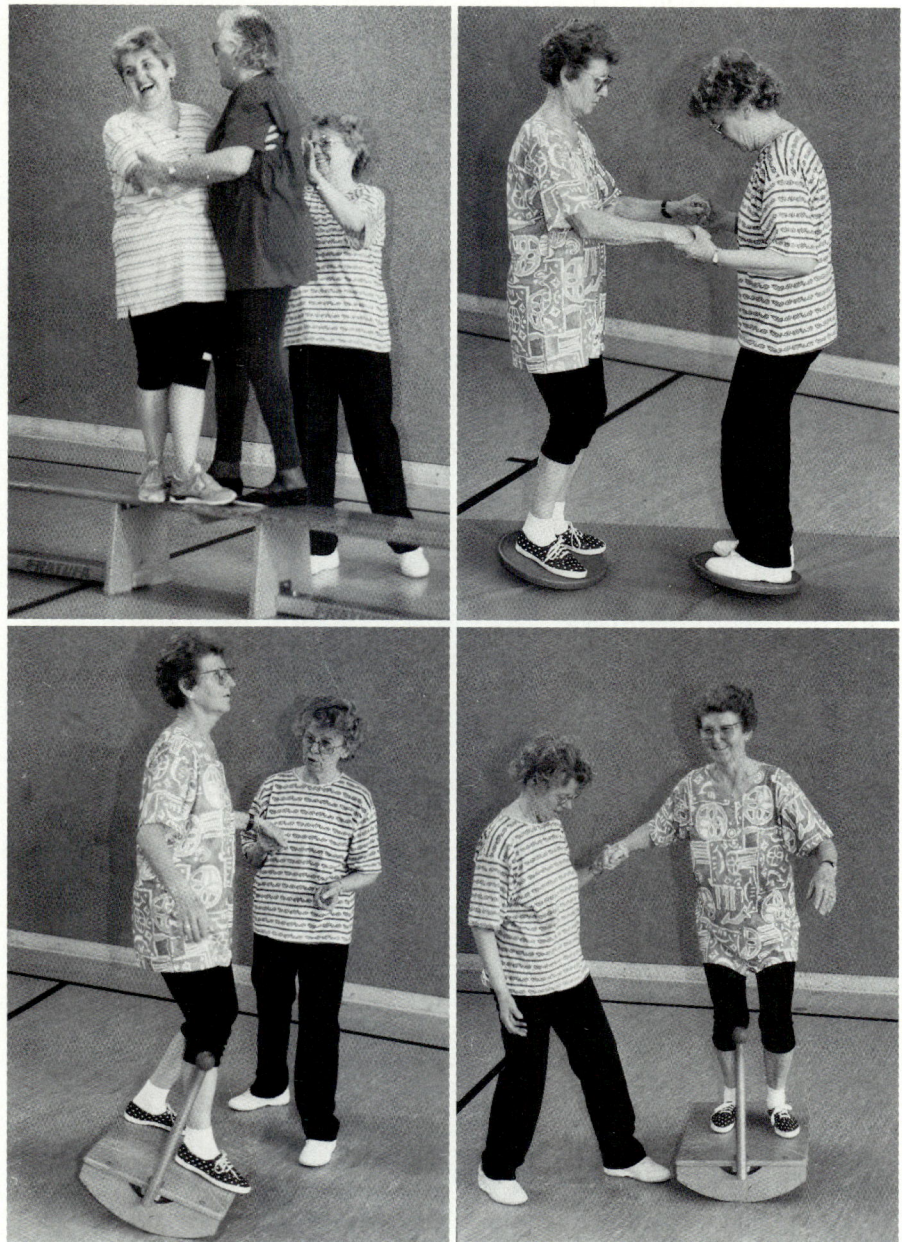

Abb. 5.23. *(links oben)* Training des dynamischen Gleichgewichts als Partnerübung
Abb. 5.24. *(rechts oben)* Training des statischen Gleichgewichts auf einer labilen Unterstützungsfläche: Therapiekreisel
Abb. 5.25. *(links unten)* Training des statischen Gleichgewichts auf einer labilen Unterstützungsfläche: Balancewippe
Abb. 5.26. *(rechts unten)* Training des statischen Gleichgewichts auf einer labilen Unterstützungsfläche: Balancewippe

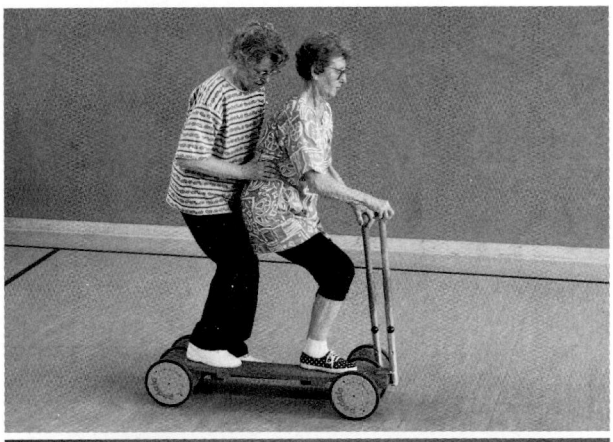

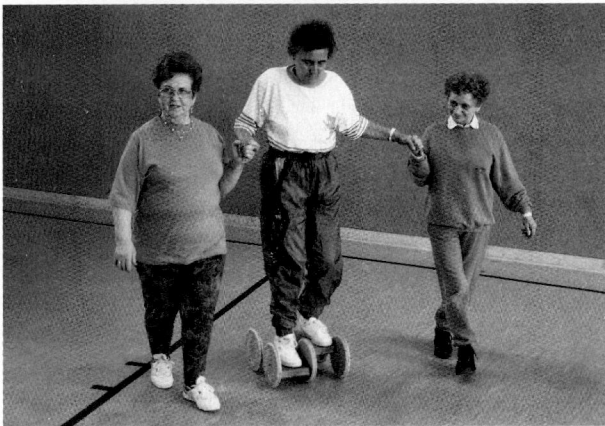

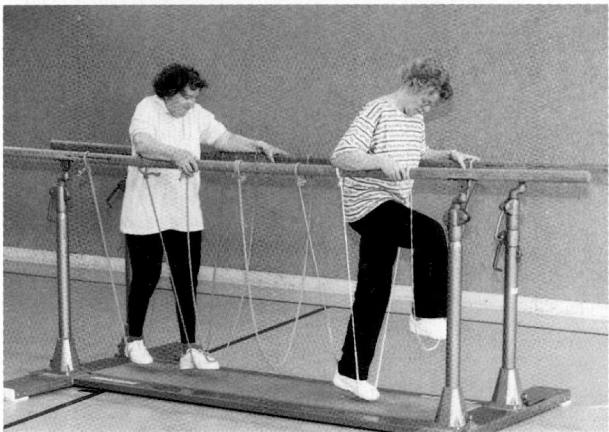

Abb. 5.27. *(oben)* Training des statischen Gleichgewichts auf einer labilen Unterstützungs-fläche: Reha-Pedalo
Abb. 5.28. *(Mitte)* Pedalo als Übungsgerät in der Rehabilitation
Abb. 5.29. *(unten)* Training des dynamischen Gleichgewichts auf einer labilen Unterstüt-zungsfläche: „Hängebrücke"

Abb. 5.30. *(oben)* Training des dynamischen Gleichgewichts: Schiefe Ebene

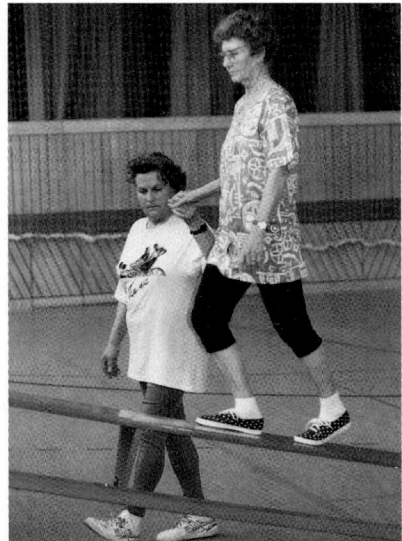

Abb. 5.31. *(Mitte)* Training des statischen Gleichgewichts im Vierfüßlerstand

Abb. 5.32. *(unten)* Kinästhetische Wahrnehmung der Haltungskontrolle in Rückenlage

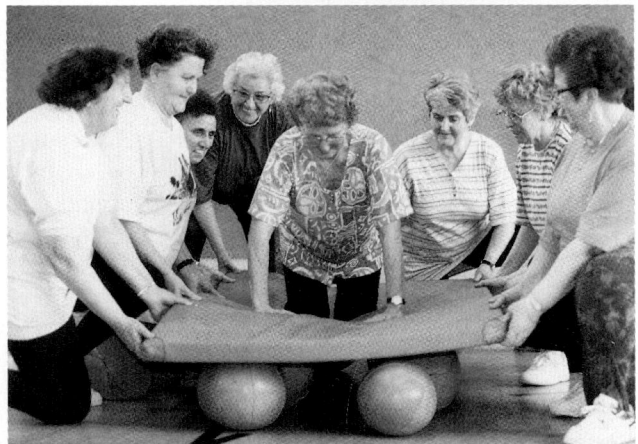

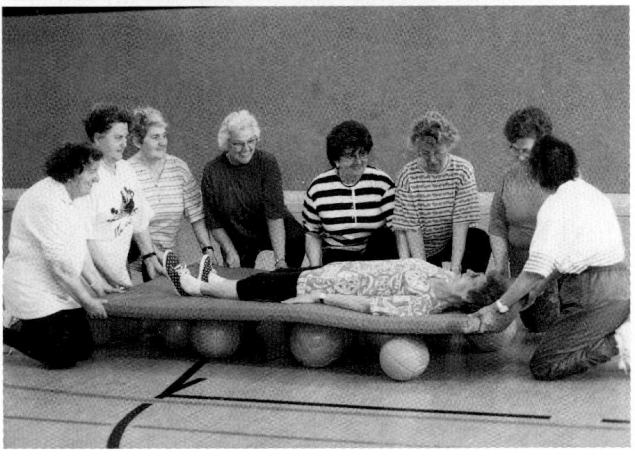

Reaktionsfähigkeit. Das möglichst schnelle und adäquate Reagieren auf ständig wechselnde Anforderungen begleitet uns in allen Lebensbereichen (im Straßenverkehr, im Haushalt, in der Freizeit usw.). Geeignet sind alle Kleinen Spiele mit offenen Spielsituationen, Spiele mit Materialien, mit Partner und in der Gruppe.

Timing. Die richtige Bewegung zur richtigen Zeit zu erbringen, erfordert einen genau abgestimmten Zeit-, Geschwindigkeits- und Krafteinsatz. Gerade bei älteren Menschen erfährt diese Fähigkeit wegen der objektiven und subjektiv erlebbaren Verringerung der körperlichen Leistungs- und Funktionsfähigkeit aller motorischen Bereiche und einer zunehmenden Unsicherheit und Ängstlichkeit bis hin zu einem erhöhten Unfall- und Sturzrisiko eine erhöhte Alltagsrelevanz. Beispielsweise kommt es im immer hektischer werdenden Straßenverkehr darauf an, die eigenen individuellen Eigenschaften und Möglichkeiten, z.B. die Gehgeschwindigkeit mit denen anderer Verkehrsteilnehmer abzustimmen.

Empfehlenswert sind alle sensitiven Spiele und Bewegungsformen, bei denen eine Anpassung bzw. Abstimmung an Partner, Gruppe oder Materialien erfolgt. Geeignet sind auch vielfältige Spiel- und Übungsformen, bei denen es darum geht, vorgegebene Zeiten einzuschätzen bzw. bestimmte Strecken in einer festgelegten Zeit zurückzulegen. Praktische Beispiele sind z.B.:
– 30 s, 1 min, 2 min ... gehen und stehenbleiben, wenn man glaubt, die Zeit sei vorbei. Der Übungsleiter gibt nur das Startkommando und beobachtet, wer zu welcher Zeit stehen bleibt;
– eine vorgegebene Strecke (z.B. eine Hallenrunde) soll „genau" in einer bestimmten Zeit (z.B. 30 s) zurückgelegt werden. Der Übungsleiter gibt das Startkommando und zu Beginn vielleicht auch Zwischenzeiten.

Der Übungsleiter sollte Strecke und Zeit jeweils so auswählen, daß keine Überforderung der Teilnehmer entsteht. Gegebenenfalls ist bei heterogenen Gruppen zu differenzieren.

Rhythmisierungsfähigkeit. Die Rhythmisierung kommt als Fähigkeit zur zeitlichen Strukturierung von motorischen Fertigkeiten im Bewegungsvollzug zum Ausdruck und ist eng mit dem Bewegungserleben verbunden. Besondere Bedeutung hat die Rhythmisierungsfähigkeit für das Bewegungslernen, z.B. von rückengerechten Alltagsbewegungen und beim variierenden und differenzierten Anwenden dieser Fertigkeiten.

Die rhythmische Lehrweise nutzt elementare rhythmische Grundmuster zur Verdeutlichung der räumlich-zeitlichen dynamischen Bewegungsanteile, z.B. beim rückengerechten Gehen und Laufen. Der Einsatz von Bewegungsrhythmen (z.B. rhythmische Grundmuster, ausgewählte Musik) bewirkt eine Ökonomisierung der Bewegung, eine verbesserte motorische Lernfähigkeit und vor allem eine erhöhte Motivation zur Bewegung. Insbesondere die Effekte einer musikalischen Unterstützung kommen bei allen tänzerischen Formen, sowie bei dynamischen Gymnastikübungen zum Tragen.

Mehrfachhandeln. Die Fähigkeit zu komplexen Mehrfachhandlungen, d.h. verschiedene Teilbewegungen innerhalb eines genauen Zeitschemas zu kombinieren und zu koordinieren, nimmt mit steigendem Alter ab und sollte daher berücksichtigt werden. Die Übungen zielen auf das Finden einer individuellen Bewältigungsstrategie ab, die sich z.B. in einer Vereinfachung der Bewegungsaufgabe, einer Hierarchisierung der Teilbewegungen oder in einer Veränderung des Zeitschemas äußern kann.

Die Übungen werden durch mehrere Aufgabenstellungen charakterisiert, die gleichzeitig und ggf. in einer bestimmten Zeit auszuführen sind, z.B.:
– Jonglieren (Abb. 5.33),
– verschiedene Bewegungen mit Armen und Beinen ausführen,
– 2 Bälle prellen,
– Balancieren und Gehen (Abb. 5.34).

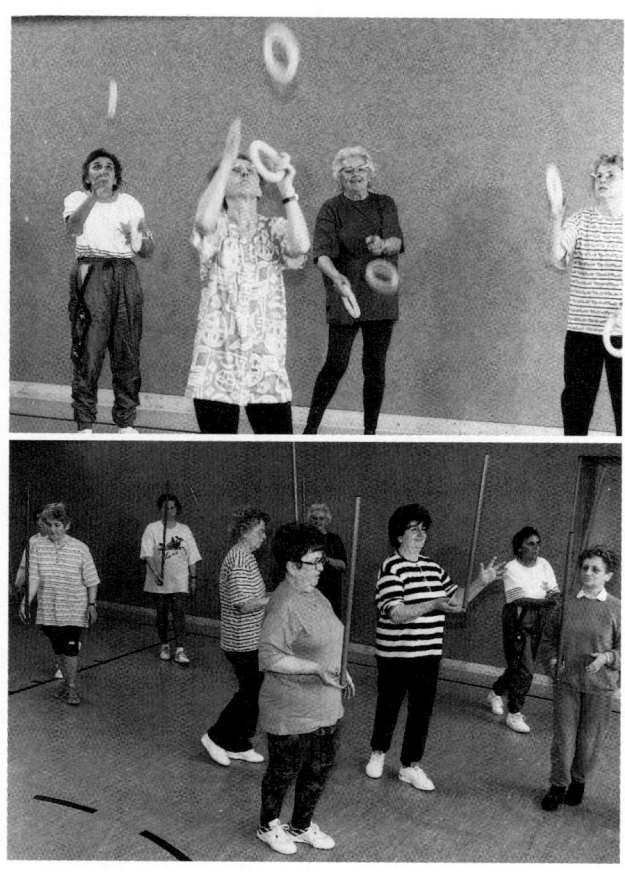

Abb. 5.33. *(oben)* Training von Komplexbewegungen: Jonglieren mit 2 Tennisringen
Abb. 5.34. *(unten)* Training von Komplexbewegungen: Im Gehen Gymnastikstab balancieren

Ausdauer

In einem umfassenden sporttherapeutischen Bewegungsprogramm sollte der Aspekt der Ausdauer nicht vernachlässigt werden. Unter dem Begriff Ausdauer versteht man generell die Fähigkeit, muskuläre Aktivitäten über einen längeren Zeitraum ausüben zu können. Eine vorzeitige Ermüdung, z.B. der Haltemuskulatur, führt automatisch zu einer erhöhten Belastung der passiven Strukturen des Bewegungsapparats, der Wirbelsäule und der Gelenke. In der Trainingspraxis wird nach Anteil der bei der sportlichen Betätigung beteiligten Muskulatur in lokale und allgemeine Ausdauer differenziert. Die lokale Ausdauer bezieht sich auf muskuläre Strukturen und Stoffwechselvorgänge, ihre Bedeutung und praktische Umsetzung wurden bereits dargestellt. Ein allgemeines Ausdauertraining fördert die Funktion des Herz-Kreislauf-Atmungs-Systems, kommt aber auch dem Rücken zugute:

- Das rhythmische Be- und Entlasten der Wirbelsäule beim Gehen bzw. beim leichten Laufen fördert die Stoffwechselaktivität der Bandscheiben und sichert damit längerfristig ihre Funktionsfähigkeit.
- Regelmäßiges Laufen – in einer rückengerechten Form – kann Verspannungen lösen und die Rückenmuskulatur kräftigen.
- Ein allgemeines aerobes Ausdauertraining führt über kurz- und längerfristige hormonelle Anpassungsprozesse zu einer verbesserten Stoffwechselsituation des Gesamtorganismus und wirkt sich beispielsweise günstig auf den Knochenstoffwechsel aus.
- Die durch Ausdauertraining verbesserte periphere und zerebrale Durchblutung steigert die Aufmerksamkeit und die Sensibilität und erhöht dadurch die Qualität der Bewegungskoordination.
- Die Gesamtstabilisation des Herz-Kreislauf-Systems beugt orthostatischen Beschwerden, Schwindelattacken etc. vor und mindert dadurch unmittelbar – das gerade für ältere Menschen typische – häufige Stolpern und Stürzen.

Für ein gezieltes lokales und allgemeines Ausdauertraining eignen sich innerhalb der einzelnen Übungsstunden insbesondere:

- Kleine Spiele,
- Mobilisations- und Kräftigungsübungen,
- gymnastische Übungen mit Musik,
- Bewegungsformen aus den Bereichen Rhythmik und Tanz und
- ausdauerorientierte Bewegungs- und Sportaktivitäten (z.B. Wandern, Radfahren, Schwimmen).

Als Orientierungshilfe für die Belastungsdosierung und -steuerung eines allgemeinen Ausdauertrainings gilt die Pulsfrequenz. In der Praxis ist allerdings zu berücksichtigen, daß z.B. die individuelle Ruhe- und Maximalpulsfrequenz, die sportartspezifische Beanspruchungsform und das Alter die Pulsfrequenz maßgeblich beeinflussen können. Deshalb können allgemeine Empfehlungen zur Trainingspulsfrequenz, z.B. „Trimming 130" oder „180 - Lebensalter" nicht für eine persönliche Trainingssteuerung herangezogen werden. Für ein gezieltes

und individuelles, präventiv orientiertes Ausdauertraining können folgende Empfehlungen gegeben werden (Lagerström 1992):
– Trainingspulsfrequenz = Ruhepulsfrequenz + [(220 - Lebensalter) - Ruhe-pulsfrequenz] x 0,66
– Laufen ohne zu Schnaufen (bzw. im „Sprechtempo" laufen).

Die „medizinische" Forderung 3mal wöchentlich mindestens 30 min zu trainieren, ist gerade für „Neueinsteiger" als Optimalforderung zu sehen. Längerfristig sollte aber ein 2maliges Training pro Woche angestrebt werden. In der Anfangsphase ist ein ausdauerorientiertes Intervalltraining zu empfehlen, mit einem Wechsel von Belastungs- (2 min) und Entlastungsphasen (1 min).

Kleine Spiele

Kleine Spiele sind im Gegensatz zu den Großen Spielen, den Spielen mit Regeln, z.B. Fußball, Handball oder Basketball, freie Spiele. Bei ihnen steht nicht das Regelwerk, die Präzision oder Perfektion im Vordergrund, nicht die Ernsthaftigkeit des Resultats. Statt dessen sollen sie zum Mitmachen anregen, zu Spontanität, Lust und Laune. Sie sollen lösen und entkrampfen und damit zu einem entspannten Wohlbefinden verhelfen. In ihrer unerschöpflichen Vielfalt liegt auch die Chance, sie in flexibelster Weise auf die gesamtorganischen und damit nicht nur körperlichen, sondern auch psychologischen Ziele eines sporttherapeutischen Bewegungsprogramms anzupassen.
    Durch die scheinbar unerschöpfliche Vielfalt der Kleinen Spielen ist man in der Lage, für beinahe jede Anforderung, jede Phase eines Bewegungsprogramms ein geeignetes Spiel anzubieten. Der Fundus reicht von Kennenlernspielen bis zu Gemeinschaftsspielen, von Aufwärmspielen zu Entspannungsspielen, von kooperativen zu Wettkampfspielen, von Spielen mit unterschiedlichsten Materialien, Spielen in den unterschiedlichsten Umgebungen (Wasser, Turnhalle etc.) bis zu Spielen, die Kondition, Koordination oder die Bereiche der Psycho- und Sensomotorik ansprechen. Die ausgewählten Spielformen sollten zum übergeordneten Stundenthema passen, auf die Gruppe und die augenblickliche Übungs- und Trainingsphase abgestimmt sein und bewußt eingesetzt werden.

Kleine Spiele bieten vielfältige Variationsmöglichkeiten
– durch die Auswahl der Geräte (neben den traditionellen gymnastischen Handgeräten können auch Alltagsmaterialien, z.B. Handtücher, Ringe, Tücher, Bierdeckel, Zeitungspapier, Teppichfliesen, Joghurtbecher, Tischtennisbälle, Dosen und Kegel eingesetzt werden);
– in der Gruppengröße (alleine, zu zweit, in Gruppen);
– durch den Spielcharakter (miteinander, gegeneinander, als „Spiel", als Wettkampf bzw. Staffel);

– durch die Festsetzung von Spielregeln (Gehen – Laufen, Werfen – Rollen usw.);
– durch Festlegung der Rahmenbedingungen (Spielfeldgröße, Spielgeräte usw.).

Methodisch-didaktische Aspekte

Die Auswahl von Spielformen für die verschiedenen Übungseinheiten orientiert sich an:
– den situativen Rahmenbedingungen (Zahl der Teilnehmer, Größe des Raums, zur Verfügung stehende Materialien usw.);
– dem Stundenziel (Spiele zum Kennenlernen, Spiele zur Körperwahrnehmung, Spiele zur Schulung der Koordination, Spielformen zum „Einüben rücken-gerechter Verhaltensweisen" usw.);
– der Motivation der Kursteilnehmer: Gerade ältere Teilnehmer verbinden mit dem Begriff „Spiel" doch eher das Kinderspiel bzw. das sportliche Spiel und haben Schwierigkeiten, sich auf das Spielen einzulassen. Erwachsene fragen oft nach dem Sinn bestimmter Handlungsanweisungen, so daß der Kursleiter öfters Erläuterungen bestimmter Ziele und Inhalte geben sollte. Eine angenehme, natürliche Gruppenatmosphäre erleichtert das Einführen von Kleinen Spielen und Spielformen;
– dem Beschwerdebild der Gruppenteilnehmer: Mit steigendem Ausprägungs-grad der Osteoporose sind stärker belastende Bewegungsformen, z.B. Hüpfen, schnelles Laufen und unkontrollierte ruckartige Bewegungen zu vermeiden.

Für das Spiel sollten folgende Prinzipien gelten:
– Miteinander statt gegeneinander!
– Individuelle Belastungsdosierung!
– Rückendisziplin!
– Vermeidung unfallträchtiger Situationen!

Kleine Spiele zur Begrüßung und zum Kennenlernen

Bei Spielen zum Kennenlernen sollte zuvor ausgemacht werden, ob sich die Teilnehmer mit „Sie" oder „Du", Vor- bzw. Nachnamen ansprechen. Die Spiele eignen sich in den ersten Übungsstunden auch als Aufwärmspiele.

• Begrüßungsspiel

Ausgangssituation: Die Spieler gehen (zur Musik) kreuz und quer durch den Raum.

Aufgabenstellung: Die Teilnehmer begrüßen sich während des Gehens und stel-len sich gegenseitig namentlich vor. Während des Spiels sind unterschiedliche Begrüßungsformen möglich:
– mit Handschlag,
– mit dem Fuß, mit der Schulter usw.,
– durch Abschlagen („Sportlergruß"),

– durch „Japanisches Verneigen",
– wie „Indianer am Ohr zupfen" usw.

- **Atomspiel**

Ausgangssituation: Die Spieler gehen (zur Musik) kreuz und quer durch den Raum.

Aufgabenstellung: Auf ein Zeichen des Übungsleiters führen die Teilnehmer bestimmte Aufgaben aus:
– nach aufgerufener Zahl zusammenfinden,
– Paare/Gruppen mit gleicher Größe, Haarfarbe, Schuhgröße, Alter usw. bilden,
– nach aufgerufener Zahl Platz in einem Reifen finden (Abb. 5.35).

Die Teilnehmer tauschen innerhalb der gebildeten Gruppe Namen, weitere Erkennungsmerkmale, Hobbies etc. aus. Auf ein Zeichen des Übungsleiters gehen alle wieder ungeordnet durch den Raum. Treffen sich 2 „Bekannte", versuchen sie, sich gegenseitig an ihren Merkmalen zu erkennen.

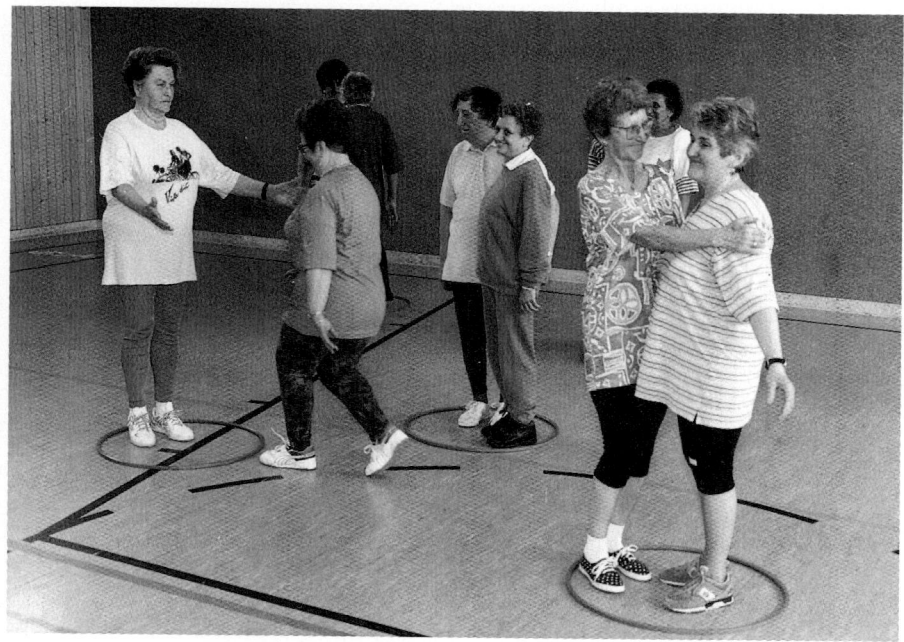

Abb. 5.35. Training der Reaktionsfähigkeit: Atomspiel

- **„Kennenlern-Rennen"**

Ausgangssituation: Vor dem Spiel werden 2 oder mehrere Mannschaften eingeteilt. Die Teilnehmer gehen (zur Musik) kreuz und quer durch den Raum.

Aufgabenstellung: Auf ein Zeichen des Übungsleiters/Musikstop finden die Mannschaften zueinander und ordnen sich nach verschiedenen Kriterien, die der Übungsleiter vorgibt: nach Alter, Größe, Haarfarbe, Schuhgröße usw. aufstellen.

Anschließend kontrolliert der Übungsleiter das Ergebnis. Die Mannschaft, die sich „ohne Fehler" und am schnellsten gefunden hat, bekommt einen Punkt. Die Mannschaft, die zuerst 3 Punkte hat, „kennt sich am besten".

- **Kennenlernspiele mit dem Luftballon**

Empfehlenswert sind größere, verschiedenfarbige Luftballons, auf die jeder Teilnehmer zu Beginn vorsichtig seinen Namen schreibt.

Ausgangssituation 1: Die Teilnehmer bewegen sich (zur Musik) kreuz und quer durch den Raum und spielen ihren Luftballon mit der Hand, ohne daß er zu Boden fällt.

Aufgabenstellung: Auf ein Zeichen des Kursleiters finden sich jeweils
– die gleiche Anzahl von Teilnehmern zusammen,
– finden sich alle zusammen, deren Luftballons die gleiche Farbe haben
und spielen sich ihre Luftballons in der Gruppe zu und stellen sich dabei vor.
Auf ein weiteres Zeichen des Übungsleiters „spielt" wieder jeder für sich.

Ausgangssituation 2: Die Spieler gehen (zur Musik) kreuz und quer durch den Raum und spielen ihren Luftballon durch die Luft.

Aufgabenstellung: Auf ein Zeichen des Kursleiters finden jeweils 2 Teilnehmer zueinander und tauschen ihre Luftballons, auf denen der Name steht, spielen sich die Luftballons gegenseitig zu bis der Kursleiter ein Zeichen zum Weitergehen gibt.

Ausgangssituation 3: Alle legen ihren Luftballon auf den Boden.

Aufgabenstellung: Auf ein Signal des Übungsleiters sucht jeder möglichst schnell den Luftballon mit seinem Namen.

Variation: Auf ein Signal nimmt jeder einen beliebigen Luftballon und muß die Person finden, deren Namen auf dem Ballon steht.

• Kennenlernspiele mit dem Ball

Ausgangssituation: Die Teilnehmer stehen in einem Innenstirnkreis.

Aufgabenstellung 1: Der Ball wird in einer festgelegten Reihenfolge durch den Kreis geworfen. Jeder Teilnehmer soll den Ball nur einmal erhalten (um dies zu erreichen, strecken zunächst alle den Finger, wer den Ball erhält, nimmt die Hand nach unten und wirft zu einem Teilnehmer, der den Finger noch streckt; zum Schluß erhält der Übungsleiter den Ball). Wer den Ball erhält, nennt seinen Namen. In den nächsten Runden wird der Ball in der festgelegten Reihenfolge durch den Kreis geworfen, jeder ruft den Namen des „Ballempfängers". Der Übungsleiter
– bringt nach und nach mehrere Bälle ins Spiel,
– auf Kommando wird die Wurfrichtung umgekehrt,
– auf Kommando wird der Ball übergeben.

Aufgabenstellung 2: Der Übungsleiter steht in der Kreismitte, wirft einen Ball in die Höhe und ruft dabei einen Namen. Der aufgerufene Teilnehmer versucht den Ball zu fangen, während der Übungsleiter dessen Platz einnimmt. Jetzt ruft der neue „Marktschreier" einen Namen auf.

• Kennenlernspiele mit dem Schwungtuch

Ausgangssituation: Alle Teilnehmer stehen im Kreis und fassen das Schwungtuch.

Aufgabenstellung: Das Tuch wird im gleichen Rhythmus geschwungen (Abb. 5.36). Auf eine Ansage des Übungsleiters finden sich alle Teilnehmer in der Mitte unter dem Schwungtuch ein, die
– im gleichen Monat Geburtstag haben,
– gleiche Hobbies haben (Übungsleiter nennt einige),
– die sich durch die Aussagen des Übungsleiters angesprochen fühlen (z.B. „Wer trinkt gerne Milch?"...).

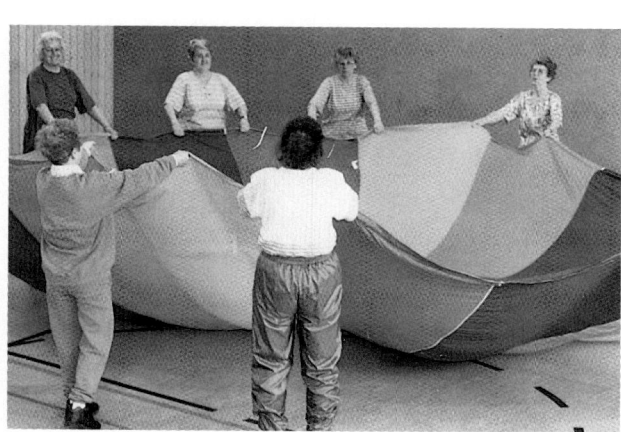

Abb. 5.36. Spielformen mit dem Schwungtuch: Auf Rückendisziplin achten!

Kooperative Spiele

Gerade ältere Teilnehmer zeigen oft etwas Scheu, Körperkontakt mit anderen einzugehen. Der Übungsleiter sollte in diesem Fall Rücksicht darauf nehmen und die Spiele daraufhin auswählen. Jeder Teilnehmer sollte die Möglichkeit haben, sein „Engagement" selbst zu bestimmen.

• Gordischer Knoten

Ausgangssituation: Die Teilnehmer stehen Schulter an Schulter im Innenstirnkreis.

Aufgabenstellung: Alle schließen die Augen und strecken ihre Arme nach oben. Auf ein Zeichen des Übungsleiters sucht sich jeder „2 fremde Hände". Anschließend werden die Augen geöffnet, ohne die Hände des Partners zu lösen, und versucht, das „Gewirr" ohne Loslassen aufzulösen.

• Schlangenknoten

Ausgangssituation: Die Gruppe bildet eine lange Schlange mit gefaßten Händen.

Aufgabenstellung: Die „Schlange" setzt sich langsam (zur Musik) in Bewegung und schlängelt sich kreuz und quer durch den Raum. Der Schlangenkopf beginnt, möglichst oft über die eigene Schlange zu steigen bzw. unter ihr „durchzukriechen", bis ein enger Schlangenknoten entstanden ist. Der Kopf nimmt jetzt das „Schlangenende" in die Hand und die ganze Schlange versucht, den Knoten ohne Loslassen der Hände zu entwirren.

• Eiland

Ausgangssituation: Die Teilnehmer laufen (zur Musik) kreuz und quer durch den Raum.

Aufgabenstellung: Der Übungsleiter benennt nach und nach verschiedene Gegenstände, die von den Teilnehmern berührt werden müssen. Die aufgerufenen Gegenstände werden jedoch immer kleiner.

• Bildhauer

Ausgangssituation: Die Teilnehmer gehen paarweise zusammen.

Aufgabenstellung: Ein Mitspieler betätigt sich als Bildhauer und formt seinen Partner zu einer aussagekräftigen Skulptur, die nach Fertigstellung einige Sekunden in dieser Position verharrt. Der Übungsleiter kann Themen vorgeben (z.B. „Der Hexenschuß").

Aufwärmspiele

In Abhängigkeit von der Gruppenzusammensetzung kann als Fortbewegungsart Gehen oder leichtes Laufen empfohlen werden. Bei heterogenen Gruppen kann dies nach Absprache untereinander erfolgen. In kleinen Räumen ist wegen der

Unfallgefahr das Gehen zu empfehlen. Die Spiele sind so auszuwählen und zu gestalten, daß niemand überfordert wird. Gegebenenfalls kann der Übungsleiter das Spiel unterbrechen und eine Pause einlegen.

• Standbild
Ausgangssituation: Die Teilnehmer bewegen sich (zur Musik) kreuz und quer durch den Raum.

Aufgabenstellung: Auf ein Zeichen des Übungsleiters bzw. Musikstopp verharren alle für kurze Zeit in ihrer Bewegung und versuchen, das Gleichgewicht zu halten.

Variation: Der Übungsleiter gibt bestimmte Bewegungsanweisungen vor.

• Schattenlaufen
Ausgangssituation: Die Teilnehmer gehen paarweise zusammen.

Aufgabenstellung: Ein Partner gibt bestimmte Bewegungen vor, der andere versucht, ihm als „Schatten" auf Schritt und Tritt zu folgen.

• Sanitäterspiel
Ausgangssituation: Die Teilnehmer verteilen sich im Raum, in dem ein oder mehrere Matten, Reifen o.ä. ausgelegt sind.

Aufgabenstellung: Je nach Gruppengröße versuchen ein oder mehrere Fänger die Mitspieler abzuschlagen. Die gefangenen („verletzten") Mitspieler bleiben stehen und rufen lautstark nach einem Sanitäter. Jeweils 2, noch nicht abgeschlagene Spieler können als Sanitäter herbeieilen und den „Verletzten" ins Krankenhaus bringen, d.h. zu einer Matte, einem Reifen ...führen, wo er gepflegt wird und anschließend wieder mitspielen kann. Gemäß Genfer Konvention darf das „Rote Kreuz" während der „Rettungsfahrt" nicht angegriffen werden.

• Einhakfangen
Ausgangssituation: Die Teilnehmer gehen paarweise zusammen und verteilen sich im Raum. Ein Paar geht nicht zusammen, sondern bildet Fänger und Gejagter.

Aufgabenstellung: Der Fänger versucht, den freien Mitspieler zu fangen. Gelingt es ihm, werden die Rollen getauscht. Der freie Mitspieler kann sich jedoch in Sicherheit bringen, indem er sich bei einem Paar einhakt. Dadurch wird der andere, außenstehende Mitspieler zum Gejagten.

Variationen:
– Der außenstehende Mitspieler wird zum Fänger, der bisherige zum Gejagten.

– Bei einer kleineren Gruppe gibt es keine Paare, die Mitspieler stehen verteilt in Reifen. Wenn der Gejagte in den Reifen tritt, muß der andere den Reifen verlassen.
– Der Rollenwechsel wird durch Übergabe eines Gegenstands vollzogen.

● **Reise nach Jerusalem**
Ausgangssituation: Die Teilnehmer laufen (zur Musik) kreuz und quer durch die Halle. Auf dem Boden verteilt liegen verschiedene Gegenstände, allerdings jeweils ein Gegenstand weniger als die Zahl der Mitspieler.

Aufgabenstellung: Auf ein Zeichen schnappen sich alle einen Gegenstand. Der Spieler, der leer ausgeht, gibt beim nächsten Mal das Zeichen.

Spiele mit Materialien

Spiele mit Bällen
Bälle sind unberechenbar. Der Übungsleiter sollte darauf achten, daß keine unfallträchtigen Situationen entstehen. Empfehlenswert für die Praxis sind Bälle aus weichem Schaumstoff, die nicht „weh" tun. Generell, insbesondere aber bei Teilnehmern mit Rückenbeschwerden, sollte Wert auf das „rückengerechte" Aufheben und Spielen der Bälle gelegt werden.

● **Haltet die Seiten frei**
Ausgangssituation: Der Übungsleiter teilt 2 Mannschaften ein, die sich gegenüberstehen. Jeder hat einen Ball in der Hand.

Aufgabenstellung: Auf ein Zeichen des Übungsleiters werden die Bälle jeweils in die gegnerische Hälfte geworfen. Ziel ist es, möglichst wenige Bälle in der eigenen Hälfte zu besitzen. Verloren hat die Mannschaft, die nach dem Stoppzeichen mehr Bälle in ihrer Hälfte hat.

Variation: Der Ball kann geworfen, gerollt, geschossen werden.

Hinweis: Der Übungsleiter sollte auf Rückendisziplin achten!

● **Treibball**
Ausgangssituation: Beide Mannschaften stehen sich gegenüber, jeder Mitspieler hat einen Ball. Ein größerer, schwerer Ball liegt in der Hallenmitte.

Aufgabenstellung: Auf ein Zeichen des Übungsleiters versuchen beide Mannschaften, den in der Mitte liegenden Ball zu treffen und dadurch ins gegnerische Mal zu treiben.

Variation: Der Ball kann geworfen oder gerollt werden.

● **Wettwanderball**

Ausgangssituation: Eine gerade Zahl von Mitspielern steht in einem größeren Innenstirnkreis. Je nachdem, wieviele Teilnehmer in der Gruppe sind, spielt der Übungsleiter mit oder nicht. Innerhalb des Kreises wird auf 2 durchgezählt. Gleiche Nummer bedeutet „in einer Mannschaft zu sein". Dadurch entstehen innerhalb des großen Kreises 2 „gegnerische Kreise".

Aufgabenstellung: Der Ball wird in vorgegebener Richtung immer zum nächsten Mitspieler im Kreis weitergespielt. Ziel ist es, daß beide Mannschaften versuchen, sich gegenseitig einzuholen.

Empfehlenswert sind 2 Bälle mit unterschiedlichen Farben. Zu Beginn sollten die Bälle ungefähr gleich weit voneinander entfernt sein. „Fair geht vor", deshalb sollte der Ball der gegnerischen Mannschaft nicht „gestört" werden.

Variation: Auf ein Kommando des Übungsleiters wird die Richtung gewechselt.

Spiele mit dem Seil

Das Seil ist ein Übungsgerät mit vielen Variationsmöglichkeiten, z.B. als „schwingendes Seil", als „liegendes Seil" oder als „verbindendes Element".

● **Schwingendes Seil**

Ausgangssituation: Mehrere Seile werden zu einem längeren Tau zusammengeknotet.

Aufgabenstellung: Zwei Mitspieler schwingen das Seil und die anderen Teilnehmer versuchen, ohne Berührung unter dem Seil durchzugehen bzw. durchzulaufen.

Variation: Es werden mehrere Seile hintereinander geschwungen.

● **Zopf flechten**

Ausgangssituation: Die Teilnehmer gehen in 3er-Gruppen zusammen. Jede Gruppe hat 2 Seile. Ein Mitspieler hält beide Seile an einem Ende fest, die anderen beiden Mitspieler halten jeweils das freie Ende eines Seils.

Aufgabenstellung: Auf Kommando versuchen die Gruppen, aus den Seilen möglichst schnell einen Zopf zu flechten, ohne die Seile loszulassen.

Variation: Einen Zopf aus 3 bzw. 4 Seilen flechten.

- **Gordischer Knoten**

Ausgangssituation: Der Übungsleiter hält für alle Teilnehmer ein Seil in der Hand bereit.

Aufgabenstellung: Jeder Teilnehmer schnappt sich nach und nach jeweils 2 Seilenden, die er während des Spiels festhält. Wenn alle Seilenden vergeben sind, läßt der Übungsleiter die Seile los. Jetzt versuchen die Teilnehmer den Knoten zu lösen, ohne ihre Seilenden loszulassen.

- **Netz flechten**

Ausgangssituation: Die Teilnehmer bilden einen Kreis, jeder Mitspieler hat ein Seil.

Aufgabenstellung: Alle sollen ihre Seile so verknüpfen, daß es möglich ist, einen Wasserball mit dem Netz in der Luft zu halten.

Spiele mit dem Luftballon

Bei Teilnehmern mit verstärkter Brustkyphose können bei längerem Üben in Überkopfhöhe Beschwerden im Schulter-/Nackenbereich auftreten.

- **Luftballon-Volleyball**

Ausgangssituation: Jeder Teilnehmer spielt einen Luftballon in Überkopfhöhe und bewegt sich durch den Raum.

Aufgabenstellung: Alle spielen den Luftballon mit den Händen.

Variationen:
- Der Luftballon wird jeweils mit verschiedenen Körperteilen gespielt (nur mit dem Kopf, der Schulter, dem Fuß...).
- Zwei oder mehrere Mitspieler bilden eine Gruppe und spielen sich gegenseitig die Luftballons zu (Abb. 5.37).
- Die Ausgangsstellung wird variiert (im Stand, im Gehen, im Sitzen, im Liegen...).

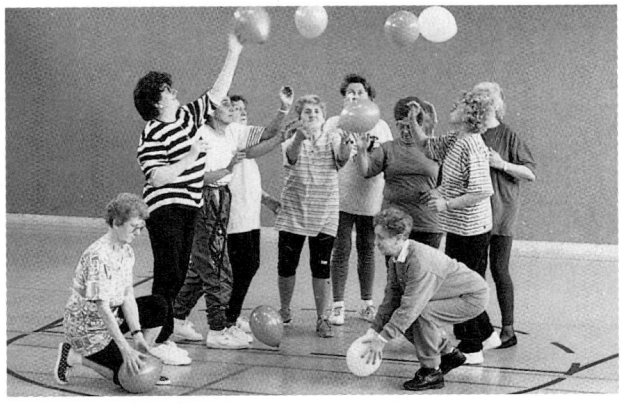

Abb. 5.37. „Volleyball" mit Luftballons

• **Luftballonbalancieren**

Ausgangssituation: Alle Teilnehmer haben einen Luftballon.

Aufgabenstellung: Die Teilnehmer versuchen, im Gehen den Luftballon auf der Handfläche, dem Handrücken, dem Kopf usw. zu balancieren.

• **Stoßdämpfer – Bandscheibe**

Ausgangssituation: Die Teilnehmer stellen sich paarweise gegenüber auf.

Aufgabenstellung: Die Luftballons befinden sich jeweils zwischen den Handflächen. Ein Partner gibt langsame Bewegungen (im Stand, im Gehen) vor, der andere folgt den Bewegungen.

Variationen:
– Die Luftballons werden zwischen anderen Körperteilen eingeklemmt und bewegt.
– „Wirbelsäule": Die Gruppe bildet eine Schlange, die Luftballons werden zwischen den Körpern eingeklemmt (Abb. 5.38). Auf ein Zeichen gerät die „Wirbelsäule" langsam in Schwingungen und bewegt sich durch den Raum, ohne daß die Luftballons mit der Hand gehalten werden.

• **Luftballonrennen**

Ausgangssituation: Die Teilnehmer stellen sich an einer Seite nebeneinander auf.

Aufgabenstellung: Auf ein Zeichen starten alle und versuchen, den Luftballon nur durch Schlagen auf die andere Seite zu transportieren.

Variationen:
– Das Spiel wird in Staffelform ausgetragen.
– Der Luftballon wird in anderer Art und Weise transportiert.

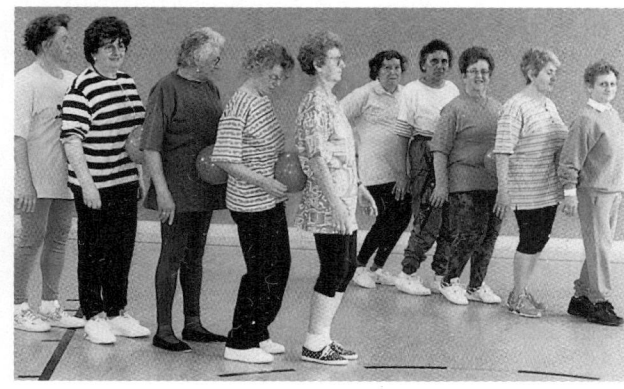

Abb. 5.38. Die „Wirbelsäule": Die zwischen den Teilnehmern eingeklemmten Luftballons stellen die Bandscheiben dar und demonstrieren die Belastung bei bestimmten Bewegungen

Spiele mit dem Reifen

Bei Spielformen mit dem rollenden Reifen sollte auf eine rückengerechte Bewegungsausführung geachtet werden.

• **Reifen rollen**

Ausgangssituation: Jeder Teilnehmer hat einen Reifen.

Aufgabenstellung: Der Reifen wird durch Rollen durch den Raum bewegt.

Variationen:
– Zwei Mitspieler stehen sich gegenüber und rollen sich die Reifen zu.
– Alle Kursteilnehmer stehen im Kreis und rollen sich die Reifen untereinander zu (Abb. 5.39).

• **„Laufender Reifen"**

Ausgangssituation: Der Übungsleiter teilt 2 Mannschaften ein; die Mitspieler einer Mannschaft stehen nebeneinander an der Längsseite des Raums, die anderen an der Querseite. Jeder Mitspieler hat einen Reifen.

Aufgabenstellung: Die Spieler einer Mannschaft rollen nacheinander ihren Reifen zur gegenüberliegenden Seite. Die Spieler der anderen Mannschaft versuchen, die rollenden Reifen zu treffen. Für jeden getroffenen Reifen gibt es einen Punkt. Beim nächsten Durchgang wechselt die Aufgabe unter den Mannschaften.

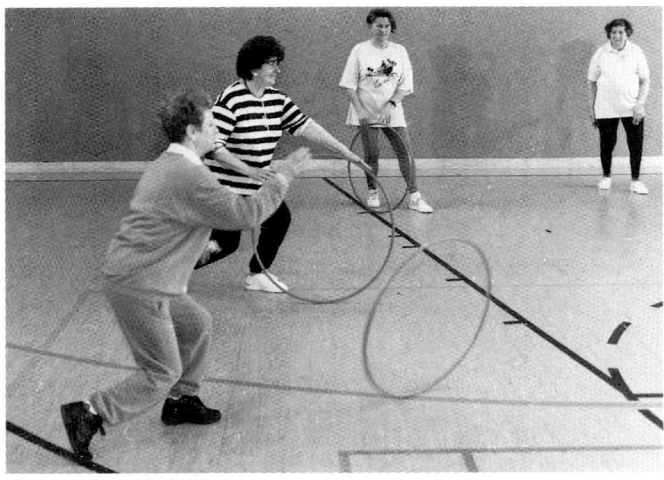

Abb. 5.39. Gymnastikreifen rückengerecht zurollen

• **„Kamel durch's Nadelöhr"**
Ausgangssituation: Die Teilnehmer stehen im Innenstirnkreis und fassen sich an den Händen.

Aufgabenstellung: Ein oder mehrere Reifen „hängen" im Kreis und sollen weitergegeben werden, ohne die Hände zu lösen.

Variationen:
– Mehrere Mannschaften eifern um die Wette.
– Innerhalb eines Kreises versuchen die Reifen, sich gegenseitig einzuholen.

• **Hipp-hepp**
Ausgangssituation: Die Teilnehmer stehen im Innenstirnkreis; jeder Mitspieler hat einen Reifen.

Aufgabenstellung: Auf ein Zeichen „kreiseln" alle Mitspieler ihren Reifen und versuchen, den Reifen ihres Nachbarn vor dem Umfallen zu schnappen (Abb. 5.40). Bei „hepp" geht es nach rechts, bei „hipp" nach links; „hepp-hepp" bedeutet, den Reifen des übernächsten Mitspielers zu schnappen, bei „hipp-hipp" entsprechend nach links. Das Kommando „hepp-hipp" bedeutet dann natürlich „stehenbleiben".

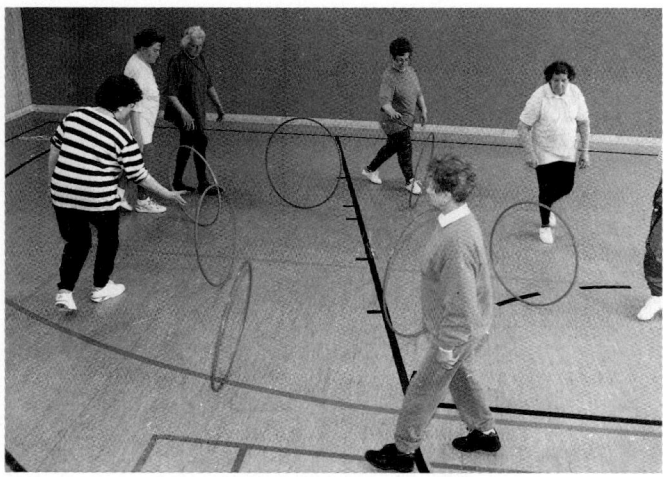

Abb. 5.40. Reaktionsspiel mit den Gymnastikreifen: Hipp-Hepp

Spiele mit Gymnastikstäben

Gymnastikstäbe eignen sich besonders gut zur Bewegungskontrolle und Bewegungsführung bei vielen gymnastischen Übungen, können jedoch auch in vielfältiger Weise als Spielgerät eingesetzt werden.

• Stabbalancieren

Ausgangssituation: Die Teilnehmer verteilen sich im Raum, jeder hat einen Stab.

Aufgabenstellung: Jeder versucht, den Stab auf der flachen Hand zu balancieren.

Variationen:
– Der Stab wird nur mit einem Finger, dem Fuß ... balanciert.
– Der Stab wird im Gehen, im Rückwärtsgehen balanciert.

Hinweis: Teilnehmer mit ausgeprägter Brustkyphose sollten den Stab in Augenhöhe und nicht am oberen Ende fixieren!

• Stab-Ball

Ausgangssituation: Die Teilnehmer stehen sich paarweise gegenüber und bilden mit ihren Gymnastikstäben jeweils eine „Trage".

Aufgabenstellung: Ein Wasserball wird nur mit Hilfe der Stäbe in der Luft gehalten (Abb. 5.41).

Variationen:
– Der Ball wird zunächst hin- und hergerollt.
– Die Gruppe bildet insgesamt eine Gasse, der Wasserball wird in der Gasse hin- und hergespielt.
– Der Ball wird in einer Richtung durchgegeben, die Paare schließen sich immer wieder hinten an.
– Mehrere Mannschaften eifern um die Wette.

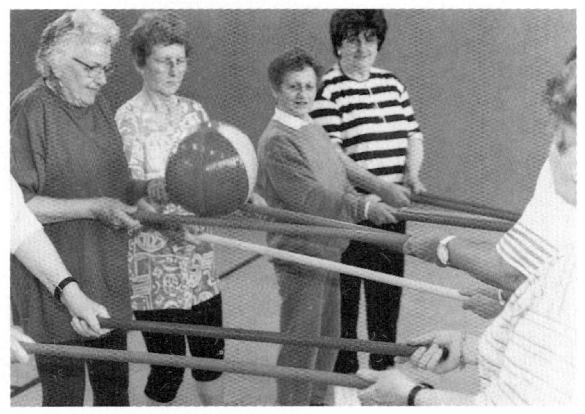

Abb. 5.41. „Stab-Ball"
(mit einem großen Wasserball)

- **Ritterspiel**

Ausgangssituation: Die Teilnehmer stehen sich paarweise gegenüber, jeder Mitspieler hat einen Stab, jedes Paar einen Tennisring.

Aufgabenstellung: Ein Partner wirft den Tennisring, der andere versucht, ihn mit dem Stab aufzuspießen und zu fangen.

- **Wechselgriffspiel**

Ausgangssituation: Die Teilnehmer stehen sich paarweise gegenüber. Beide fassen einen Stab.

Aufgabenstellung: Die Hände wandern am Stab entlang abwechselnd nach innen bzw. außen. Dabei wird der Griff variiert (Kammgriff, Ristgriff, Wechselgriff).

- **Fallstab**

Ausgangssituation: Die Teilnehmer stehen sich paarweise gegenüber.

Aufgabenstellung: Ein Partner hält eine Hand in Hüfthöhe nach vorne. Der andere hält den Stab senkrecht, das untere Stabende ist in Höhe der Hand. Ziel ist es, den fallenden Stab möglichst schnell zu packen.

Wassergymnastik

Für die Wassergymnastik gelten einige Besonderheiten, die im folgenden näher dargestellt werden.

Funktionell-somatische Grundlagen

Im Rahmen des Gesamtkonzepts bedarf es einer differenzierten Betrachtung des Stellenwerts der Sporttherapie im Wasser für Menschen mit Osteoporose. Die detaillierte Kenntnis der zugrundeliegenden Erkrankung mit ihren Pathomechanismen verdeutlicht dies.

Die Gravitation gilt als ein entscheidender, positiv trophischer Faktor für das Knochengewebe (s. Kap. 4.1). Der im Wasser wirksame Auftrieb führt jedoch zu einer weitestgehenden Entlastung des Skelettsystems, die Bedeutung der Schwerkraft als osteogenetisch wirkende Form der mechanischen Belastung geht verloren. Beispielsweise sind die proximalen Knochenstrukturen bei leistungsmäßig vergleichbaren Läufern dichter als bei Schwimmern (Jones et al. 1977). Im Vergleich zu körperlich inaktiven Menschen kann die muskuläre Beanspruchung, ein weiterer wichtiger positiv trophischer Faktor, beim Schwimmen durchaus die Osteogenese anregen. Eine Studie zeigt, daß sich durch Schwimmen bei Männern die Knochendichte erhöht, während bei Frauen keine signifikanten Unterschiede festzustellen sind (Orwell et al. 1989). Möglicherweise liegt die Beanspruchung bei Männern über der trainingswirksamen Reizschwelle, die zu muskulären und ossären Adaptationen führt.

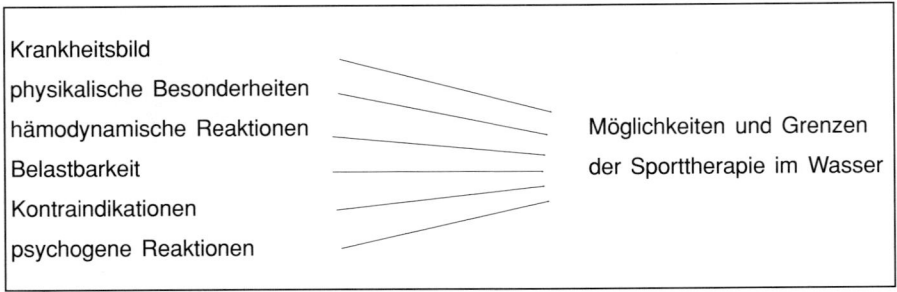

Krankheitsbild

physikalische Besonderheiten

hämodynamische Reaktionen

Belastbarkeit

Kontraindikationen

psychogene Reaktionen

Möglichkeiten und Grenzen
der Sporttherapie im Wasser

Abb. 5.42. Bewertungskriterien der Möglichkeiten und Grenzen der Sporttherapie im Wasser. (Nach Völker 1984)

Die osteogenetische Potenz ist allerdings nur ein Faktor, der bei der Beurteilung herangezogen werden sollte (Abb. 5.42). Vor allem die mit fortschreitendem Alter zunehmend beobachtbare Multimorbidität und die daraus resultierende Heterogenität des Beschwerdebilds erfordern eine umfassende Einschätzung und Bewertung der Möglichkeiten und Grenzen der Sporttherapie im Wasser.

Physikalische Besonderheiten
Gerade die besonderen physikalischen Eigenschaften des Wassers bringen eine Reihe von positiven Effekten für den Organismus mit sich (Tabelle 5.6).

Tabelle 5.6. Physikalische Besonderheiten des Mediums Wasser und seine positiven Effekte für den Organismus

Dichte	Belastung der bradytrophen Gewebe
	Entlastung der Sehnen und Bänder durch verlangsamte Bewegungen
	Intensive Körperwahrnehmung über den taktilen Analysator (Haut)
	Dosiertes Muskeltraining (Kräftigung) möglich
	Angstfreies Bewegen ohne erhöhtes Sturzrisiko
Hydrostatischer Druck	Vertiefung der Ausatmung
	Kräftigung der Atemhilfsmuskulatur
	Unterstützung des Stoffaustausches im Gewebe
	Peripheres Gefäßtraining
Auftrieb	Entlastung der passiven Strukturen des Halte- und Bewegungsapparates
	Geringere Druckbelastung auf Bandscheiben und Gelenkknorpel
	Mobilisationsübungen ohne Belastung möglich
	Verminderung der Schmerzsymptomatik
	Einnehmen einer schmerzfreien Rückenlage möglich
Wärmeleit-fähigkeit	Erhöhte Muskelstoffwechselaktivität bei geringeren Temperaturen
	Muskelentspannung bei höheren Temperaturen
	Psychische Einwirkung bei psychosomatischen Krankheitsbildern
	Gefäßtraining

Hämodynamische Reaktionen

Bei älteren Teilnehmern liegen vielfach auch internistische Befunde vor. Deshalb sind folgende, bei der Immersion ins Wasser festzustellenden physiologischen Reaktionen des Organismus zu beachten:
– die Umverteilung des Blutvolumens in den Thorakalraum,
– der Tauchreflex und
– Besonderheiten der Temperaturregulation.

Der hydrostatische Druck führt zu einer Kompression der oberflächennahen peripheren Blutgefäße des venösen Systems und damit zu einer Blutvolumenverschiebung in Richtung Thorakalraum in einer Größenordnung von 500–800 ml (Völker 1993). Das erhöhte Blutangebot führt zu einer stärkeren Vordehnung des Herzmuskels und reflektorisch zu einer kräftigeren Kontraktion (Frank-Starling-Mechanismus). Das Schlagvolumen ist um ca. 20 % erhöht. Bei unveränderter Beanspruchung und dadurch gleichbleibendem Herzzeitvolumen kommt es gegenregulatorisch zu einer Herzfrequenzsenkung von 15–20 Schlägen/min.

Die Herzfrequenzsenkung im Wasser hat noch einen weiteren Auslöser, den sog. Tauchreflex. Es handelt sich dabei um eine Art Schutzreflex, um beim Aufenthalt im Wasser Sauerstoff zu sparen (Tauchbradykardie) und vor allem die Versorgung von Gehirn und Herz weiter zu gewährleisten. Eine wissenschaftlich eindeutige Klärung dieses Phänomens liegt noch nicht vor. Man vermutet eine gleichzeitige Stimulation von Parasympathikus und Sympathikus (Völker 1984). Da eine Herzfrequenzsenkung bereits beim alleinigen Eintauchen des Gesichts festzustellen ist, liegt die Vermutung nahe, daß es über Barorezeptoren im perinasalen Bereich zu einer Aktivierung des parasympathikotonen Systems und einer direkten Hemmung des Sinusknoten kommt. Da inzwischen auch entsprechende Barorezeptoren im Lumbalbereich angenommen werden (Völker 1993), ist der Tauchreflex auch bei der Wassergymnastik wirksam. Die gleichzeitige Stimulation des sympathikotonen Systems unterstützt diesen Mechanismus durch eine periphere Vasokonstriktion (verringerte periphere Durchblutung). Bei Patienten mit bradykarden Rhythmusstörungen kann dieser Effekt ein erhöhtes Risiko bedeuten.

Als weiterer, die Belastung mitbestimmender Faktor, muß die Thermoregulation im Wasser berücksichtigt werden. Die Wärmeabgabe ist im Wasser in Ruhe und bei leichter körperlicher Belastung etwa 3- bis 4mal höher als an Land. Die gegenregulatorische Erhöhung des Grundumsatzes (im Sinne einer Wärmeproduktion) ist als Belastungsfaktor für Gesunde zu vernachlässigen, kann jedoch bei Patienten mit eingeschränkter Leistungsfähigkeit schnell zu einer Überlastung führen. Bei einer Wassertemperatur von 24° C werden bereits 50 W ausschließlich zur Wärmeproduktion benötigt (Völker 1984).

Belastbarkeit und Kontraindikationen

Aus orthopädischer Sicht scheint das Medium Wasser in besonderer Weise für die Bewegungs- und Sporttherapie geeignet zu sein. Die für die sporttherapeutische Programmgestaltung relevanten Kriterien der Belastbarkeit ergeben sich insbesondere durch die pathologischen Befunde des Krankheitsbilds Osteoporose:

– Für Menschen mit einer hochgradigen Osteoporose sollte die Wassergymnastik wegen der geringen osteogenetischen Potenz nur begleitend zu Aktivierungsmaßnahmen „an Land" empfohlen werden (s. Kap. 4.2).
– Die eingeschränkte Belastbarkeit der knöchernen Strukturen des Stützapparats, insbesondere der Wirbelsäule, ist bei der Übungsauswahl zu berücksichtigen. Flexions- und unkontrollierte Rotationsbewegungen sind möglichst zu vermeiden.
– Mit fortschreitender Osteoporose kommt es zu einem zunehmenden Haltungsverfall mit einer ossären und muskulären Manifestation der Kyphose im Bereich der Brustwirbelsäule und einer kompensatorischen Lordose im Bereich der Hals- und teilweise auch der Lendenwirbelsäule (s. Kap. 4.1) Dies kann bei bestimmten Übungen (z.B. „Über-Kopf-Übungen" der Arme) und Schwimmlagen (z.B. beim Brustschwimmen) zu einer Verstärkung der Schmerzsymptomatik führen.

Kontraindikationen sind vor allem aufgrund internistischer Befunde (z.B. koronare Herzerkrankungen, Aneurysmen, Herzklappenerkrankungen, Herzrhythmusstörungen, Hypertonie) und akuter Krankheitszustände (z.B. Entzündungen, Allergien, 3.–6. Woche nach Frakturen, bei neurologischen Ausfallerscheinungen) gegeben, die zu einer Reduzierung der Belastbarkeit führen.

In der Literatur gibt es keine einheitlichen Angaben über die Mindestbelastbarkeit. Für die Wassergymnastik ist ein Wert von 50–75 W zu fordern. Bei Empfehlungen für das Schwimmen ist zusätzlich der sog. Wirkungsgrad zu berücksichtigen. Er bezeichnet das Verhältnis von sportlicher Leistung und dem dafür notwendigen Energieverbrauch, der entscheidend von der Technik bestimmt wird. Die Mindestbelastbarkeit sollte bei guten Schwimmern etwa 75 W, bei Anfängern 100–125 W betragen (Völker 1984).

Psychogene Reaktionen

Die beschriebenen physiologischen und pathologischen Reaktionen können durch psychische Variablen noch verstärkt werden. Gerade bei älteren, im Wasser bewegungsunerfahrenen Teilnehmern ist häufig eine mehr oder weniger starke innere Erregung, Unsicherheit und Ängstlichkeit spürbar. Dies führt über sympathikotone Reaktionen zu einem Anstieg der Herzfrequenz und durch die krampfhafte Erhöhung des Muskeltonus zu einer Steigerung des Grundumsatzes. Diese psychogenen Reaktionen allein können bereits Herzrhythmusstörungen und Angina-pectoris-Anfälle auslösen. Diese Aspekte sind insbesondere bei der methodischen Umsetzung zu berücksichtigen.

Didaktische Vorüberlegungen
Die Kenntnis dieser funktionell-somatischen Zusammenhänge ist bei der sport-therapeutischen Umsetzung zu berücksichtigen.
– Gerade bei älteren Teilnehmern können internistische Befunde vorliegen. Deshalb sind die, bei der Immersion ins Wasser feststellbaren hämodynamischen Reaktionen zu beachten. Gegebenenfalls ist eine genaue Abklärung durch den behandelnden Arzt erforderlich.
– Der im Wasser wirkende Auftrieb entlastet die Gelenke und die Wirbelsäule. Die „schmerzfreien" Bewegungsmöglichkeiten werden dadurch vielfach erweitert. Dies gilt in besonderer Weise für adipöse (übergewichtige) Patienten. Empfehlenswert sind vor allem Übungen in horizontaler Wasserlage (Rückenlage).
– Durch die erhöhte Wasserdichte ist ein dosiertes Kräftigungstraining möglich. Der gegebene Wasserwiderstand und die Bewegungsgeschwindigkeit beeinflussen maßgeblich die Belastungsintensität und sind individuell zu gestalten.
– Durch die Immersion ins Wasser kommt es zu einer Herzfrequenzsenkung nicht nur in Ruhe, sondern auch bei Belastung. Der Betrag der Frequenzsenkung nimmt mit zunehmender Belastung weiter zu (Völker 1993). Die Herzfrequenzsenkung unterliegt darüber hinaus sehr starken individuellen Schwankungen, so daß eine Pulsempfehlung für die Belastungsdosierung und Intensitätssteuerung nur eingeschränkt möglich ist. Als erster Richtwert kann ein Abschlag von 10 % der Trainingspulsfrequenz an Land empfohlen werden.
– Durch die erhöhte Wärmeleitfähigkeit kommt es im Wasser zu einer schnelleren Auskühlung. Je nach Belastbarkeit ist daher eine Wassertemperatur zwischen 28 und 30° C empfehlenswert. Bei internistischen Befunden sollte die Wassertemperatur nicht höher liegen, da sonst „orthostatische Symptome" (Absacken des Bluts in das venöse System) auftreten können.
– Die Trainingsdauer orientiert sich an der Wassertemperatur und variiert zwischen 30 und 60 min.

Eine Empfehlung zur Sporttherapie im Wasser ist individuell zu treffen. Wegen der differenzierten Betrachtungsweise ergeben sich folgende Zielsetzungen im Rahmen des Gesamtkonzepts:
– Körpererfahrung im Wasser,
– Schmerzlinderung,
– Funktionstraining und
– Erlernen einer „rückenfreundlichen" Schwimmtechnik.

Methodische Umsetzung
Die Konzeption und Gestaltung der Praxiseinheiten orientiert sich an den osteoporosespezifischen Anforderungen bei der Übungsauswahl (s. Kap. 4.3), den sporttherapeutischen Prinzipien der Trainingsgestaltung, Belastungsdosierung und pädagogischen Umsetzung sowie den personellen und situativen Rahmenbedingungen.

Auf einige Besonderheiten sei jedoch hingewiesen:

– Die im Wasser erhöhte Wärmeabgabe kann teilweise recht schnell zu einer Unterkühlung und einer Verkrampfung der Muskulatur und einer Verstärkung der Schmerzsymptomatik führen. Vereinzelt wird auch über direkte „Knochenschmerzen" berichtet. Bei der Übungsgestaltung sind daher immer wieder stoffwechselaktivierende Übungen und Belastungsformen sowie ruhigere Übungen in entlastenden Positionen abzuwechseln.

– Ein methodisches Problem stellt insbesondere die verbale Kommunikation dar. Vielfach leiden ältere Teilnehmer an Hörstörungen. Das „Abdichten der Ohren" durch Stöpsel und Badekappe – Wasser im Ohr wird häufig als sehr unangenehm empfunden und ruft bei einigen Teilnehmern auch Orientierungslosigkeit hervor – und die „besondere" Akustik in den Bädern verstärken diese Symptomatik noch. Für das Bewegungslernen spielen daher die genaue Bewegungsdemonstration durch den Therapeuten und ggf. taktile Hilfen bei der Bewegungskorrektur eine entscheidende Rolle.

– Besonderes methodisches Geschick erfordern Teilnehmer mit Sehstörungen, insbesondere dann, wenn die Sehhilfen im Wasser nicht getragen werden können bzw. die Sicht durch Spritzwasser stark eingeschränkt ist. Der Therapeut sollte dies bei seiner Standortwahl berücksichtigen und ggf. „Partnerschaften" empfehlen; nicht oder weniger eingeschränkte Teilnehmer „kümmern" sich um stärker betroffene.

– Offen bleibt die Frage nach dem Standort des Therapeuten. Bei Spielformen zur Körpererfahrung und sozialen Interaktion, aber auch beim Erlernen des Rückenschwimmens erscheint es sinnvoll, wenn der Therapeut mit im Wasser ist. Es verstärkt die Intention der Spielformen und schafft eine Atmosphäre der Nähe, Vertrautheit und Sicherheit. Unabdingbare Voraussetzung ist allerdings ein überschaubarer Gruppenrahmen. Beim Funktionstraining sollte der Therapeut am Beckenrand stehen. Durch sein Vormachen unterstützt er seine verbalen Bewegungsanweisungen und Bewegungskorrekturen sind von außen leichter möglich.

– Diese Kommunikationsschwierigkeiten sind auch beim Einsatz von Musik zu berücksichtigen. Bei bestimmten ausgewählten Spiel- und Übungsformen zur Herz-Kreislauf-Aktivierung, aber auch bei der Entspannung kann die Musik unterstützend wirken. Bei der Musikauswahl ist zu berücksichtigen, daß durch die erhöhte Dichte alle Bewegungen im Wasser verlangsamt sind.

– Gerade auch bei der Sporttherapie im Wasser ist ein stetiger Wechsel des Organisationsrahmens zu empfehlen, sind verstärkt Partner- und Gruppenübungen in die Stundengestaltung miteinzubeziehen. Gerade für ältere, im Wasser bewegungsunsichere Teilnehmer vermittelt dies ein Gefühl der Vertrautheit und Sicherheit, erleichtert den Lernprozeß.

– Dies gilt in gleicher Weise für den Einsatz von Schwimmhilfen, Spiel- und Übungsgeräten. Auftriebshilfen geben Sicherheit und unterstützen beispielsweise das Einnehmen einer horizontalen Wasserlage, Übungsgeräte (z.B. Schwimmbretter, Bälle, Flossen) verstärken die Wahrnehmung der im Wasser wirkenden Kräfte und unterstützen das Muskeltraining.

– Bei der Übungsauswahl gilt es insbesondere, die besonderen physikalischen Eigenschaften des Wassers zu berücksichtigen und beispielsweise den Auftrieb zu nutzen bzw. die Muskulatur gegen den Wasserwiderstand zu kräftigen. Oft ist zu beobachten, daß eine „Gymnastik im Wasser" als Wassergymnastik bezeichnet wird und vielfach Bewegungen über der Wasseroberfläche ausgeführt werden.

Praxisbeispiele

Die ausgewählten Praxisbeispiele können daher nur Anregungen geben, die in der konkreten Übungssituation sicherlich zu variieren und ergänzen sind. Eine umfassende Übungssammlung würde den Rahmen dieses Buches weit überschreiten. Die Zielsetzungen verdeutlichen die Schwerpunkte der Sporttherapie im Wasser für Menschen mit Osteoporose, sind in der Praxis jedoch eng miteinander verknüpft.

Körpererfahrung im Wasser

Ein besonderer Schwerpunkt ist das unmittelbare Wahrnehmen und Erleben der besonderen physikalischen Eigenschaften des Wassers (Reichle 1993), aber auch der Umgebungsbedingungen, z.B. der Beschaffenheit des Bodens in und außerhalb des Beckens (Rutschgefahr!) und den Temperaturschwankungen. Ziel ist es, die Teilnehmer mit dem Medium Wasser vertraut zu machen und eine gewisse Sicherheit zu vermitteln, um ein angstfreies Üben und Trainieren zu ermöglichen.

Schmerzlinderung

Das Medium Wasser eignet sich in geradezu idealer Weise für die Vermittlung positiver Körpererfahrungen im Sinne einer ganzheitlichen Schmerzbewältigung (s. Kap. 3.2). Hier sind einerseits die besonderen physikalischen Bedingungen wirksam, der im Wasser wirkende Auftrieb ist als scheinbarer Gewichtsverlust zu spüren. Dadurch werden die Gelenke und die Wirbelsäule entlastet, Bewegungen können teilweise schmerzfrei durchgeführt werden. Die Schutzspannung der gelenkstabilisierenden Muskulatur löst sich langsam, die Bewegungsamplitude der Gelenke kann weiter ausgeschöpft werden und fördert insgesamt die Beweglichkeit und damit Funktionsfähigkeit der Gelenke. Dies gilt insbesondere für das Knie- und Hüftgelenk. Osteoporosepatienten mit einer besonders ausgeprägten Brustkyphose können durch den Auftrieb und die Unterstützung von Auftriebshilfen vielleicht erstmalig nach längerer Zeit beschwerdefrei „auf dem Rücken liegen" und ihre sehr verspannte Rückenmuskulatur entlasten, was als sehr angenehm empfunden wird (Abb. 5.43–5.47).

Der erhöhte Wasserdruck und die Wärme wirken allgemein muskelentspannend und fördern das subjektive Wohlbefinden. Andererseits werden leichte Bewegungen gegen den Wasserwiderstand als Druckmassage der oberflächennahen Gewebsschichten empfunden. Die Teilnehmer berichten teilweise von einem angenehmen Gefühl der Schwere und Müdigkeit unmittelbar nach dem Üben, das auch einige Stunden anhält.

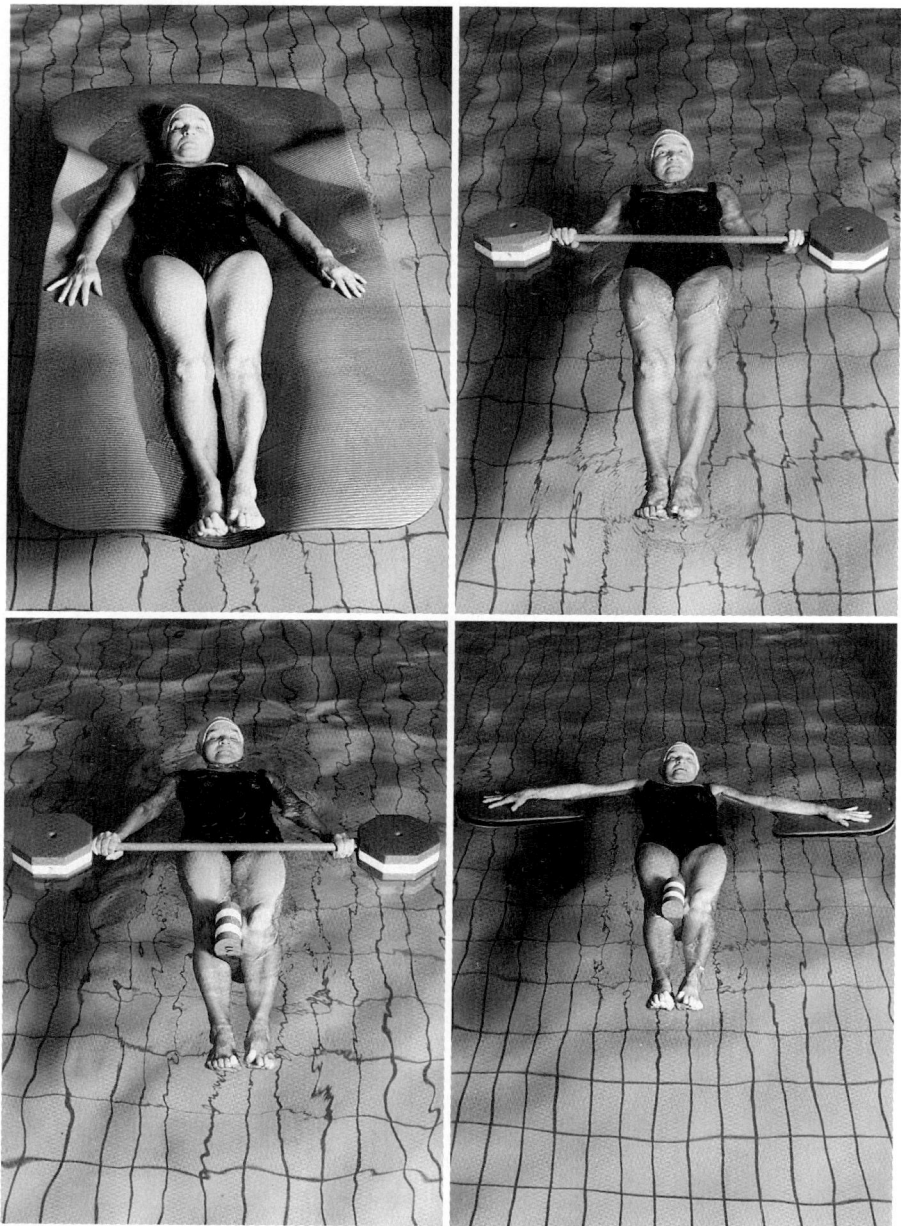

Abb. 5.43. *(links oben)* Entspannung: Auf dem Wasser schweben (auf einer Gymnastikmatte liegend)

Abb. 5.44. *(rechts oben)* Auftriebshilfen unterstützen die horizontale Wasserlage: Schwimmsprosse

Abb. 5.45. *(links unten)* Auftriebshilfen unterstützen die horizontale Wasserlage: Schwimmsprosse und „Pull boy"

Abb. 5.46. *(rechts unten)* Auftriebshilfen unterstützen die horizontale Wasserlage: Schwimmbretter und „Pull boy"

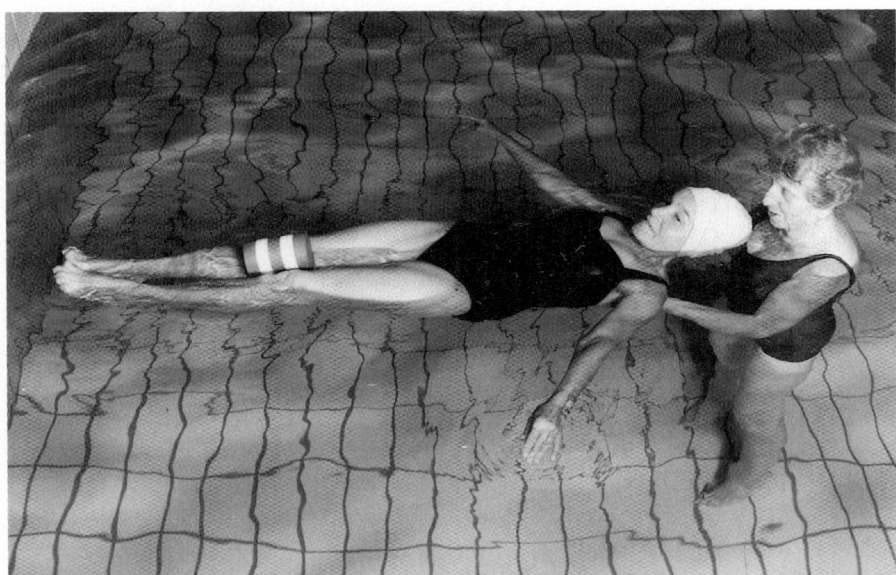

Abb. 5.47. Auftriebshilfen unterstützen die horizontale Wasserlage: „Pull boy" und die Unterstützung des Partners

Funktionstraining

Die bereits beschriebenen Prinzipien und Methoden gelten auch für das Funktionstraining im Wasser. Von besonderer Bedeutung sind:

– das Training der Koordination und Propriozeption, da das Risiko eines Sturzes praktisch ausgeschlossen werden kann (s. Kap. 4.1). Die aufgeführten Spiel- und Übungsformen können mit kleinen Variationen auch im Wasser durchgeführt werden;
– die dynamische Stabilisation der Wirbelsäule;
– die allgemeine Mobilisation der Gelenke in Entlastungshaltungen;
– Muskelausdauer- und -kräftigungsübungen gegen den Wasserwiderstand.

Ausgangsstellung: Schräge Ebene: Mit beiden Händen am Beckenrand festhalten, Arme, Rücken, Hüft- und Kniegelenke sind gestreckt, der Schultergürtel sollte möglichst unter Wasser sein (Abb. 5.48a).

Ausführung 1: Position ca. 10–15 s halten.

Ausführung 2: Abwechselnd einen Arm nach vorne wegstemmen (Abb. 5.48b).

Ausführung 3: Abwechselnd ein Bein gestreckt nach hinten wegstemmen, die Fußspitze wird angezogen (Abb. 5.48c).

Ausführung 4: Abwechselnd über die Diagonale einen Arm nach vorne und ein Bein nach hinten wegstemmen (Abb. 5.48d).

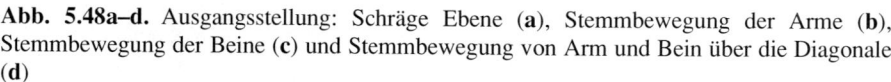

Abb. 5.48a–d. Ausgangsstellung: Schräge Ebene (**a**), Stemmbewegung der Arme (**b**), Stemmbewegung der Beine (**c**) und Stemmbewegung von Arm und Bein über die Diagonale (**d**)

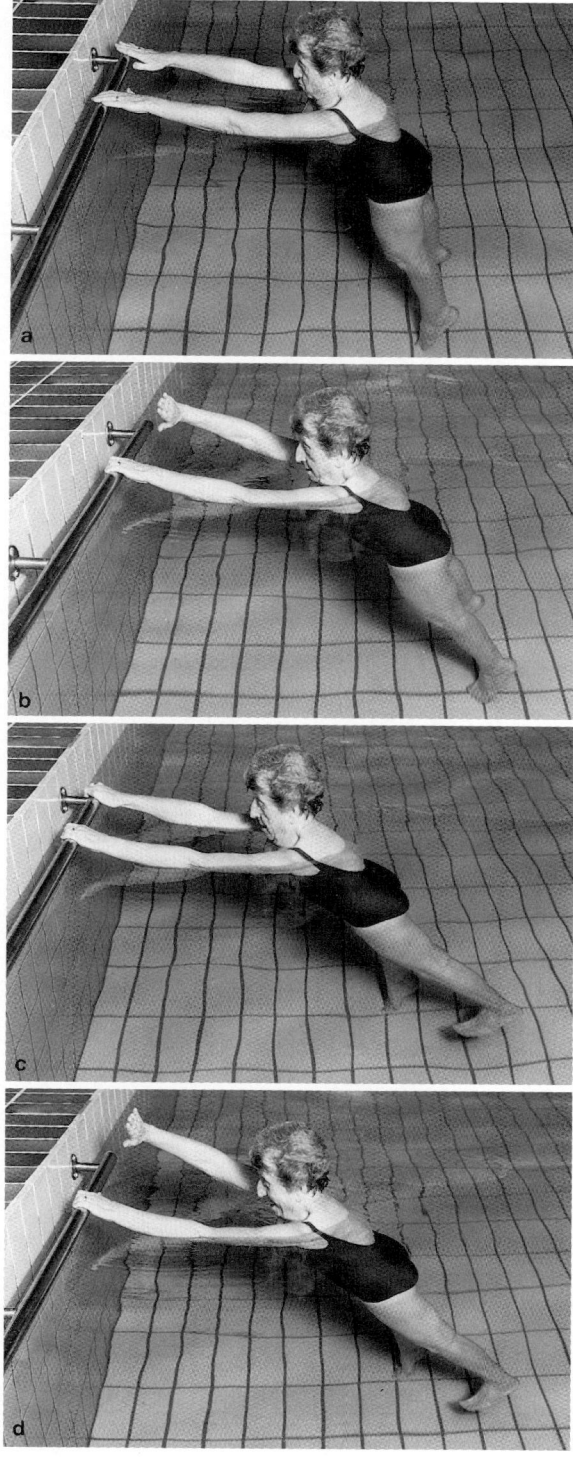

Ausgangsstellung: Schräge Ebene, ein Bein wird vom Boden nach vorne oben geführt, der Oberschenkel ist parallel zum Boden, ein Knie in Vorhalte.

Ausführung: Isometrische Anspannung über die Diagonale – mit der gegenüberliegenden Hand von oben gegen das Knie drücken und in dieser Position ca. 6–10 s anspannen (Abb. 5.49a).

Variationen:
– Mit der gegenüberliegenden Hand von innen gegen das Knie drücken (Abb. 5.49b).
– Mit der gegenüberliegenden Hand das Knie von außen nach innen ziehen (Abb. 5.49c).

Korrekturen: Schulterblätter nach hinten ziehen, den Hinterkopf zur Decke strecken.

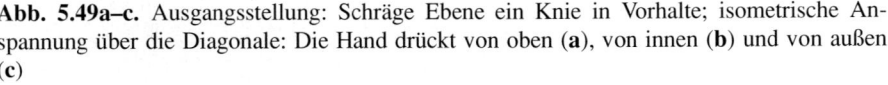

Abb. 5.49a–c. Ausgangsstellung: Schräge Ebene ein Knie in Vorhalte; isometrische Anspannung über die Diagonale: Die Hand drückt von oben (**a**), von innen (**b**) und von außen (**c**)

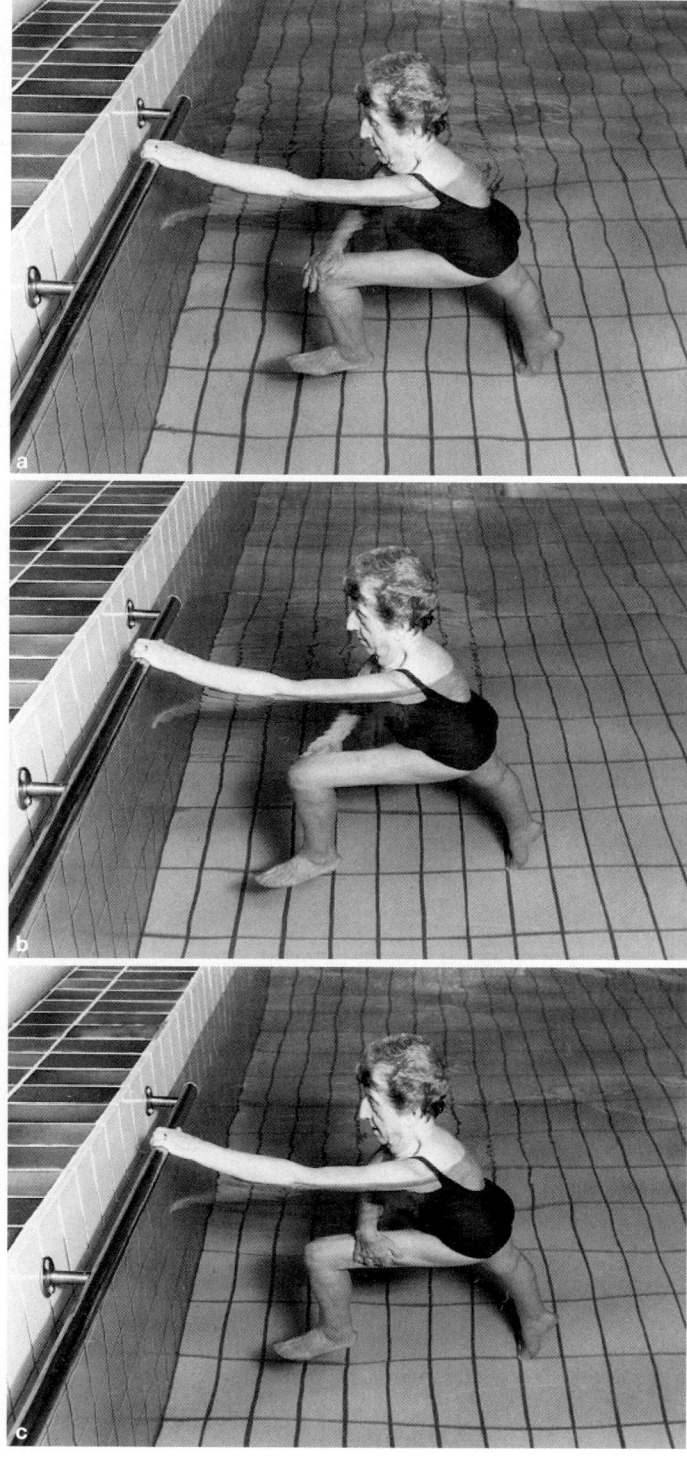

Ausgangsstellung: Schräge Ebene.

Ausführung: Dynamische Stabilisation durch Teilbewegung der Arme – abwechselnd mit einer Hand gegen den Wasserwiderstand seitlich durch das Wasser schwingen nach vorne (Abb. 5.50a) und nach hinten (Abb. 5.50b) schwingen.

Variation: Mit der Hand von der Seite (Abb. 5.50c) diagonal (Abb. 5.50d) durch das Wasser schwingen.

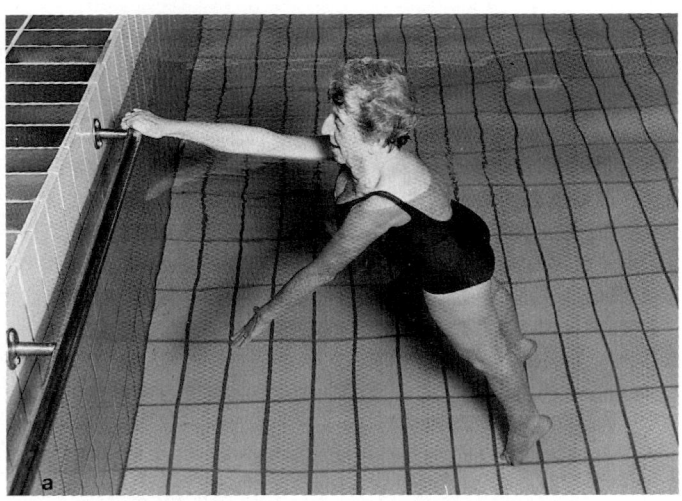

Abb. 5.50a–d. Ausgangsstellung: Schräge Ebene; dynamische Stabilisation durch Teilbewegungen der Arme; Seitlich von vorne (**a**) nach hinten (**b**), von der Seite (**c**) vor dem Körper zur anderen Seite (**d**)

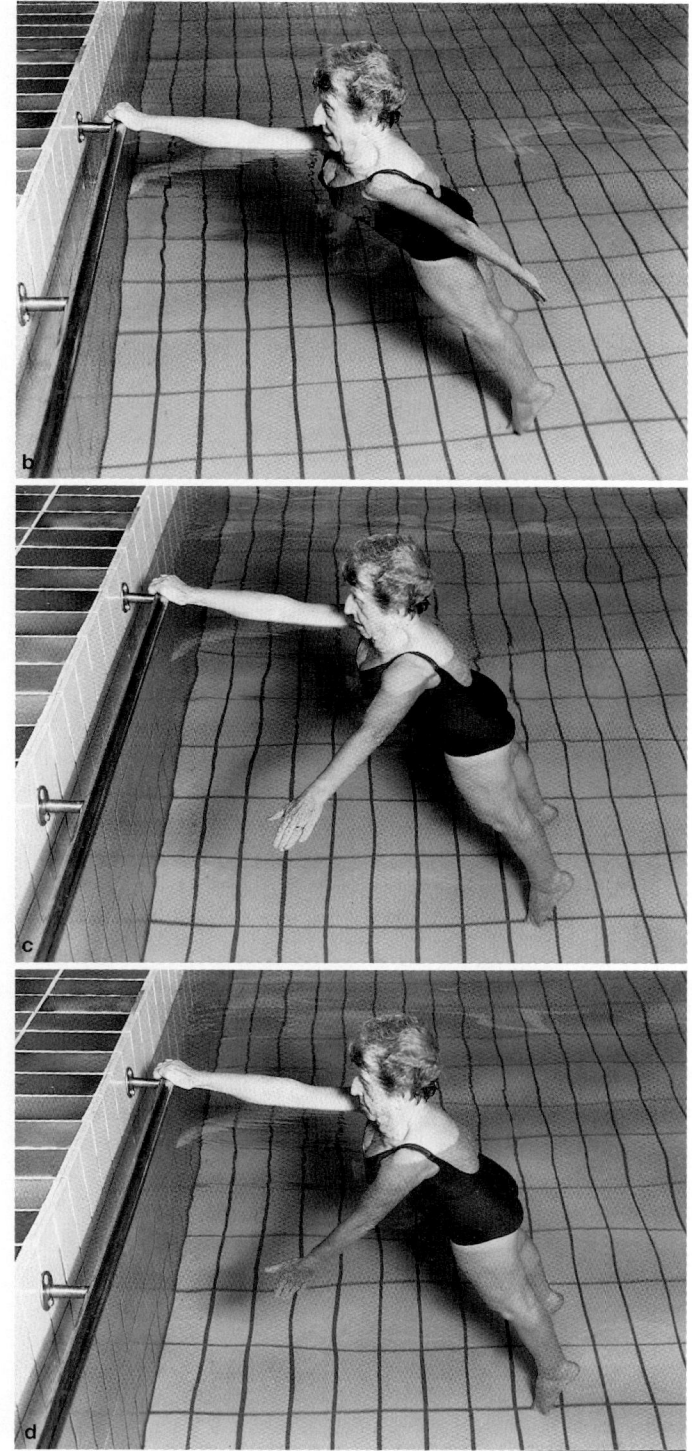

Abb. 5.50.

Ausgangsstellung: Schräge Ebene in Seitstellung zum Beckenrand.

Ausführung 1: Eine Hand nach oben wegstemmen (Abb. 5.51a).

Ausführung 2: Gleichzeitig einen Arm nach oben und ein Bein zur Seite wegstemmen (Abb. 5.51b).

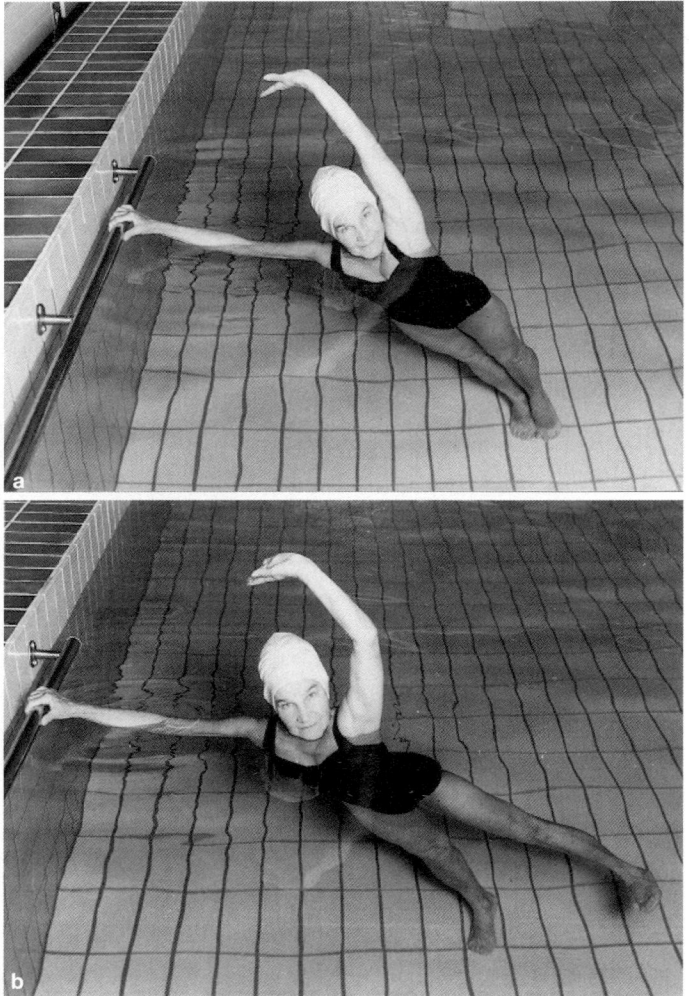

Abb. 5.51a,b. Ausgangsstellung: Schräge Ebene in Seitstellung zum Beckenrand: Stemmbewegung des oberen Arms (**a**) und gleichzeitige Stemmbewegung von Arm und Bein (**b**)

Ausgangsstellung: Seitlicher Stand zum Beckenrand, mit einer Hand abstützen.

Ausführung 1: Eine Hand nach oben wegstemmen und gleichzeitig auf die Zehenspitzen stellen (Zehenstand) (Abb. 5.52a).

Ausführung 2: Eine Hand nach oben wegstemmen und leicht in die Hocke gehen (Hockstand) (Abb. 5.52b).

Korrekturen: Den Rücken gerade halten, Fersen bleiben auf dem Boden.

Ausführung 3: Überkreuzen der Beine und Stemmbewegung des Arms – das „äußere" Bein vor das „innere" (näher zur Wand stehende) Bein stellen und die „äußere" Hand nach oben wegstemmen (Abb. 5.53).

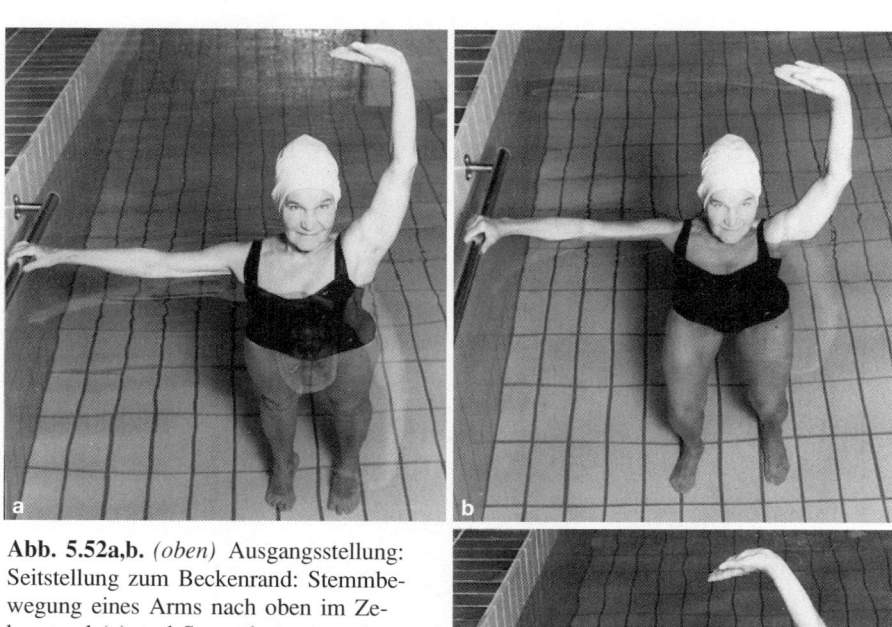

Abb. 5.52a,b. *(oben)* Ausgangsstellung: Seitstellung zum Beckenrand: Stemmbewegung eines Arms nach oben im Zehenstand (**a**) und Stemmbewegung des Arms nach oben im Hockstand (**b**), die Fersen sollten auf dem Boden bleiben

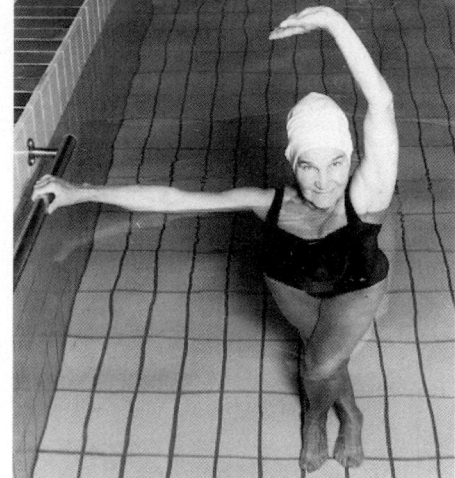

▶

Abb. 5.53. Ausgangsstellung: Seitstellung zum Beckenrand: Überkreuzen der Beine und Stemmbewegung des Arms

Ausgangsstellung: Aufrechter Stand am Beckenrand, mit beiden Händen fest-halten.

Ausführung: Dynamische Kräftigung der Armmuskulatur – Arme beugen und strecken; den gestreckten Körper zur Wand heranziehen und wieder zurück-lehnen (Abb. 5.54a).

Variation: Einen Arm nach oben wegstemmen (Abb. 5.54b und c).

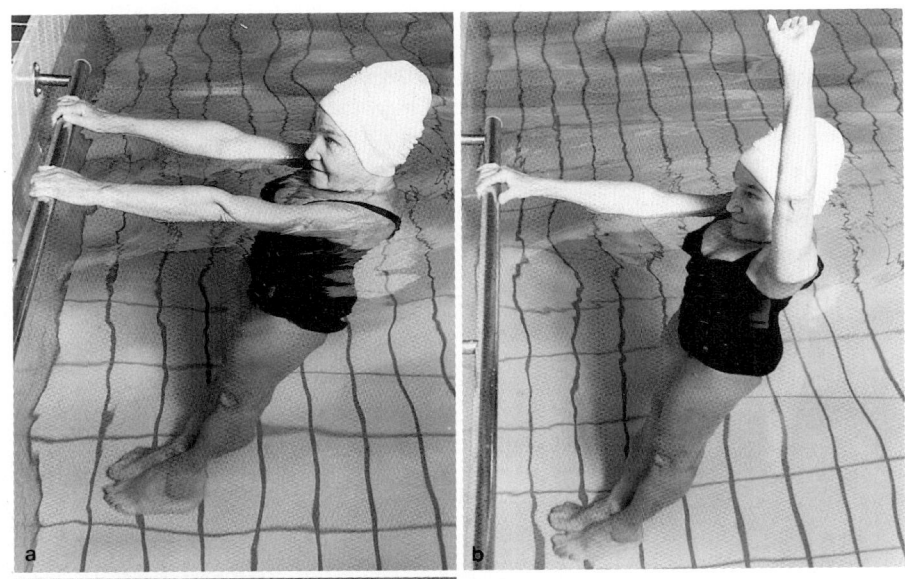

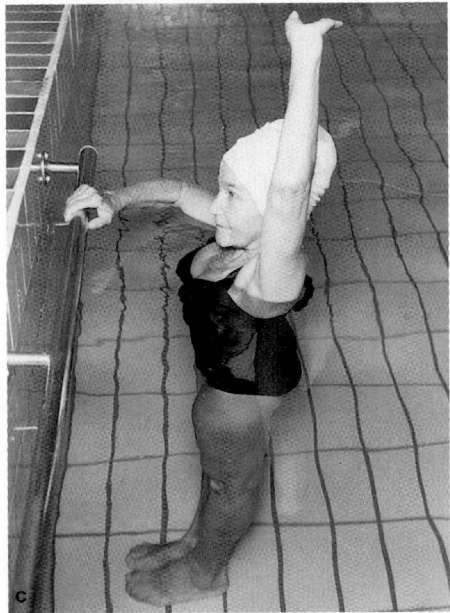

Abb. 5.54a–c. Ausgangsstellung: Aufrechter Stand zum Beckenrand: Dynamische Kräftigung der Arm-muskulatur – den Körper zum Beckenrand ziehen (**a**); Variation: Einen Arm vom Körper wegstem-men (**b** und **c**)

Ausgangsstellung: Aufrechter Stand am Beckenrand, mit beiden Händen festhalten; ein Fuß steht auf einem Schwimmbrett.

Ausführung: Bein zur Seite (Abb. 5.55a) bzw. nach hinten (Abb. 5.55b) wegstemmen.

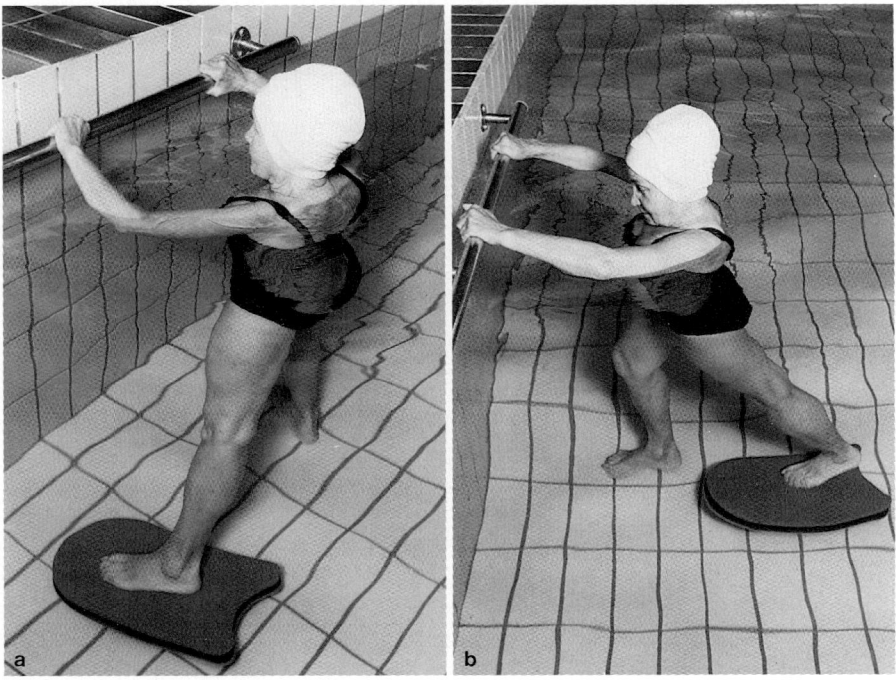

Abb. 5.55a,b. Ausgangsstellung: Aufrechter Stand, ein Fuß steht auf einem Schwimmbrett: Bein zur Seite (**a**) und nach hinten (**b**) wegstemmen

Ausgangsstellung: Leichter Hockstand: Hüftbreiter Stand, die Fußspitzen zeigen leicht nach außen, das Gewicht liegt auf dem gesamten Fuß, der Rücken ist gerade.

Ausführung 1: Isometrische Anspannung – mit beiden Händen von außen gegen die Oberschenkel drücken.

Variationen:
– Mit beiden Händen von innen gegen die Oberschenkel drücken.
– Mit beiden Händen auf einer Seite gegen den Oberschenkel drücken.

Ausführung 2: Eine Hand seitlich nach oben, eine nach unten wegstemmen (Abb. 5.56).

Variation: Beide Hände nach oben wegstemmen.

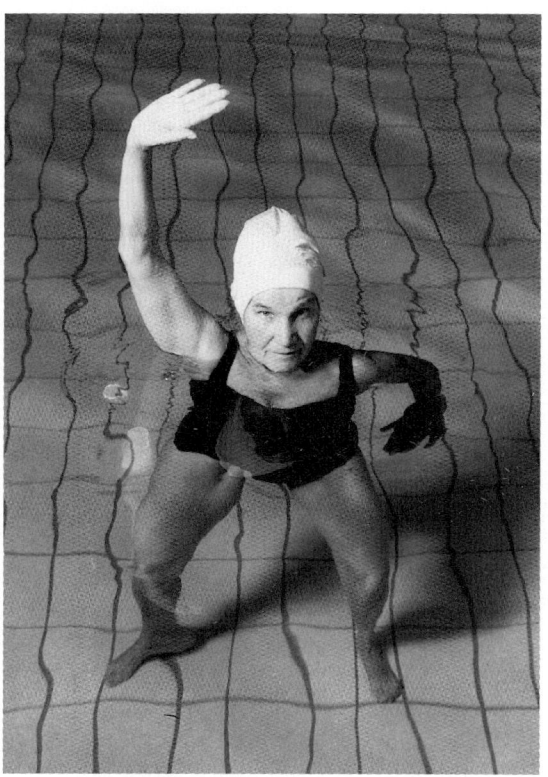

Abb. 5.56. Ausgangsstellung: Hockstand: Hockstand: Stemmbewegung der Arme nach oben bzw. nach unten

Ausgangsstellung: Schrittstellung.

Ausführung: Eine Hand nach hinten unten und die andere nach vorne oben wegstemmen (Abb. 5.57).

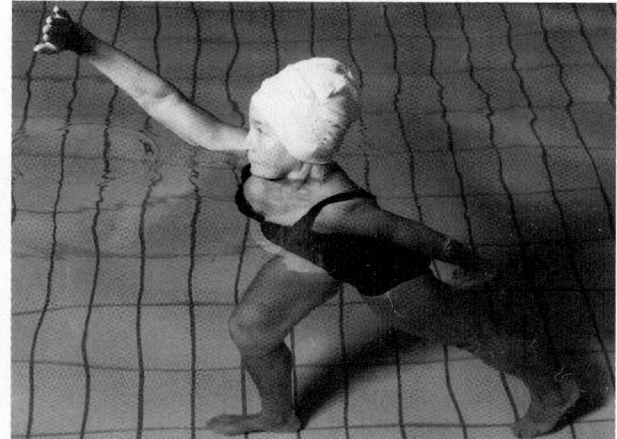

Abb. 5.57. Ausgangsstellung: Schrittstellung: Stemmbewegung der Arme nach oben bzw. hinten unten

Ausgangsstellung: Leichter Hockstand, Schultern sollten unter Wasser sein.

Ausführung 1: Dynamische Stabilisation durch Teilbewegung der Arme – beidseitiges „Schwingen" durch das Wasser (Abb. 5.58).

Variation: Drehen der Hände und wechselseitiges „Schwingen".

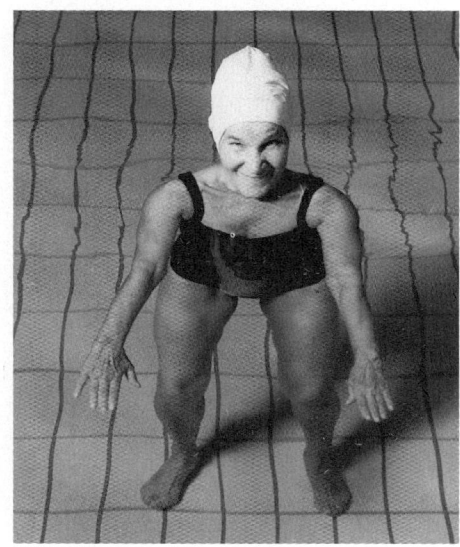

Abb. 5.58. Ausgangsstellung: Hockstand: Dynamische Stabilisation durch Teilbewegungen der Arme – beidseitiges „Schwingen" durch das Wasser (Variation durch Drehen der Hände und wechselseitiges „Schwingen". Ausgangsstellung: Isometrische Anspannung – beide Hände drücken jeweils seitlich gegen die Oberschenkel und beide Hände drücken auf einer Seite gegen den Oberschenkel

Ausführung 2: Dynamische Stabilisation durch Teilbewegung der Arme – Brust-schwimmen (Abb. 5.59).

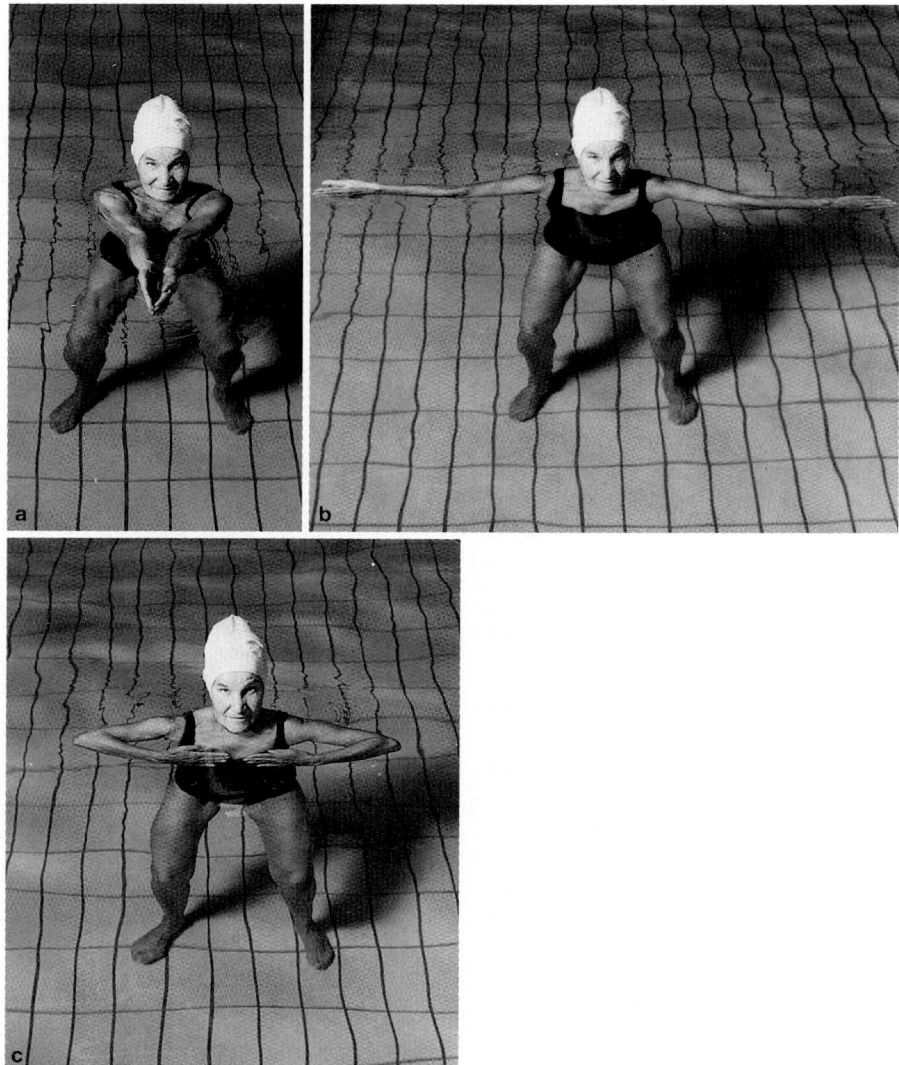

Abb. 5.59a–c. Ausgangsstellung: Hockstand: Dynamische Stabilisation durch Teilbewegun-gen der Arme – Brustschwimmen

Variation: Isometrische Anspannung – Bewegungen mit einem Schwimmbrett ausführen und in verschiedenen Positionen Schwimmbrett nach unten drücken (Abb. 5.60).

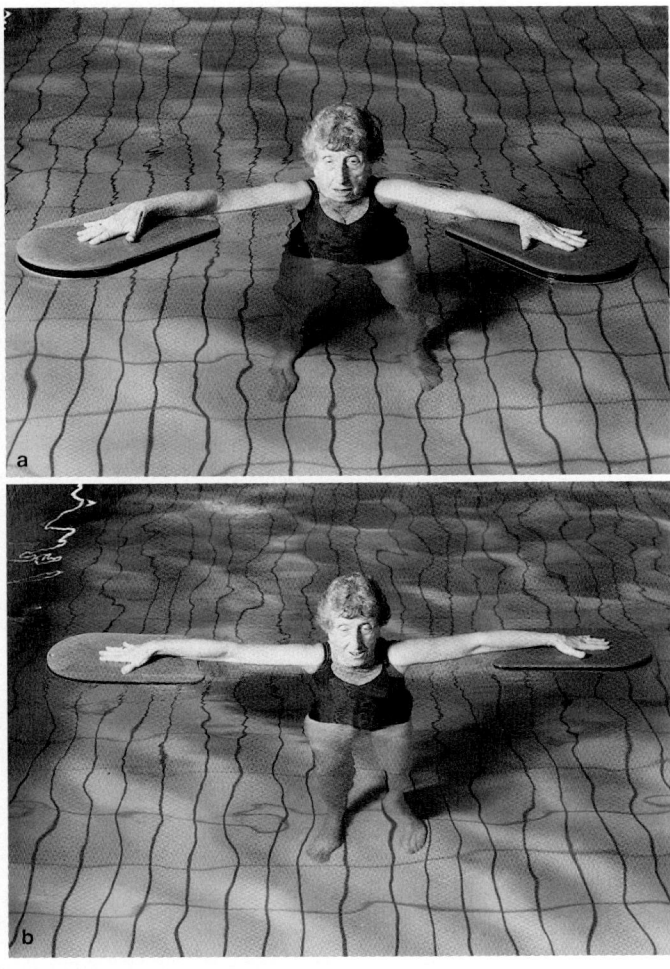

Abb. 5.60a,b. Ausgangsstellung: Hockstand: Isometrische Anspannung: Schwimmbretter in verschiedenen Ausgangsstellungen gegen den Wasserwiderstand nach unten drücken

*Ausgangsstellung:*Schrittstellung.

Ausführung 1: Dynamische Kräftigung der Armmuskulatur – mit beiden Händen das Schwimmbrett nach vorne gegen den Wasserwiderstand wegdrücken (Abb. 5.61) bzw. wieder an den Körper heranziehen.

Variation: Wasser durch Drehung des Oberkörpers auch zur Seite wegdrücken.

Ausführung 2: Entlastungshaltung – auf dem Schwimmbrett „ausruhen" (Abb. 5.62).

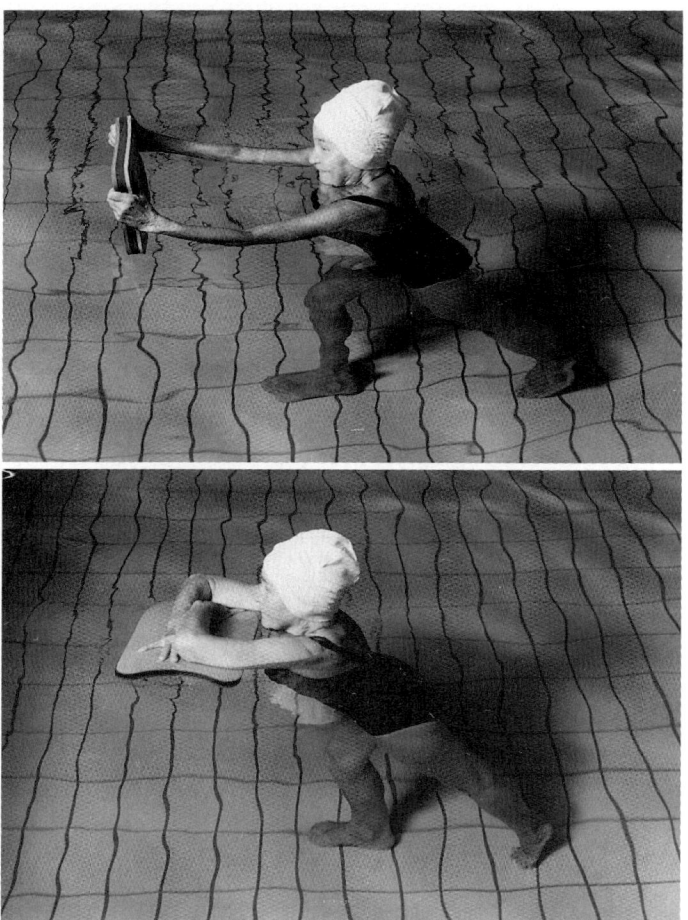

Abb. 5.61. *(oben)* Ausgangsstellung: Schrittstellung: Dynamische Kräftigung der Armmuskulatur – das Schwimmbrett gegen den Wasserwiderstand nach vorne drücken
Abb. 5.62. *(unten)* Ausgangsstellung: Schrittstellung: Entlastungshaltung

Ausgangsstellung: Sitz auf dem Schwimmbrett.

Ausführung: Dynamische Stabilisation durch Teilbewegungen der Arme –
Gleichgewicht halten und Brustschwimmen (Abb. 5.63).

Die Ausgangsstellung in Rückenlage wird durch Auftriebshilfen oder Partnerun-
terstützung ermöglicht. In der Praxis hat sich insbesondere die Kreisaufstellung
bewährt, in der jeder 2. Teilnehmer in Rückenlage ist.

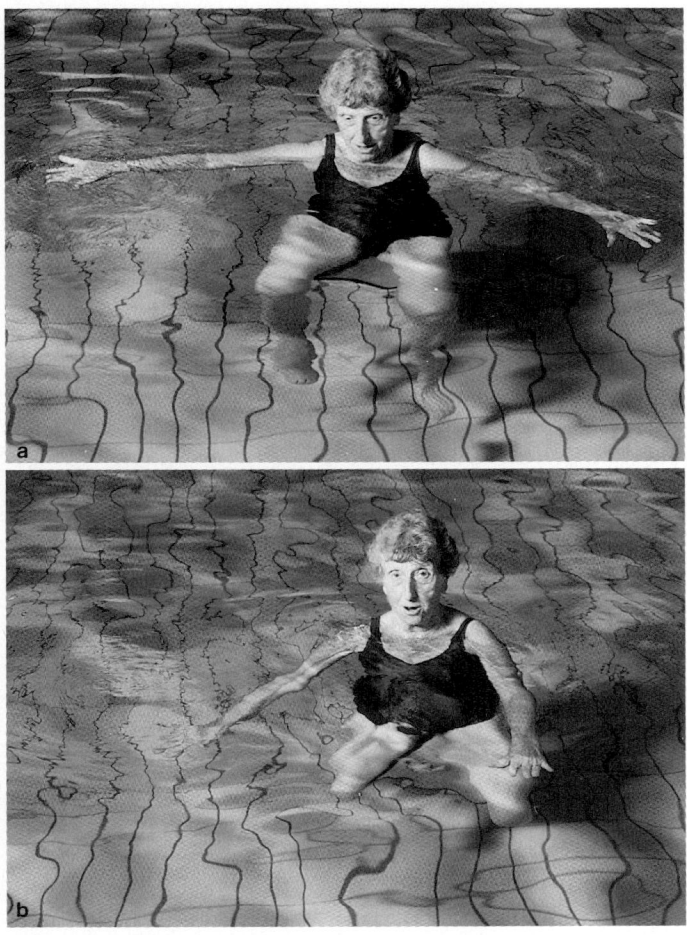

Abb. 5.63 a,b. Ausgangsstellung: Sitz auf dem Schwimmbrett: Dynamische Stabilisation durch Teilbewegungen der Arme – „Brustschwimmen"

Ausgangsstellung: Rückenlage.

Ausführung 1: Mobilisation des Sprunggelenks durch Flexion/Extension – kleine Bewegungen aus dem Fußgelenk (Abb. 5.64).

Korrektur: Hüftgelenk bleibt gestreckt.

Ausführung 2: Mobilisation des Kniegelenks durch Flexion/Extension (Abb. 5.65).

Ausführung 3: Mobilisation des Hüftgelenks durch Abduktion/Adduktion (Abb. 5.66a) und Rotation (Abb. 5.66b).

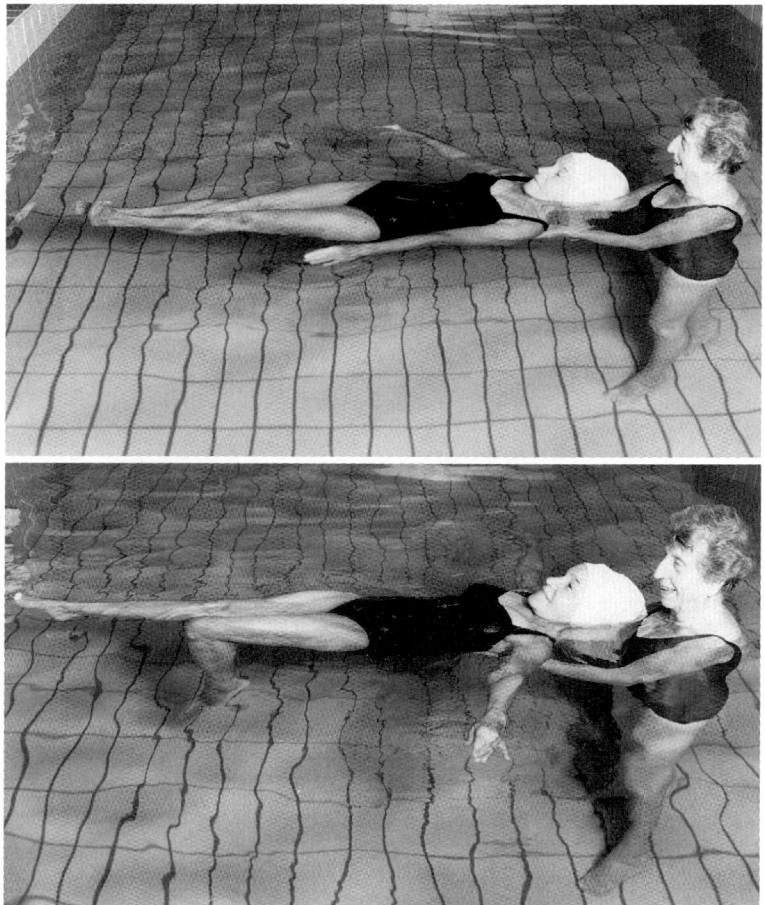

Abb. 5.64. *(oben)* Ausgangsstellung: Rückenlage: Mobilisation des Sprunggelenks durch Flexion/Extension
Abb. 5.65. *(unten)* Ausgangsstellung: Rückenlage: Mobilisation des Kniegelenks durch Flexion/Extension

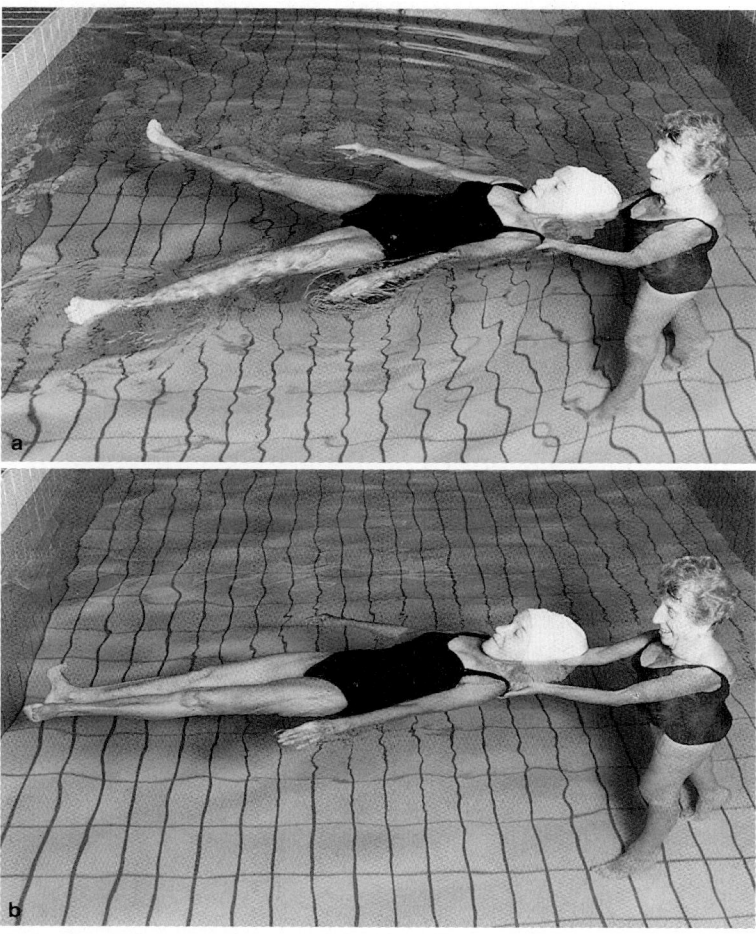

Abb. 5.66a,b. Ausgangsstellung: Rückenlage: Mobilisation des Hüftgelenks durch Abduktion/Adduktion (**a**) und Rotation (**b**)

Erlernen einer „rückenfreundlichen" Schwimmtechnik

Eine funktionelle Bewertung der bekannten Schwimmstilarten führt zu dem Ergebnis, Osteoporosepatienten auf jeden Fall das Schwimmen in der Rückenlage zu empfehlen. Das Delphinschwimmen ist wegen der hohen Belastung der Bandscheiben und der Schultergelenke sowie der rhythmisch in die Brustkyphose führenden Bewegungsanteile nicht zu befürworten, für die Generation der Risikogruppen und Patienten mit Osteoporose praktisch auch nicht relevant. Für das Brustschwimmen ist die Hyperlordosierung im Bereich der Hals- und Lendenwirbelsäule typisch, die durch den Beinschlag noch verstärkt wird. Gleichzeitig ist eine hohe Belastung der Kniegelenke durch die Außenrotation festzustellen. Das Kraulschwimmen – in sportlicher Version – erweist sich als recht günstige Schwimmlage, für Osteoporosepatienten bedenklich sind nur die Rotationsbewegungen der Brust- und Lendenwirbelsäule.

Beim Rückenschwimmen ist die „altdeutsche Technik" von Vorteil. Bei der Armbewegung werden die Hände möglichst nah am Körper bis an die Schultern gezogen (Abb. 5.67a), die gebeugten Arme werden dann weiter unter Wasser im 90°-Winkel zur Seite gestreckt (Abb. 5.67b) und schließlich gleichzeitig gegen die Oberschenkel bewegt (Abb. 5.67c).

Diese besondere Armbewegung bietet gleichzeitig mehrere Vorteile (s. Binkowski u. Bäcker 1990):
- Vermeidung der bei einseitiger Abduktion bzw. Anteversion in die Vertikale auftretenden Lateralflexion,
- Kompensation der Hyperlordosierung der Lendenwirbelsäule durch verminderte Abduktion,
- Unterstützung der Auftriebswirkung durch ständige Immersion der Arme.

Die Beinbewegung erfolgt wie beim Brustschwimmen durch eine Schwunggrätsche (Abb. 5.68) oder wie beim Rückenkraulschwimmen durch die Wechselbeinschlagtechnik (Abb. 5.69). Aus funktioneller Sicht ist die Wechselbeinschlagtechnik zu bevorzugen, da bei der Schwunggrätsche die Gefahr der Hyperlordosierung besteht. Die Kombination Wechselbeinschlag – beidseitiger Armzug erfordert allerdings in vielen Fällen ein höheres koordinatives Fähigkeitsniveau.

Beim Erlernen des Rückenschwimmens können Auftriebshilfen unterstützend wirken. Gerade Frauen haben wegen ihrer Konstitution den Vorteil, fast alleine in der Rückenlage im Wasser schweben zu können. Dies gilt insbesondere für Frauen mit einer Osteoporose. Aus dieser entspannten Lage ist das Rückenschwimmen relativ leicht zu erlernen. In der Praxis hat sich folgende methodische Vorgehensweise bewährt:
- Körper- und Bewegungserfahrung im Wasser,
- Erfahrung der horizontalen Wasserlage, zu Beginn mit Unterstützung des Partners (Abb. 5.70),
- Teilbewegung Beinschlag (Schwunggrätsche, Wechselbeinschlag),
- Teilbewegung Armzug (beidseitig/einseitig),
- Kombination der Teilbewegungen.

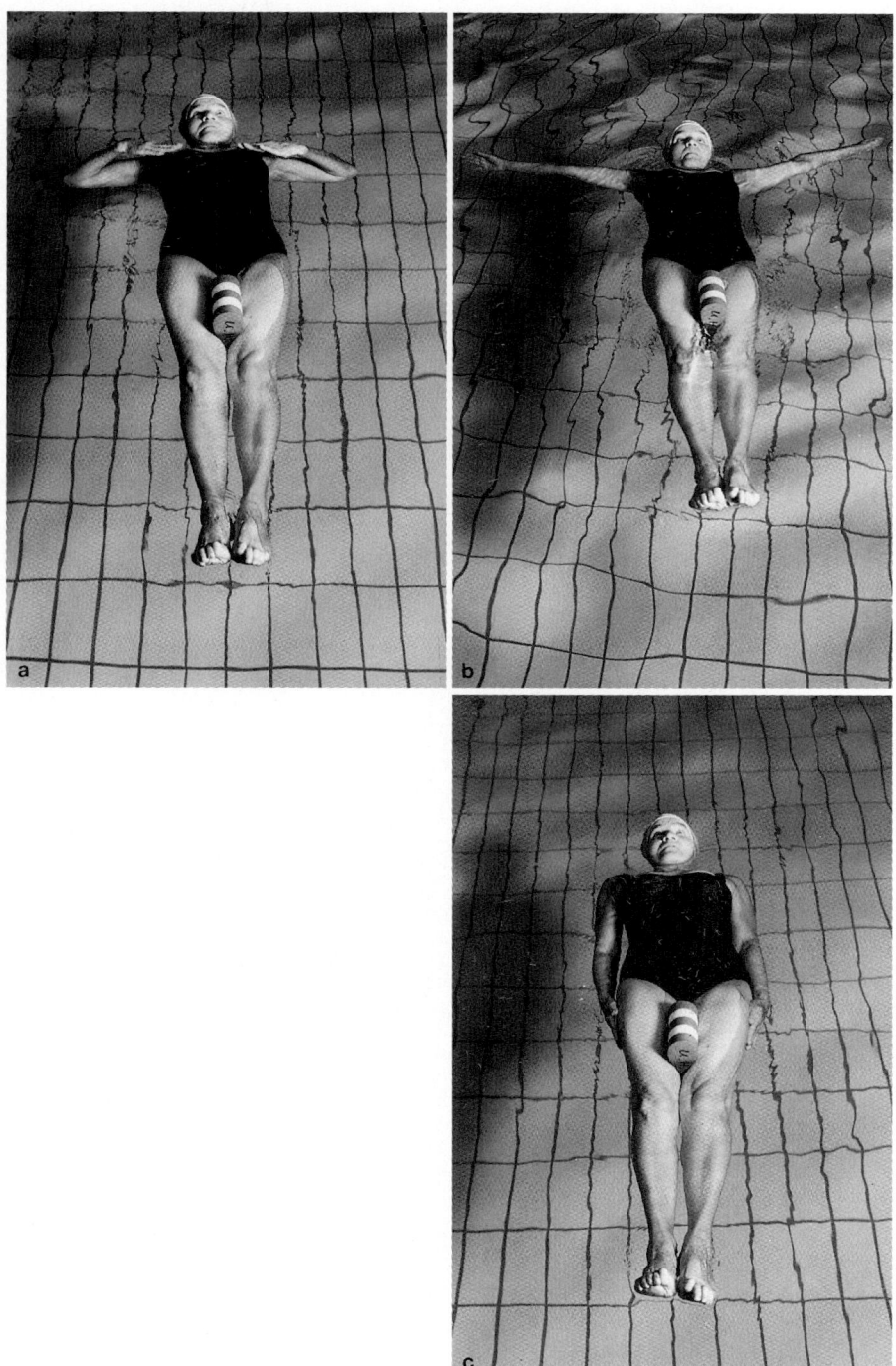

Abb. 5.67a–c. Ausgangsstellung: Rückenlage: Rückengerechtes Schwimmen –
Teilbewegung Arme

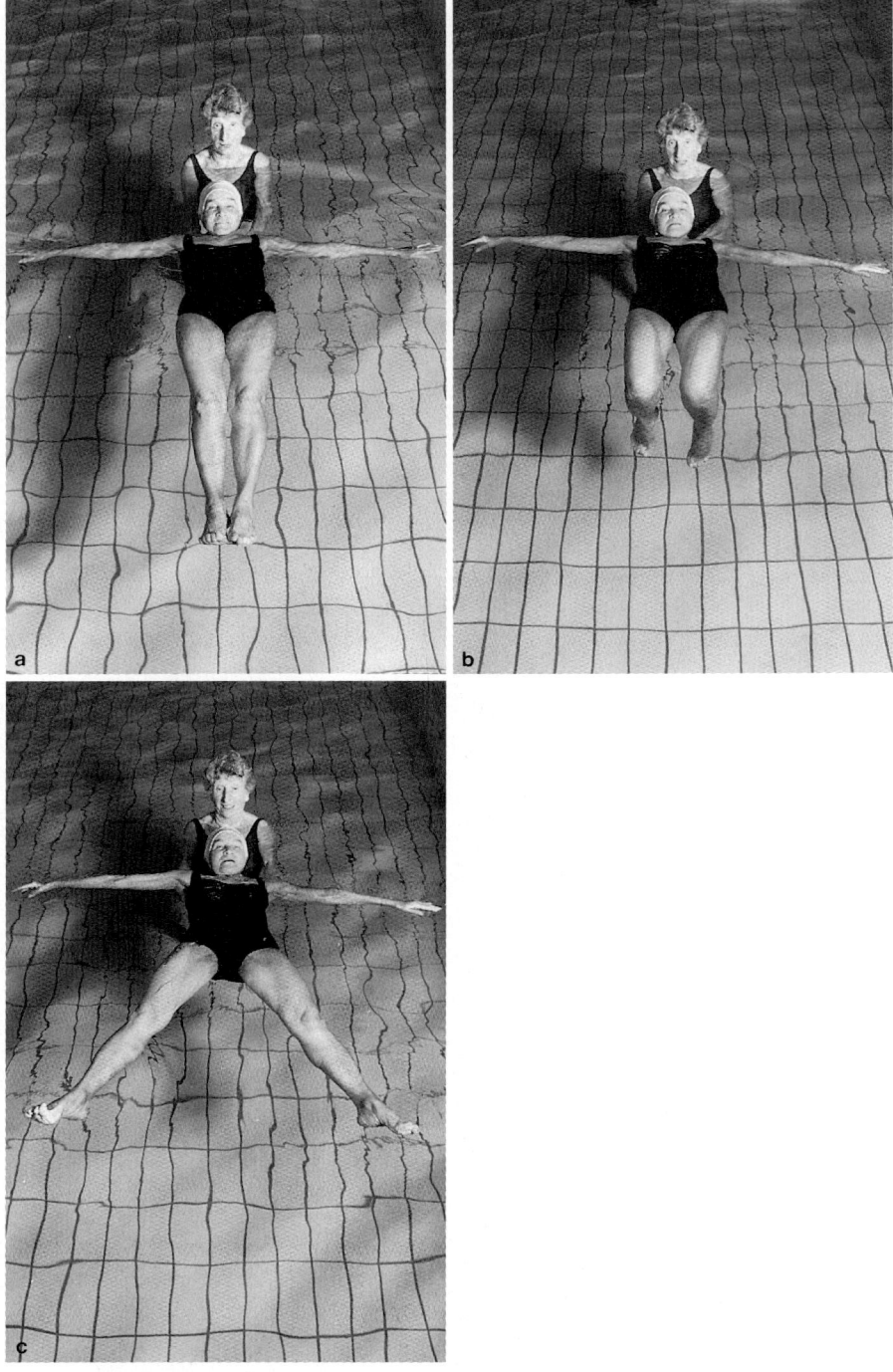

Abb. 5.68a–c. Ausgangsstellung Rückenlage: Rückengerechtes Schwimmen – Teilbewegung Beine – Schwunggrätsche

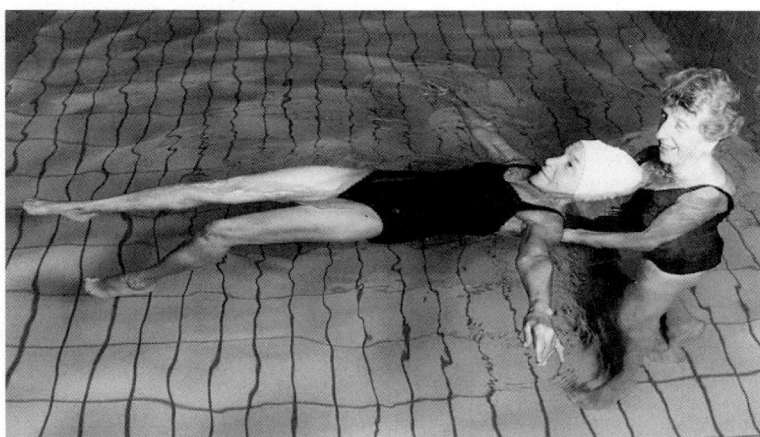

Abb. 5.69. Ausgangsstellung Rückenlage: Rückengerechtes Schwimmen – Teilbewegung Beine – Wechselbeinschlag

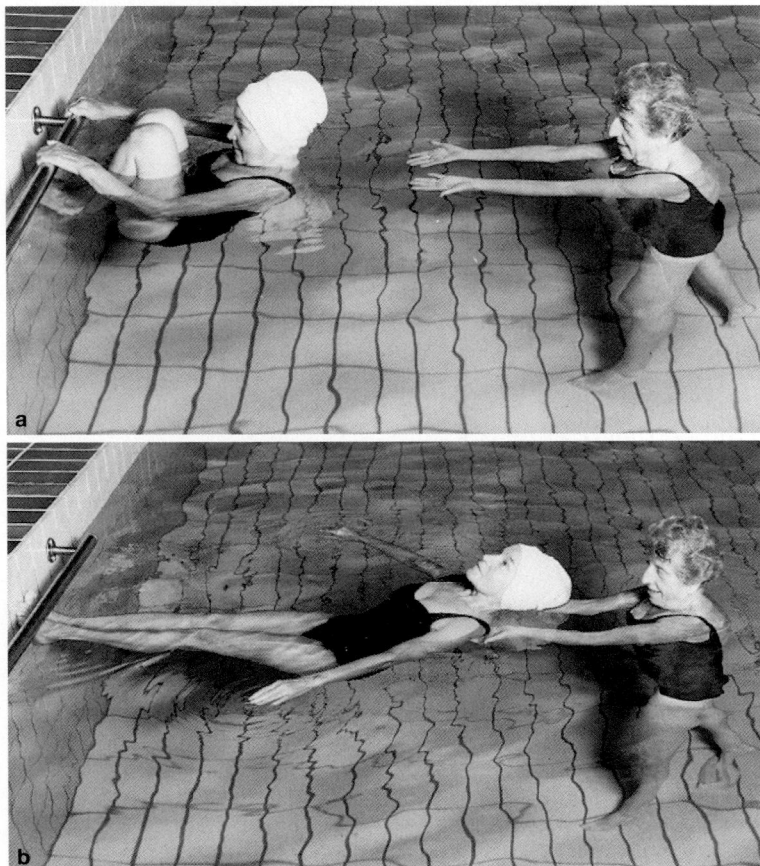

Abb. 5.70a,b. Bewegungserfahrung im Wasser – horizontale Wasserlage mit Unterstützung des Partners

5.2.5 Empfehlungen für ein freizeitorientiertes Sporttreiben

Die Frage, welche Bewegungs- und Sportformen empfehlenswert bzw. weniger empfehlenswert sind, ist nicht ohne weiteres zu beantworten, da die Entscheidung von einer Reihe von Faktoren abhängig ist, z.B.:
– dem Krankheits- und Beschwerdebild,
– dem Fitneßzustand,
– der sportlichen Vorerfahrung,
– der Technik,
– dem Engagement und
– den äußeren Rahmenbedingungen.

Bei vielen Sportarten kann das Verletzungs- und Unfallrisiko durch eine gute körperliche Vorbereitung, eine zweckmäßige und sichere Ausrüstung, eine Schulung und Verbesserung der Technik sowie ein kontrolliertes Verhalten bei der Ausübung sehr stark verringert werden. Überhaupt sollte der Leistungsgedanke bei einem diagnostizierten Osteoporoserisiko auf ein Minimum reduziert werden und durch ein freudvolles und gesundheitsorientiertes Sich-Bewegen als Hauptmotivation ersetzt werden.

Bei einer klinischen Osteoporose sollten auf jeden Fall
– Sportarten mit einem erhöhten Sturz- und Unfallrisiko (z.B. alpiner Skilauf, Eislaufen, Reiten, evtl. Radfahren),
– Sportarten mit einer erhöhten Flexionsbelastung der Wirbelsäule (z.B. Kegeln, Bowling, Curling, Radfahren),
– Sportarten, die unkontrollierte und abrupte Bewegungen zulassen (z.B. Ballsportarten, Tennis)
vermieden werden.

Aus sporttherapeutischer Sicht sind auf jeden Fall alle Sportarten und Bewegungsformen zu empfehlen, die eine kontrollierte und individuell dosierte Belastung für das Herz-Kreislauf-System darstellen und gleichzeitig die Gelenke und die Wirbelsäule nicht allzu sehr belasten. Hierzu gehören das Schwimmen, möglichst in Rückenlage, Tanzen, Wandern sowie mit Einschränkungen das Laufen (Jogging), das Radfahren und im Winter ggf. das Skiwandern. Bei einer diagnostizierten Osteoporose muß immer auch auf einige Risiken bzw. Besonderheiten hingewiesen werden. Beim Vorliegen von Wirbelkörperfrakturen ist vom Jogging abzuraten, da die Erschütterungen, gerade auch in der Ermüdungsphase muskulär nicht mehr kompensiert werden können und die Wirbelsäule eher belasten. Zügiges Gehen („Walking") tut es auch. Beim Wandern können 2 Stöcke, ähnlich wie beim Skilanglauf, die Bewegung unterstützen. Bei Problemen in den Hüftgelenken wirkt der Stockeinsatz entlastend, und er verleiht in unebenem Gelände auch etwas Sicherheit vor dem Stolpern und Stürzen.

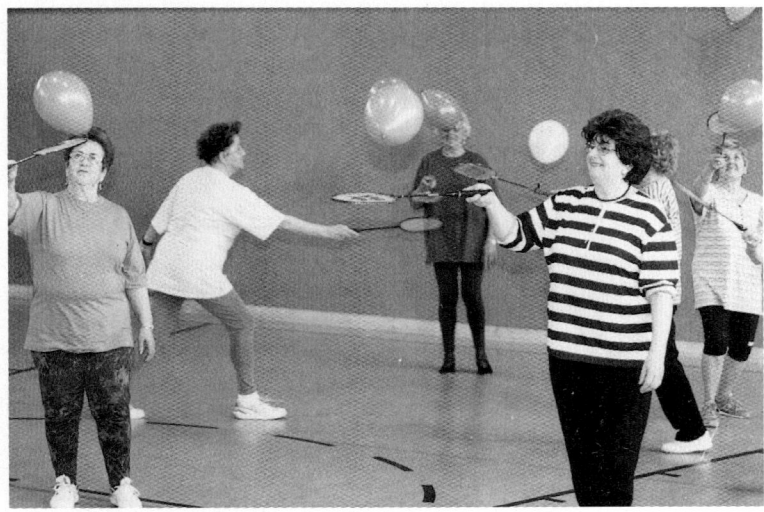

Abb. 5.71. Federballspiel mit Luftballons

Radfahren und Skiwandern sind nur eingeschränkt zu empfehlen, da das Sturzrisiko erhöht ist und beim Radfahren die Belastung der Wirbelsäule durch Erschütterungen bei unebenen Strecken und die nach vorn gebeugte Haltung stark erhöht sein kann.

Sicherlich muß im Einzelfall jede Sportart nach festgelegten Kriterien auf ihre Eignung für ein bestimmtes Krankheitsbild, z.B. die Osteoporose, überprüft werden. Sicherlich können kleine Variationen eine Sportart „entschärfen" (Abb. 5.71), um beispielsweise mit den Enkelkindern spielen zu können.

Darüber hinaus sollte in dieser Frage immer auch die Eigenverantwortung und Selbstkontrolle betont werden. Gegebenenfalls kann ein Beschwerdeprotokoll erste Hinweise auf mögliche Ursachen beim Sporttreiben geben.

Literatur

Aloia JF, Vaswani AN, Yeh JK, Cohn SH (1988) Premenopausal bone mass is related to physical activity. Arch Intern Med 148: 121–123

Bielefeld J (1991) Körpererfahrung. Grundlagen menschlichen Bewegungsverhaltens, 2. Auflage. Hogrefe, Göttingen, Toronto, Zürich

Binkowski H, Bäcker H (1990) Überlegungen zum Rückenschwimmen mit Patienten nach Bandscheibenoperation. In: Binkowski H, Huber G (Hrsg) Die Wirbelsäule – ausgewählte sporttherapeutische Aspekte. Echo, Köln (Kleine Schriftenreihe des Deutschen Verbandes für Gesundheitssport und Sporttherapie Band 2)

Bös K, Wydra G., Karisch G (1992) Gesundheitsförderung durch Bewegung, Spiel und Sport. Perimed, Erlangen

Brügger A (1980) Die Erkrankungen des Bewegungsapparates und seines Nervensystems. Fischer, Stuttgart

Cronenberg A, Minkus A, Bremer G, Keck E (1991) Frakturinzidenz unter der krankengymnastischen Übungsbehandlung bei 558 Frauen mit einer Postmenopause-Osteoporose.
Krankengymnastik 9: 971–975

Gustavsen R (1984) Trainingstherapie im Rahmen der Manuellen Medizin. Thieme, Stuttgart
New York

Jones HH, Priest JD, Hayes WC (1977) Humeral hypertrophy in response to exercise. J
Bone Mineral Research 3: 204–208

Kapandji IA (1985) Funktionelle Anatomie der Gelenke. Band 3: Rumpf und Wirbelsäule.
Enke, Stuttgart

Kessler M, Neef P, Grupp B, Kollmannsberger A, Traue HC (1993) Veränderungen des
Schmerzerlebens durch Muskeltraining bei Rückenschmerzpatienten. Sportmedizin 43:
379–382

Kiphard EJ (1987) Motopädagogik – psychomotorische Entwicklungsförderung. Band 1.
Modernes Lernen, Dortmund

Krämer J (1991) Osteoporose. Diagnostik, Therapie und Prophylaxe. Wissenschaftliche Ver-
lagsgesellschaft, Stuttgart

Lagerström D (1992) Das Geh- und Lauftraining in der kardialen Prävention und Rehabilitation. In: Binkowski H, Huber G (Hrsg.) Stehen – Gehen – Laufen. Sporttherapeutische
Aspekte. Sport Consult, Waldenburg

Müller E (1987) Entspannungsmethoden in der Rehabilitation. Perimed, Erlangen

Mummendey HD (1983) Sportliche Aktivität und Persönlichkeit. Versuch einer Tertiärana-
lyse. Sportwissenschaft 13: 9–23

Orwell ES, Ferar J, Ovialt SK, McClung MR, Huntington K (1989) The relationship of
swimming exercise to bone mass in men and women. Arch Intern Med 149: 2197–2200

Plante TG, Rodin J (1990) Physical fitness and enhanced psychological health. Current
psychology: Research and reviews 9: 3–24

Rehfisch HP, Basler HD, Seemann H (1989) Psychologische Schmerzbehandlung bei Rheuma. Springer, Berlin Heidelberg New York

Reichle C (1993) Aquatraining. In: Binkowski H, Huber G (Hrsg) Gymnastik in der Therapie.
Sport Consult, Waldenburg

Reuß P, Lagerström D, Seibert H (1986) Programmaufbau in der ambulanten Herzgruppe.
In: Brusis OA, Weber-Falkensammer H (Hrsg.) Handbuch der Koronargruppenbetreuung.
Perimed, Erlangen

Rikli RE, McManis BG (1990) Effects of exercise on bone mineral content in postmenopausal
women. Research quarterly for exercise and sports 61: 243–249

Sinaki M, Wahner HW, Offord, KP, Hodgson SF (1989) Efficacy of nonloading exercises
in prevention of vertebral bone loss in postmenopausal women: A controlled trial. Mayo
Clin Proc 64: 762–769

Strauzenberg SE, Gürtler H, Hannemann D, Tittel, K (Hrsg) (1990) Sportmedizin – Grundlagen der sportmedizinischen Beratung. Barth, Leipzig

Völker K (1984) Fit durch Schwimmen. Perimed, Erlangen

Völker K (1993) Hämodynamische Veränderungen beim Aufenthalt im Wasser unter besonderer Berücksichtigung gymnastischer Übungen. In: Binkowski H, Huber G (Hrsg)
Gymnastik in der Therapie. Sport Consult, Waldenburg

Weineck J (1986) Optimales Training. Perimed, Erlangen

Weyerer S, Kupfer B (1994) Physical exercise and psychological health. Sports Medicine
17: 108–116

Wicharz J (1986) Gymnastik. In: Brusis OA, Weber-Falkensammer H (Hrsg.) Handbuch
der Koronargruppenbetreuung. Perimed, Erlangen

Wicharz J (1990) Sporttherapeutisches Konzept der Bad Oeynhausener Rückenschule. In: Binkowski H, Huber G (Hrsg.) Die Wirbelsäule – ausgewählte sporttherapeutische Aspekte. Echo, Köln

Wiemann K (1991) Beeinflussung muskulärer Parameter durch ein zehnwöchiges Dehnungstraining. Sportwissenschaft 3: 295–306

6 Begleitende Maßnahmen

6.1 Ernährung bei Osteoporose

Susanne Nowitzki-Grimm und Peter Grimm

Neben vielen anderen Faktoren wie der körperlichen Aktivität spielt die Ernährung für das Krankheitsgeschehen der Osteoporose eine entscheidende Rolle. Vergleichbar mit der körperlichen Aktivität ist dem Patienten mit der Ernährung ein Faktor an die Hand gegeben, den er selbst direkt steuern kann. Dadurch gewinnt der Faktor Ernährung für den Patienten an Bedeutung – er wird entsprechend reflektiert.

Die folgenden Ausführungen sollen Bewegungsfachkräfte in die Prinzipien der Ernährung bei Osteoporose einführen, ihnen Argumente für die gezielte Nahrungsmittelauswahl bei Osteoporose bieten sowie auf Risikogruppen aufmerksam machen. Für besondere Fragestellungen und ggf. Einzelberatungen ist eine Zusammenarbeit mit Ernährungswissenschaftlern bzw. Ernährungsberatern zu empfehlen.

6.1.1 Die Bedeutung der Ernährung für das Krankheitsgeschehen der Osteoporose

Für den Aufbau von Knochengewebe müssen dem Körper eine Reihe von Nährstoffen zugeführt werden, die für die Knochenintegrität essentiell sind. Unter diesen Nährstoffen scheint der ausreichenden Kalziumversorgung in den industrialisierten Ländern im Zusammenhang mit Osteoporose die größte Bedeutung zuzukommen. Deshalb finden sich in diesem Zusammenhang fast ausschließlich Studien, die den Einfluß der Ernährung auf die Osteoporose anhand der Kalziumversorgung bzw. Kalziumsupplementation festmachen. Es versteht sich von selbst, daß dadurch nur ein Teilaspekt des multifaktoriellen Geschehens Osteoporose erfaßt wird. Auf andere ernährungsbedingte Einflüsse wird später einzugehen sein.

Ernährung und Aufbau der Spitzenknochenmasse

Zur Vorbeugung einer Osteoporose ist die sog. „peak bone mass" (s. Kap. 2) von entscheidender Bedeutung. Die Spitzenknochenmasse ist mit ca. 30 Jahren erreicht. Dies bedeutet, daß vor allem bis zu dieser Zeit, also von Geburt an, die bedarfsdeckende Zufuhr der für den Knochenaufbau relevanten Nährstoffe gewährleistet sein muß. Die Studienansätze zu dieser Problematik variieren. So gibt es Untersuchungen, die eine positive Korrelation zwischen Kalziumaufnahme und Knochenmineralstoffgehalt im Kindesalter (Zwillingsstudie) beschreiben (Miller 1990). In einer weiteren Studie mit jungen stillenden Frauen konnte gezeigt werden, daß eine hohe Kalziumzufuhr während der Stillzeit eine Abnahme der Knochenmasse im Vergleich zur Kontrollgruppe verhinderte (Chang 1987). Auch 2 retrospektiv angelegte Studien bestätigen den Zusammenhang zwischen der Kalziumaufnahme im Kindes- und Jugendalter und dem Knochenmineralgehalt im Erwachsenenalter bzw. dem Auftreten einer postmenopausalen Osteoporose (Picard 1988; Sandler 1985). Daher kommt der richtigen Ernährung beim Aufbau der Spitzenknochenmasse und somit in der Osteoporoseprävention ein hoher Stellenwert zu. Dies kann nicht oft genug betont werden, da sich gerade in diesem entscheidenden Altersabschnitt die wenigsten Personen mit Osteoporoseprävention befassen.

Ernährung nach Erreichen der Spitzenknochenmasse

Daraus darf nun aber nicht der Schluß gezogen werden, daß die Ernährung nach Erreichen der Spitzenknochenmasse in Prävention und Therapie der Osteoporose keine Rolle mehr spielen würde. Denn der Knochen lebt: Knochenauf- und Knochenabbau laufen das ganze Leben parallel ab. Besonders in zunehmendem Alter – wenn der Knochenabbau überwiegt – muß der kleiner werdende Anteil des Knochenaufbaus entsprechend gepflegt werden, z.B. durch die Zufuhr essentieller Nährstoffe für den Knochen. Auch hierzu liegen Untersuchungen vor, die allerdings weniger einheitlich ausfallen. Es zeichnet sich ab, daß eine Erhöhung der Kalziumzufuhr den postmenopausalen Knochenabbau nicht aufhalten kann, die Abbaurate jedoch deutlich verlangsamt. Besonders eindrucksvoll ist dieser Einfluß bei Personen, deren Kalziumversorgung vor Beginn der Studien deutlich unter dem Bedarf lag (Dawson-Hughes 1987; Andon 1989). Dies gilt ebenso für Studien, die mehrere Jahre nach Eintritt der Menopause ansetzten (Prince 1993; Lee 1981). In der Zeit kurz nach der Menopause scheint die Knochenabbaurate so stark durch die hormonelle Umstellung beeinflußt zu werden, daß Effekte einer Kalziumsupplementation in Untersuchungen nicht erfaßt werden können (Nilas 1993), was jedoch einer ausreichenden Versorgung mit Kalzium nicht widerspricht.

Bislang waren in die Osteoporosediskussion hauptsächlich Frauen involviert, vor allem wegen der starken Einflüsse durch die hormonelle Umstellung während der Menopause. Nun mehren sich jedoch Untersuchungen zur Osteoporose des Mannes, denn epidemiologisch nimmt die Zahl der an Osteoporose erkrankten Männer zu. Vorsichtige Schätzungen ergeben, daß ca. 10 % aller Osteoporosefälle Männer betrifft (Ringe 1994). Somit sollten auch Männer zunehmend in die Osteoporoseprävention einbezogen werden.

In den genannten Studien erfolgte die Kalziumsupplementation stets über die Nahrung. Die Ernährung gehört deshalb zum Maßnahmenkatalog Osteoporose. Sie stellt einen wichtigen Faktor in Prävention und Therapie der Osteoporose dar, und zwar in jedem Alter.

6.1.2 Prinzipien der Ernährung bei Osteoporose

Kalziumreiche Ernährung – dieses Schlagwort fällt stets in der Verbindung Osteoporose und Ernährung. Eine knochenfreundliche Ernährung muß jedoch mehr beachten als nur die Kalziumzufuhr. Denn einerseits benötigt der Knochen außer Kalzium auch andere Nährstoffe, andererseits bestehen zwischen verschiedenen Nahrungsmittelinhaltsstoffen Interaktionen, durch die beispielsweise der Kalziumhaushalt positiv oder negativ beeinflußt werden kann. Diese gegenseitigen Einflüsse gilt es optimal zu nutzen bzw. zu reduzieren.

Kalziumbedarf und Kalziumzufuhr

Die Angaben zum Kalziumbedarf variieren in den verschiedenen Ländern. Stellvertretend seien hier die Empfehlungen der Deutschen Gesellschaft für Ernährung (Deutsche Gesellschaft für Ernährung 1991) vorgestellt. Ergänzt werden die Angaben durch Empfehlungen aus den USA (NIH Consensus Conference on Osteoporosis 1984) (Nilas 1993) und einer europäischen Institution (European Foundation of Osteoporosis and Bone diseases) (Anonymus 1987), wobei diese beiden Empfehlungen für Erwachsene bzw. für Frauen nach Eintritt der Menopause gelten sollen (Tabelle 6.1).

Eine Bilanzstudie unterstreicht gerade die letzteren Zahlen. Eine ausgeglichene Kalziumbilanz konnte für Frauen vor der Menopause durch eine Kalziumzufuhr von 1000 mg Kalzium pro Tag erreicht werden. Bei Frauen nach der Menopause mußten 1500 mg Kalzium pro Tag für eine ausgeglichene Bilanz zugeführt werden (Heaney 1978).

Ein Vergleich der Empfehlungen für den Kalziumbedarf mit der mittleren täglichen Kalziumzufuhr zeigt, daß die empfohlenen Werte in keiner Altersstufe erreicht werden. Einer durchschnittlichen Basisempfehlung der DGE von 900 mg Kalzium pro Tag (DGE 1992) steht eine durchschnittliche Aufnahme

Tabelle 6.1. Kalziumbedarf und Kalziumzufuhr verschiedener Altersgruppen. (Quellen: DGE 1991[1], DGE 1988[2])

Kalzium	Bedarf [1] mg/Tag	Zufuhr [2] mg/Tag
Säuglinge	500	
Kinder (1– 4 Jahre)	600	
Kinder (4 – 7 Jahre)	700	478
Kinder (7 – 10 Jahre)	800	510
Kinder (10 – 13 Jahre)	900	548
Kinder (13 – 15 Jahre)	1000	572
Jugendliche (15 – 19 Jahre)	1200	672
Erwachsene (19 – 25 Jahre)	1000	664
Erwachsene (25 – 51 Jahre)	900	734
Erwachsene (51 Jahre und älter)	800	733
Schwangere/Stillende	1200/1300	
NIH	1000–1500	
Europ. Found. of Osteoporosis and Bone diseases	1500	

von 672 mg Kalzium pro Tag (DGE 1988) gegenüber. Die speziellen Empfehlungen der Osteoporosegremien werden somit erst recht nicht erreicht.

Deshalb muß die Kalziumkomponente bei unserer heutigen Ernährungsweise, trotz Überernährung, betont werden.

Palette von Kalziumlieferanten

Bei der Auswahl der Kalziumquellen ist es wichtig, vielseitig einsetzbare Nahrungsmittel zur Verfügung zu haben. Denn soll eine Komponente der Ernährung betont werden, muß zum Ausgleich eine andere Komponente eingeschränkt werden. Es muß also eine Ernährungsumstellung stattfinden, die durch vielseitig verwendbare Nahrungsmittel erleichtert wird. Mit der Empfehlung, täglich 1 l Milch zu trinken, ist das Ziel Ernährungsumstellung nicht erreicht.

In Abb. 6.1 sind daher die Kalziumgehalte gängiger Portionsgrößen verschiedener Nahrungsmittel zusammengefaßt.

Als gute und vielseitige Kalziumlieferanten erweisen sich dabei vor allem Hart- und Schnittkäse. Der oft bevorzugte Speisequark schneidet vergleichsweise schlecht ab. Nun könnte eingewendet werden, daß Hart- und Schnittkäse

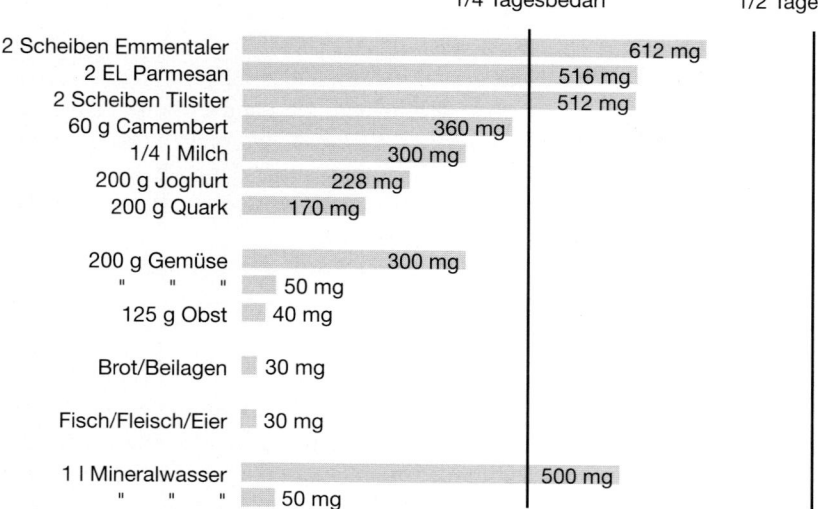

1/4 Tagesbedarf   1/2 Tagesbedarf

2 Scheiben Emmentaler	612 mg
2 EL Parmesan	516 mg
2 Scheiben Tilsiter	512 mg
60 g Camembert	360 mg
1/4 l Milch	300 mg
200 g Joghurt	228 mg
200 g Quark	170 mg
200 g Gemüse	300 mg
" " "	50 mg
125 g Obst	40 mg
Brot/Beilagen	30 mg
Fisch/Fleisch/Eier	30 mg
1 l Mineralwasser	500 mg
" " "	50 mg

Abb. 6.1. Kalziumgehalt verschiedener Nahrungsmittel, bei einem Tagesbedarf von 1500 mg Kalzium (Angaben in mg für gängige Portionsgrößen)

kalorienreich ist. Doch auch unter diesem Gesichtspunkt können diese Käsesorten empfohlen werden (Tabelle 6.2).

Der Fettgehalt der Milchprodukte beeinflußt den Kalziumgehalt nur wenig, so daß aus diesem Grund nicht generell magere Milchprodukte bevorzugt werden müssen.

Neben den Milchprodukten gibt es nur wenig Nahrungsmittelgruppen, die nennenswerte Kalziummengen liefern. Unter den Gemüsesorten trifft dies nur auf Brokkoli, Porree, Grünkohl und Fenchel zu. Unter den Salaten wären Kresse und Endivie zu nennen. Auch Kräuter sind sehr kalziumreich, jedoch werden diese nicht in den entsprechenden Mengen verzehrt. Eine gezielte Auswahl des Mineralwassers (500 mg Kalzium/l) kann die Kalziumversorgung zusätzlich aufbessern.

Tabelle 6.2. Kalziumgehalt verschiedener Milchprodukte

Milchprodukt [g]	Diese Menge ... g liefert 750 mg Kalzium	Diese Menge enthält ... kcal
Buttermilch	675	248
Hartkäse (45 % i. Tr.)	75	288
Milch (3,5 %)	600	390
Speisequark (mager)	840	605
Speisequark (20 %)	840	945

Kalziumlieferanten und Küchentechnik

Kalzium kann durch Erhitzen nicht zerstört werden – ist also in allen erhitzten Speisen oder durch Erhitzen haltbar gemachten Nahrungsmitteln in der ursprünglichen Menge enthalten. Zu starkes Wässern und/oder Verwerfen des Kochwassers bei Gemüsen, Salaten und Kräutern führt dagegen zu Kalziumverlusten. Durch kurzes Waschen und Verwenden des Kochwassers, z.B. für Soßen, kann diesem Verlust entgegengewirkt werden.

Milchprodukte und Fettstoffwechselstörungen

Bei der Empfehlung, mehr Milch und Milchprodukte zu verzehren, taucht häufig die Frage nach der Übereinstimmung mit den Empfehlungen für die Ernährung bei Fettstoffwechselstörungen auf. Milchprodukte enthalten Cholesterin und Fett, d.h. gesättigte Fettsäuren. Das stimmt. Dennoch dürfen Milchprodukte als Kalziumlieferanten nicht vernachlässigt werden. Was also tun? Werden Milchprodukte bevorzugt, so müssen andere Nahrungsmittel reduziert werden – Wurst, große Mengen Fleisch, große Mengen Fett und Eigelb bieten sich dafür an. Werden unter den Milchprodukten noch die mageren Alternativen bevorzugt, ist die knochenfreundliche Ernährung bei Fettstoffwechselstörungen kein Problem.

Kalziumversorgung ohne Milchprodukte?

Es sei hier schon erwähnt, daß eine ausreichende Kalziumversorgung ohne Milch und/oder Milchprodukte nicht gewährleistet ist. Argumente, daß andere Völker keine Milchprodukte zu sich nehmen und trotzdem keine Osteoporose haben, sind aus dem Zusammenhang gerissen. Andere Völker ergänzen ihre Nahrung z.B. durch stark kalziumhaltiges Knochenmehl und/oder sie essen kalziumreiche Kräuter und Pflanzen in für uns unvorstellbaren Mengen. Andere Völker sind auch von der Rasse her weniger risikobehaftet für Osteoporose, evtl. bewegen sie sich mehr, sind mehr in der Sonne (wichtig für die Vitamin D-Bildung). Die Osteoporose ist ein multifaktorielles Geschehen und sollte nicht nur unter Teilaspekten betrachtet werden.

Einflüsse auf den Kalziumhaushalt

In Abb. 6.2 sind die verschiedenen Angriffspunkte auf den Kalziumhaushalt durch bestimmte Nahrungsmittelinhaltsstoffe zusammengefaßt. Vor allem die Kalziumresorption, aber auch die Kalziumausscheidung können durch die Nahrungszusammensetzung beeinflußt werden.

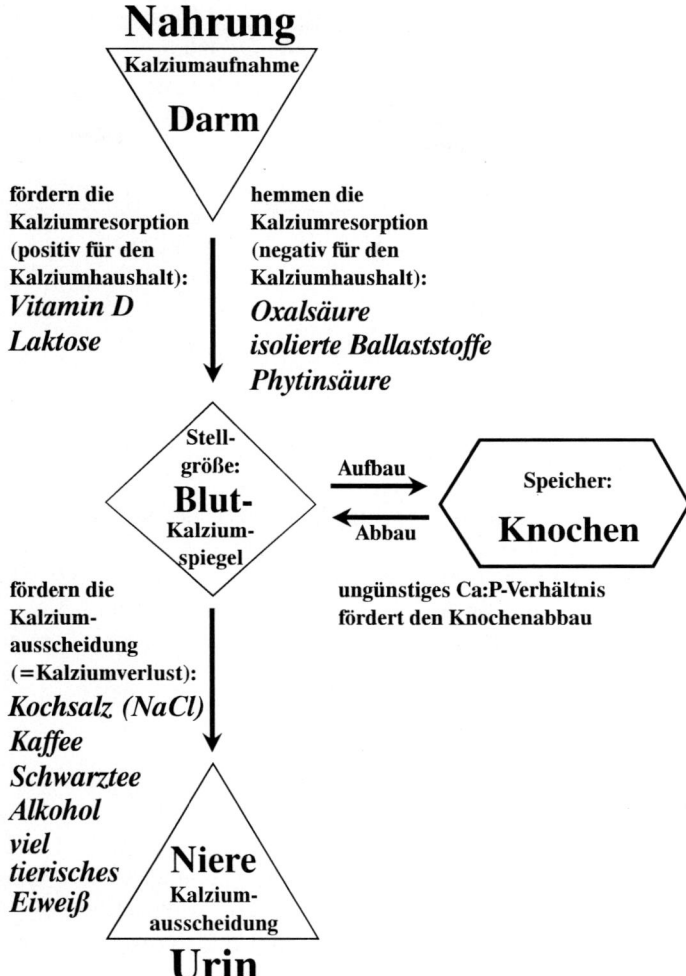

Abb. 6.2. Der Kalziumstoffwechsel und seine Stellgrößen

Vitamin D

Vitamin D ist für die Kalziumresorption unbedingt notwendig, da die Synthese des kalziumtransportierenden Proteins Vitamin D-abhängig ist. Eine ausreichende Versorgung mit Vitamin D ist für die optimale Kalziumausnutzung daher entscheidend. Der Vitamin D-Bedarf wird für den Erwachsenen mit 5 µg, d.h. Mikrogramm pro Tag angegeben (Bässler 1992). Jedoch liefern nur sehr wenige Nahrungsmittel nennenswerte Mengen an Vitamin D (die Zahlen in Klammern repräsentieren den Vitamin D-Gehalt in µg pro 100 g). Zu nennen wären hier an erster Stelle fettreiche Seefische, z.B. Hering (21), Lachs (17), Sardinen (7) und Makrele (1). Unter den pflanzlichen Nahrungsmitteln bietet die Avocado noch eine gute Vitamin D-Quelle (5). Käse, Butter und Sahne liefern ebenfalls Vitamin D (1), der Vitamin D-Gehalt der Milch (0,1) ist dagegen von untergeordneter Bedeutung.

Vitamin D kann aber, im Gegensatz zu anderen Vitaminen, auch vom Körper selbst synthetisiert werden, und zwar in der Haut bei Aufenthalt im Freien. Diese Vitamin D-Synthese sollte so oft wie möglich genutzt werden, denn sie ist zwangsläufig mit Bewegung kombiniert und erfüllt so 2 Maßnahmen gleichzeitig. Vor allem bei älteren Personen sollte auf diesen Zusammenhang so oft wie möglich hingewiesen werden.

Laktose, Kasein, Lysin

Neben Vitamin D, das für die Kalziumresorption unumgänglich ist, erhöhen andere Substanzen wie Laktose, Kasein und Lysin die Kalziumverfügbarkeit aus den Nahrungsmitteln (Küpper 1990; Civitelli 1992). Die genannten Substanzen sind alle in Milch und Milchprodukten enthalten, was die Betonung der Milch und Milchprodukte in der Ernährung weiter unterstreicht.

Oxalsäure

Oxalsäure dagegen hemmt die Kalziumresorption, da sie 2wertige Ionen wie Kalzium bindet. Der kalziumreiche Spinat ist deshalb gar nicht so kalziumreich, denn Kalzium wird aus Spinat nur zu maximal 5 % verwertet (im Gegensatz dazu aus Milch zu ungefähr 30 %) (Küpper 1990). Stark oxalsäurehaltige Pflanzen, z.B. Spinat, Mangold, Rhabarber und rote Beete, sollten deshalb selten verzehrt werden. Alternativ kann die verminderte Auswertung des Kalziums aus diesen Pflanzen durch eine vermehrte Kalziumzufuhr in Form von Milchprodukten ausgeglichen werden. In diesem Fall wäre der Verlust dann bewußt einkalkuliert. Auch Kakao enthält Oxalsäure. Doch wird er nur in Kombination mit Milch verzehrt. Der Kalziumanteil aus der Milch überwiegt dann entsprechend stark, so daß auf Kakao nicht verzichtet werden muß. Das Verhältnis macht's.

Ballaststoffe und Phytinsäure

Diese Stoffe kommen z. B. in Vollkornprodukten vor. Auch ihnen wird eine hemmende Wirkung auf die Kalziumresorption zugesprochen. Zu diesem Ergebnis gelangen jedoch nur Studien, in denen stark überhöhte Mengen an Ballaststoffen und Phytinsäure aufgenommen wurden oder in denen isolierte Ballaststoffe, z.B. Kleie, verzehrt wurden. Werden Ballaststoffe und Phytinsäure im Nahrungsmittelverbund, sprich z. B. Vollkornprodukt, aufgenommen, so ist die Kalziumbilanz ausgeglichen, und der Vorteil dieser Nahrungsmittel genutzt. Lediglich große Mengen an isolierten Ballaststoffen oder große Mengen an rohem Getreide beeinflussen die Kalziumbilanz negativ (Wisker 1989).

Kalzium/Phosphor-Verhältnis (Ca:P)

Phosphor ist wie Kalzium eine wichtige Bausubstanz des Knochens. Entsprechend sollte auch Phosphor bedarfsgerecht aufgenommen werden. Als obligate und gut verträgliche Zufuhr von Phosphor gibt die Deutsche Gesellschaft für Ernährung ungefähr die 1,5fache Menge von Kalzium an (DGE 1991). Ein Verhältnis von Kalzium zu Phosphor von 1:1,5 ist als optimal anzusehen. Nun übersteigt jedoch die durchschnittliche Phosphorzufuhr die Kalziumzufuhr ungefähr um das Doppelte (DGE 1988).

Vor allem ein Mißverhältnis aus einer nicht bedarfsgerechten Kalziumzufuhr und einer sehr hohen Phosphorzufuhr führt über den Mechanismus des sekundären Hyperparathyreodismus zum Knochenabbau (Calvo 1993; DGE 1991). Bevorzugt werden sollten also Nahrungsmittel, die ein günstiges Ca:P-Verhältnis haben.

Die Nahrungsmittelgruppen lassen sich bezüglich des Ca:P-Verhältnisses folgendermaßen einordnen:

- Günstiges Ca:P-Verhältnis: 1:1
- – Milch,
- – Milchprodukte,
- – Gemüse,
- – Obst,
- – Kräuter.

- Tragbares Ca:P-Verhältnis: 1:2 – 1:10
- – Vollkornprodukte, Kartoffeln, Hülsenfrüchte
- – Fisch.

- Ungünstiges Ca:P-Verhältnis: 1:10 – 1:50
- – Fleisch,
- – Wurst.

Dieses Ca:P-Verhältnis liefert ein weiteres Argument, den Wurst- und Fleischverzehr einzuschränken und dafür die Milchprodukte stärker zu betonen. Phosphat gelangt aber auch als Lebensmittelzusatzstoff in die Nahrungsmittel. Wurst, Schmelzkäse und Cola-Getränke sind hierfür die besten Beispiele und sollten entsprechend vom Speiseplan gestrichen werden.

Phosphate als Lebensmittelzusatzstoffe sind unter folgenden E-Nummern zu erkennen: E 338, 339, 340, 341, 343, 450 a,b,c.

Eiweiß

Die organische Matrix des Knochens besteht hauptsächlich aus Kollagen, einem Protein. Eiweiß ist demnach ebenfalls ein essentieller Knochenbaustoff. Vergleichbar mit Phosphor übersteigt jedoch die durchschnittliche Eiweißaufnahme die Empfehlungen deutlich. Das heißt, für die Bausubstanz ist gesorgt. Doch auch für Eiweiß gilt: Zuviel des Guten kann zuviel sein. Vor allem zuviel tierisches Eiweiß wirkt sich ungünstig auf die Kalziumausscheidung aus.

Kalziumausscheidung

Sie läuft hauptsächlich über die Niere, wo der Kalziumhaushalt auch in gewissen Grenzen reguliert werden kann. Dennoch existieren Nahrungsmittelinhaltsstoffe, die die Kalziumausscheidung erhöhen. Um diese Verluste zu vermindern, sollte deren Verzehr eingeschränkt werden. Zu diesen Nahrungsmittelinhalts- oder Begleitstoffen zählen Kochsalz (Nordin 1993), Koffein in Schwarztee und Kaffee (Massey 1993) sowie Alkohol (Eisman 1993) und große Mengen tierisches Eiweiß (Hegsted 1986; Miller 1992). Entsprechend sollte:
– der Salzstreuer selten benutzt und durch Kräuter ersetzt werden,
– eine Menge von maximal 3 Tassen Kaffee und/oder Schwarztee empfohlen werden,
– Alkohol nur selten und nur zum Genuß getrunken werden und
– Fleisch- und Wurstkonsum gesenkt bzw. gestrichen werden.

Letzeres trifft sich wiederum mit dem Argument des ungünstigen Ca:P-Verhältnisses in Fleisch und Wurst – 2 Gründe, diese Nahrungsmittelgruppe einzuschränken.

Andere knochenrelevante Nährstoffe

Ein weiterer Knochenbaustoff ist Magnesium. Da Magnesium wie Kalzium in unserer heutigen Ernährung zu den eher marginal versorgten Mineralstoffen gehört, ist es wichtig, auch auf eine ausreichende Magnesiumzufuhr zu achten. Magnesium ist vor allem in Vollkornprodukten, Hülsenfrüchten, Nüssen und Samen enthalten.

Vitamin C verbessert nicht die Kalziumresorption wie manchmal zu lesen ist, sondern ist am Aufbau von Kollagen beteiligt (Lang 1979). Auf die empfohlene Zufuhr von 75 mg Vitamin C pro Tag sollte daher Wert gelegt werden.

Vor allem bei älteren Personen ist der Obst- und Gemüseverzehr wegen der zunehmenden Kaubeschwerden häufig ein Problem. Hier könnten Obst und Gemüse beispielsweise püriert verwendet werden.

Auch Spurenelemente, z.B. Zink und Kupfer, haben gewisse Funktionen im Knochenstoffwechsel. Die Frage nach einem direkten Zusammenhang zwischen diesen Elementen und dem Osteoporosegeschehen ist zwar noch offen. Dennoch sollten auch diese Elemente über eine ausgewogene Ernährung ausreichend zugeführt werden.

6.1.3 Knochenfreundliche und gesunde Ernährung in der Praxis

Die knochenfreundliche Ernährung stellt eine Milchprodukte betonte, gezielte Nahrungsmittelauswahl dar, die – etwas erweitert – die Kriterien einer allgemein präventiven Ernährungsweise ebenso erfüllen kann.

In Abb. 6.3 sind die Empfehlungen für eine knochenfreundliche Ernährung zusammengefaßt und mit den wichtigsten Grundprinzipien einer gesunden Ernährung kombiniert. Daraus ergibt sich ein flexibler Tagesplan, dessen Rahmen durch vorgegebene Mengen gesteckt ist.

Werden die Nahrungsmittelgruppen in den genannten Mengen verzehrt (ohne Süßes, ohne zusätzliches Fett, ohne kalorienreiche Getränke), liefert dieser Tagesplan ca. 1500 kcal. Der vorgegebene Kalorienrahmen ist bewußt so niedrig gesteckt. Gezeigt werden soll, daß auch bei niedriger Kalorienzufuhr durch eine gezielte Nahrungsmittelauswahl eine ausgewogene, bedarfsdeckende Ernährung möglich ist. Dies ist besonders wichtig für ältere Menschen oder Übergewichtige.

Für die meisten Personen ist diese Kalorienzufuhr zu niedrig. Für eine Steigerung der Kalorienzufuhr sollten bewußt die betonten Gruppen vermehrt verzehrt werden. Personen, die 1500 kcal unterschreiten möchten, sollten vor allem bei Fett und in der Rubrik „Einschränken" einsparen.

Mahlzeitentiming

Viele Gründe sprechen dafür, mehrere kleine Mahlzeiten am Tag zu verzehren als wenige üppige Mahlzeiten. Fünf Mahlzeiten, regelmäßig über den Tag verteilt, gelten als grober Anhaltspunkt. Mit 5 Mahlzeiten läßt sich ein abwechslungsreicher Speiseplan erstellen, bei dem die Nährstoffe ebenfalls sinnvoll über den Tag verteilt zugeführt werden, und der gleichzeitig noch Hungergefühlen vorbeugt. Frühstück, Mittagessen und Abendessen bilden den Rahmen,

BETONEN				
Milchprodukte	**Obst**	**Gemüse**	**Getreide**	**Beilagen**
2 Scheiben Hart- bzw. Schnittkäse + 250 g Milch oder Sauermilchprodukte	200 g ≈ 2 Portionen	250 g, bevorzugt Broccoli, Porree, Grünkohl, Fenchel Kresse, Endivie, Kräuter	250 g als Brot, Flocken, Müsli etc.	abwechselnd Kartoffeln, Reis, Teiwaren, Hülsenfrüchte
Ausnahmen: Schmelzkäse, Sahne, Crème fraîche		Ausnahmen: Spinat, Mangold, rote Beete, Rhabarber	Ausnahmen: Weißbrot, Weißmehl	

AUSREICHEND		
Fisch	**Öle/Fette**	**Getränke**
1 mal pro Woche Seefisch	1 EL Pflanzenöl	2 l als Mineralwasser, Saftschorlen, Kräuter-, Früchtetees
	Ausnahmen: sonstiges Fett einschränken	Ausnahmen: Kaffee, Schwarztee, Cola-Getränke, Alkoholika

EINSCHRÄNKEN	
Fleisch Wurst/Eier	**Süßes, Salz, Genußmittel**
2 bis 3 mal pro Woche mageres Fleisch ca. 100 g	in "Genußmengen"

Abb. 6.3. Grundprinzipien einer knochenfreundlichen Ernährung

Zwischenmahlzeiten vormittags, nachmittags und evtl. eine Spätmahlzeit runden diesen Rahmen ab.

Im folgenden seien einige Alternativen angeboten, die die flexible Gestaltung eines Tagesplans ermöglichen. Mittag- und Abendessen sowie die Zwischenmahlzeiten sind beliebig austauschbar. Auch 1. und 2. Frühstück können getauscht werden. Die Zwischenmahlzeiten eignen sich besonders, Lücken in den Hauptmahlzeiten auszufüllen. Fehlen beispielsweise an einem Tag die Milchprodukte in den Hauptmahlzeiten, sind Milchprodukte als Zwischenmahlzeiten die ideale Ergänzung. Enthalten andererseits alle Hauptmahlzeiten ein Milchprodukt, eignet sich Obst eher als Zwischenmahlzeit. In der Praxis wird sich die Auswahl individuell am Alltagsablauf orientieren. Die empfohlene Menge an Milchprodukten sollte sich am besten auf mindestens 3 Mahlzeiten verteilen (Abb. 6.4).

1. Frühstück:
- Müsli aus Haferflocken, Milch, Obst, evtl. Nüsse und/oder Samen, Kerne
- Vollkornbrot mit Käse und Obst oder Gemüse (z.B. Tomate)
- Quarkspeise süß oder sauer, evtl. mit Brot oder Flocken
- Für Morgenmuffel: 1 Tasse Milch oder Kakao

2. Frühstück:
- Obst
- Buttermilch, Sauermilch, Dickmilch oder Joghurt
- Morgenmuffel wählen hier: Vollkornbrot mit Käse, Obst oder Gemüse (z.B. Tomate)

Mittagessen:
Gemüse oder Salat + Beilagen + Käse oder Fisch oder Fleisch

nachmittags:
- Siehe 2. Frühstück oder
- Obstsalat mit Quarkdip
- selten auch Kuchen

Abendessen:
- Vollkornbrot oder Beilagen, Fisch und Salat, z.B. eingelegte Heringe
- Salate aus Beilagen wie z.B. Teigwaren, Reis oder Getreide,
evtl. mit Käse, auf jeden Fall mit Gemüse (roh)
- Käsesalate, z.B. mit viel Gemüse oder mit Hülsenfrüchten (Schafskäse)
- Gemüsequiches mit Salat
- Käseplatte, Salatplatte

Spätmahlzeit:
- Obst
- Milchprodukte s. 2. Frühstück
- Nüsse oder Trockenobst (nicht bei Übergewicht)

Abb. 6.4. Beispiel für die Gestaltung eines Tagesplans

6.1.4 Risikogruppen

Da der Zusammenhang zwischen Ernährung und Osteoporose für alle Altersgruppen bestätigt werden kann, ist es besonders wichtig, Risikogruppen seitens der Ernährung zu erkennen, diese anzusprechen und für Veränderungen zu motivieren:
- Jugendliche und junge Erwachsene,
- ältere Menschen,
- Untergewichtige,
- Übergewichtige unter „strenger Diät",
- Personen, die keine Milchprodukte zu sich nehmen,
- Patienten mit Magen-Darm-Erkrankungen.

Diese Risikogruppen lassen sich bestimmten Ansatzpunkten in der Beratung zuordnen.

Einseitige Nahrungsmittelauswahl

Unter diese Rubrik fallen besonders Jugendliche und junge Erwachsene, die meist stark ausgeprägte Vorlieben beim Essen haben und wenig Wert auf eine bewußte Ernährung legen. Milchprodukte kommen dabei oft zu kurz.

Aber auch Übergewichtige, die häufig zu Diätvorschlägen mit stark einseitiger Nahrungsmittelauswahl neigen, sollten auf die Zusammenhänge der Ernährung mit Osteoporose hingewiesen werden (z.B. „fit for life", Atkins-Diät etc.).

Bei strengen Diäten (1000 kcal pro Tag und darunter) ist eine ausgewogene Nährstoffzufuhr unmöglich. Von häufigem strengem „Diäten" ist deshalb unbedingt abzuraten. Wird, z.B. bei Fastenkuren, vorübergehend und meist maximal einmal pro Jahr auf Nahrung verzichtet, so hat dies keine nachteiligen Folgen für den Körper. Vorausgesetzt, die Ernährung ist den verbleibenden Rest des Jahrs knochenfreundlich und gesund. Zudem kann bei Fastenkuren ein geeignetes Mineralwasser als Kalziumquelle dienen.

Personen, die zu wenig Nahrung aufnehmen bzw. diese schlecht verwerten

Älteren Menschen fehlt häufig der Appetit, Kaubeschwerden treten vermehrt auf. Zusätzlich verschlechtert sich die Resorption verschiedener Nährstoffe, z.B. Kalzium. Die körpereigene Vitamin D-Synthese verringert sich durch zu seltenen Aufenthalt an der frischen Luft. Deshalb ist es gerade für ältere Personen wichtig, eine qualitativ hochwertige, d.h. gezielt ausgewählte Nahrung aufzunehmen.

Auch bei Magen-Darm-Erkrankungen, die mit Diarrhöen verbunden sind (z.B. Morbus Crohn, Colitis ulcerosa, irritables Kolon, Glutenunverträglichkeit) muß eine Abnahme der Resorptionsquote bestimmter Nährstoffe berücksichtigt werden.

Personen, die Milch und/oder Milchprodukte meiden (müssen) – Neurodermitis, Milcheiweißallergie, Laktoseintoleranz

Daß aus gesundheitlichen Gründen alle Milchprodukte gemieden werden müssen, ist sehr selten. Meist werden ganz bestimmte Milchprodukte vertragen; das Wissen, welche Milchprodukte wann geeignet sind, ist für eine bedarfsgerechte Kalziumzufuhr sehr nützlich. Denn eine Ernährungsweise, die auf Milch und Milchprodukte verzichtet und sich nicht zusätzlich um Kalziumalternativen bemüht, liefert maximal 200–300 mg Kalzium pro Tag – stellt somit eine Kalziummangelversorgung dar. Deshalb seien an dieser Stelle die Auswahlmöglichkeiten bei Milcheiweißallergie und Laktoseintoleranz nochmals verdeutlicht. Bei Milcheiweißallergie besteht eine Allergie auf ein bestimmtes, arteigenes Eiweiß. Deshalb ist es exakter, von z.B. einer Kuhmilcheiweißallergie zu sprechen, die damit meist gemeint ist. Milch und Milchprodukte aus Kuhmilch verursachen Probleme. Milchsorten sowie Milchprodukte anderer Tierspezies können jedoch verträglich sein und als Kalziumlieferanten fungieren, z.B. Ziegenmilch, Schafsmilch und deren Käse (Tabelle 6.3). Bei den Käsesorten ist

Tabelle 6.3. Kalziumgehalt tierischer Produkte

	Kalziumgehalt [mg]
Kuhmilch (1/8 l)	150
Schafsmilch (1/8 l)	228
Ziegenmilch (100 g)	154
Schaftskäse (100 g)	430
Ziegenkäse (100 g)	430

allerdings oft Vorsicht geboten, denn Schafs- und Ziegenkäse können Kuhmilch enthalten. Deshalb sollte beim Einkauf nachgefragt werden.

Im Gegensatz dazu wird bei Laktoseintoleranz Milchzucker nicht vertragen, da das abbauende Enzym Laktase fehlt oder eine zu geringe Aktivität aufweist. Milchzucker (Laktose) ist jedoch in der Milch aller Tierspezies enthalten, so daß ein Umsteigen auf z.B. Ziegenmilch hier fatal wäre. Die Auswahl an Milchprodukten bei Laktoseintoleranz orientiert sich dagegen vielmehr an der Höhe der Laktaseaktivität und dem Laktosegehalt der Nahrungsmittel. Bei den meisten Betroffenen ist eine geringe Laktaseaktivität noch vorhanden. Milchprodukte mit geringerem Gehalt an Milchzucker werden dann meist vertragen. Hierzu gehören Hart- und Schnittkäse – je älter, desto besser verträglich – und eventuell auch Sauermilchprodukte, z.B. Joghurt, Buttermilch und Kefir. Bei diesen Milchprodukten übernehmen teilweise die zur Herstellung benötigten Mikroorganismen den Laktoseabbau. Die ausreichende Kalziumversorgung ist bei dieser Auswahl an Milchprodukten kein Problem.

Sind weder Milchprodukte anderer Tierarten noch laktosearme Milchprodukte verträglich, ist eine ausreichende Kalziumversorgung nicht mehr ohne weiteres gewährleistet. In der Ernährung stehen neben den Milchprodukten nur wenig kalziumreiche Alternativen zur Verfügung, deren Zusammenstellung zur Erreichung einer ausgewogenen Kalziumzufuhr einen etwas gewöhnungsbedürftigen Speiseplan ergeben würde (Tabelle 6.4).

Hervorzuheben ist, daß Sojamilch bezüglich des Kalziums kein Ersatz für Kuhmilch ist.

Untergewicht, Anorexia nervosa

Untergewicht wird, oft auch berechtigt, mit einer zu geringen Nahrungsaufnahme in Verbindung gebracht, die, wenn bestätigt, behoben werden sollte. Da Untergewicht allein jedoch schon ein Risikofaktor für Osteoporose ist (Nilas 1993), sollte auch bei ausreichender Nahrungszufuhr auf eine knochenfreundliche Ernährung geachtet werden.

Tabelle 6.4. Kalziumgehalt pflanzlicher Produkte

	Kalziumgehalt [mg]
Sojamehl (100 g)	195
Sojamilch (1/8 l)	26
Amaranth (100 g)	250
Sesam (100g	780
Brokkoli, Grünkohl, Lauch, Fenchel, Kresse (100g)	120 – 270
Mineralwasser (1l)	bis zu 500

Grundsätzlich sollte in diesen Risikogruppen eine Ernährungsanamnese durchgeführt werden. Sie kann zeigen, ob alle knochenrelevanten Nährstoffe im richtigen Verhältnis aufgenommen werden. Entsprechend können Maßnahmen getroffen werden. Sie kann auch aufdecken, ob beispielsweise eine Kalziumsubstitution über Medikamente erforderlich werden kann. Medikamente sollten jedoch, vergleichend zur Ernährung, über den Tag verteilt werden, da die Resorptionskapazität, z.B. von Kalzium, begrenzt ist.

Darüber hinaus wird die Ernährungsanamnese im Einzelfall mehr berücksichtigen als nur die Kalziumzufuhr, so daß über die Ernährung auch andere Risikofaktoren für die Osteoporose, minimiert werden können.

Literatur

Andon MB, Smith KT, Strause L, Saltman P, Bracker M, Sartoris P (1989) A positive association between dietary calcium intake and bone mineral density in postmenopausal women. FASEB Journal 3: A645

Anonymus (1987) Prophylaxe und Therapie der Osteoporose. Münch Med Wschr 129: 35

Bässler KH, Grühn E, Loew D, Pietrzik K (1992) Vitamin-Lexikon. Fischer, Stuttgart Jena New York

Calvo MS (1993) Dietary Phosphorus, calcium metabolism and bone. J Nutr 123: 1627–1633

Chan GM, McMurry M, Westover K, Engelbert-Fenton K, Thomas R (1987) Effects of increased dietary calcium intake upon the calcium and bone mineral status of lactating adolescent and adult women. Am J Clin Nutr 46: 319–323

Civitelli R, Villareal DT, Agnusdei D, Nardi P, Avioli LV, Gennari C (1992) Dietary L-lysine and calcium metabolism in humans. Nutrition 8: 400–405

Dawson-Hughes B, Jacques P, Shipp C (1987) Dietary calcium intake and bone loss from spine in healthy postmenopausal women. Am J Clin Nutr 46: 685–687

Deutsche Gesellschaft für Ernährung (1991) Empfehlungen für die Nährstoffzufuhr. Umschau, Frankfurt/Main

Deutsche Gesellschaft für Ernährung (1988) Ernährungsbericht 1988 – Ergänzungsband. O.V., Frankfurt/Main

Deutsche Gesellschaft für Ernährung (1992) Ernährungsbericht 1992. O.V., Frankfurt/Main

Eisman JA, Kelly PJ, Morrison NA, Pocock NA, Yeoman R, Birmingham J, Sambrook PN (1993) Peak bone mass and osteoporosis prevention. Osteoporos-Int Suppl 1: 65–60

Heaney RP, Recker RR, Saville PD (1978) Menopausal changes in calcium balance performance. J Lab Clin Med 92: 953–963

Hegsted DM (1986) Calcium and Osteoporosis. J Nutr 116: 2316–2319

Küpper C, Kling-Steines B, Hötzel D (1990) Bioverfügbarkeit von Kalzium aus der Nahrung. VitaMinSpur 5: 62–69

Lang K (1979) Biochemie der Ernährung. Steinkopff, Darmstadt

Lee CJ, Lawler GS, Johnson GH (1981) Effects of supplementation of the diets with calcium and calcium rich foods on bone density of elderly females with osteoporosis. Am J Clin Nutr 34: 819–823

Massey LK, Whiting SJ (1993) Caffeine, urinary calcium, calcium metabolism and bone. J Nutr 123: 1611–1614

Miller JZ, Slemenda CW, Johnston CC (1990) Positive relationship between calcium intake and bone mass – a co-twin control study. Presented at the third international Symposium on Osteoporosis, Copenhagen Denmark

Miller KL (1992) Alternatives to estrogen für menopausal symptoms. Clin Obstet Gynecol 35: 884–893

Nilas L (1993) Calcium intake and Osteoporosis. In: Simopoulos AP, Galli C (ed.) Osteoporosis: Nutritional Aspects. Karger, Basel

Nordin BE, Need AG, Morris HA, Horowitz M (1993) The nature and significance of the relationship between urinary sodium and urinary calcium in women. J Nutr 123: 1615–1622

Picard D, Ste-Marie LG, Coutu D, Carrier L, Chartrand R, Lepage R, Fugere P, D'Armour P (1988) Premenopausal bone mineral content relates to height, weight and calcium intake in early childhood. Bone and Mineral 4: 299–309

Prince R (1993) The calcium controversy revisited: implications of new data. Med J Aust 159: 404–407

Ringe JD (1994) Osteoporose bei Männern. Deutsche Medizinische Wochenschrift 119: 80–82

Sandler RB, Slemenda CW, LaPorte RE, Cauley JA, Schramm MM, Barresi ML, Kriska AM (1988) Postmenopausal bone density and milk consumption in childhood and adolescence. Am J Clin Nutr 42: 270–274

Wisker E, Feldheim W (1989) Ballaststoffe und Mineralstoffbilanzen. Akt Ernähr 14: 99–102

6.2 Psychologische Ansätze in der Rehabilitation

Bernhard Kuhn und Jochen Werle

6.2.1 Rehabilitationspsychologie – Zielsetzungen und Maßnahmen

Eine umfassende Rehabilitation bei einer chronischen Erkrankung, z.B. der Osteoporose mit ihren körperlichen (s. Kap. 2), aber auch psychischen und sozialen Folgen (s. Kap. 3.1), sollte immer auch psychologische Maßnahmen berücksichtigen. Die Ziele psychologischer Interventionen in der Rehabilitation sind primär in einer vielfältigen psychologischen Unterstützung zu sehen:
– Beim Nutzbarmachen verbleibender Ressourcen und beim Auffinden neuer Möglichkeiten;
– beim Lebenlernen mit einer chronischen Krankheit bzw. Behinderung;
– bei einer sinnvollen Sanierung der Lebensführung;
– in der psychologischen Behandlung erlebnismäßiger bzw. verhaltensmäßiger Störungen mit Krankheitswert (Egger 1986).

Sozialepidemiologische Studien zeigen, daß die Genesung nicht selten von mehr psychologischen und sozialen Faktoren abhängig ist als vom körperlichen Zustand und der traditionellen medizinischen Betreuung (Badura 1981). Damit ergeben sich für die psychologische Rehabilitation 2 Zielsetzungen (Egger 1986):
– Die Verhinderung einer sekundären neurotischen Fehlentwicklung als Folge des Krankheitsgeschehens und
– die Befähigung des Patienten zu einer angemessenen, aktiven Gestaltung seiner Lebensführung, die der entsprechenden Krankheitsphase angepaßt ist.

Konkret ergeben sich damit im klinischen und ambulanten Bereich für die psychologischen und psychosozialen Maßnahmen vorrangig folgende Ansatzpunkte (Kunzendorff u. Werling 1983; Langosch 1984):
– Psychologische Unterstützung bei der Verarbeitung des seelischen Krankheitstraumas (nach der Diagnose, nach Frakturen), wobei diese Hilfestellung bereits in der Akutphase gegeben werden sollte;

- psychologische Unterstützung bei den Einstellungs- und Verhaltensänderungen sowie bei Neuorientierungen, die infolge des chronischen Krankseins mit all seinen Folgen erforderlich ist;
- Verbesserung der psychophysischen Belastbarkeit durch körperliche und psychologische Aktivierungs- und Aufbauprogramme;
- Abschwächung spezifischer Verhaltensrisiken, aber auch Unterstützung bei der Veränderung von anderen notwendigen Gesundheitsverhaltensweisen, z.B. Ernährung und Bewegung.

Die Vielfalt der Aufgaben erfordert eine differenzierte Vorgehensweise, die je nach Indikation psycho- bzw. verhaltenstherapeutisch ausgerichtet sein kann und möglicherweise körperorientierte Verfahren miteinbezieht. Dadurch ergeben sich auch Verknüpfungen zu bewegungs- und sporttherapeutischen Ansätzen.

6.2.2 Osteoporose – psychologische Möglichkeiten

Für das Krankheitsbild der Osteoporose sind neben den organisch-funktionellen Veränderungen – insbesondere der Wirbelsäule – vor allem die chronische Schmerzsymptomatik, Ängste (z.B. vor Stürzen, hinsichtlich des weiteren Krankheitsverlaufs) und der Verlust der sozialen Identität (s. Kap. 3.1) charakteristisch. Es sind vielfältige, auch für andere Krankheiten typische Gefühls- und Verhaltensmuster sowie Bewältigungsstrategien zu beobachten.

Während bei erfolglosen Bewältigungsversuchen oft nur Einzeltherapien hilfreich sein können, eignen sich die Themen Schmerz- und Angstbewältigung sehr gut für gruppentherapeutische Ansätze. Am Beispiel der chronischen Schmerzsymptomatik werden exemplarisch die psychologischen Möglichkeiten dargestellt.

Die Bewältigung von Ängsten läuft in vergleichbarer Weise ab. Auch bei der Angst handelt es sich um ein komplexes Geschehen mit unterschiedlichen Komponenten (Verhalten, Erleben, Ausdruck, Kognitionen, somatische Aspekte; Janke 1986). Es entsteht ein Regelkreis der Wahrnehmung – Bewertung (als „Gefahr") – Angstreaktionen (sichtbares Verhalten) – physiologischen Veränderungen – körperlichen Symptomen und einer Wahrnehmung dieser Symptome. Ein wesentliches Ziel psychologischer Interventionen ist es, diesen Teufelskreis zu durchbrechen. Voraussetzung ist eine detaillierte Angstanamnese (Ursachen für Ängste, körperliche Reaktionen, z.B. Schwindel, Ohrensausen, Herzrasen, Herzklopfen, Magenbeschwerden, Atemnot). Die Betroffenen lernen u.a. in angstauslösenden Situationen mit den körperlichen Symptomen der Angst umzugehen, z.B. durch Entspannungsmethoden. Für die Bewältigung von Ängsten gibt es inzwischen einige praxisorientierte verhaltenstherapeutische und bewegungstherapeutische Konzepte (Rümmele 1991).

6.2.3 Schmerzbewältigung aus psychologischer Sicht

Die Grundlage für das Verständnis der ausgewählten psychologischen Methoden bietet die „Gate-Control-Theorie". Ziel der Maßnahmen ist es, Faktoren zu fördern bzw. zu unterstützen, die die Schmerzweiterleitung auf den verschiedenen Ebenen hemmen können (s. Kap. 3.2). Voraussetzung für ein erfolgreiches Vorgehen ist die Erfassung der individuellen Schmerzparameter. Schmerzdiagnostik ist primär auf die subjektiven Aussagen der Betroffenen angewiesen. Zur Erfassung der Schmerzen, z.B. im Rahmen der Beurteilung einer therapeutischen Intervention, stehen standardisierte Skalen zur Verfügung, auf denen die Betroffenen ihre erlebte Schmerzstärke – meist durch Zahlenwerte – angeben. Als Dimensionen des Schmerzes werden beispielsweise das Schmerzleiden, die Schmerzangst, die Schmerzschärfe und die Schmerzrhythmik (Hoppe 1991) erfaßt.   Da dieser Wert eine subjektive Einschätzung darstellt, sollte er nur zum intraindividuellen Vergleich herangezogen werden. Schmerzprotokolle über mehrere Tage geben Hinweise auf mögliche Ursachen und damit auch auf die Auswahl der jeweils optimalen Methode (Abb. 6.5).

Aus psychologischer Sicht ergeben sich vor allem 3 Möglichkeiten, Menschen mit chronischen Schmerzen zu helfen. Wichtig ist es, zu sehen, daß Schmerzen zunächst ein wichtiges biologisches Warnsignal auf Verletzungen, Entzündungen, Überlastungen usw. sind, die zur Schonung auffordern. Bei chronischen Schmerzen hat der Schmerz allerdings seine Hinweisfunktion verloren. Hier gilt es, Linderung zu verschaffen, da eine Heilung oft nicht möglich ist.

Im folgenden werden 3 Ansätze vorgestellt, mit Schmerzen umzugehen:
– Entspannungsübungen,
– Biofeedbackmethoden,
– kognitive und imaginative (die Vorstellung betreffende) Methoden.

Diese Methoden nehmen nicht unbedingt den Schmerz. Sie können aber den Schmerz-Spannungs-Zyklus durchbrechen bzw. helfen dem Osteoporosepatienten, den Schmerz weniger stark und weniger direkt wahrzunehmen (s. Kap. 3.2).

Dabei helfen sie, die Aufmerksamkeit wie einen Scheinwerfer vom Schmerz auf einen anderen Aufmerksamkeitsschwerpunkt (z.B. auf angenehme ruhige Musik) wegzulenken. Die Methoden helfen auch dadurch, daß der Betreffende Kontrolle spürt und eigene Möglichkeiten sieht (kognitive Veränderung: „Ich kann was tun"). Die meisten der Methoden dienen zusätzlich auch der Verbesserung der Lebensqualität. Es zeigt sich deutlich, daß die Lebensqualität – das Ausmaß an Lebensfreude – mit positiven Gedankenhaltungen und somit mit körperlicher Entspannung und dadurch mit Schmerzlinderung (und sei es durch reduzierte Schmerzwahrnehmung) in Verbindung steht. Sich vom Schmerz abzulenken, ist oft nicht so einfach; je nach der Stärke des Schmerzes bräuchte es sehr viel Ablenkung. Einige Methoden gehen so auch den umgekehrten Weg – sie lenken nicht ab, sie wollen den Schmerz nicht verdrängen (was öfter

TAGESPROTOKOLL

Datum:

Skalen zur Schmerzstärke

Aufzeichnungen über die Schmerzbehandlung
(Medikamente, Massagen, Hausmittel, Ablenkung ...)

stärkste vorstellbare Schmerzen

keine Schmerzen

Uhrzeit

Uhrzeit

Sonstige Beschwerden:

Müdigkeit   O   Benommenheit   O   Übelkeit   O   Appetitlosigkeit   O   Durchfall   O

Bauchschmerzen   O   Schlafstörungen   O   Andere:

Tagesablauf:
Wurden Sie heute durch Ihre Schmerzen in Ihren Tätigkeiten und Bedürfnissen eingeschränkt?

nein   O   ein wenig   O   deutlich   O   stark   O   fast völlig   O

Beschreiben Sie, was Sie heute gefühlt und gedacht haben.

Abb. 6.5. Schmerztagebuch

auch nicht geht, da das Gesetz des Gegenwillens wirkt: Was ich auf keinen Fall will, geschieht, z.B. ich will unbedingt einschlafen, werde aber immer wacher), sondern sie dienen dem Annehmen, dem Zuwenden zum Schmerz hin. Gerade dadurch läßt sich der oben beschriebene Teufelskreis durchbrechen.

Besonders Entspannungsübungen, deren Ziel die Verbesserung der Körperwahrnehmung ist, haben am Anfang des Erlernens oft den Nachteil, daß vorübergehend der Schmerz auch stärker wahrgenommen wird, da die Aufmerksamkeit auf den Körper und damit auch auf die Verspannungen gelenkt wird.

Entspannungsmethoden

Entspannung bietet die Grundlage vieler psychischer Beeinflussungen. In unserem Kulturkreis entstanden in der Psychologie und der Medizin in den ersten Jahrzehnten dieses Jahrhunderts Entspannungsmethoden mit dem Ziel, zur inneren Ruhe zu führen, zu Gelassenheit, zum Ab- und Umschalten zu gelangen. Ein großes Aufgabengebiet war anfangs dabei der Angstabbau, etwa auch bei körperlichen Erkrankungen (z.B. die Angst, zu sterben; die Angst, anderen zur Last zu fallen), sowie das Aufheben von Spannungszuständen, die z.B. durch Streß entstanden sind (z.B. jemand kann nicht „nein sagen" und ist dadurch überlastet). Beides – Angst wie Streß – gilt als gelernt und kann deshalb auch verlernt werden. Bei den Verfahren handelt es sich um Übungen, d.h. sie müssen erst gelernt werden, und zwar in den relativ ruhigen Zeiten am Tag, bevor sie auch zu streßreichen Tageszeiten, wenn starke Schmerzen da sind, die bewußte Entspannung ermöglichen. Ziel der Verfahren ist nicht das Erleben der Entspannung allgemein; dies geschieht durch viele Möglichkeiten am Tage, wenn nicht gleich wieder Streß folgt, z.B. im und nach dem Sport, in der Sauna, beim Spaziergang, durch ein warmes Bad. Ziel der Übungen ist neben dem bewußten Spüren des Körpers die Kontrolle, zu den Zeiten zu entspannen, wenn beispielsweise Schmerzen auftreten. Die Methoden erlauben – in unterschiedlichem Ausmaß – aufbauend auf die allgemeine Entspannung auch Veränderungen von Verhaltensweisen und Einstellungen (z.B. selbstsicherer aufzutreten, selbstbewußter zu sein), die sonst zu mehr Anspannung führen und Schmerzen oder Ängste weiter verstärken. Zumindest beim Erlernen brauchen die Methoden zur Unterstützung günstige Ausgangsbedingungen, z.B. einen ruhigen Raum, beim Üben alleine zu sein, eine bequeme, schon relativ entspannte Liege- oder Sitzhaltung, bequeme Kleidung, mit geschlossenen Augen zu üben. Nach dem Erlernen, d.h. nach einigen Wochen täglichen Übens, werden diese Punkte immer weniger wichtig; Teile oder die ganze Übung können in den Tagesablauf miteinfließen, besonders, wenn die Entspannung im Sitzen gelernt wurde. Wichtig ist bei diesen Übungen wie bei allen Entspannungsmethoden, sich nicht anzustrengen, sich nicht unter Druck zu setzen, denn je mehr sich der einzelne unbedingt entspannen will, desto angespannter wird er. Was der einzelne unbedingt erreichen will, erreicht er durch die Anstrengung gerade nicht (Gesetz des Gegenwillens). Dies wurde in Schule, Ausbildung und Beruf meist anders vermittelt („Streng Dich an, um etwas zu erreichen"). Zu den Übungen gehört auch mal mit den Gedanken abzuschweifen, Geräusche zu hören; es ist nicht Ziel, an nichts zu denken, sondern gelassen immer wieder zur Wahrnehmung des Körpers zurückzukehren. Die Bemühung, an nichts zu denken, führt zu Anspannungen, anstatt zur Entspannung.

Die verschiedenen Entspannungsmethoden unterscheiden sich voneinander durch den Einsatz von Bewegungsanteilen bzw. den Einsatz von Gedanken und Vorstellungen. Die beiden bekanntesten Methoden sind das autogene Training und die Progressive Muskelrelaxation nach Jacobson (Jacobson-Training).

Sie sprechen jeweils 3 Bereiche an:
– physiologisch: Muskeltonus, Durchblutung, Atem, Puls, Verdauung;
– kognitiv: Konzentration, Ruhe, positive Denkgewohnheiten, Einstellungen;
– Gefühle: Wohlbefinden, Ausgeglichenheit, Harmonie usw.

Progressive Muskelrelaxation
Das Jacobson-Training – 1936 erstmals veröffentlicht – ist ein Muskelentspannungstraining. Dabei werden – in der Regel im Liegen – verschiedene Muskelpartien, z.B. Arme, Beine, Gesicht und Bauch abwechselnd angespannt und wieder entspannt. Dieser Wechsel von Muskelanspannung und -entspannung sowie die gedankliche Konzentration auf den Körper, die Einengung der Gedanken auf einige wenige Gedanken über den Körper führt zur Muskelentspannung sowie über das vegetative Nervensystem zur allgemeinen Entspannung. Das Training dauert in der Regel 30 min und führt zu einer intensiven, allgemeinen Entspannung und damit zur Erholung. In der Therapie und Selbstbeeinflussung kann der einzelne aufbauend an sich arbeiten. Durch das Vorsprechen bzw. Abhören eines Bands läßt sich die Entspannung auch bei Konzentrationsschwierigkeiten durchführen und hilft Menschen, die bisher wenig bewußt ihren Körper gespürt haben. Dieses Training ist besonders geeignet bei chronischen Schmerzen, die häufig durch muskuläre Verspannungen hervorgerufen werden.

Die Texte der Muskelentspannung variieren etwas, in den wesentlichen Punkten sind sie aber gleich (ausführlicher Text: Brenner 1989).

• **Übungsbeispiel**
„Setzen oder legen Sie sich bequem hin, schließen Sie die Augen. Spüren Sie, ob Sie bequem sitzen bzw. liegen. Verändern Sie solange Ihre Haltung, bis Sie sich wohl fühlen. Auch während der Übung können Sie jederzeit Störendes verändern, Sie sollen sich aber nicht unnötig bewegen. Sie brauchen nichts zu leisten, Sie haben Zeit, ...
Lassen Sie Ihre Muskeln so locker wie möglich...
Lenken Sie zunächst Ihre Aufmerksamkeit auf die Geräusche, die Sie umgeben. Nehmen Sie die Geräusche bewußt wahr....Die Geräusche lassen sich nicht verhindern, sie gehören dazu, ebenso wie Ihre Gedanken. Beobachten Sie jetzt für einige Augenblicke ganz bewußt Ihre Gedanken, wie sie kommen und gehen; wie ein Zuschauer können Sie Ihre eigenen Gedanken beobachten,..... Gedanken und Geräusche lassen Sie jetzt wie die vereinzelten Wolken über einer Wiese

am sonst blauen Himmel einfach dahinziehen. Gedanken und Geräusche sind ganz gleichgültig....
Lenken Sie jetzt Ihre Aufmerksamkeit auf Ihre rechte Hand. Spüren Sie die Hand, den Unterarm.... Schließen Sie, wenn ich es Ihnen sage, Ihre rechte Hand zur Faust, soweit und solange es angenehm ist, spannen Sie jetzt an – nicht zu fest – und achten Sie auf die Spannung in Ihrem Unterarm und in der Faust.... Und jetzt lockern Sie die Hand und den Unterarm. Spüren Sie die Veränderung.... Achten Sie darauf, wie sich die Muskeln Ihrer Hand, Ihres Unterarms allmählich immer mehr entspannen.... Versuchen Sie auch, die Finger ganz locker zu lassen ... Wir wiederholen noch einmal die Übung, spannen Sie jetzt an, halten Sie die Spannung und spüren Sie nach ... und lassen Sie jetzt spätestens wieder los und spüren dabei den Übergang von der An- zur Entspannung... Lassen Sie sich Zeit, ... spüren Sie die entspannte rechte Hand, ... den Unterarm.... und gehen Sie jetzt weiter zum Oberarm... Spüren Sie Ihren rechten Oberarm,..., wie fühlt er sich an,... Auch den rechten Oberarm können Sie anspannen, indem Sie, wenn ich es Ihnen sage, die Hand zur Schulter führen – die Hand bleibt dabei – wie auch der restliche Körper – weitgehend entspannt. Spannen Sie jetzt an..., halten Sie die Spannung, spüren Sie sie,... und jetzt spätestens wieder loslassen, der Arm sinkt zurück... Spüren Sie die Entspannung.... Gedanken und Geräusche bleiben ganz gleichgültig,.... Noch einmal, jetzt anspannen, die Spannung halten, spüren..., und jetzt wieder entspannen; der Arm sinkt zurück und Sie achten auf die Veränderungen... Spüren Sie Ihren rechten Oberarm, vergleichen Sie die Entspannung des Oberarms mit der Entspannung in Unterarm und Hand.... Gehen Sie jetzt mit Ihrer Aufmerksamkeit zu Ihrer linken Hand, dem linken Unterarm. Spüren Sie Ihren linken Arm..... Als nächstes spannen Sie die linke Hand zur Faust an, spannen Sie jetzt an,..., spüren Sie die linke Faust,..., die Spannung im linken Unterarm, und jetzt spätestens wieder entspannen... Spüren Sie die linke Hand,..., wie fühlen sich die einzelnen Finger an,..., spüren Sie den linken Unterarm,..., noch einmal, jetzt anspannen, die Spannung halten, spüren,..., und jetzt wieder entspannen und dabei auf die Veränderungen achten,..... Spüren Sie die linke Hand, den linken Unterarm,..., und gehen Sie weiter zum linken Oberarm. Spannen Sie den linken Oberarm an, indem Sie die linke Hand locker zur linken Schulter führen,..., halten Sie die Spannung noch einen Augenblick,..., und spätestens jetzt entspannen, die Hand sinkt zurück, spüren Sie die Entspannung,... Noch einmal, jetzt anspannen, die Spannung kurz halten... und jetzt wieder entspannen,....."

Die Übung kann auf weitere Muskelgruppen ausgedehnt werden:
– Schultern zum Kopf hin hochziehen;
– Augenbrauen hochziehen (Stirn in Falten legen) oder Augenbrauen zusammenziehen, um Kopfhaut und Stirn zu spüren und zu entspannen;
– Augenlider etwas fester schließen und dabei die Nase rümpfen (nur kurz anspannen), die Augenlider sind jetzt wieder locker geschlossen;
– Zähne etwas aufeinanderbeißen, Lippen etwas aufeinanderpressen;

– Kopf nach vorne auf die Schulter beugen, dabei das Kinn zurückziehen, damit es den Brustkorb nicht berührt (Kopf kann dabei leicht zittern);
– einatmen und Brustkorb nach außen drücken, Atmung anhalten, dabei evtl. als Verstärkung die Schulterblätter etwas zusammenbewegen;
– Bauch nach außen wölben (oder Bauch einziehen);
– Hohlkreuz machen;
– Oberschenkel fester auf die Unterlage drücken; dabei auch das Gesäß anspannen;
– Beine ausstrecken und Zehen zum Kopf hinziehen (Alternative: Zehen vom Körper wegstrecken).

Die Übung wird jeweils 2mal wiederholt, für Arme und Beine jeweils beidseitig. In der Lernphase empfiehlt es sich, die Übung aufzuteilen und nur ausgewählte Muskelgruppen anzusprechen. Die Übung wird immer durch Zurücknehmen beendet:

„Wir wollen jetzt noch einmal unseren Körper in Gedanken durchspüren; wenn Sie sich an einer Stelle angespannt fühlen, versuchen Sie einfach loszulassen (jeweils etwa 5 s Pause einplanen):

Spüren Sie die Füße (Zehen, Fußsohlen, Fußrücken, Knöchel), Waden, Knie, Oberschenkel, Gesäßbereich, Becken, Rücken, Bauchbereich, Brustkorb, Oberarme, Unterarme, Hände (einzelne Finger, Handinnenfläche, Handrücken), die Schultern, Hals und Nacken, Kopfhaut, Stirn, Augenpartie, Nasenpartie, Mund- und Kieferbereich...

Spüren Sie Ihren entspannten Körper,..., Ihre Atmung kommt und geht,..., mit jedem Ausatmen lassen Sie noch etwas los,..., mit jedem Ausatmen sind Sie noch entspannter; denken Sie innerlich bei jedem Ausatmen das Wort „Ruhe",...(längere Pause).

Bereiten Sie sich jetzt darauf vor, die Übung zu beenden und tun Sie dies in folgenden Schritten:
– Beugen und strecken Sie kräftig Ihre Arme; recken Sie sich,
– atmen Sie tief durch,
– stellen Sie sich darauf ein, die Übung jetzt frisch und munter zu beenden,
– öffnen Sie die Augen und lassen Sie sich Zeit , in den Alltag zurückzukehren."

Autogenes Training

Das autogene Training ist eine Entspannungsmethode, die aus 6 festen Bausteinen besteht, nach deren Beherrschung noch weitere Stufen zur Verbesserung der Lebensqualität und der Selbsterkenntnis hinzukommen können, aber nicht müssen.

Das autogene Training wurde von dem Berliner Arzt Prof. Schultz entwickelt. Es funktioniert in einer ruhigen Ausgangsstellung, liegend, aber auch sitzend. Dabei richtet der Übende seine Aufmerksamkeit auf seinen Körper, zur besseren Konzentration werden die Augen geschlossen. Allein durch die ruhige Ausgangsstellung und die geschlossenen Augen entsteht ein angenehmer, entspannter – schlafähnlicher – Zustand. In diesem Zustand läßt sich der Körper über das Nervensystem beeinflussen. Das autogene Training basiert auf der Wirkung von Vorstellungen auf unseren Körper. Der Übende entspannt sich und erzeugt Wohlbefinden durch sein Denken. Hierin liegt ein erster Unterschied zu einigen anderen Entspannungsmethoden.

Der Körper wird ständig beeinflußt durch Vorstellungen: Wenn etwas Unangenehmes erwartet wird, wenn jemand glaubt, etwas vergessen zu haben, z.B das Bügeleisen oder das Licht am Auto auszuschalten – womöglich hat sich schließlich herausgestellt, daß es gar nicht vergessen wurde. Aber der Körper hat mit schnellem Herzschlag, feuchten Händen, einem Kloß im Hals und anderem reagiert. Die Liste der Vorstellungen ließe sich endlos erweitern. Das autogene Training benutzt ganz bestimmte Gedanken und Vorstellungen, von denen man aus der Hypnose weiß, daß sie das Nervensystem veranlassen, für körperliche Regeneration zu sorgen.

Dazu gehören in 6 Schritten:
– die Muskelentspannung (z.B. für verspannte Schultern),
– die Durchblutungsveränderung (z.B. gegen kalte Hände und Füße),
– das Spüren der Atmung (zur Ruhefindung, zum Abschalten),
– das Spüren des Herzschlags, des Pulses,
– der Bauchbereich (z.B. gegen Magendruck oder Übelkeit),
– ein klarer Kopf (z.B. gegen Kopfschmerzen oder zur besseren Konzentration).

Zum einfacheren Erlernen des autogenen Trainings wird nur mit einem eingeschränkten Körperbereich, dem Arm begonnen. Das Mitdenken der Aufgabe als sog. Formel verhindert zu starkes Abgelenktsein. Mit der Zeit reagiert trotzdem der ganze Körper (Generalisierung).

Als Beispiel sollen die ersten beiden Schritte ausführlicher dargestellt werden (für die weiteren Übungen sei auf die Literatur verwiesen).

1. Schritt: Die Muskelspannung. Die Muskelentspannung geht mit dem Gefühl der Schwere einher (wie es z.B. in der Aussage „nach der heutigen Wanderung habe ich die richtige Bettschwere" deutlich wird), die z.B. nach körperlicher und sportlicher Betätigung allgemein auftritt.

Die Formel lautet: *„Der Arm ist ganz schwer."* Der Übende malt sich dabei die Schwere in seiner Vorstellung aus, etwa wie der Arm mit seinem Gewicht von den Schultern hängt, schwer aufliegt oder wie der Arm durch ein Gewicht, das getragen wird, schwer wird. Die Vorstellung wirkt, die Formel hilft dabei.

2. Schritt: Die veränderte Durchblutung. Die Durchblutung wird so verändert, daß ein Wärmegefühl entsteht. Es ist dem Übenden angenehm warm, weil die Haut besser durchblutet ist (wie mit dem schönen Gefühl, sich an einem Feuer zu wärmen).

Die Formel lautet: *„Der Arm ist ganz warm".*
Insgesamt folgen noch 4 weitere Schritte. Beendet wird das autogene Training aktiv. Bei geschlossenen Augen den Körper zu spüren, erzeugt Müdigkeit. In

der Regel will der Übende aber nach einer Übung wach und fit sein. Deshalb beendet der Übende die Übung in 3 Schritten:
– durch kräftiges Beugen und Strecken der Arme,
– tiefes Durchatmen,
– dem Öffnen der Augen.

Dies stellt so etwas wie ein Erwachen dar. Der eine oder andere streckt und reckt sich auch unabhängig vom autogenen Training morgens vor dem Aufstehen, um fit zu sein. Die Ausnahme des Zurücknehmens ist das Üben vor dem Einschlafen, da der Übende sonst wieder wach werden würde.

Vergleich der Methoden

Die verschiedenen Entspannungsmethoden unterscheiden sich durch das Ausmaß der körperlichen Aktivität und durch das Ausmaß des Einsetzens der eigenen Vorstellung voneinander. So werden beim Jacobson-Training Muskeln durch einfache Bewegungen kurz angespannt und wieder entspannt, z.B. durch das Bilden einer Faust und das anschließende Öffnen der Hand. Hierbei steht die muskuläre Entspannung mehr im Vordergrund – weshalb diese Methode bei Muskelverspannungen zu empfehlen ist. Das Training dauert etwa 30 min, wobei auch hier, wenn das Training beherrscht wird, eine Kurzentspannung zur Anwendung im Alltag möglich ist. Beim Jacobson-Training wird vom Kursleiter die Übung meistens vorgesprochen, was beim autogenen Training in der Regel unterbleiben sollte. Jeder übt nach der Besprechung für sich, zumindest wenn er es gelernt hat, um es so auch ohne Kursleiter oder Kassette einsetzen zu können. Autogenes Training meint auch, „aus dem Selbst kommende Entspannung durch Training". Der Übende kann sich dann alleine – wenn es ihm wichtig ist – entspannen, und zwar ohne fremde Hilfe, wenn er es gelernt hat. Bei schlechter Konzentration bietet daher die Muskelentspannung einige Vorteile. Das autogene Training braucht weniger Zeit und fällt Menschen mit guter Phantasiefähigkeit leichter. Auf Dauer fällt die Anwendung des autogenen Trainings im Alltag einfacher als das Jacobson-Training und die Wirkung der Entspannung ist daher umfassender. Da die beiden Methoden letztendlich sehr ähnlich sind, sollte sich jeder die Übung heraussuchen, die ihm besser liegt.

Anwendung im Alltag: Roter Punkt

Die Entspannungsübungen dienen der Verbesserung der Körperwahrnehmung und der Körperbeeinflussung. Ihr Nutzen erweist sich in der praktischen Anwendung im Alltag. Aufgrund langer Übung läßt sich die Körperwahrnehmung häufiger im Tagesverlauf nutzen. In Zeiten des Wartens (z.B. an der Kasse, im Stau) läßt sich das Körperbefinden abfragen. Dadurch lassen sich unnötige Anspannungen (z.B. Zähne zusammenbeißen, Gesäß anspannen) aufheben. Besonders in unangenehmen Situationen, bei Streß, dient die eingeübte Entspannungsübung – egal ob Muskelentspannung oder autogenes Training – dem „Herunterschalten", dem „sich Sammeln", um gelassener, energischer oder selbstsicherer (z.B. bei unberechtigten Forderungen „nein" sagen können) zu reagieren. Anfangs ist es oft schwierig, in solchen Situationen an den Einsatz der Entspannungsübung zu denken. Hier hilft das Einsetzen der Methode „roter Punkt". Als Erinnerung für die Entspannungsmethode, die gelassenere Grundhaltung, die positivere Gedankenhaltung, wird ein roter Punkt überall dorthin geklebt, wo die neue Entspannungs- und Gedankenhaltung wichtig ist (z.B. ins Auto, ans Telefon oder an Stellen, wo jemand hinschaut, wenn er ungeduldig wartet, ohne daß es deshalb schneller geht, z.B. die Uhr, das Armband).

Biofeedbackmethoden

Biofeedbackmethoden unterstützen die dargestellten Entspannungsmethoden, indem sie dem Patienten die für die Entspannung typischen physiologischen Veränderungen verdeutlichen („feedback"). Auf dem Markt gibt es verschiedenste Biofeedbackgeräte, die technische Umsetzung ist aber vergleichbar. Bei den Apparaten wird ein Körpersignal, etwa Impulse der Muskelaktivität oder die Hauttemperatur abgeleitet, in einem Gerät verstärkt und als Ton oder Licht zurückgemeldet. Dadurch lassen sich auch geringe Körperveränderungen – schon ein erstes Loslassen und Entspannen – aufzeigen. Biofeedbackmethoden vermitteln insbesondere Patienten mit einer gering ausgeprägten Körperwahrnehmung schnellere Erfolgserlebnisse. Weitere Vorteile sind:
– die Förderung der Compliance der Patienten aufgrund der „technischen Rückmeldung",
– die Förderung von internalen Kontrollüberzeugungen,
– die Unterstützung bei Konzentrationsstörungen.

Bei chronischen Schmerzen wird von den Biofeedbackmöglichkeiten besonders das Muskelfeedback benutzt. Dabei ist es wichtig, mindestens 15 Übungssitzungen durchzuführen, damit längerfristige Erfolge zu erwarten sind. Dabei soll der Patient zwischen den Biofeedbacksitzungen Entspannungsübungen eigenständig durchführen.
   Bisher werden diese Geräte – aus Kostengründen – meist nur in Kliniken und Kurhäusern eingesetzt, sind jedoch auch für den ambulanten Bereich zu empfehlen. Biofeedbackmethoden sind eine Alternative bei sehr skeptischen Patienten; sie sind ein erster Einstieg, um einen Zugang zu dem Patienten zu erhalten.

Kognitive und imaginative Methoden

Die Schmerzwahrnehmung läßt sich durch viele Faktoren beeinflussen. Verstärkt werden Schmerzen z.B. durch Unruhe, Angst, Streß, Einsamkeit oder Depression. Außer durch Entspannung lassen sich Schmerzen durch Gedanken und Vorstellungen beeinflussen. Dazu sind Schmerzprotokolle nötig, die aufzeigen und erfassen, welche Gedanken den einzelnen Patienten beeinflussen, damit er lernt, diese zu verändern. Hierzu können sog. Vorsatzformeln dienen (z.B. ich schaffe es; ich bleibe gelassen). Dabei handelt es sich um Gedanken, die immer wieder eingeprägt werden, am besten nach der Entspannung, vor dem Einschlafen bzw. nach dem Aufwachen. Sie ersetzen auf Dauer, mit der Übungszeit, die negativen Denkweisen in den Selbstgesprächen des übenden. Selbstgespräche begleiten den einzelnen ständig, bei allem was er tut. Das Selbstgespräch ist oft geprägt von Sätzen und Regeln, die uns im Laufe unseres Lebens nahegebracht wurden. Dabei prägen sich einzelne Sätze, die unsere Umwelt (z.B. Eltern, Lehrer, Vorbilder) uns häufig vermittelt haben, fest in unser Denken ein (z.B. sei genügsam; Eigenlob stinkt; Leben ist Kampf; sei auf der Hut). Das Verändern der Lebens- und Familienregeln, die in unserem jetzigen Lebensalter überholt sind, baut Streß und damit Verspannungen bzw. Verspannungsschmerzen ab.

Aus den vielfältigen Möglichkeiten werden im folgenden
– Übungen zur Ablenkung,
– Übungen zum Hinspüren und
– Übungen zur Verbesserung des Selbstbilds
vorgestellt.

Übungen zur Ablenkung
Es gibt in dem imaginativen Bereich Übungen, die hauptsächlich dem Ablenken dienen. Die Aufmerksamkeit wirkt wie ein Scheinwerfer; Dinge – auch Schmerzen – außerhalb des Scheinwerferlichts bleiben im Hintergrund (Musik beim Zahnarzt; der Kinderarzt, der das Kind vor der Injektion der Spritze ablenkt). Äußere Ablenkungsmöglichkeiten sind z.B. Lesen, Gespräche führen oder auch das Benutzen des „roten Punkts". Innere Ablenkungsmöglichkeiten ergeben sich über die Phantasie. Solche Übungen lassen sich mit der Zeit auch mit offenen Augen tagsüber einblenden und dienen dann der Schmerzkontrolle durch Ablenkung.

• **Vorstellungsübung: Der Baum (in Anlehnung Rehfisch 1989)**
„Setze oder lege Dich bequem hin, schließe die Augen. Spüre, ob Du bequem sitzt bzw. liegst. Verändere solange Deine Haltung, bis Du Dich wohl fühlst. Auch während der Übung kannst Du jederzeit Störendes verändern, Du sollst Dich aber nicht unnötig bewegen. Du brauchst jetzt nichts zu leisten, Du hast Zeit....
    Lasse Deine Muskeln so locker wie möglich....
Lenke zunächst Deine Aufmerksamkeit auf die Geräusche, die Dich umgeben. Nehme die Geräusche bewußt war....Die Geräusche lassen sich nicht verhindern, sie gehören dazu, ebenso wie Deine Gedanken. Beobachte jetzt für einige Augenblicke ganz bewußt Deine Gedanken, wie sie kommen und gehen; wie ein Zuschauer kannst Du Deine eigenen Gedanken beobachten,.... Gedanken und Geräusche lasse jetzt wie die vereinzelten Wolken über einer Wiese am sonst

*blauen Himmel einfach dahinziehen. Gedanken und Geräusche sind ganz gleich-
gültig.... Schaue auf den Atem, ohne ihn zu verändern... Schaue einfach nur
zu, ohne etwas dafür zu tun...*

*Mit jedem Ausatmen entspannst Du Dich tiefer, immer tiefer,...
Stelle Dir jetzt einen Baum vor,... irgendeinen Baum, der gerade in Deiner
Vorstellung erscheint – vielleicht noch ganz undeutlich, mit der Zeit immer
deutlicher werdend.... Schaue Dir den Baum an ... Was ist es für ein Baum?...
Wie sieht er aus?... Wie groß ist er?... Schaue Dir an, in welcher Umgebung
er steht ... Schaue Dir die nähere Umgebung an... Was siehst Du dort alles?...
Schaue Dir wieder den Baum an,... seine Äste,... die Blätter,.. .die Rinde; viel-
leicht spürst Du mit Deinen Fingern, wie sich die Rinde anfühlt....; stelle Dir
die Wurzeln vor,...wie weit sie in die Erde ragen,... sich immer mehr verzwei-
gen,...spüre den Halt, den sie dem Baum geben,... wie er mit ihnen fest in der
Erde verwurzelt ist – vielleicht spürst auch Du Deine Verbundenheit mit dem
Boden... Stelle Dir vor, wie der Baum mit den Wurzeln das Wasser aus dem
Boden aufnimmt und es als Nährflüssigkeit verwendet,... spüre die Kraft, die
durch die Nährflüssigkeit im Baum aufsteigt,... wie sie durch die Wurzeln fließt,...
durch den Stamm,... durch die Äste... bis hin zu den Blättern....*

(Wenn Du magst, stelle Dir jetzt vor, selbst der Baum zu sein;... spüre die
Kraft in Dir...).

*Stelle Dir nun vor, es ist Frühling....
Erlebe den Frühling, wie der Schnee schmilzt,.. die Knospen sprießen;... die
Sonne wird etwas wärmer, das Leben um den Baum herum erwacht.... Nimm
die Vögel wahr, höre ihre Lebendigkeit,... schaue Dir die Frühlingslandschaft
an;... stelle Dir den Baum im Frühling vor, seinen Stamm,... die Äste,... die
frischen Blätter,... die neuen taufrischen Blüten,... ihre Farben und besonders
ihren Geruch.... Verabschiede Dich nun langsam vom Frühling....*

*Gehe weiter durch die Jahreszeiten und stelle Dir den Sommer vor;... die
Wärme nimmt zu; die Sonne steht hoch am Horizont.... Es ist ein heißer Son-
nentag, schaue Dich um.... Wie sieht die Landschaft um den Baum herum aus?
Einzelne Wolken ziehen einfach dahin, laß alles Störende mit ihnen davonzie-
hen.... Schaue Dir das Wetter an, ... den Himmel.... Wie sieht der Baum aus?....
Stelle Dir den Baum im Sommer vor,... seinen Stamm,... die Äste,... die Blätter....
Ist es vielleicht ein Obstbaum, der Früchte trägt?.... Verabschiede Dich langsam
vom Sommer .....*

*Stelle Dir den Herbst vor.... Es wird langsam kühler, Du spürt es;... der
Wind weht stärker durch die Blätter,... Du kannst es direkt hören; ... der Wind
läßt den Baum seine festen Wurzeln spüren,... die ihm sicheren Halt geben.....
Die Blätter fangen an zu welken, sie werden langsam gelb, ... braun, ... der
Wind weht vereinzelt Blätter ab.... Schaue zu, wie sie einzeln vom Baum her-
unterfallen,..... wie sie rings um den Baum liegen, ... wie sieht der Baum jetzt
aus,... sein Stamm,... die Äste,... die Blätter... Schaue Dir die Landschaft um
den Baum herum an... Verabschiede Dich vom Herbst...*

*Stelle Dir jetzt den Winter vor,... mit all Deinen Sinnen,... den Schnee,... die
Kälte,... den Baum im Winter,... seinen Stamm,... die Rinde,... die Äste,... den*

kalten Wind,... das Eis... Sieh zum Himmel, wie sieht er aus?... Schaue Dir die Landschaft um den Baum herum an... Verabschiede Dich langsam vom Winter...
    Durchlaufe die Jahreszeiten noch einmal in Deinem Tempo,... verweile schließlich bei der Jahreszeit, die Dir besonders angenehm ist...
    (Trete wieder aus dem Baum, wenn Du Dir vorgestellt hast, selbst der Baum zu sein, schaue ihn Dir von außen an)....
    Komme langsam zum Ende der Übung.... Die Bilder verblassen, lösen sich auf... Kehre in den Raum zurück, in dem Du Dich gerade befindest.... Die Bilder verblassen mehr und mehr, lösen sich auf....
    Beende jetzt die Übung, indem Du Dich kräftig streckst und reckst,... die Bilder haben sich aufgelöst,... atme tief durch, öffne die Augen, kehre langsam in Deinen Alltag zurück...."

Übungen zum bewußten Hinspüren

Diese Übungen lassen den Patienten sich dem Schmerz zuwenden bzw. sogar mit ihm sprechen. Durch das Akzeptieren des Schmerzes ist eine Schmerzlinderung möglich. Bei den Übungen stellt sich der Übende z.B. die Frage, was will der Schmerz mir mitteilen, bzw. er erkennt ihn als ständigen Begleiter an. Schließlich gibt es Übungen, die über das Hinwenden zum Körper eine besondere Kontrolle über den Körper, über Verspannungen und Schmerzen vermitteln. Andere Übungen lassen den Patienten den Schmerz beispielsweise in einen Ball verwandeln, mit dem er spielen kann (z.B. die Größe verändern, Farbe verändern, ihn unterschiedlich plazieren).
    Als vorbereitende Übung bietet sich das „Schmerzklebespiel" an. Die Patienten erhalten die Aufgabe, durch farblich unterschiedliche Klebepunkte ihre individuellen Schmerzpunkte (Stärke, Lokalisation) an der Person des Kursleiters zu markieren, was die Vorstellungskraft der nachfolgenden Übung unterstützt.

- **Vorstellungsübung zur Distanzierung (in Anlehnung an Rehfisch 1989)**
„Setze oder lege Dich bequem hin, schließe die Augen. Spüre, ob Du bequem sitzt bzw. liegst. Verändere solange Deine Haltung, bis Du Dich wohlfühlst. Auch während der Übung kannst Du jederzeit Störendes verändern, Du sollst Dich aber nicht unnötig bewegen. Du brauchst jetzt nichts zu leisten, Du hast Zeit...
    Lasse Deine Muskeln so locker wie möglich...
Lenke zunächst Deine Aufmerksamkeit auf die Geräusche, die Dich umgeben. Nehme die Geräusche bewußt wahr, ... Die Geräusche lassen sich nicht verhindern, sie gehören dazu, ebenso wie Deine Gedanken. Beobachte jetzt für einige Augenblicke ganz bewußt Deine Gedanken, wie sie kommen und gehen. Wie ein Zuschauer kannst Du Deine eigenen Gedanken beobachten, ... Gedanken und Geräusche lasse jetzt wie die vereinzelten Wolken über einer Wiese am sonst blauen Himmel einfach dahinziehen. Gedanken und Geräusche sind ganz gleichgültig ... Schaue auf den Atem, ohne ihn zu verändern ... Schaue einfach

nur zu, ohne etwas dafür zu tun ... Mit jedem Ausatmen entspannst Du Dich tiefer, immer tiefer ...

Gehe mit Deiner Aufmerksamkeit zu einer Körperstelle, die Dir im Moment Schmerzen bereitet, wo Du Dich im Moment unwohl, angespannt fühlst oder versuche Dich an Schmerzen zu erinnern, die Du hattest ...

Konzentriere Dich auf diese Stelle und nimm den Schmerz so gut Du kannst wahr. Der Schmerz kann dadurch etwas stärker werden, dies soll Dich nicht beunruhigen, versuche entspannt und ruhig zu bleiben ...Betrachte den Schmerz genau,...versuche ihn so gut wie möglich wahrzunehmen ...

Bleibe mit Deiner Aufmerksamkeit bei dieser Stelle und betrachte den Schmerz wie ein Wissenschaftler sein Untersuchungsobjekt,... einen Gegenstand, den Du in allen Einzelheiten, so genau wie möglich wahrnehmen kannst.... Versuche alle Besonderheiten zu entdecken, ... merke Dir alle Einzelheiten, so als wolltest Du einen Bericht darüber verfassen...

Versuche die Schmerzstelle so genau wie möglich zu lokalisieren, versuche sie genau der Größe nach wahrzunehmen und fahre mit Deiner Aufmerksamkeit am Rand der angespannten, vom Schmerz betroffenen bzw. der schmerzfreien nicht angespannten Stellen entlang, ... versuche Dir die Fläche vorzustellen ...

Fange jetzt an die Fläche einzugrenzen,... baue in Deiner Vorstellung z.B. einen Zaun oder eine Mauer um diese Fläche, so daß innen der Schmerz ist und außen nicht. Falls der Schmerz ausbrechen will, fange ihn ein, umgrenze ihn, erlaube nicht, daß er sich ausbreitet.... Lasse die Umgrenzung so hoch sein, daß der Schmerz sicher eingefangen ist.

Gehe jetzt in die umgrenzte Fläche,... schaue Dir den Schmerz genau an;... ist die Fläche warm, heiß oder kalt?... Flach oder uneben?... Hell oder dunkel?... Welche Farbe hat sie? Nimm alle Einzelheiten wahr.... Hat die Fläche Wellen, ... oder ist die Oberfläche glatt? ...Ist sie fest oder weich?... Bewegt sie sich rhythmisch oder unerwartet?...

Gehe mit Deiner Aufmerksamkeit wieder aus der Stelle heraus, ... schaue sie Dir von außen an.... Nimm noch mal die sichere Umrandung wahr. ... Lasse jetzt die Fläche kleiner werden,... ziehe die Umrandung immer enger;...lasse den Schmerz nicht heraus, ... lasse die Fläche immer kleiner werden und immer kleiner und kleiner... bis nur noch ein Punkt bleibt ...

Lasse jetzt den Punkt einfach verschwinden, ... er wird immer kleiner ... und verschwindet ganz... Er ist einfach weg; ... schaue ob Dir dies gelingt ...

Komme jetzt mit Deiner Aufmerksamkeit wieder in den Raum zurück, ... spüre Deinen Körper,... schaue noch einmal nach Deinem Schmerz, was ist damit?...

Komme langsam zum Ende,... die Bilder verblassen, lösen sich auf. Kehre hierher in den Raum zurück ... Die Bilder verblassen mehr und mehr, lösen sich auf...

Beende jetzt die Übung, indem Du Dich kräftig streckst und reckst,... die Bilder haben sich aufgelöst,... atme tief durch, öffne die Augen,... kehre langsam in Deinen Alltag zurück...."

• **Vorstellungsübung: Körperreise** (in Anlehnung an Simonton et al. 1982; Tietze 1987)

„Setze oder lege Dich locker und bequem hin, mach es Dir so bequem wie möglich, schließe Deine Augen und spüre, ob Du auch ganz bequem und locker sitzt oder liegst. Wenn Dich noch etwas stört, verändere ruhig noch etwas Deine Lage...

Nimm die Stellen wahr, mit denen Du Kontakt zu Deiner Unterlage hast... Dein ganzer Körper entspannt sich, Dein Gesicht ist ganz locker. Dein ganzer Körper ist angenehm schwer und angenehm warm... Deine Atmung geht ruhig und gleichmäßig...Deine Stirn und Deine Augengegend sind ganz locker und gelöst... und Dein Schultergürtel ist ganz entspannt und locker ...

Deine Atmung fließt ruhig und gleichmäßig. Spüre das gleichmäßige Fließen Deiner Atemzüge. Nimm wahr, wie die Atemluft durch Deine Nase einströmt und wie sich Brust und Bauch dabei heben und spüre beim Ausatmen, wie die Luft durch die Nasenlöcher wieder ausströmt und wie sich Brust und Bauch wieder senken ...

Laß Dir Zeit beim Erleben Deiner Atmung und nimm dann wahr, wie Du Dich beim Ausatmen immer tiefer entspannst ...

Du kannst Dich wohl und gelöst fühlen, Du mußt jetzt überhaupt nichts leisten. Alles um Dich herum ist jetzt völlig gleichgültig. Laß Dir Zeit ... Stelle Dir vor durch Deinen Körper eine Reise zu machen, beispielsweise in einem U- Boot ...

Vielleicht stellst Du Dir vor, Deinen Körper durch Deinen Mund zu betreten. Nehme die veränderte Temperatur, das dortige Klima wahr...

Du bist absolut sicher auf Deiner Vorstellungsreise ...

Schaue Dich noch im Mund um,... Deine Zunge,... die Schleimhäute der Mundhöhle, spüre wie sie warm, feucht, gut versorgt sind ...

Gehe jetzt in Deiner Vorstellung weiter, Du gelangst zum Hals,... spüre wie Du tiefer kommst, Du bist absolut sicher ...

Du merkst wie Dein Körper arbeitet... Wenn Du magst, gehe zu Deinem Herzen... Stelle Dir das Arbeiten Deines Herzens vor,... Du kannst auch ein sehr unbiologisches Bild von Deinem Herzen haben, etwa einen Raum , den Du betreten kannst und in dem Du einen Bezug zu Deinem Herzen spürst,... Spüre die Atmosphäre,... spüre die Ordnung und die Regelmäßigkeit. Genieße Harmonie und Ordnung ...

Gehe jetzt weiter... Wenn Du magst, führt Dich Dein Weg zu Deinem Magen, auch dort bist Du absolut sicher ... Stelle Dir Deinen Magen, seine Arbeit vor, es kann wieder ein ganz spontanes Bild sein, ganz unbiologisch.... Auch hier beeindruckt Dich die Perfektion, mit der alles abläuft. Auch hier läßt Du Dir Zeit und schließt Freundschaft mit Deinem Körper... Wenn Du magst, dann wandere im Magen herum, schaue Dir die Magenwände an, spüre sie ....

Du kennst Dich jetzt schon besser in Deinem Körper aus,... Du findest Dich gut zurecht. Wenn Du magst, dann gehe jetzt in Deinem Körper nach oben,...vorbei am Mund,..... zum Kopf,... zu Deinem Gehirn.... Stelle Dir diesen Körperteil vor, ruhig wieder mit dem Bild, das Dir gefällt.... Du siehst und fühlst, wie hier alles zusammenwirkt und koordiniert wird, wie Botschaften und Informationen eintreffen und ausgesandt werden .... Lasse die Eindrücke auf Dich wirken....

Nun gehe zu einem Ort in Deinem Körper, der Dir häufiger Sorgen bereitet,... wo Du Dich öfters müde fühlst oder Verspannungen und Schmerzen sitzen... Dieser Ort kann z.B. im Rücken sein, wo es vielleicht weh tut.... oder im Brustbereich, wo vielleicht der Atem nicht ganz so harmonisch fließt... Egal, wo dieser Bereich auch sein mag, Du kannst dort hingehen. Schaue Dir diese Stelle Deines Körpers an,... erfühle sie,... ertaste sie, schaue Dich um... Schaue Dir an, was dieser Bereich braucht,... was er Dir sagen möchte... Was drückt er für Dich aus?... Was löst er für Dich?... Versöhne Dich mit diesem Teil,... dem Du sonst vielleicht nicht so die nötige Beachtung schenkst oder dem Du zuviel zumutest....

Suche Dir jetzt eine ruhige Stelle in Deinem Körper, an der Du dich wohl fühlst... Jeder hat einen Platz, den er als angenehm empfindet... Schaue Dir auch diese Stelle Deines Körpers an,... erfühle sie,... ertaste sie... Schaue Dich um....Genieße diesen Körperteil von Dir ...

Weite Deine Aufmerksamkeit auf Deinen ganzen Körper aus,... genieße Deinen Körper...

Mache Dich jetzt auf den Weg, Deinen Körper wieder zu verlassen... Begib Dich wieder zu Deinem Mund, dem Ausgangspunkt Deiner Körperreise, verlasse hier Deinen Körper... Wenn Du Dich verkleinert in Deinem Körperinneren vorgestellt hast, etwa in einem U-Boot, so wächst Du jetzt schnell wieder zu Deiner normalen Größe. Du fühlst Dich frisch und entspannt....

Schaue Dich jetzt im Spiegel von außen an, hat sich etwas bei Dir verändert?....

Bereite Dich nun darauf vor, die Übung langsam zu beenden... Lasse die Augen noch geschlossen. Lasse die Bilder los, die Bilder lösen sich auf. Werde Dir des Raums bewußt, in dem Du Dich befindest.... Spüre in Deinen Körper hinein, wie fühlt er sich an?... Beobachte Deine Atmung, ohne etwas zu verändern..... Du bist wieder ganz hier; die Bilder haben sich ganz aufgelöst...

Stelle Dich darauf ein, die Übung zu beenden... Strecke und recke Dich mit geschlossenen Augen, ... atme tief ein,.... öffne die Augen. Lasse Dir Zeit, in Deiner Gegenwart anzukommen...."

Übungen zur Verbesserung des Selbstbilds (in Anlehnung an Shorr 1981).
Durch den Abbau von sekundären Problemen, z.B. durch das Verändern eines negativen Selbstbilds bzw. dem Abbau von Selbstunsicherheit, kann sich die Grundanspannung positiv verändern; der Schmerz wird möglicherweise weniger intensiv wahrgenommen. Je größer die Grundanspannung ist, desto schneller kommt der Schmerzpatient an seine individuelle Schmerzgrenze (z.B. kann eine berufliche Herausforderung „das Faß zum Überlaufen bringen"). Die Weiterentwicklung der eigenen Fähigkeiten und der Abbau innerer Grenzen (z.B. die Vorstellung, nicht „nein" sagen zu können bzw. immer pünktlich sein zu müssen) können den Schmerz-Verspannungs-Zyklus durchbrechen.

- **Vorstellungsübung: Spiegelbild (in Anlehnung an Tietze 1987)**

„Setze oder lege Dich locker und entspannt hin, mache es Dir so bequem wie möglich und schließe Deine Augen. Spüre, ob Deine Position auch ganz bequem und entspannt ist. Wenn Dich noch etwas stört, verändere ruhig etwas Deine Haltung...

Nimm die Stellen wahr, mit denen Du Kontakt zu Deiner Unterlage hast...

Dein ganzer Körper entspannt sich, Dein Gesicht ist ganz locker. Dein ganzer Körper ist angenehm schwer und angenehm warm... Deine Atmung geht ruhig und gleichmäßig... Deine Stirn und die Partie um Deine Augen sind ganz locker und gelöst... und Dein Schultergürtel ist ganz entspannt und locker....

Deine Atmung fließt ruhig und gleichmäßig. Spüre das gleichmäßige Fließen Deiner Atemzüge. Nimm wahr, wie die Atemluft durch Deine Nase einströmt und wie sich Brust und Bauch dabei heben.... und spüre, wie die Luft beim Ausatmen durch die Nasenlöcher wieder ausströmt und sich Brust und Bauch wieder senken...

Laß Dir Zeit beim Erleben Deiner Atmung und nimm wahr, wie Du Dich beim Ausatmen immer tiefer entspannst....

Du kannst Dich wohl und gelöst fühlen; Du mußt jetzt überhaupt nichts leisten. Alles um Dich herum ist jetzt völlig gleichgültig. Laß Dir Zeit....

Stelle Dir vor, Du befindest Dich in einem dunklen Raum. Du kannst noch nichts sehen, aber vor Dir steht ein großer Spiegel.... Es wird nun langsam heller und bald wirst Du auch Dein Spiegelbild sehen können.... Es mag verschieden sein von dem Bild, das Du sonst im Spiegel von Dir siehst, vielleicht aber auch nicht.... Schaue nun, wie bei zunehmendem Licht das Spiegelbild deutlicher wird...

Vielleicht wirst Du es gleich klarer sehen können... Wie siehst Du aus?... Was fällt Dir am meisten auf?... Wie ist Deine Körperhaltung?...Wie bewegt sich Dein Spiegelbild?... Wie ist Dein Gesichtsausdruck?... Was für ein Gefühl drückt das Bild wohl aus?... Was empfindest Du ihm gegenüber?...

Du kannst mit Deinem Spiegelbild reden, es kann auch antworten, vielleicht redet ihr über eure Lebensregeln, eure Rollen im Leben.... Was sagst Du?... Und was antwortet Dein Spiegelbild?... Was empfindest Du?....

Tauscht nun die Rollen und werde Du Dein Spiegelbild...Wie bist Du nun und wie fühlst Du Dich?... Was sagst Du als Bild zu Deinem Gegenüber, wenn Du das Gespräch fortsetzt?... Was gibt es zu eurer Beziehung zu besprechen?... Versuche mehr von dem Spiegelbild zu erfahren...

Tausche, wenn Du magst, wieder die Rollen, setze aber das Gespräch fort... Womöglich tauscht ihr euch weiter über eure Rollen im Alltag, über eure Lebensregeln aus...

Werde nun wieder Du selbst und schaue das Spiegelbild an. Was empfindest Du ihm gegenüber?... Sind Deine Empfindungen jetzt andere?... Hast Du Deinem Spiegelbild noch etwas zu sagen, bevor Du Dich für dieses Mal verabschiedest?...

Bereite Dich nun darauf vor, die Übung zu beenden... Lasse die Augen noch geschlossen. Lasse die Bilder los, die Bilder lösen sich langsam auf... Werde

Dir des Raums bewußt, in dem Du Dich befindest.... Spüre in Deinen Körper hinein. Wie fühlt er sich an?... Beobachte Deine Atmung, ohne etwas zu verändern... Du bist wieder ganz hier. Die Bilder haben sich ganz aufgelöst....
Stelle Dich darauf ein, die Übung zu beenden.... Strecke und recke Dich mit geschlossenen Augen,... atme tief ein,.... öffne die Augen. Lasse Dir Zeit, in Deiner Gegenwart anzukommen."

6.2.4 Ausblick

Das Feld der psychologischen Möglichkeiten wird bisher im Rahmen der Schmerzbewältigung noch zu wenig genutzt. Gerade auch die Betroffenen greifen häufig, vielleicht etwas zu schnell, auf Medikamente zurück, die „einfacher" zu handhaben sind, weniger Zeit, aber auch weniger Eigenverantwortung benötigen. Alle beschriebenen Methoden funktionieren nicht sofort, sondern müssen gelernt und geübt werden, was zunächst zwar aufwendig ist, auf Dauer aber sehr viel Positives bewirkt. Das Spektrum der psychologischen Methoden bietet vielfältige Möglichkeiten und sollte zumindest als Ergänzung zur medikamentösen Therapie gesehen und auch genutzt werden.

Wurden die psychologischen Methoden bisher im Rahmen der Schmerz- und Krankheitsbewältigung dargestellt, so dienen sie doch auch allgemein der Prophylaxe bzw. der Gesundheitsentwicklung. Ein Mensch, der sich gut entspannen kann, der mit Streß konstruktiv umgehen kann, der positiv und optimistischer das Leben betrachtet, ermöglicht seinem Körper, die vorhandenen Energien optimal zur Stabilisierung der Gesundheit einzuteilen. Bei vorliegenden Krankheiten führt Entspannung, Streßabbau sowie die persönliche Weiterentwicklung zu einer Verbesserung der Lebensqualität und damit zu einer höheren Heilungs- bzw. Linderungschance.

Literatur

Achterberg J (1987) Die heilende Kraft der Imagination. Scherz, Bern
Badura B (Hrsg.) (1981) Soziale Unterstützung und chronische Krankheit. Zum Stand sozialepidemiologischer Forschung. Suhrkamp, Frankfurt/Main
Basler HD, Franz C, Kröner-Herwig B, Rehfisch HP (Hrsg.) (1990) Psychologische Schmerztherapie. Springer, Berlin Heidelberg
Bayer G (1987) Phantasiereise – Kassettenkurs Teil 1 + 2. DeHypho, München
Beitel E, Niesel W (1986) Bochumer Gesundheitstraining. O.V., Bochum
Brenner H (1989) Das große Buch der Entspannungstechniken. Humboldt, München
Egger J (1986) Psychologische Gesichtspunkte der Rehabilitation. Prävention 2: 35–40
Gawain S (1984) Stell dir vor. Sphinx, Basel
Hoffmann B (1983) Handbuch für das Autogene Training. DTV, München
Hoppe F (1991) Hamburger Schmerz-Adjektiv-Liste. Beltz, Weinheim

Janke W (1986) Angst: Definition und somatische Grundlagen. In: Janke W, Netter P (Hrsg.) Angst und Psychopharmaka. Kohlhammer, Stuttgart

Kröner B, Sachse R (1981) Biofeedbackmethoden. Kohlhammer, Stuttgart

Kunzendorff E, Werling H (Hrsg.) (1983) Herz-Kreislauf-Erkrankungen. Soziale Bedingungen und Persönlichkeit. VEB, Berlin

Langosch W (1984) Psychosoziale Maßnahmen. In: Roskamm H (Hrsg.) Handbuch der Inneren Medizin, Band IV/3: Koronarerkrankungen. Springer, Berlin Heidelberg

Rehfisch HP, Basler HD (1989) Psychologische Schmerztherapie bei Rheuma. Springer, Berlin Heidelberg

Rümmele E (1991) Spektrum der BewegungsPsychoTherapie. Deutsch, Frankfurt/Main

Shorr JE (1981) Psychoimagination. Isko Press, Hamburg

Schultz JH (1980) Übungsheft für das Autogene Training. Thieme, Stuttgart

Simonton OC, Matthews-Simonton S, Creighton J (1982) Wieder gesund werden. Rowohlt, Reinbek

Stangl ML, Stangl A (1984) Hoffnung auf Heilung. Econ, Düsseldorf

Steinfeld L (1978) Autogene Meditation. Patmos, Düsseldorf

Susen G, Geißler W (1988) Erfolgreich entspannen. Aber wie? Hogrefe, Göttingen

Syer J, Connolly C (1987) Psychotraining für Sportler. Rowohlt, Reinbek

Teegen F (1987) Ganzheitliche Gesundheit. Rowohlt, Reinbek

Tietze HG (1987) Der Alpha-Mensch. Heyne, München

Vaitl D, Petermann F (Hrsg.) (1993) Handbuch der Entspannungsverfahren. Beltz, Weinheim

Zielke M, Sturm J (Hrsg.) (1994) Handbuch Stationäre Verhaltenstherapie. Beltz, Weinheim

7 Praxismodelle

7.1 Bad Pyrmonter Osteoporose-Kompaktkur – der Weg zu einer neuen Kurform

Werner Streicher

7.1.1 Bedeutung der ambulanten Kur

Die ambulante Präventions- und Rehabilitationskur hat durch das Gesundheitsreformgesetz einen hohen Stellenwert erhalten. Zur Behandlung chronischer degenerativer Erkrankungen ist eine hierarchische Anordnung der medizinischen Versorgung vorgesehen: Falls die primäre ärztliche Versorgung am Wohnort nicht ausreicht, ist als nächste Stufe eine ambulante Präventions- und Rehabilitationskur vorgesehen. Erst wenn diese nicht zum Erfolg führt, ist eine stationäre Rehabilitationsmaßnahme durchzuführen.

Dieser hohe medizinische Anspruch an die ambulante Kur bedeutet die Verpflichtung zu einer organisatorischen und inhaltlichen Umstrukturierung ebenso wie zur Systematisierung bereits vorhandener Kapazitäten.

Um eine das moderne Gesundheitsnetz ergänzende Kurform im sicher kostengünstigen ambulanten Bereich zu schaffen, ist es ratsam, die Defizite der derzeit gängigen Kurortorganisation zu erkennen und wenn möglich zu beheben. Die wichtigsten Problemzonen lassen sich leicht ausmachen. Es ist die Disharmonie zwischen Kurverwaltung und Badeärzten, der Prestigeverlust der ambulanten Kur bei Hausärzten und Krankenkassen, der Mangel an sozialmedizinisch relevanten Indikationsstellungen, das Fehlen von formulierten Therapiezielen und schließlich die nur selten dokumentierten indikationsbezogenen komplexen Therapiekonzepte, die zusammen mit den Gesundheitsförderungsprogrammen die medizinische Essenz der Bäder ausmachen.

Der Konsens dieser unterschiedlichen und nicht selten mit Feindbildern versehenen Interessengruppen ist Voraussetzung für eine ambulante Kur, die die Chance haben will, zu überleben.

7.1.2 Zur Entwicklung der Osteoporose-Kompaktkur

Beispielhaft wurde zur Behandlung der Osteoporose in Bad Pyrmont ein fachübergreifendes, ganzheitliches Therapiekonzept erarbeitet, das basierend auf der traditionellen Kur die Erkenntnisse der modernen Osteoporoseforschung mitberücksichtigte.

Im September 1989 bildete sich ein Arbeitskreis, bestehend aus Allgemeinmedizinern, Gynäkologen, Orthopäden, Internisten und dem Kurdirektor. Zusammen mit Sporttherapeuten, Krankengymnasten, Psychologen und Ernährungsberatern wurde ein Grundkonzept erarbeitet, um den ganzheitlichen Anspruch kompetent zu erfüllen (Abb. 7.1).

Ebenso wurden alle Pensionen, Sanatorien und Hotels zum Mitmachen eingeladen, die bereit waren, kalziumreiche, vollwertige Ernährung anzubieten.

An diesem Programm beteiligten sich 20 Beherbergungsbetriebe.

Die Besonderheiten des Bad Pyrmonter Osteoporosemodells sind (Abb. 7.2):
– das ganzheitliche, indikationsbezogene Therapiekonzept,
– die partnerschaftliche Zusammenarbeit zwischen Kurverwaltung, Badeärzten und Beherbergungsbetrieben,
– die Osteoporose-Kompaktkurberaterin,
– die Einberufung der Osteoporosepatienten in Therapiegruppen, die von einem erfahrenen Bewegungstherapeuten geleitet werden (15 Patienten pro Gruppe reisen zu festen Terminen an),
– der Kontakt mit Selbsthilfegruppen,
– konkrete Handlungsanweisungen für die Zeit nach der Kur,
– Erfolgskontrollen, 3, 6 und 12 Monate nach der Kur,
– die ebenfalls osteoporosebezogenen gesundheitsbildenden Gesprächskreise durch Badeärzte, Internisten, Orthopäden, Gynäkologen/innen, Pädagogen und Sporttherapeuten.

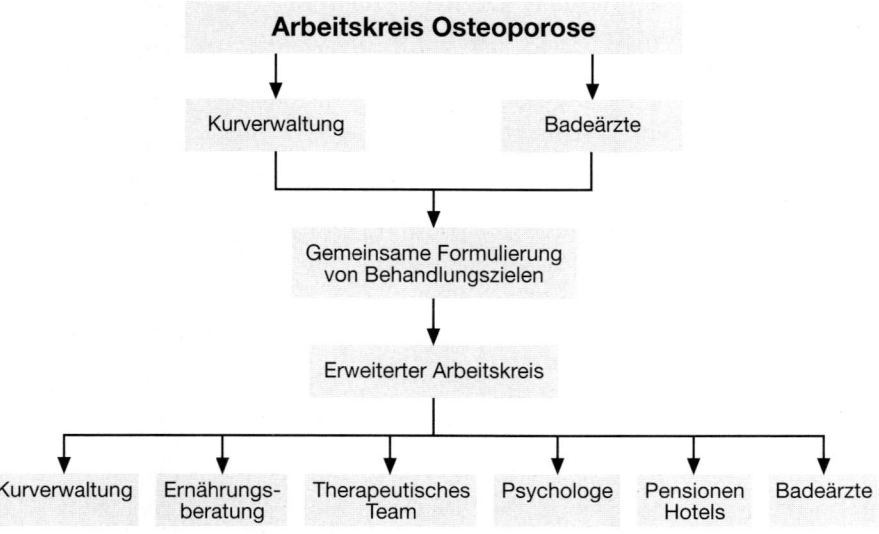

Abb. 7.1. Organisationsstruktur des Arbeitskreises Osteoporose

Kurkonzept

Vorteile der ambulanten Kur	• Motivation • Eigeninitiative • Individualität
+ Vorteile der klinischen Kur	• Gruppendynamik • Indikationsbezogenes Therapieangebot
+ Gesprächskreise	• Ein Leben mit Osteoporose (Internist) • Alltagsbewältigung und Schmerz (Psychologe) • Klimakterium, Menopause, Östrogene (Gynäkologin) • Nichtrauchertraining • Autogenes Training • Gesunde Ernährung / -vollwertige Ernährung • Lactovegetabile Kostformen (+ praktische Übungen in der Lehrküche)

= ambulante Osteoporosekompaktkur

Abb. 7.2. Konzept der ambulanten Osteoporose-Kompaktkur

Entsprechend den Kontraindikationen und der körperlichen Leistungsfähigkeit erhalten alle Patienten Moorbäder oder Moorpackungen und/oder Solewannenbäder und/oder Massagen (Bürstenmassagen) sowie eine Trinkkur mit der kalziumhaltigen Helenenquelle (568 mg/kg Kalzium und 0,45 mg/kg Fluorid).

Um eine effektive Physiotherapie durchführen zu können, werden die Osteoporosepatienten in 3 Therapiegruppen eingeteilt.

– Gruppe I: Osteoporosepatienten ohne Bewegungseinschränkungen und ohne Frakturen;
– Gruppe II: Osteoporosepatienten mit Bewegungseinschränkungen und alten Frakturen;
– Gruppe III: Osteoporosepatienten mit frischen Frakturen (krankengymnastische Einzelbehandlung).

7.1.3 Übergeordnete Behandlungsziele

Das primäre Behandlungsziel ist bei Osteoporosepatienten die Schmerzlinderung. Hier sind mehrere Möglichkeiten zu nennen. Zum einen bieten die natürlichen Heilmittel Moor und Sole als ideale Wärmeträger passive Möglichkeiten der Schmerzlinderung. In rhythmischen Abläufen angewendet, bewirken diese Naturstoffe eine Tiefenmuskelerwärmung und Entspannung. Aber auch aktive Verfahren wie die progressive Muskelrelaxation stehen von Anfang an im Vordergrund der Therapie.

Das 2. Behandlungsziel umfaßt die Funktionsverbesserung durch Muskeldehntechniken der Brustmuskulatur, der Hals- und Schultermuskulatur, der Lendenwirbelmuskulatur und der Beinrückseite. Den eigenen Körper mit seinen Verspannungen wahrnehmen zu lernen, steht hierbei im Vordergrund. Neuromuskuläre Koordinationsverbesserung, Reaktionsfähigkeit und Gleichgewichtsverbesserung stehen im Mittelpunkt der Funktionsverbesserung der verkürzten Muskulatur.

Die Senkung des Frakturrisikos ist wohl der bedeutendste Teilbereich der Behandlungsziele. Durch langsame dynamische Bewegungsformen können muskuläre Dysbalancen ausgeglichen werden. Durch Kraftausdauertraining kann abgeschwächte Muskulatur gekräftigt und die gesamte Wirbelsäule stabilisiert werden. Das Muskelkrafttraining im Solebewegungsbad ergänzt das Trockentraining. Da die Körperkontrolle im Bewegungsbad deutlich erschwert ist, können hier Bewegungsmuster der Feinkoordination verbessert und Körperhaltung erlernt werden. Rückengerechtes Sitzen, Gehen, Laufen, Wandern, Heben, Tragen, Bücken, Aufstehen, Hinlegen und Liegen werden in Theorie und Praxis erlebt.

Die Sekundärprävention im häuslichen Umfeld wird während der Kur bereits vorbereitet durch eine Förderung der Bewegungsfreude, durch die Verbesserung der allgemeinen aeroben Ausdauer, d.h. die Hinführung zu einem individuell dosierten Herz-Kreislauf-Training. Im Rahmen von Gesprächskreisen findet eine medizinische Beratung und eine Ernährungsberatung statt; schließlich wird ein Trainingsprogramm für zu Hause erarbeitet. Das Wissen um die mit der Osteoporose verbundenen Fehlverhaltensweisen bietet den Patienten die Chance zu höherer Lebensqualität.

Die Osteoporosetherapie basiert auf der ganzheitlichen Sichtweise, daß körperliche, seelische, geistige und soziale Faktoren nebeneinander im Therapieverlauf Beachtung finden müssen. Es geht nicht nur um die einseitige Verbesserung der Körperkraft oder der Koordination, sondern ebenso um das Erlernen von Entspannungsmethoden und Körperwahrnehmung sowie um das Erlernen von positivem Denken und dem Erlebnis, in der Gruppe mit anderen zu kommunizieren und so das Erlernte in den Alltag umzusetzen.

7.1.4 Ziele und Inhalte des Osteoporosebewegungsprogramms

Ein wesentlicher Bestandteil des ambulanten Kurkonzeptes ist das sog. ganzheitliche Osteoporosetrainingsprogramm, bestehend aus den Elementen Bewegung, Entspannung, Körperwahrnehmung, Wassergymnastik und Rückenschule.

Für alle Bausteine lassen sich folgende Zielsetzungen formulieren:

- Schmerzreduktion durch Entspannungs-, Lockerungs- und Lösungsübungen in Entlastungspositionen. Hier kann z.B. die progressive Muskelrelaxation nach Jacobsen oder das autogene Training erlernt und angewendet werden.
- Die Ökonomisierung der Bewegungsabläufe und der Haltung durch die Schulung der Körperwahrnehmung und des Bewegungsgefühls. Im Rahmen dieser Zielvorstellungen spielen Übungen der Fein- und Grobkoordination sowie der Wiederaufbau des Vertrauens in die eigenen Bewegungsmöglichkeiten eine entscheidende Rolle.
- Die Verbesserung der Elastizität, der Dehnfähigkeit der Muskulatur durch sanftes passives und aktives Dehnen sowie durch Spannungs- und Entspannungswechsel, Dehnmethoden und andere therapeutische Methoden der Krankengymnastik.
- Der Erhalt und die Verbesserung der Alltagsmotorik durch Koordinations-, Reaktions- und Gleichgewichtsschulung. Diese Übungen sind mit einem hohen zeitlichen Aufwand verbunden. Sie stellen eine sehr bedeutende Säule der Bewegungstherapie dar.
- Erst nach Erreichen der ersten 4 Teilziele kann das 5. Lernziel, Verbesserung der Kraft und Kraftausdauer, durch geführte dynamische Kräftigung erreicht werden.
- Durch gezielten Wechsel von Dehn- und Kräftigungsmethoden wird der Ausgleich muskulärer Dysbalancen realisiert. Fortschreitende Mobilisation führt zum Erhalt der Beweglichkeit.
- Die Stabilisierung der Wirbelsäule durch dynamische Kräftigung der Rumpfmuskulatur kann somit verwirklicht werden. Hierbei sind Hyperkyphosierung der Brustwirbelsäule und Hyperlordosierung der Lendenwirbelsäule möglichst auszuschließen.
- Darauf aufbauend werden im 8. Lernziel rückenfreundliche Bewegungsmuster bei alltäglichen Verrichtungen, z.B. Bücken, Gehen, Tragen, Sitzen, Liegen, in Haushalt, Freizeit und Beruf im Rahmen einer Rückenschule erlernt.
- Das 9. Lernziel beinhaltet die Förderung der Bewegungsfreude und die Motivierung zu geeigneten sportlichen Aktivitäten in der Freizeit durch kleine Spiele in der Gruppe sowie eine kritische Prüfung der Freizeitsportarten auf die Wirbelsäulen- und Gelenkbeanspruchung.
- Die Verbesserung der allgemeinen Herz-Kreislauf-Ausdauerleistungsfähigkeit durch Wanderungen, Fahrradfahren auf dem Heimtrainer und Schwimmen.

Das bewegungstherapeutische Trainingsprogramm besteht aus 10 Therapieblöcken von jeweils 2 h Dauer. In den ersten 30 min stehen die Information und Interaktion zu den folgenden Themen im Vordergrund:

1. Stunde: Der ganzheitliche interdisziplinäre Therapieansatz und das Bedingungsgefüge von Krankheitsentstehung durch Disposition (Veranlagung), Umwelteinflüsse und eigene Verhaltensmuster.
2. Stunde: Mögliche Schmerzursachen bei Osteoporose.
3. Stunde: Aktive Schmerzbewältigung.

4. Stunde: Falsche und richtige Bewegungsmuster.
5. Stunde: Anatomisch - physiologische Zusammenhänge der Osteoporoseentstehung.
6. Stunde: Zusammenhang von Knochendichte und Muskelmasse, die Funk-
tionsweise des Knochenstoffwechsels.
7. Stunde: Übertragung der Rückenschulkenntnisse auf den Osteoporosepatienten – rückengerechtes Sitzen.
8. Stunde: Rückengerechtes Stehen – Hinlegen – Liegen – Aufstehen.
9. Stunde: Rückengerechtes Bücken – Heben – Tragen.
10. Stunde: Möglichkeiten des Herz-Kreislauf-Trainings.

Das besondere an dieser Kur ist, daß Gruppen von Osteoporosepatienten zu-
sammengestellt werden, die unter Anleitung eines erfahrenen Bewegungstherapeuten gemeinsam eine 3- bis 4wöchige Kur erleben. Das Prinzip „Hilfe zur
Selbsthilfe" findet somit seine Realisierung in der Gruppe von 15 Patienten,
in der die Kur Spaß macht und Einsamkeit nicht vorkommt.

7.1.5 Reflexionen

Inzwischen liegen erste Ergebnisse einer Evaluationsstudie vor. Insgesamt wurden 105 Osteoporosepatienten vor Kurbeginn, bei Kurende, 3 bzw. 12 Monate
nach der Kur (Rücklaufquote 75%) schriftlich zu einzelnen Parametern des
subjektiven Wohlbefindens und der Lebensqualität befragt. Es ist offensichtlich,
daß die Beweglichkeit, Entspanntheit, Gehsicherheit, Motivation und die Kenntnisse zur Prävention und Rehabilitation der Osteoporose bei Kurende subjektiv
deutlich besser bewertet werden und die Schmerzen und das Gefühl, alleinge-
lassen zu sein, deutlich abgenommen haben. Darüber hinaus ist nach eigener
Einschätzung der Befragten nach 3 und auch noch nach 12 Monaten ein Effekt
spürbar und hat zu Verbesserungen im täglichen Leben geführt.

Zusammenfassend kann festgestellt werden, daß eine Osteoporosetherapie
im Rahmen einer ambulanten Badekur nur dann erfolgreich sein kann, wenn
eine ganzheitliche Behandlung (körperlich, seelisch, geistig, sozial) stattfindet
und zusätzlich eine interdisziplinäre, fachübergreifende Zusammenarbeit aller
am Rehabilitationsprozeß beteiligten Therapeuten gewährleistet ist. Die übergeordnete Zielvorstellung der ambulanten Osteoporose-Kompaktkur ist deshalb,
in der Gruppe mit Betroffenen indikationsspezifisch im Sinne einer Selbsthilfegruppe nach dem Prinzip Hilfe zur Selbsthilfe zu kommunizieren. Hierbei
spielen neben der Informationsvermittlung der Erfahrungsaustausch Gleichbe-
troffener und das Lernen in der Praxis eine entscheidende Rolle.

7.2 Bewegung im Rahmen des ambulanten Rehabilitationssports

Jochen Werle

Die Umsetzung medizinischer, bewegungstherapeutischer und sportpädagogischer Aspekte in die Praxis ist sicherlich nur durch aufeinander aufbauende und längerfristige Angebote erfolgreich zu verwirklichen. Im Rahmen der Therapiestraße erhält der Rehabilitationssport mit seiner Verknüpfung zu bestehenden freizeitorientierten Sportformen und -arten seinen besonderen Stellenwert in der letzten Phase der Rehabilitation. Der in seinen Funktionen stabilisierte Osteoporosepatient findet hier vielfältige Möglichkeiten entsprechend seines Krankheitsbilds und seiner Bedürfnisse, sich regelmäßig zu bewegen und Sport zu treiben. Die praktische Umsetzung dieser Ziele ist u.a. durch § 43, Absatz(1) des Gesundheitsreformgesetzes (GRG) vom 20.12.1988 und die Gesamtvereinbarung über den ambulanten Behindertensport vom 1. Juli 1981 geregelt (Neufassung vom 1. 1. 1995). Nach diesen Bestimmungen sind für die Anerkennung des „Rehabilitationssports für Osteoporosepatienten" eine Reihe von Voraussetzungen zu erfüllen. Insbesondere § 2, Absatz (1), § 5, § 6, § 7 und § 8 bedürfen einer weiteren Erläuterung.

7.2.1 Terminologie

Bei einer fortgeschrittenen Osteoporose kommt es zu einer progredienten Einschränkung der körperlichen Funktionsfähigkeit, und die Betroffenen erhalten vielfach den Behindertenstatus. Die praktische Erfahrung zeigt jedoch, daß viele eher traditionell orientierte Bewegungsangebote für Behinderte nicht für die besondere Problematik von Menschen mit Osteoporose ausgerichtet sind und daher nicht uneingeschränkt empfohlen werden können.

Gemäß § 43, Absatz (1) des GRG ist der Begriff Behindertensport, der eher mit negativ besetzten Wertvorstellungen verknüpft ist, im Jahre 1988 durch den Begriff Rehabilitationssport ersetzt worden. Diese auf den ersten Blick scheinbar unbedeutende semantische Veränderung hat jedoch zu einer partiellen Neuorientierung und einer Ausweitung des Aufgabenspektrums in diesem Bereich geführt. Seit dieser Zeit entstehen zunehmend mehr indikationsspezifische Bewegungsangebote, z.B. auch für Menschen mit Osteoporose.

Der Rehabilitationssport bzw. auch ein Funktionstraining für Osteoporosepatienten beschränkt sich nicht nur auf ausgewählte bewegungstherapeutische Übungen, die den Möglichkeiten und Bedürfnissen der Betroffenen entsprechen, sondern schließt verhaltensmedizinische und gesundheitspädagogische und -psychologische Maßnahmen zur Veränderung des Lebensstils mit ein.

7.2.2 Übungsgruppen

Für den Rehabilitationssport bzw. das Funktionstraining von Osteoporosepatienten empfiehlt sich zu Beginn eine Gruppengröße von maximal 10–12 Teilnehmern. Mit zunehmender körperlicher Funktionsfähigkeit, verbesserter Bewegungssicherheit und Selbsteinschätzung der Betroffenen kann die Gruppe bis zu 15 Teilnehmern umfassen. Bei der Wassergymnastik empfiehlt sich eine Gruppengröße von höchstens 10 Betroffenen.

Da das Krankheitsbild der Osteoporose selbst sehr heterogen ist und die Betroffenen zusätzlich teilweise sehr unterschiedliche Ausgangsvoraussetzungen aufweisen (Begleiterkrankungen, Belastbarkeit, sportliche Erfahrung, Alter), ist eine homogene Gruppenbildung zu empfehlen. Als Einteilungskriterien sind die Belastbarkeit, der Schweregrad der Osteoporose (z.B. Wirbelkörperfraktur ja/nein) und der Schmerz zu nennen. Eine Zuordnung sollte nach Absprache von Arzt und Therapeut erfolgen.

7.2.3 Ärztliche Betreuung

Das Krankheitsbild der Osteoporose ist sehr komplex zu betrachten und nicht eindeutig einer medizinischen Fachrichtung zuzuordnen. Für die Prävention und Therapie der Osteoporose sind internistische, orthopädische, gynäkologische und pharmakologische Aspekte zu berücksichtigen, die Diagnostik erfolgt überwiegend durch die Radiologie und die Rehabilitation wird oft durch die Physikalische Medizin eingeleitet. Entsprechend der Vielfalt der am Rehabilitationsprozeß beteiligten medizinischen Fachbereiche wird der Osteoporosepatient durch Ärzte unterschiedlichster Fachrichtungen auf das Bewegungsangebot aufmerksam gemacht. Es ist zu empfehlen, daß die an einer Teilnahme interessierten Osteoporosepatienten weiterhin von ihren zuweisenden Ärzten betreut werden, damit die Kontinuität im Behandlungsprozeß gewährleistet bleibt. Im Sinne eines ganzheitlich orientierten Konzeptes wäre es optimal, wenn die Osteoporosegruppe durch Ärzte der verschiedenen Fachrichtungen betreut wird.

Die ständige Anwesenheit eines Arztes während der Übungsstunde ist nicht zwingend notwendig, würde jedoch einige Vorteile bieten:

- Motivation der Teilnehmer,
- Möglichkeit der verhaltensmedizinischen Intervention im Rahmen der Übungsstunden,
- Notfallversorgung (dadurch wäre eine Teilnahme von Osteoporosepatienten mit diagnostizierten Begleiterkrankungen, z.B. einer koronaren Herzerkrankung, an der Übungsgruppe möglich).

Das Kuratorium Knochengesundheit e.V. beispielsweise versucht seit einigen Jahren durch eine breite Öffentlichkeitsarbeit und Informationsveranstaltungen vielfältiger Art, die entsprechende „Infrastruktur" zu schaffen und Ärzte für diese Aufgabe zu sensibilisieren und motivieren.

7.2.4 Übungsleiter

Das Krankheitsbild der Osteoporose erfordert wegen seiner Heterogenität und den Begleitumständen ein besonderes Maß an medizinischem Wissen und pädagogisch-psychologischem Einfühlungsvermögen. Eine oberflächliche Ausbildung ist wegen der oft sehr eingeschränkten Funktions- und Leistungsfähigkeit der Betroffenen nicht wünschenswert. Viele Osteoporoseerkrankte haben einen langen Leidensweg hinter sich und sind sehr sensibel für mögliche Verschlechterungen des Beschwerdebildes und des subjektiven Wohlbefindens. Für den Übungsleiter bedeutet dies ein besonderes Maß an Verantwortungsbewußtsein. Das Vertrauen der Betroffenen in das oft „als letzter Strohhalm" angesehene Bewegungsangebot sollte daher nicht enttäuscht werden.

Zu fordern ist eine qualifizierte Fortbildung zum Thema „Osteoporose und Bewegung", aufbauend auf einer grundständigen Ausbildung in einem anerkannten Bewegungsfachberuf [akademische Ausbildung im Fachbereich Sport, möglichst mit Schwerpunkt Gesundheitssport und Sporttherapie; staatlich anerkannte Ausbildung zum Physiotherapeuten (Krankengymnasten/Masseure mit entsprechender Zusatzqualifikation) bzw. Sport- und Gymnastiklehrer mit dem Schwerpunkt Sporttherapie].

7.2.5 Verordnungen

Die Teilnahme am Rehabilitationssport für Osteoporosepatienten sollte nur auf ärztliche Verordnung hin erfolgen. Entsprechende Vordrucke sollten bei den Ärzten bzw. kassenärztlichen Vereinigung vorliegen. Neben den allgemeinen Informationen sollte die Verordnung eine genaue Anamnese des Krankheitsbilds Osteoporose enthalten (Frakturen ja/nein, Lokalisation, therapeutische Begleit-

maßnahmen, Risikofaktoren). Darüber hinaus ist für eine optimale Trainingsplanung und -steuerung die Kenntnis der Leistungsfähigkeit des Herz-Kreislauf-Systems und das Vorliegen weiterer sporttherapeutisch relevanter Befunde
(z.B. Asthma bronchiale, Diabetes mellitus etc.) unabdingbare Voraussetzung
für die Praxis. Bleibt anzumerken, daß eine detaillierte ärztliche Anamnese
grundlegend für eine optimale Gestaltung des Trainingsprozesses im Interesse
der Betroffenen ist, im Aufgabenkatalog der Ärzte definiert und damit auch
abrechnungsfähig ist.

Ausdrücklich sei an dieser Stelle nochmals auf den Stellenwert des Rehabilitationssports im Ablauf der Therapiestraße verwiesen. Für die Teilnahme am
Rehabilitationssport gibt es sicher eine Reihe von Indikationen, gleichzeitig
sind jedoch auch einige Kontraindikationen zu berücksichtigen. Eine Teilnahme
sollte nicht erfolgen:

– in der Akutphase nach Frakturen (Zeitraum bis zur wiedererlangten Selbstversorgung im Alltag),
– bei neurologischen Ausfallerscheinungen,
– bei einer ausgeprägten Schmerzsymptomatik (zu beachten sind hier v.a. der
  Nachtschmerz und der Nachschmerz nach Beanspruchung!),
– bei eingeschränkter körperlicher Belastbarkeit (Mindestbelastbarkeit: 50 W),
– beim Vorliegen einer koronaren Herzerkrankung,
– bei entzündlichen Prozessen und Tumoren,
– bei beobachtbaren Störungen im Bereich der Sensorik und Motorik, v.a. im
  Bereich der Koordination und Haltungskontrolle während der Bewegung,
– bei akuten Erkrankungen,
– bei der Gefahr von Spontanfrakturen aufgrund einer relativ geringen Knochendichte.

Hier sollte die Gruppenfähigkeit durch medizinische, physikalische und bewegungstherapeutische Maßnahmen vorbereitet werden. In gleichem Maße sollte
bei akut auftretenden Verschlechterungen der Befindlichkeit im Rahmen des
Rehabilitationssports eine sofortige Rücküberweisung an den Arzt erfolgen und
ggf. eine krankengymnastische Einzelbehandlung empfohlen werden.

7.2.6 Räumlichkeiten und Ausstattung

Die praktische Umsetzung vor Ort orientiert sich an den Bedingungen von
anderen Rehabilitationssportgruppen. Bei der Auswahl der Räumlichkeiten sollte die eingeschränkte Mobilität mancher Teilnehmer berücksichtigt werden, die
Bewegungsangebote für Menschen mit Osteoporose sollten wohnortnah und
verkehrsgünstig liegen. Wegen der relativ geringen Belastbarkeit und der spezifischen Inhalte (funktionelle Gymnastik, Entspannung, Rückenschule) sollte
die Raumtemperatur etwas höher liegen als normalerweise in Turn- und Sport-

hallen. Kleinere Gymnastikräume und Gemeindesäle sind daher oft geeigneter als genormte Schulsporthallen. Für Bewegungsangebote im Wasser ist eine Wassertemperatur von ca. 30° C notwendig. Dies ist in öffentlichen Hallenbädern normalerweise nur an Warmbadetagen der Fall. Bewegungsbäder in Kliniken und Krankenhäusern sind zwar von der Temperatur her gut geeignet, wegen der Größe lassen sich jedoch nicht alle Inhalte entsprechend gut realisieren (z.B. Rückenschwimmen).

Für die Ausstattung der Osteoporosegruppen gibt es keine zwingenden Vorschriften. Der Einsatz von vielfältigen Übungsmaterialien sowie Spiel- und Sportgeräten unterstützt die pädagogisch-therapeutische Arbeit, fördert eine entspannte Atmosphäre, sorgt für Abwechslung innerhalb der Übungsstunde, unterstützt das funktionelle Üben und Trainieren und führt durch ständig wechselnde Anforderungen zu Anpassungserscheinungen und positiven Effekten im neuromuskulären und koordinativen Bereich. Es gibt im Grunde keine osteoporosespezifischen Materialien und Übungsgeräte, vielmehr sind die bekannten Spiel- und Sportgeräte aus dem Rehabilitations- und Seniorensport zu empfehlen:

– Gymnastische Kleingeräte: Bälle aller Art, Seile, Keulen, Bänder, Stäbe, Klöppel, Expander, Tennisringe, Reifen usw.,
– psychomotorische Übungsgeräte: z.B. Pedalos, Therapiekreisel, Balanceklötzchen,
– Turngeräte: z.B. Bänke und Kästen,
– Großgeräte: z.B. Schwungtuch und Fallschirm,
– Alltagsmaterialien: Papier, Einweck-Gummis, Luftballons, Strumpfzöpfe usw.,
– Lagerungshilfen: Matten, Decken, evtl. Nacken- und Lendenkissen,
– „therapeutische" Übungsgeräte: z.B. Theraband, Pezzi-Bälle, Massagebälle und -stäbchen, evtl. ein Blutdruckmeßgerät,
– Informationsquellen: Modell einer Wirbelsäule, Poster, Broschüren,
– Tonträger, z.B. Kassettenrecorder.

Teilweise gehören die genannten Übungsgeräte zur Standardausstattung der Schulsporthallen, ansonsten schicken die bekannten Sportgeräteversandhäuser gerne Kataloge zu. Informationen sind in allen größeren Sanitätsfachgeschäften erhältlich. Oft zeigt sich jedoch, daß gerade der Einsatz von „billigen" Alltags- und Gebrauchsmaterialien sehr motivierend auf die Teilnehmer wirkt, vor allem im Hinblick auf ein Heimprogramm.

7.2.7 Versicherungsschutz

Eine oft gestellte Frage betrifft den Versicherungsschutz der Teilnehmer und Übungsleiter. Gemäß § 27, Sozialgesetzbuch (SGB) 5 ist die ggf. erforderliche

Krankenbehandlung durch die gesetzliche Krankenversicherung gewährleistet. Dies gilt für alle Patienten, die auf ärztliche Verordnung am ambulanten Rehabilitationssport teilnehmen und möglicherweise verunfallen. Diese Regelung gilt für die Übungsstunde und den direkten Hin- und Rückweg.

Die gesetzlichen Krankenkassen gewährleisten immer die Krankenbehandlung. Gegebenenfalls prüft die jeweilige Krankenkasse, ob gegenüber Dritten Leistungsansprüche bestehen, z.B. bei einem Verkehrsunfall auf dem Weg zur Sportstätte oder einem Unfall während der Übungsstunde. In diesem Fall stellt die Krankenkasse Ersatzansprüche, z.B. an den unfallverursachenden Halter des Kraftfahrzeuges oder an die Haftpflichtversicherung direkt.

Die Leistungen der gesetzlichen Krankenversicherung bewegen sich im Rahmen des Sozialgesetzbuches. Gleichwohl empfiehlt es sich, den Leistungskatalog bei der eigenen Krankenversicherung zu erfragen. Dies gilt insbesondere auch bei privaten Krankenversicherungen, die nicht an das SGB gebunden sind.

Gehen die tatsächlichen Kosten über die Leistung der Krankenkassen hinaus, treten ggf. andere Versicherungen ein, z.B. private Haftpflichtversicherungen oder die globale Sportversicherung. Für alle Bewegungsangebote, die über einen Sportverein organisiert werden, besteht normalerweise ein zusätzlicher Versicherungsschutz über die „Sportversicherung" der Vereine. Dies gilt für alle Mitglieder und Übungsleiter, die in diesem Fall zusätzlich haftpflichtversichert sind. Ist das Angebot als „offenes Kursangebot" innerhalb eines Vereins organisiert, ist der Abschluß einer Zusatzversicherung für Kursteilnehmer möglich, jedoch nicht zwingend notwendig.

Bei anderen Institutionen (z.B. Volkshochschule, Kneipp-Verein, Deutsches Rotes Kreuz, Verband der Kriegsversehrten etc.) ist die Versicherungsfrage im einzelnen zu klären.

Grundsätzlich empfiehlt sich für alle in diesem Bereich tätigen Bewegungs- und Sporttherapeuten der Abschluß einer kombinierten Privat- und Berufshaftpflichtversicherung.

7.2.8 Begleitende Angebote

Im Sinne einer ganzheitlichen Prävention bzw. Rehabilitation sollte bei den bereits genannten Begleitveranstaltungen mit kompetenten, örtlichen Institutionen zusammengearbeitet werden, z.B. den Gesundheitsämtern, Ärztevereinigungen, Krankenkassen sowie Selbsthilfegruppen. Gerade die Selbsthilfegruppen gewinnen wegen der besonderen psychosozialen Situation der Osteoporoseerkrankten zunehmend an Bedeutung.

7.3 Osteoporose und Bewegung – ein Präventionskonzept

Jochen Werle

7.3.1 Prävention – ein kurzer historischer Überblick

In der Gesundheitsdiskussion ist im letzten Jahrzehnt ein Umdenken zu beobachten, das historisch durch mindestens 4 Trends angeregt wurde (Schwarzer 1990):
- *Die Veränderung des Gesundheitsbegriffs:*
  Gesundheit wird nicht nur als Abwesenheit von Krankheit, sondern in positiver Weise als Zustand eines umfassenden körperlichen, psychischen und sozialen Wohlbefindens gesehen.
- *Der Wechsel vorherrschender Krankheiten und Todesursachen:*
  Während früher die akuten Infektionskrankheiten und Epidemien vorherrschten, sind es heute die chronisch-degenerativen Erkrankungen, die sich teilweise auf ungesunde Lebensgewohnheiten zurückführen lassen, sowie Unfälle und andere verhaltensbedingte Gesundheitsschäden.
- *Die Kostenexplosion im Gesundheitswesen:*
  Die kurative Medizin ist auf Dauer nicht finanzierbar; legt man den Schwerpunkt auf Prävention, dann kommt der Förderung des Gesundheitsverhaltens die höchste Bedeutung zu.
- *Ein Paradigmenwechsel in der Forschung:*
  Das biomedizinische Modell wird allmählich vom biopsychosozialen Modell abgelöst.

Bereits im Jahre 1978 hat sich die Weltgesundheitsorganisation (WHO) als übergeordnete politische Instanz das Ziel gesetzt, bis zum Ende dieses Jahrhunderts weltweite Maßnahmen zur Gesundheitsförderung und Prävention anzuregen und zu unterstützen ("Health for All by the Year 2000"). Bei dieser programmatischen Aussage steht nicht der medizinisch-kurative, sondern der primärpräventive Aspekt im Vordergrund. Die WHO unterscheidet in diesem Zusammenhang zwischen gesundheitsförderlichen, krankheitsverhütenden, kurativen und rehabilitativen Diensten, wobei dies zugleich eine Rangfolge der zu fördernden Maßnahmen darstellt (Schwarzer 1990).

Für die Bundesrepublik Deutschland war das Gesundheitsreformgesetz, das am 1.1.1989 in Kraft getreten ist, richtungsweisend. In § 1 und § 20 werden die gesetzlichen Krankenkassen verpflichtet, „...auf gesunde Lebensverhältnisse hinzuwirken...und über Gesundheitsgefährdungen und über die Verhütung von Krankheiten aufzuklären und darüber zu beraten, wie Gefährdungen vermieden und Krankheiten verhütet werden können."

Die einzelnen Krankenkassen haben in höchst unterschiedlicher Weise auf diese gesetzlichen Forderungen reagiert. Während zunächst Maßnahmen zur Aufklärung und Abschreckung (Information) im Mittelpunkt der Gesundheitserziehung standen, werden zunehmend neuere Konzepte entwickelt und durchgeführt. Beispiele hierfür sind die vielfältigen Programme zur Ernährungsberatung, Arbeitsplatzprogramme, aber auch Bewegungsangebote. Besondere Charakteristika dieser Praxiskonzepte sind:

– der zeitliche Rahmen (in der Regel handelt es sich um zeitlich befristete Kursangebote mit jeweils einer Kurseinheit wöchentlich),
– die zielgruppenspezifische Orientierung und
– der verhaltenspräventive Ansatz.

Die aktuelle Aufmerksamkeit der Krankenkassen gilt den Kindern und Jugendlichen, aber auch den Älteren. Hier werden zur Zeit unter ähnlich lautenden Mottos (z.B. „Gesund älter werden") einige Bewegungskonzepte entwickelt und in der Praxis erprobt, z.B. Walking oder auch Osteoporosepräventionsprogramme.

7.3.2 Zur Philosophie eines Osteoporosepräventionskonzepts

„Ursachen der Krankheiten und Unfälle, die sich für die meisten Todesfälle und länger andauernden Gesundheitsstörungen in den wohlhabenden Gesellschaften verantwortlich zeigen, sind zum großen Teil von Lebensstil und Umwelt abhängig" (Global 2000).

Dies gilt in gleicher Weise für das Krankheitsbild der Osteoporose, bei dem zwar endokrinologische Regulationsstörungen bei der Krankheitsentstehung eine entscheidende Rolle spielen (s. Kap. 2), gleichzeitig aber auch verhaltensabhängige Faktoren, z.B. die Ernährung und das Bewegungsverhalten, den Krankheitsverlauf (Wirbelsäulenosteoporose) bzw. das Unfallrisiko (Stürze) maßgeblich beeinflussen. Ein zeitlich begrenztes Funktionstraining wird diesem Leitziel nicht gerecht und bleibt ohne Wirkung, sobald die Aktivität wieder eingestellt wird. Es gilt daher, ein „Life-time-Learning" zu initiieren und den Kursteilnehmer zu sensibilisieren sowie ihn von seiner passiven Haltung loszulösen und als einen aktiven Partner zu gewinnen (Schipperges et al. 1988). Ein Präventionskurs sollte immer unter dem übergeordneten Leitziel der Verhaltensüberprüfung und der Einstellungs- und Verhaltensänderung stehen.

In vielen Fällen liegt der Sinn einer gesundheitsfördernden Maßnahme darin, die Menschen zum „Wollen" hinzuführen. Bei den Kursteilnehmern beispielsweise muß ein Bewußtseinsbildungs- und Entscheidungsprozeß stattfinden, der zu einem Entschluß, z.B. einer gesünderen und aktiven Lebensweise, führt. Menschen entschließen sich nur zu einer Veränderung, wenn sie deren Sinn erkennen und einsehen. Sinngefühl entsteht dann, wenn ein Mensch spürt, daß es ihm „etwas wert" ist. Ein gesundheitsförderndes Angebot orientiert sich deshalb im Idealfall an den Werten der Teilnehmer und erreicht damit, daß das Anliegen der Präsentatoren zum Anliegen der Teilnehmer wird.

Dieses Leitziel läßt sich sicherlich nur schrittweise verwirklichen. Zumtobel (1993) stellt dies in seiner Stufenleiter der persönlichen Verhaltensänderung (Abb. 7.3) sehr gut dar.

Nach Haug (1988) werden oft nur solche Menschen erreicht, die durch Änderung der Lebensbedingungen oder durch Unsicherheit in der Auslegung dieser Bedingungen in ihren starren Verhaltensritualen offen werden für neue Impulse. Dieses „Problembewußtsein" ist oft als Einstiegsmotivation für gesundheitsbildende Maßnahmen zu beobachten.

Von entscheidender Bedeutung für eine längerfristige Verhaltensänderung ist die persönliche Betroffenheit. Für viele Lebensbereiche gilt, daß Leidensdruck (Beschwerden, Rückenschmerzen) und Zukunftsängste (Einschränkungen, Verluste) Menschen betroffen machen. Dies gilt insbesonders für die eigene Gesundheit. Eine wichtige Zielgruppe sind daher Frauen, in deren Familie Osteoporose gehäuft auftritt. Für präventive Gesundheitsprogramme ist oft nicht ausreichend, auf die positiven Wirkungen einer gesünderen Lebensweise hinzuweisen. In dem folgenden beispielhaften Kursprogramm sollen daher das Krankheitsbild der Osteoporose, ihre Entstehungsmechanismen und Risikofaktoren sowie das Beschwerdebild umfassend dargestellt werden. Weniger, um durch diese „Schwarzmalerei" neue Ängste zu wecken, als vielmehr Zusammenhänge zu verdeutlichen und die Überzeugung zu wecken, nun endlich etwas

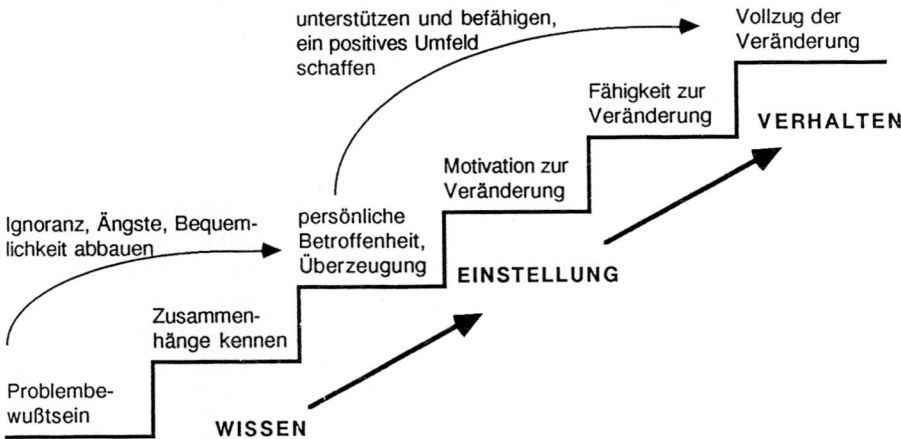

Abb. 7.3. Stufenleiter der persönlichen Verhaltensänderung. (Aus Zumtobel 1993)

tun zu müssen. Dies ist sicherlich nur dann möglich, wenn darüber hinaus Möglichkeiten aufgezeigt werden, dem beginnenden oder bereits laufenden Krankheitsprozeß aktiv zu begegnen. Das Wissen über erfolgreiche gesundheitsfördernde Strategien ist ein wesentlicher Schritt auf der Stufenleiter der Verhaltensänderung.

Die persönliche Betroffenheit und Überzeugung, etwas tun zu müssen, bildet zwar die Grundlage für eine Motivation zur Verhaltensänderung, ist aber nur dann erfolgreich, wenn es gelingt, die Teilnehmer zu unterstützen und zu einer Lebensstiländerung zu befähigen. Praxisstrategien unter dem Aspekt der Hilfe zur Selbsthilfe sind daher ebenfalls ein wesentlicher Bestandteil präventiver Gesundheitsprogramme.

Diese ganzheitliche Sichtweise läßt sich in einem zeitlich begrenzen Kursprogramm nur in bescheidenem Maße realisieren und kann sicherlich nur als Einstieg für weiterführende Maßnahmen verstanden werden. Aus diesen Überlegungen heraus liegt der inhaltliche Schwerpunkt weniger auf einem systematischen Funktionstraining als vielmehr auf einem informationsgeleiteten praktischen Üben. Das folgende Kursprogramm kann daher nicht als Ersatz für therapeutische Interventionsmaßnahmen angesehen werden.

7.3.3 Didaktisch-methodische Vorüberlegungen

Bei der Konzeption eines Osteoporosepräventionsprogramms gilt es vorrangig, 3 Fragen zu klären:
– Wer soll angesprochen werden?
– Welche Ziele möchte ich erreichen?
– Wie möchte ich diese Ziele in der Praxis realisieren?

Zielgruppen

Ein Osteoporosepräventionsprogramm sollte in erster Linie Interessierte ansprechen, die noch keine diagnostizierte Osteoporose mit Wirbelkörperfrakturen haben, und Betroffene, die bereits Risikofaktoren zeigen, bei denen aber noch keine Frakturen eingetreten sind.

Allerdings sollte man sich im Vorfeld darüber bewußt sein, daß ein Präventionsprogramm in seiner Öffentlichkeitswirksamkeit auch betroffene Patienten mit einer manifesten Osteoporose anspricht. Im Sinne der Philosophie, niemanden, der Motivation für eine Teilnahme zeigt, auszugrenzen, sollte daher im Einzelfall Rücksprache mit einem Arzt gesucht und ggf. eine Unbedenklichkeitserklärung für eine Teilnahme gefordert werden.

Den Kursteilnehmern sollte verdeutlicht werden, daß das Präventionsprogramm im Akutfall keine Therapie ersetzen kann und will. In diesem Fall, aber auch beim Vorliegen von Kontraindikationen, sollte zunächst auf eine Teilnahme verzichtet werden, eine genaue ärztliche Anamnese erfolgen und eine weiterführende Therapie eingeleitet werden.

Übergeordnete Zielsetzungen und Strategien

Die bereits dargestellte Stufenleiter der persönlichen Verhaltensänderung begründet gleichzeitig die didaktische Strukturierung des Kursprogramms:

• **Wissensvermittlung:**
Die aufeinander aufbauenden Themenschwerpunkte der einzelnen Kursstunden vermitteln einen durchaus umfassenden Einblick in das Krankheits- und Beschwerdebild der Osteoporose, ihre Risikofaktoren und Entstehungsmechanismen sowie die sich daraus ableitenden Präventions- und Therapiekonzepte.

• **Informationsreflexion:**
Lerntheoretische Erfahrungen zeigen, daß es nicht ausreicht, Informationen und Fakten aufzunehmen, sondern es sehr viel wichtiger ist, Wissen zu reflektieren. Denn wir behalten als Information zu:
– 20 %, was wir hören,
– 30 %, was wir sehen,
– 50 %, was wir hören und sehen,
– 70 %, worüber wir reden und
– 90 %, was wir tun (Krause et al. 1989).

• **Kompetenzvermittlung:**
Ein wesentlicher Baustein der Einstellungs- und Verhaltensänderung besteht darin, den Teilnehmern Wege aufzuzeigen und das Gefühl zu vermitteln, Veränderungen eigenverantwortlich durchführen zu können (Stichwort: Kontrollüberzeugung). Dazu gehören Argumentationshilfen, veränderte Lebensweisen und Einstellungen begründen zu können, aber auch Techniken und Methoden, gesundheitsorientierte Verhaltensweisen, beispielsweise rückenschonende Aktivitäten individuell im Alltag umsetzen zu können.

Das vorliegende Kursprogramm sollte nicht als Trainings-, sondern als Lernprogramm für die Kursteilnehmer verstanden werden. Verhaltensänderungen werden immer durch Lernprozesse hervorgerufen. Ausgangspunkt für diesen Lernprozeß sollte immer der aktuelle Wissensstand der Teilnehmer und ihr emotionaler Bezug zum Thema sein. Hier müssen die Teilnehmer „abgeholt" werden. Im Rahmen der einzelnen Unterrichtseinheiten sollte immer Zeit für Gespräche und Erfahrungsaustausch sein. Dabei ist es sehr wichtig, daß der

Kursleiter nicht von seinem eigenen Wissensstand und seiner Motivation ausgeht, da in diesen Fällen die Teilnehmer oft überfordert werden.

Die Lernsituation in einem informationsgeleiteten Kursprogramm sollte
– das Wohlbefinden der Teilnehmer,
– den Wissensstand und Wissenszuwachs
berücksichtigen. Beide Komponenten müssen gleichermaßen auf- und ausgebaut werden. Der Kursleiter darf nicht nur Experte der Informationsvermittlung sein, sondern er muß immer auch Animateur sein. Animation heißt u.a. auch, den Kursteilnehmern einen lebendigen, abwechslungsreichen Lernprozeß zu ermöglichen, der nicht nur kognitive, sondern vor allem auch emotionale Aspekte anspricht. Lernen sollte immer verschiedene Lerndimensionen (Wissen, Verhalten, Erleben) beinhalten. Dies wird auch durch die Anwendung unterschiedlicher Lernformen erreicht (Tabelle 7.1).

Jede neue Lernsituation sollte ein „Mix" aus diesen Lernformen sein (Abb. 7.4).

Tabelle 7.1. Lerndimensionen und ihre praktische Umsetzung

Lernen durch Erfahrung	Über eigene Erfahrungen berichten lassen
	Etwas üben, ausprobieren lassen
Lernen durch Tradition	Ähnliche Beispiele aus der Vergangenheit schildern
	Vorbilder anführen
	Betroffene berichten lassen
Lernen durch Entdecken	Rollenspiele durchführen
	Situationen beobachten lassen
	Befragen der Teilnehmer und Schlußfolgerungen ziehen
	Eigene Praxis reflektieren
Lernen durch Einsicht	Logische Folgerungen ziehen
	Logisch deduktive Problemlösungen entwickeln

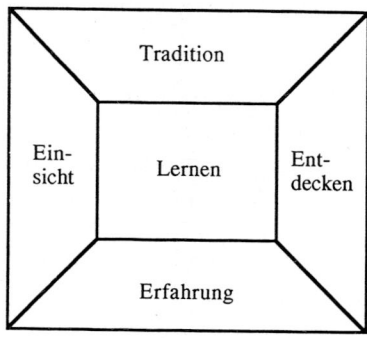

Abb. 7.4. „Lernformen - Mix"
(Aus Zumtobel 1993)

Der wichtigste pädagogische Grundsatz lautet also:
„Den Teilnehmern Lernen auf unterschiedliche Art ermöglichen!"

Dies gilt in besonderer Weise für Erwachsene und ältere Kursteilnehmer, deren Lernverhalten charakterisiert werden kann als
– ganzheitlich,
– mehr auf den praktischen Nutzen bedacht,
– mehr von der eigenen Erfahrungen und dem Wissen ausgehend,
– kritisch.

Die besondere Rolle des Kursleiters

Der Kursleiter spielt in der praktischen Umsetzung die entscheidende Rolle. Ein Kursprogramm kann nur dann erfolgreich sein, wenn die Präsentation die Philosophie und die Ziele der Kurskonzeption überzeugend darstellt.
   Der Kursleiter ist Gesundheitsberater, Helfer, Animateur und Vertrauensperson zugleich, und er soll neben somatischen auch psychische und kognitive Prozesse sowie Verhaltensmodifikationen bewirken. Eine Aufgabe, die vielfältige Anforderungen an den Kursleiter stellt. Er sollte z.B.:
– das Krankheits- und Beschwerdebild der Osteoporose genau kennen,
– präventive und therapeutische Maßnahmen vorstellen können,
– Kompetenz in der Vermittlung rückengerechter Verhaltensweisen zeigen,
– osteoporosespezifische Aspekte des Funktionstrainings kennen und in der Praxis differenziert anwenden können,
– pädagogisch-psychologische Prinzipien in der Praxis einsetzen.

Voraussetzung für eine erfolgversprechende Gestaltung und Präsentation ist eine didaktische Analyse der zu erwartenden Teilnehmerstruktur. Der aktuelle Gesundheitsstatus, der Ausprägungsgrad des Krankheitsbilds der Osteoporose, mögliche Funktionseinschränkungen, die subjektive Befindlichkeit, Motivation und Kenntnisstand sind wesentliche Faktoren, die insbesondere bei der Übungsauswahl zu berücksichtigen sind und im Vorfeld bzw. in der ersten Kursstunde geklärt werden sollten. Gegebenenfalls ist eine Rücksprache mit dem behandelnden Arzt zu empfehlen.
   Zu den genannten Lernformen kommen noch einige Lernprinzipien, die der Kursleiter innerhalb des informationsgeleiteten Kursprogramms berücksichtigen sollte, um die Aufmerksamkeit der Teilnehmer zu wecken und zu steigern:
– Informationen in einen Zusammenhang stellen, einen „roten Faden" anbieten.
– Assoziationen, Verbindungen und Verknüpfungen zum Erfahrungsbereich der Kursteilnehmer möglich machen.
– Bestätigung und Verstärkung durch Zustimmung, Anerkennung und Lob.
– Das Wissen (Potential) der Teilnehmer aktivieren und einbringen lassen.

Umsetzung in die Praxis

Die Kombination von Information, Erfahrungsaustausch, Erarbeiten, Üben und Trainieren führt zu einem Kurskonzept mit 10 Unterrichtseinheiten von jeweils 90 min. Die Stundenentwürfe mit ihren thematischen Schwerpunkten und praktischen Spiel-, Übungs- und Trainingsformen sind als Orientierungshilfe zu verstehen, insbesondere für unerfahrene Kursleiter. Wegen personeller (Teilnehmerstruktur, Erfahrungen und Interessen der Kursleiter) und organisatorischer Rahmenbedingungen (Räumlichkeiten, Materialien usw.) kann das vorgegebene Kurskonzept nicht nur geändert werden, im Hinblick auf eine Optimierung des Konzepts sollte es ständig neu reflektiert und evaluiert werden.

Dramaturgie
Die bisherigen pädagogischen Aspekte zeigen deutlich auf, daß die einzelnen Kursstunden keine kommunikativen „Einbahnstraßen" sein dürfen, wenn sie erfolgreich sein wollen. Was der Kursleiter anstreben sollte, ist Interaktion zwischen ihm und den Kursteilnehmern, aber auch unter den Teilnehmern selbst. Der Ablauf (die Dramaturgie) einer Unterrichtseinheit sollte immer die folgenden 4 Phasen enthalten:
- *Einstieg/Motivation:*
  Hier werden die Teilnehmer in ihrer praktischen Situation „abgeholt" und für das Thema interessiert.
- *Information:*
  In dieser Phase werden vom Kursleiter Informationen gegeben oder von den Kursteilnehmern gesammelt.
- *Interaktion:*
  Damit ist die Interaktion unter den Teilnehmern und mit dem Kursleiter in Form von Diskussion, Gruppenarbeit usw. zu verstehen.
- *Reflexion/Evaluation:*
  Am Ende soll geprüft (evaluiert) werden, inwieweit es gelungen ist, das vorgegebene Ziel zu erreichen.

Information und Interaktion können sich im Verlauf einer Kursstunde öfters wiederholen, sollten jedoch keine eigenständigen Stundenblöcke sein, sondern in den Stundenablauf und das praktische Üben und Trainieren integriert sein.
   Unerfahrene Kurseiter sollten die methodische, inhaltliche und technische Vorbereitung einer Kursstunde schriftlich in einer Checkliste fixieren.

Programmaufbau
Die 10 vorstrukturierten Stunden sind das Gerüst des Kursprogramms. Sie enthalten thematische Schwerpunkte in der vorgesehenen Reihenfolge und die praktischen Inhalte stehen in engem Bezug zu diesem Thema (Tabelle 7.2).
   Die Planung ist nicht als Vorgabe zu verstehen, sondern vielmehr als Vorschlag, den Ablauf und die Inhalte zu gestalten. Die praktische Umsetzung ist

Tabelle 7.2. Aufbau eines Osteoporosepräventionsprogramms

Stunde 1	Beschwerdesymptomatik und Osteoporose – Zusammenhänge und Abgrenzungen
Stunde 2	Wirbelsäule und Osteoporose Rückenschule: Sitzen
Stunde 3	Bewegung und Trophik des Knochens Rückenschule: Stehen – Gehen – Laufen
Stunde 4	Belastung und Belastbarkeit Rückenschule: Bücken – Heben – Tragen
Stunde 5	Beschwerdebild und Entlastung Rückenschule: Hinlegen – Liegen – Aufstehen
Stunde 6	Schmerz und Schmerzbewältigung Rückenschule: Hilfe im Alltag
Stunde 7	Ernährung und Osteoporose
Stunde 8	Bewegung und Osteoporose: Basisprogramm
Stunde 9	Sturzrisiken und Präventionsmöglichkeiten
Stunde 10	Trainingsempfehlungen

immer als Interaktion von Kursleiter und Teilnehmern zu sehen und wird geprägt von den Vorerfahrungen, dem Wissen und der Persönlichkeit des Kursleiters sowie den Bedürfnissen, Fähigkeiten und Fertigkeiten der Kursteilnehmer. Für das vorliegende Kursprogramm ist vor allem auch der Gesundheitsstatus bzw. das Beschwerdebild der Teilnehmer für die Gestaltung entscheidend. Die situativen Voraussetzungen spielen dagegen eine eher untergeordnete Rolle.

Stundengestaltung
Die Zeit, die für die Durchführung der 10 Kursstunden vorgeplant ist, beträgt jeweils 90 min. Das ist die Zeit von der Begrüßung der Teilnehmer bis zur Verabschiedung am Ende der Stunde. Die Kursstunde gliedert sich in verschiedene Phasen. Da eine gewisse Regelmäßigkeit des Ablaufs für Kursleiter und Teilnehmer eine gewisse Vertrautheit schafft, haben alle Stunden eine ähnliche Phasenstruktur.

Anfangsblitzlicht. Bezeichnung für die erste Phase der Stunde, in der der Kursleiter Situationen initiiert, die den Teilnehmern den Einstieg in die Kursstunde ermöglicht. Fragen zum aktuellen Befinden gehören ebenso dazu wie ein Rückblick auf die letzte Kursstunde (Stichwort: Nachschmerz, Nachtschmerz) und persönliche Erfahrungen im Laufe der zurückliegenden Woche. Der Kursleiter sollte allen Teilnehmern die Möglichkeit bieten, ihre Beobachtungen, Schwierigkeiten usw. einzubringen. Die Äußerungen sollten abschließend zusammengefaßt werden, ohne sie letztendlich zu bewerten, und zum aktuellen Thema überleiten.

Aufwärmen. In dieser Phase sind die Teilnehmer körperlich in Bewegung und werden gleichzeitig auf die Inhalte der Stunde eingestimmt. Spielformen haben in dieser Phase die Funktion, die Teilnehmer zu motivieren und einen spielerischen Einstieg in das Themengebiet zu finden. Der Kursleiter sollte diese doppelte Funktion bei der Auswahl der „Kleinen Spiele" (s. Kap. 5.2) und in der Durchführung berücksichtigen.

Information/Interaktion. Diese Phase bildet den Hauptteil der Stunde; die Funktion besteht darin, die Verbindung von Theorie und Praxis herzustellen. Wichtig ist hier vor allem eine Verknüpfung von Information und Interaktion. Über das eigene Ausprobieren, Üben und Trainieren soll der Schritt hin zu einer alltagsnahen Anwendung erreicht werden. Der Kursleiter soll das Schwerpunktthema der Kursstunde anhand ausgewählter Medien vorstrukturieren, die individuelle Erfahrung der Teilnehmer aber durchaus in sein Stundenkonzept miteinbeziehen. Diese Phase bezieht sich auf:
– medizinische und psychologische Aspekte des Krankheitsbildes Osteoporose,
– Möglichkeiten der Prävention und Therapie,
– Grundlagen des Funktionstrainings.

Training. In dieser Phase lernen die Kursteilnehmer Übungen oder Trainingsformen kennen, die das Mißverhältnis von Belastung und Belastbarkeit kompensieren sollen. Hierzu gehören einerseits Trainingsformen zur Förderung eines rückenfreundlichen Bewegungsverhaltens (Dehnung, Mobilisation, Kräftigung, Alltagsverhalten), andererseits aber durchaus auch Trainingsformen im Hinblick auf eine Verbesserung der Bewegungssicherheit (Koordination, lokale Ausdauer).

Im Sinne eines „Bewegungsrituals" können ausgewählte Übungen durchaus auch im Anschluß an die Aufwärmphase folgen, um durch diese Regelmäßigkeit die Bedeutung zu unterstreichen.

Entspannung. In dieser Phase lernen die Teilnehmer die Entspannung als Erholung und Ausgleich zu Training und Arbeit kennen. Zur Entspannung werden verschiedene Verfahren eingesetzt, die die Teilnehmer auch im Alltag anwenden können. Im Verlauf des Kurses kann sich daraus ein kleines Programm entwickeln, dessen einzelnen Teile die Teilnehmer selbständig ausführen können. Der Kursleiter sollte die Akzeptanz und Wirkung von den Teilnehmern erfragen.

Im Sinne einer „didaktischen Reduktion" kann der Kursleiter aus den Vorschlägen (s. Kap. 4.3, 5.2 und 6.2) Elemente auswählen und sie zum Inhalt aufeinanderfolgender Kursstunden machen, um zu gewährleisten, daß die Methode auch verstanden und erlernt werden kann.

Schlußblitzlicht. Jede Kursstunde sollte mit einer „kleinen Reflexion" enden, in der der Kursleiter im Gespräch und gemeinsam mit den Teilnehmern die

Stunde reflektiert, ggf. noch offene Fragen klärt, sich nach dem aktuellen Befinden erkundigt und einen Ausblick auf die nächste Kursstunde gibt.

Rahmenbedingungen

Die Erfahrung zeigt, daß der Erfolg präventiver Bewegungsprogramme entscheidend von „äußeren" Faktoren mitbestimmt wird, z.B.
- der räumlichen Umgebung,
- der Ausstattung,
- der Gruppengröße und
- den Kurszeiten.

Räumlichkeiten
Viele praktische Kurse finden in eher kleineren Räumen statt, die nur ein begrenztes Bewegen der Teilnehmer zulassen. Die Kursplanung orientiert sich daher an diesen Bedingungen. Für einige Kurse stehen größere Gymnastik- und Turnhallen zur Verfügung. Dadurch wird das Übungs- und Bewegungsrepertoire sicherlich erweitert. Optimalforderungen an einen Raum sind u.a.:
- eine Mindestgröße von 100 m^2,
- eine helle, freundliche Atmosphäre mit Tageslicht und Lüftungsmöglichkeiten,
- eine entsprechende Raumtemperatur, z.B. für Entspannungsübungen,
- Umkleide- und Duschmöglichkeiten,
- eine gute Verkehrsanbindung.

Ausstattung
In jedem Kurs werden Geräte und Medien benötigt, um zu spielen, zu trainieren oder etwas anschaulich darzustellen und zu vermitteln. Viele der Materialien wie Bänke, Matten oder andere Geräte gehören zur Grundausstattung von Turn- und Gymnastikhallen; einige Kursleiter besitzen vielleicht ihren eigenen „Gerätepool". Bevor der Kursleiter also mit der Kursplanung beginnt, sollte er sich orientieren, welche Medien und Geräte zur Verfügung stehen und ggf. auch einige Materialien bestellen. Über den Fachhandel sind Kataloge erhältlich (s. Kap. 8). Gerade für Osteoporosegruppen sollten immer auch Lagerungshilfen (s. Kap. 4.3) in ausreichender Zahl zur Verfügung stehen.

Gruppengröße
Die Gruppengröße orientiert sich vor allem an den situativen Voraussetzungen. Sie sollte wegen der Effektivität nicht über 15 Teilnehmer pro Gruppe liegen, da sonst das „Gefühl der individuellen Betreuung" etwas verloren geht.

Kurszeiten
Hier ist über unterschiedliche Erfahrungen zu berichten. Für berufstätige Kursteilnehmer sind Angebote attraktiv, die möglichst unmittelbar nach Feierabend

stattfinden und nicht allzu sehr in den Abend hineingehen. Je nach Zielgruppe kommen Zeiten am späten Nachmittag bzw. frühen Abend in Frage (17.00–19.00 Uhr). Gerade ältere Interessenten sind nicht mehr berufstätig und wollen teilweise abends, besonders wenn es dunkel wird, nicht mehr aus dem Haus. Für diese Zielgruppen sind Zeiten am Vormittag bzw. frühen Nachmittag zu empfehlen.

Finanzierungsmöglichkeiten

Für die Kursteilnahme sollte ein entsprechender Pauschalbetrag in einer Größenordnung von etwa 100 – 150 DM erhoben werden, der von den Teilnehmern im Vorfeld zu entrichten ist (evtl. auch als Motivation für eine regelmäßige Teilnahme). Bei entsprechender Qualifikation des Kursleiters (s. Kap. 7.2) sind die Krankenkassen bereit, ihren Versicherten bei regelmäßiger Teilnahme einen gewissen Betrag (50 – 100 % der Kursgebühr) zurückzuerstatten.

7.3.4 Perspektiven

Der Erfolg präventiver Bewegungskonzepte wird entscheidend davon geprägt sein, inwieweit es gelingt, Osteoporoserisikogruppen zu erreichen und zu sensibilisieren. Die inhaltliche Konzeption entsprechender Angebote scheint dabei weniger Schwierigkeiten zu bereiten als ihre öffentlichkeitswirksame Propagierung. Hier sollten alle im Bereich der Gesundheitsförderung engagierten Institutionen mitwirken, insbesondere auch die politisch-administrative Ebene.

Literatur

Council on Environmental Quality, US-Außenministerium (Hrsg.) (1980) Global 2000 Der Bericht an den Präsidenten. Zweitausendeins, Frankfurt
Haug CV (1990) Gesundheitsbildung im Wandel. Klinkhardt, Bad Heilbrunn
Krause R, Eisele H, Lauer RJ, Schulz KH (1989) Gesundheit verkaufen? Praxis der Gesundheitskommunikation. Asgard, St. Augustin
Schipperges H, Vescovi G, Geue B, Schlemmer J (1988) Die Regelkreise der Lebensführung. Gesundheitsbildung in Theorie und Praxis. Deutscher Ärzte-Verlag, Köln
Schwarzer R (Hrsg.) (1990) Gesundheitspsychologie. Hogrefe, Göttingen
Zumtobel M (1993) Gesundheitsförderung im Spannungsfeld kommunaler Strukturen und Einrichtungen. In: Landesarbeitsgemeinschaft für Gesundheitserziehung Baden-Württemberg e.V. (Hrsg.) Gesundheit in der Verantwortung unserer Gemeinden. Riederer, Stuttgart

7.4 Tips für ein individuelles Heimprogramm

Jochen Werle

Im letzten Abschnitt werden die Osteoporosepatienten direkt angesprochen, die
- sich selbst mehr bewegen möchten,
- in Wohnortnähe keine entsprechenden Bewegungsangebote finden,
- über die wöchentliche Gymnastikstunde hinaus häufiger, vielleicht täglich aktiv sein wollen,
- Tips an Betroffene weitergeben möchten und
- sich ein paar zusammenfassende Hinweise zur Gestaltung eines persönlichen Übungs- und Trainingsprogramms wünschen.

Zu bedenken ist dabei, daß es nicht *das ideale Trainingsprogramm zur Prävention und Therapie der Osteoporose* geben kann. Dafür sind die Entstehungsmechanismen, die Krankheits- und Beschwerdesymptomatik, aber auch die persönlichen Ausgangsvoraussetzungen, Bedürfnisse und Möglichkeiten zu verschieden. Trotzdem soll im folgenden auf ein paar Grundregeln aufmerksam gemacht werden, die Betroffene bei der Planung und Durchführung eines individuellen Programms berücksichtigen sollten. Übungsbeispiele sind in den einzelnen Kapiteln zu finden.

Osteoporose - was kann ich tun?

Die Osteoporose ist definiert als eine Erkrankung des Knochens, die zu einer Abnahme der Knochendichte führt. Auf diese Weise entsteht ein Mißverhältnis zwischen der täglichen Belastung und der möglichen Belastbarkeit des Knochens und somit auch zunehmend die Gefahr, daß durch Sturz oder auch schon durch Heben und Tragen schwerer Lasten eine Verformung des Knochens durch Fraktur eintreten kann. Als Folge kommt es zu einer Fehlfunktion von Muskeln, Sehnen und Bändern, es entstehen chronische Rückenschmerzen und eine allgemeine Einschränkung der Beweglichkeit.

Heimprogramme können in mehrfacher Hinsicht wirken. Die/der Betroffene muß für sich entscheiden, ob sie/er
- etwas gegen ihre/seine Schmerzen unternehmen will,
- die Belastungen, die bei den täglichen Verpflichtungen im Haushalt, im Beruf und in der Freizeit auf den Knochen einwirken, minimieren will,

– das Sturzrisiko verringern will oder
– die Belastbarkeit der Knochen erhöhen will.

Die Gestaltung eines persönlichen Übungs- und Trainingsprogramms wird von diesen Zielvorstellungen bestimmt. Dabei sollte berücksichtigt werden, daß einige Verbesserungen schon nach kurzer Zeit spürbar sein können (z.B. Schmerzlinderung, Bewegungssicherheit), andere Effekte aber langfristige Anstrengungen erfordern (z.B. rückengerechtes Verhalten, Erhöhung der Belastbarkeit der Knochen). Im folgenden soll nochmals an einige *Grundregeln* für ein Heimprogramm erinnert werden:

Regelmäßigkeit
In einer Trainingseinheit pro Woche alles erreichen zu wollen, führt eher zu einer übermäßigen und dadurch eher schädigenden Belastung des Organismus. Mehrere kürzere Übungs- und Trainingseinheiten wöchentlich, mit einer Dauer von etwa 20-30 min sind zu empfehlen, sich täglich Zeit dafür zu nehmen, wäre geradezu ideal.

Beständigkeit
Nur regelmäßiges und längerfristiges körperliches Training führt zu physiologischen Anpassungserscheinungen, z.B. einer Erhöhung der Belastbarkeit der Knochen. Mehrwöchige Pausen durch Urlaub, Krankheit oder andere Umstände unterbrechen den Trainingsprozeß und führen schnell wieder zu einer Verringerung der Funktions- und Leistungsfähigkeit bzw. zu neuen Schmerzen.

Wechsel von Beanspruchung und Erholung
Eine optimale Anpassung an Beanspruchung ist erst durch den optimalen Wechsel von Belastung und Erholung möglich. Zu kurze bzw. zu lange Pausen während des Trainings und zwischen den Trainingseinheiten verringern den Erfolg.

Heimprogramme sind nicht unbedingt nur Aktivitätsprogramme, mit Übungs- und Trainingsformen zur Verbesserung der Funktions- und Leistungsfähigkeit, sondern sie können auch aus Entlastungs- und Entspannungsphasen während anstrengender Tätigkeiten oder bestimmten Verhaltensmaßnahmen zur Vermeidung von Belastungen bestehen; beispielsweise kann die Überprüfung der Wohnung mit einer „Sicherheitscheckliste" (Abb 7.5) sehr viel mehr im Hinblick auf eine Minimierung des Sturzrisikos bewirken als ein praktisches Üben.

Die Tabelle 7.3 gibt einen zusammenfassenden Überblick über die Zielsetzungen eines osteoporosespezifischen Heimprogramms und die möglichen Inhalte.

Beleuchtung	Lichtschalter direkt in Türnahe	ja ☐	nein ☐
	Beleuchtung vom Bett aus zu bedienen	ja ☐	nein ☐
	Wohnung schattenfrei ausgeleuchtet	ja ☐	nein ☐
Boden	rutschfestes Material in Küche und Bad	ja ☐	nein ☐
	Teppiche und Läufer befestigt	ja ☐	nein ☐
	Stolperkanten vorhanden	ja ☐	nein ☐
	Telefon- und Stromkabel fest verlegt	ja ☐	nein ☐
Möbel	Gebrauchsgegenstände gut zu erreichen	ja ☐	nein ☐
	Durchgänge frei von Hindernissen	ja ☐	nein ☐
	Möbel fest arretiert	ja ☐	nein ☐
	ausreichend Ablageflächen vorhanden	ja ☐	nein ☐
Badezimmer	rutschfeste Matte in Badewanne und Dusche	ja ☐	nein ☐
	Haltegriffe vorhanden	ja ☐	nein ☐
	Brausekopf mit Schlauchverlängerung	ja ☐	nein ☐
	Handtuch, Seife usw. mühelos zu erreichen	ja ☐	nein ☐
Küche	genügend Bewegungsfreiheit	ja ☐	nein ☐
	kurze Wege (Schränke - Arbeitsfläche)	ja ☐	nein ☐
	beleuchtete Arbeitsfläche	ja ☐	nein ☐
	Schränke und Geräte leicht erreichbar	ja ☐	nein ☐

Abb. 7.5. Sicherheit im Haus – eine Checkliste

Tabelle 7.3. Zielsetzungen und mögliche Inhalte eines Heimprogramms

Ziele	Inhalte	
Schmerzlinderung	- Schmerzprotokoll	-- Kap. 6.2
	- „Der rote Punkt"	-- Kap. 6.2
	- Ruhe-/Entlastungshaltungen	-- Kap. 4.3
	- Atemtherapie/Entspannung	-- Kap. 4.3/5.2/6.2
	- Mobilisation/Stabilisation	-- Kap. 4.3
	- Wassergymnastik	-- Kap. 5.2
Verringerung der Alltagsbelastungen	- „Der rote Punkt"	-- Kap. 6.2
	- Körpererfahrung	-- Kap. 5.2
	- Ruhe-/Entlastungshaltungen	-- Kap. 4.3
	- Ergonomie/Rückenschule	-- Kap. 2/4.1/4.3
	- Funktionstraining	-- Kap. 4.3/5.2
Sturzprophylaxe	- „Sicherheitscheckliste"	-- Kap. 7.4
	- Angstbewältigung	-- Kap. 6.2
	- Körpererfahrung	-- Kap. 5.2
	- Propriozeption/Koordination	-- Kap. 5.2
	- Ausdauer	-- Kap. 5.2
Erhöhung der Belastbarkeit der Knochen	- Mobilisation/Stabilisation	-- Kap. 4.3
	- Dehnen/Kräftigen	-- Kap. 4.3
	- Ausdauer	-- Kap. 5.2
	- Freizeitaktivitäten	-- Kap. 5.2

Wie stelle ich mein individuelles Heimprogramm zusammen?

Folgende Hinweise sind dabei nützlich:
1. Sich Zeit nehmen bei der Zusammenstellung des individuellen Heimprogramms.
2. Nicht zu viele Übungen in ein Programm packen. Mehrere „kleine" Programme erfüllen viel besser ihren Zweck, wie z.B.
   – ein „Aufwachprogramm",
   – ein „Sicherheitstraining",
   – ein Entspannungsprogramm oder
   – eine „Pausengymnastik".
3. Zunächst überlegen, welches Ziel erreicht werden soll und dann die Übungen entsprechend aus den angegebenen Kapiteln auswählen.
4. Beim Gelenk- und Muskeltraining sich möglichst für eine oder zwei Ausgangsstellungen entscheiden. Ein häufiges Wechseln, z.B. aus dem Liegen in den Sitz bzw. Stand, kann zu einem Blutdruckabfall und Schwindelgefühlen führen. Ausgangsstellungen wählen, in denen man sich wohl fühlt und die keine neuen Beschwerden verursachen.

5. Die Übungen so zusammenstellen, daß sie sich in ihrer Wirkung nicht allzusehr gleichen. Wenige, gezielt ausgewählte Übungen können sehr viel effektiver sein.

6. Gerade bei Dehnungs- und Kräftigungsübungen ist es wichtig, bestimmte Vorgaben einzuhalten: Bei Dehnungsübungen die Dehnung ca. 10-15 s halten; bei isometrischen Anspannungsübungen reichen 6-10 s völlig aus. Die Belastung bei dynamische Kräftigungsübungen wird über die Wiederholungszahl gesteuert. Die Zahl der Wiederholungen ist abhängig von der momentanen Fitneß. Bei Dehnungsübungen reichen 3-5 Wiederholungen pro Übung, isometrische Übungen zeigen bei etwa 5 Wiederholungen einen optimalen Effekt. bei dynamischen Kräftigungsübungen zu Beginn vielleicht 3 Serien mit 6-10 Wiederholungen planen und gegebenenfalls langsam steigern.

7. An eine ausreichend lange Pause zwischen den Übungen denken! Sich nicht überfordern. Die Atmung gibt einen Hinweis auf die aktuelle Belastung, sie sollte während und nach Belastung schon etwas forciert sein. Mögliche auftretende Schmerzen nach dem Üben und in der Nacht sind ein Anzeichen, daß man sich überfordert hat. Beim nächsten Mal die Zahl der Übungen und Wiederholungen reduzieren und sich selbst weiterhin beobachten. Sollte es nicht besser werden, muß der behandelnde Arzt um Rat gefragt werden.

8. In den ersten Tagen und Wochen das Programm auf mögliche Überlastungssituationen (Ausgangsstellung, Preßatmung, Sturzrisiko) überprüfen und lieber mehrmals Änderungen vornehmen. Die Mühe lohnt sich. Die/der Betroffene muß sich „mit ihrem/seinem persönlichen Programm wohl fühlen".

9. Hier können nur einige Hinweise gegeben werden. Üben und Trainieren müssen die Betroffenen selbst. Die Gestaltung eines persönlichen Heimprogramms soll ein gutes „Körpergefühl" und viel Spaß beim Üben vermitteln

10. Im Anhang werden noch einige Adressen genannt, die interessierten Betroffenen weiteres Informationsmaterial zur Verfügung stellen können.

8 Anhang

8.1 Tips und Adressen

J. Werle

Das Buch möchte einen Überblick über den aktuellen Stand der wissenschaftlichen Diskussion und gleichzeitig Tips zur praktischen Umsetzung geben. Sicherlich ist es unmöglich, für alle Fragen eine entsprechende Antwort zu bieten. Im Einzelfall kann es sehr viel hilfreicher sein, kompetente Ansprechpartner und Institutionen zu kennen, die in der konkreten Situation weiterhelfen können. Im folgenden wird der Versuch unternommen, Verbände, Firmen etc. aufzulisten, die zu bestimmten Fragen weiterführende Informationen geben können. Die Angaben sind ohne Gewähr und erheben keinen Anspruch auf Vollständigkeit.

- Als **kompetenter Ansprechpartner** zu allen Fragen, die das Krankheitsbild der Osteoporose betreffen, ist das

Kuratorium Knochengesundheit e.V.
Hettenbergring 5
74889 Sinsheim
Tel.: 07261/63 174
Fax: 07261/64 659

zu nennen. Das Kuratorium Knochengesundheit e.V. sieht seine Hauptaufgaben in der Aufklärungsarbeit und in der Beratung von Selbsthilfegruppen in fachlichen und organisatorischen Fragen. Unter anderem gibt es einen Patientenratgeber Osteoporose und die Zeitschrift „*Mobiles Leben*", die vierteljährlich erscheint, heraus.

- Folgende Institutionen beschäftigen sich aus **wissenschaftlich-medizinischer Sicht** mit dem Krankheitsbild der Osteoporose:

Deutsche Gesellschaft für Osteologie e.V.
c/o Herrn Prof. Dr. Dr. E. Keck
Paulinenstr. 4
65189 Wiesbaden
Tel.: 0611/39 439

Deutsche Gesellschaft für Physikalische Medizin und Rehabilitation e.V.
c/o Herrn Prof. Dr. E. Senn
Klinik und Poliklinik für Physikalische Medizin und Rehabilitation
Klinikum Innenstadt: Poliklinik

Ludwig-Maximilians-Universität München
Ziemssenstr. 1
80336 München
Tel.: 089/51 60 24 02 u. 70 95 40 50
Fax.: 089/51 60 44 34

Orthopädische Gesellschaft für Osteologie e.V.
c/o Herrn Dr. P. Clarenz
Eckmühlstr. 7
94049 Hauzenberg
Tel.: 08586/53 00

Sektion Calcium regulierende Hormone und Knochenstoffwechsel der
Deutschen Gesellschaft für Endokrinologie e.V. (CRHUKS)
c/o Herrn Prof. Dr. F. Raue
Medizinische Klinik und Poliklinik
Abteilung Innere Medizin I - Endokrinologie und Stoffwechsel
Universität Heidelberg
Luisenstr. 5
69115 Heidelberg
Tel.: 06221/56 86 05
Fax: 06221/56 31 01

- Vielfältiges **Informationsmaterial** stellen auch einige Pharmafirmen und
  Krankenkassen auf Anfrage kostenlos zur Verfügung. Besonders erwähnenswert ist die Fa. Opfermann, die in ihrer Mediothek unter dem Titel *„Aufrecht
  ins Alter"* einige empfehlenswerte Videos und Tonkassetten mit Anleitungen
  für Heimprogramme auf Anfrage kostenlos zur Verfügung stellt.

Opfermann Arzneimittel GmbH
Robert-Koch-Str. 2
51674 Wiehl
Tel.: 02261/70 04 74
Fax: 02261/70 04 99

- Über folgende Verbände können **Adressen von Selbsthilfegruppen für
  Osteoporosepatienten** angefordert werden:

Kuratorium Knochengesundheit e.V.
Hettenbergring 5
74889 Sinsheim
Tel.: 07261/63 174
Fax: 07261/64 659

Bundesselbsthilfeverband Osteoporose e.V.
Kirchfeldstr. 149
40215 Düsseldorf
Tel.: 0211/31 91 65

- In **Ausbildungsfragen** (Qualifikation von Kursleitern) können u.a. folgende Verbände Auskunft geben:

Deutscher Verband für Gesundheitssport und Sporttherapie e.V.
Vogelsanger Weg 48
50354 Hürth-Efferen
Tel.: 02233/65 017
Fax: 02233/64 561

Deutscher Verband für Physiotherapie -
Zentralverband der Krankengymnasten/Physiotherapeuten e.V.
Deutzer Freiheit 72 - 74
50679 Köln
Tel.: 0221/88 40 31
Fax: 0221/88 52 25

Kuratorium Knochengesundheit e.V.
Hettenbergring 5
74889 Sinsheim
Tel.: 07261/63 174
Fax: 07261/64 659

Verband für Physikalische Therapie
Stauferstr. 13
70736 Fellbach-Schmiden
Tel.: 0711/95 19 100
Fax: 0711/51 90 12

- Eine besonders zeitintensive Vorbereitung erfordert die **Musikauswahl** zur „methodischen Untermalung" der Übungsstunden im Bereich der Entspannung sowie als Hintergrundmusik zur Schaffung einer angenehmen Übungsatmosphäre. Die Auswahl orientiert sich an den Bedürfnissen und dem Erleben der Teilnehmer und des Übungsleiters. Die folgenden wenigen Vorschläge sind als subjektive Auswahl zu verstehen:

Klassische Kompositionen:

C. Ph. E. Bach   Konzert für Flöte, Streicher und Continuo d-moll (Wq 22)
                      Un poco Andante

                      Konzert für Flöte, Streicher und Continuo G-Dur (Wq 169)
                      Largo

                      Sonate für Flötensolo a-moll (Wq 132)
                      Poco Adagio

J. S. Bach	Konzert für Flöte, Streicher und Continuo e-moll (BMV 1059) Alla Siciliana: Adagio
	Trio Sonate G-Dur (BMV 1039) Adagio
W. A. Mozart	Klarinettenquintett A-Dur (KV 581)
	Konzert für Klavier und Orchester Nr. 17 G-Dur (KV 453) Andante
	Konzert für Klavier und Orchester Nr. 21 C-Dur (KV 467) Andante
F. Mendelssohn-Bartholdy	Konzert für Violine und Orchester e-moll (op. 64) Andante
L. v. Beethoven	Klaviersonate Nr. 8 „Pathetique" (op. 13) Adagio Cantabile

Moderne Kompositionen:

Patrick Ball	Celtic Harp
Lisa Franco	Bigger than blue
Kenny G	The collection
Kenny G	The very best of Kenny G
Kitaro	Silk road
Kitaro	Ten years
Kitaro	Live in Asia
Eberhard Schoener	Trance-Formation
Klaus Schulze	Timewind
Software	Ocean
Software	Digital dance
Andreas Vollenweider	Behind the gardens ....
Andreas Vollenweider	Caverna Magica
Andreas Vollenweider	White winds

Unter den Sparten „Entspannung", „Meditation", „New Age" oder „New Instrumental Music" sind in allen größeren Fachgeschäften noch sehr viel mehr Kompositionen auf Musikkassette oder CD erhältlich.

Für den Bereich Gymnastik und Tanz, in dem Musik bewegungsbegleitend und unterstützend eingesetzt wird, empfiehlt es sich, die Teilnehmer zu bitten, aus ihrer Sammlung eine Auswahl ihrer Lieblingsstücke mitzubringen. Da sich die Musikauswahl v.a. an dem Übungsziel und dem Geschmack der Teilnehmer bzw. des Übungsleiters orientiert, soll an dieser Stelle auf weitere Tips bewußt verzichtet werden.

Sachverzeichnis

Druck: Saladruck, Berlin
Verarbeitung: Buchbinderei Lüderitz & Bauer, Berlin